Jutta Hübner

Komplementäre Onkologie

Jutta Hübner

Komplementäre Onkologie

Supportive Maßnahmen und
evidenzbasierte Empfehlungen

Mit einem Geleitwort von
Michael Bamberg

Mit tabellarischen Übersichten
im Anhang

Auf CD-ROM:
Ausdruckbare Patienteninformationen
zu allen Komplementärsubstanzen

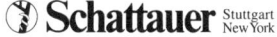

Dr. med. Jutta Hübner
Chefärztin der Abteilung Onkologie
Habichtswald-Klinik Kassel
Wigandstr. 1
34131 Kassel
huebner@habichtswaldklinik.de

Bibliografische Information der Deutschen Nationalbibliothek
Die Deutsche Nationalbibliothek verzeichnet diese Publikation in der Deutschen Nationalbibliografie; detaillierte bibliografische Daten sind im Internet über http://dnb.d-nb.de abrufbar.

Besonderer Hinweis:
Die Medizin unterliegt einem fortwährenden Entwicklungsprozess, sodass alle Angaben, insbesondere zu diagnostischen und therapeutischen Verfahren, immer nur dem Wissensstand zum Zeitpunkt der Drucklegung des Buches entsprechen können. Hinsichtlich der angegebenen Empfehlungen zur Therapie und der Auswahl sowie Dosierung von Medikamenten wurde die größtmögliche Sorgfalt beachtet. Gleichwohl werden die Benutzer aufgefordert, die Beipackzettel und Fachinformationen der Hersteller zur Kontrolle heranzuziehen und im Zweifelsfall einen Spezialisten zu konsultieren. Fragliche Unstimmigkeiten sollten bitte im allgemeinen Interesse dem Verlag mitgeteilt werden. Der Benutzer selbst bleibt verantwortlich für jede diagnostische oder therapeutische Applikation, Medikation und Dosierung.
In diesem Buch sind eingetragene Warenzeichen (geschützte Warennamen) nicht besonders kenntlich gemacht. Es kann also aus dem Fehlen eines entsprechenden Hinweises nicht geschlossen werden, dass es sich um einen freien Warennamen handelt.
Das Werk mit allen seinen Teilen ist urheberrechtlich geschützt. Jede Verwertung außerhalb der Bestimmungen des Urheberrechtsgesetzes ist ohne schriftliche Zustimmung des Verlages unzulässig und strafbar. Kein Teil des Werkes darf in irgendeiner Form ohne schriftliche Genehmigung des Verlages reproduziert werden.

© 2008 by Schattauer GmbH, Hölderlinstraße 3, 70174 Stuttgart, Germany
E-Mail: info@schattauer.de
Internet: http://www.schattauer.de
Printed in Germany

Projektleitung: Dipl.-Biol. Eva Wallstein
Lektorat: Dr. Iris Weiche, Tübingen
Umschlagabbildung: Johannes Itten „Die Begegnung", 1916, Kunsthaus Zürich; © VG Bild-Kunst, Bonn 2007
Satz: am-productions GmbH, Wiesloch
Druck und Einband: Himmer AG, 86167 Augsburg

ISBN: 978-3-7945-2586-7

Mein Dank gilt meinen Eltern,
die in der Entstehungszeit des Buches
viel Verständnis zeigten,
und meinen Mitarbeitern und Patienten,
die mir immer wieder gezeigt haben,
wie wichtig das Thema dieses Buches ist.

Geleitwort

Naturheilkunde in der Onkologie – ein Thema, das Emotionen auslöst

Schätzungen gehen dahin, dass in Deutschland 40–70% aller Patienten naturheilkundliche Methoden parallel zur onkologischen Therapie anwenden.

Die meisten Ärzte nehmen gegenüber naturheilkundlichen Verfahren in der Onkologie jedoch eine eher neutral-skeptische Position ein und verweisen auf die mangelnde Datenlage. In der Tat handelt es sich hierbei um einen Richtungsstreit, der die Basis unseres ärztlichen Selbstverständnisses berührt. Die Polarisierung zwischen Schulmedizin (= evidenzbasierte Medizin, hier = EbM) und Naturheilkunde (= cognition based medicine = Erfahrungsheilkunde) verhindert eine sachliche Bewertung der Methoden. Schulmedizin wird gerne als technisch, kalt, unmenschlich dargestellt. Naturheilkunde reklamiert für sich den Bereich der sanften und dem Menschen zugewandten Medizin. Für Patienten und die betreuenden Ärzte ist diese Diskussion jedoch wenig hilfreich.

Unser Grundverständnis für die Ursachen und Entwicklung eines Karzinoms nimmt zu. Damit werden unsere (schulmedizinischen, d.h. nachweislich gesicherten) Therapien rationaler und gezielter, gleichzeitig auch intensiver, teils länger andauernd und aggressiver, nicht selten auch nebenwirkungsreicher. Dafür können wir unseren Patienten heute aber schon wesentlich besser helfen als noch vor wenigen Jahren. Paradoxerweise oder vielleicht auch gerade deshalb steigt jedoch das Bedürfnis der Patienten nach „sanften" Therapieverfahren, die sie mit fürsorgender Begleitung, Schutz und emotionaler Zuwendung verbinden und eher im Bereich der Naturheilkunde zu finden glauben. Gerade in der Onkologie spielen Emotionen eine große Rolle. Anders als bei einer Blinddarmentzündung sind die Patienten mit erheblichen psychischen Belastungen konfrontiert, um die wir Ärzte wissen und bei denen wir helfen wollen. Dies verleitet manchen Arzt in der Onkologie dazu, sich weiter auf dem Feld der Erfahrungsheilkunde „vorzuwagen" als er es beispielsweise bei der Verordnung von Blutdruckmitteln, tun würde. Frei nach dem Motto: „Es hilft vielleicht nicht, aber es wird auch nicht schaden".

Die grundlegende Frage muss aber doch lauten, ob eine Trennung zwischen evidenzbasierter Medizin und Erfahrungsheilkunde und der latent damit verknüpften Zuweisung von „gut" und „böse" (wobei jede Seite ihre Zuweisung wählt) denn überhaupt richtig, haltbar und zukunftsweisend ist?

In ihrem Buch „Komplementäre Onkologie – supportive Maßnahmen und evidenzbasierte Empfehlungen" zeigt die Autorin, dass ein anderer Weg konsequent gangbar ist.

Ausgehend von der Prämisse, dass es bei der Beurteilung von Therapiemethoden im Sinne des klassischen EbM-Ansatzes darum geht, Therapie und Substanzen nach akzeptierten wissenschaftlichen Regeln zu bewerten und diese dann auf den einzelnen menschlichen Fall anzuwenden, beschreibt Jutta Hübner die bekanntesten Substanzen und die hierzu vorliegenden Daten. Mancher Leser wird erstaunt sein, dass es zu einigen Substanzen eine Reihe klinischer, zu anderen zahlreiche In-vitro-Daten gibt, die auf ein hohes Potenzial an Wirkungen, aber auch Wechselwirkungen hinweisen. Sowohl der an den klinischen Studien interessierte Leser als auch der an den molekularen Grundlagen Interessierte, findet in diesem Werk daher umfassende Informationen, die ihm systematisch aufbereitet und gut strukturiert in übersichtlicher Form dargeboten werden.

Jedes Kapitel endet mit einer Bewertung, die dem strengen EbM-Ansatz folgt und die bisher vorliegenden Fakten in einen Gesamtzusammenhang stellt.

Alle Texte zu den Wirkstoffen wurden parallel in einer für Patienten verständlichen Form verfasst und finden sich auf der dem Buch beiliegenden CD-ROM. Die Ausdrucke können dem Patienten mitgegeben werden, bieten ihm eine Orientierung auf dem z.T. unübersichtlichen und schwer einzuschätzenden Gebiet der komplementär eingesetzten Wirksubstanzen und bilden die Basis für eine mündige Patienten-Arzt-Kommunikation. Die gleiche Intention verfolgt auch das Patientenbuch, das im selben Verlag in Vorbereitung ist.

Die Chance der komplementären Onkologie als gute begleitende Therapie, aber auch die Gefahr der Wechselwirkungen und Wirkungsabschwächung unserer potenten modernen Therapieverfahren machen dieses Werk notwendig. Es stellt damit auch eine Chance dar. Es schafft neben der an Ärzte gerichteten umfassenden und gründlichen Aufbereitung der wissenschaftlichen Datenlage auch eine Grundlage für die Kommunikation mit dem Patienten, ohne an ihn mit den hohen Anforderungen des Expertenwissens heranzutreten. Die Autorin hat mit diesem Buch ein Werk geschaffen, das bisher fehlte und unbedingt zu begrüßen ist.

Michael Bamberg
Präsident der Deutschen Krebsgesellschaft e.V.

Vorwort

Der Wunsch nach einer ganzheitlichen Behandlung, insbesondere unter Einbeziehung von „sanften" naturheilkundlichen Verfahren, hat für Patienten mit Krebserkrankungen einen hohen Stellenwert. Es liegen auch zahlreiche Angebote und Informationen zu naturheilkundlichen Verfahren sowohl für Patienten als auch für Ärzte vor. Aus ärztlicher Sicht ist jedoch die Erkenntnis enttäuschend, dass wissenschaftlich fundierte Daten für eine umfassende Beratung von Patienten nur schwer zu finden sind, obwohl die Zahl der Berichte und Publikationen wächst, die Schulmedizin und Naturheilkunde nicht als unabhängig voneinander verlaufende Behandlungsmethoden ansehen, sondern sich mit ihrer sinnvollen Anwendung im Zusammenhang und dem Wissen um ihre Wechselwirkungen auseinandersetzen. Die Vermutung von Patienten, dass natürliche Therapien keinesfalls Nebenwirkungen haben können, und die Annahme von Ärzten, dass Naturheilkunde weder nützt noch schadet, wird dem heutigen Kenntnisstand in der Onkologie nicht gerecht.

Das vorliegende Buch soll es Ärzten ermöglichen, sich schnell einen Überblick über einsetzbare Substanzen zu verschaffen und gezielt Details darüber nachzulesen.

Ich habe mich auf die häufigsten heute in der komplementären Onkologie genutzten Substanzen und Präparate konzentriert. Bewusst wurde auf die Bewertung von Methoden (wie Bioresonanz und andere) und eigenständigen Fachrichtungen (wie beispielsweise Homöopathie) verzichtet. Grundlage aller Darstellungen und der zusammenfassenden Bewertungen sind publizierte Untersuchungen aus wissenschaftlich anerkannten Zeitschriften des präklinischen und klinischen Bereiches; den klinischen Daten liegen auch Berichte aus anderen Journalen zugrunde, die aber beispielsweise in PubMed registriert und damit allgemein zugänglich sind.

Die Kapitel zu den Wirksubstanzen gliedern sich in eine kurze Einführung, eine ausführlichere Darstellung der bereits bekannten Inhaltsstoffe (präklinische und klinische Daten) und ihrer Wechselwirkungen mit der antitumoralen Therapie (v.a. Chemo- und Strahlentherapie) sowie den nicht tumorspezifischen Medikationen. Ferner sind die molekularen Mechanismen und zellulären Targets dargestellt, auf die die jeweilige Substanz einwirkt. Im Weiteren gehe ich auf Nebenwirkungen und Angaben zur Dosierung sowie Kontraindikationen ein. Eine abschließende Bewertung fasst das heutige Wissen über die Substanz zusammen. Soweit möglich wurden in allen Kapiteln die Substanzen mit ihrem wissenschaftlichen Namen in der deutschen Form gewählt. Ausnahmen bilden einige wenige Handelspräparate, die – meist Substanzgemische oder spezielle Zubereitungen darstellen und – nur unter dem entsprechenden Namen im Handel angeboten werden. Auf diese Weise soll dem Leser das Auffinden eines unbekannten Mittels erleichtert werden.

Für wissenschaftlich orientierte Leser findet sich in jedem Kapitel eine Übersicht klinischer Studienergebnisse, wobei Ergebnisse aus epidemiologischen Studien nur vereinzelt aufgeführt wurden; zum einen, da von der Epidemiologie nie zuverlässig auf die Wirkung einer Substanz geschlossen werden kann, zum anderen, um die Übersichtlichkeit über wichtige Studien zu wahren. In das Literaturverzeichnis habe ich bis auf wenige Ausnahmen nur klinische Studien aufgenommen.

Das Buch richtet sich schwerpunktmäßig sowohl an onkologisch tätige Ärzte aller Fachgebiete in Klinik und Praxis als auch an Hausärzte, die onkologische Patienten betreuen. Außerdem möchte es einen Beitrag zur Kommunikation zwischen Ärzten und Patienten sowie zur Patientenmündigkeit leisten, indem es zu jeder Wirksubstanz eine für Laien verständliche Fassung dem Arzt als ausdruckbare Patienteninformation auf CD-ROM bereitstellt. In meiner klinischen Arbeit habe ich die Erfahrung gemacht, dass eine entsprechende Aufklärung für den Patienten eher entlastend wirkt. Seine Compliance wird verbessert – er kann allein schon auf diesem Wege zum Behandlungserfolg beitragen – und ihm wird nicht mehr die Verpflichtung auferlegt, über Jahre zahlreiche Tabletten zu sich zu nehmen, sondern es wird seine Eigenkompetenz gefördert.

Dem Arzt soll dieses Buch eine Hilfestellung bieten, Tabletten und Nahrungsergänzungsmittel nicht willkürlich und in großer Menge zu rezeptieren, sondern selektiv und an der jeweiligen Situation und Erkrankung des Patienten orientiert, eine gezielte Auswahl zu treffen.

Der interessierte Leser wird in diesem Buch einige anregende Hinweise zum Potenzial der komplementären Onkologie finden. Dem Patienten bietet sie die Möglichkeit, selbst und in Eigenverantwortung gemeinsam mit dem Arzt zum Therapieerfolg beizutragen und Nebenwirkungen abzuschwächen. Patienten sollten durch ihren Arzt ermutigt werden, sich auf wichtige Aspekte wie gesunde Ernährung und Sport zu konzentrieren.

Kassel, im Januar 2008 **Jutta Hübner**

Inhalt

Grundlagen

Einleitung 3
Zellzyklus 3
Signalkaskaden 4
Apoptose 4
Maligne Zellen 6
Moderne Therapiekonzepte in der Onkologie 7

Ernährung 8
Welche Ernährungsempfehlungen können begleitend zu einer
Tumortherapie gegeben werden? 8
Was kann mit Nahrungsergänzungsmitteln während einer
Tumortherapie erreicht werden? 10

Bewegung 10

**Etablierte Phytotherapeutika zur Linderung von Folgen
einer Tumorerkrankung oder -therapie** 11
Appetitlosigkeit 11
Depression 11
Durchfall 11
Erschöpfung 11
Strahlentherapiefolgeschäden 12
Hepatotoxizität 12
Hustenreiz 12
Suppression des Immunsystems und Infekt 13
Kardiotoxizität 13
Klimakterische Beschwerden 13
Lymphödem 14
Magenschleimhautentzündung 14
Meteorismus 15
Obstipation 15
Orale Mukositis 16
Schlafstörungen 16
Schmerz 17
Übelkeit 17
Literatur 18

Komplementäre Wirksubstanzen

Aloe, Wüstenlilie (*Aloe vera* bzw. *barbadensis*)	21
Amygdalin	24
Anamu (*Petiveria alliacea*)	26
Anthocyane	28
Apigenin	31
Arganöl	33
Arginin	35
Asiatische Pilze	37
Avemar®	44
Ballonerbse (*Sutherlandia frutescens*)	46
Beifuß (*Artemisia annua anamed*)	48
Biobran®	50
Brennnessel (*Urtica dioica*)	51
Cannabis, Hanf (*Cannabis sativa*)	53
Canthaxanthin	56
Capsaicin	58
Carnitin	61
Carnosol	64
Chinesischer Engelswurz (*Angelica sinensis*)	66
Chlorogensäure	68
Cimetidin	70
Coenyzm Q10/Ubichinon	73
Cumarin	76
Curcumin	80
Ellagsäure	84
Emodin	86
Enzyme	88
Eugenol	92
Faktor AF 2	94
Ferulasäure	96
Flor Essence®/Essiac®	98
Folsäure	100
Galactose	103
Galavit®	105
Geraniol	107
Ginkgo (*Ginkgo biloba*)	109

Ginseng (*Panax ginseng*) 112
Glucarat 116
Glutamin 118
Glutathion 121
Granatapfel (*Punica granatum*) 125
Grüner Tee (*Camellia sinensis*) 128
Haifischknorpelextrakt 133
Honig 135
Honokiol (*Magnolia officinalis*) 138
Hydrazinsulfat 139
Indol-3-Carbinol 143
Ingwer (*Zingiber officinale*) 145
Inositol-Hexaphosphat 148
Isoflavone 150
Isothiocyanate 154
Kaempherol 157
Kaffeesäureester 159
Katzenkralle (*Uncaria tormentosa*) 161
Knoblauch (*Allium sativum*) 163
Kombucha 167
Kurzkettige Fettsäuren 169
Lapacho 172
Leinsamen und Leinöl 174
Lignane 176
Limonen 179
Lutein 181
Lycopin 184
Mariendistel (*Silybum marianum*) 187
Melatonin 190
Melittin 195
Mistel (*Viscum*) 197
Modifiziertes Zitruspektin 203
Moosbeere, Cranberry (*Vaccinium macrocarpon*) 205
Myrobalanen (*Terminalia*) 207
N-Acetylcystein 209
Nachtschattengewächse (*Solanum*) 212
Noni (*Morinda citrifolia*) 214
Oleanolsäure 216
Omega-3-Fettsäuren 218

Omega-6-Fettsäuren ... 222
Oridonin ... 225
PC-SPES ... 227
Perillylalkohol ... 230
Polyerga® ... 233
Probiotika ... 235
Propolis ... 237
Proteaseinhibitoren ... 239
Quercetin ... 241
Resveratrol ... 244
Rooibos (*Aspalathus linearis*) ... 247
Rutin ... 249
Saikosaponine ... 252
Schlafbeere (*Withania somnifera*) ... 254
Schlangengift ... 256
Scutellaria (*Scutallaria baicalensis*) ... 259
Selen ... 262
Sojasaponine ... 268
Spirulina ... 270
Squalen ... 272
Süßholzwurzel (*Glycyrrhiza glabra*) ... 274
Teufelskralle (*Harpagophytum procumbens*) ... 277
Theanin ... 279
Thymus ... 280
Tragant (*Astragalus*) ... 286
Traubenkernöl ... 289
Traubensilberkerze (*Cimicifuga racemosa*) ... 291
Ukrain ... 294
Ursolsäure ... 298
Vitamin A ... 300
Vitamin B_1 (Thiamin) ... 304
Vitamin B_6 ... 307
Vitamin B_{12} ... 310
Vitamin C ... 312
Vitamin D ... 316
Vitamin E ... 320
Weidenrinde ... 326
Weihrauch (*Boswellia*) ... 328
Zeaxanthin ... 331

Zeolithe 333
Zink 335
Zitrusflavonoide 338

Anhang

Tabellarische Übersichten zu den komplementären Substanzen 343
Übersicht über die Wirkung von komplementären Substanzen
auf Enzyme in der Signaltransduktion 343
Übersicht über tumor- oder tumortherapiebedingte Symptome und Indikationen,
bei denen komplementäre Substanzen zum Einsatz kommen können 349
Übersicht über empfehlenswerte und nicht empfehlenswerte
komplementäre Substanzen 351

Die Patienteninformation 360

Glossar molekularbiologischer Abkürzungen 361

Übersicht über die lateinischen Pflanzennamen und deren Besprechung im Text 364

Grundlagen

Einleitung

Bei der Kanzerogenese verändert sich eine Reihe intrazellulärer Signal- und Stoffwechselwege. Onkogene werden aktiviert, Tumor-Suppressorgene inaktiviert. Hierdurch entsteht unkontrolliertes Wachstum und die Fähigkeit zur Metastasierung.

Das Folgende ist ein kurzer Überblick über die für das Verständnis der Abläufe in malignen Zellen wichtigen Schritte im Zellzyklus und der Apoptose. Es werden nur einige Aspekte aus den hochkomplexen Regelmechanismen herausgegriffen, deren Relevanz für die wissenschaftliche Beurteilung der Substanzen in der komplementären Onkologie belegt ist.

Zellzyklus

Grundlage der Zellteilung (Proliferation) ist der Zellzyklus, in dem die genetische Information verdoppelt und für die Verteilung auf die beiden Tochterzellen vorbereitet wird. Der Zellzyklus besteht aus verschiedenen Phasen (s. Abb. 1). In der S-Phase wird die DNA

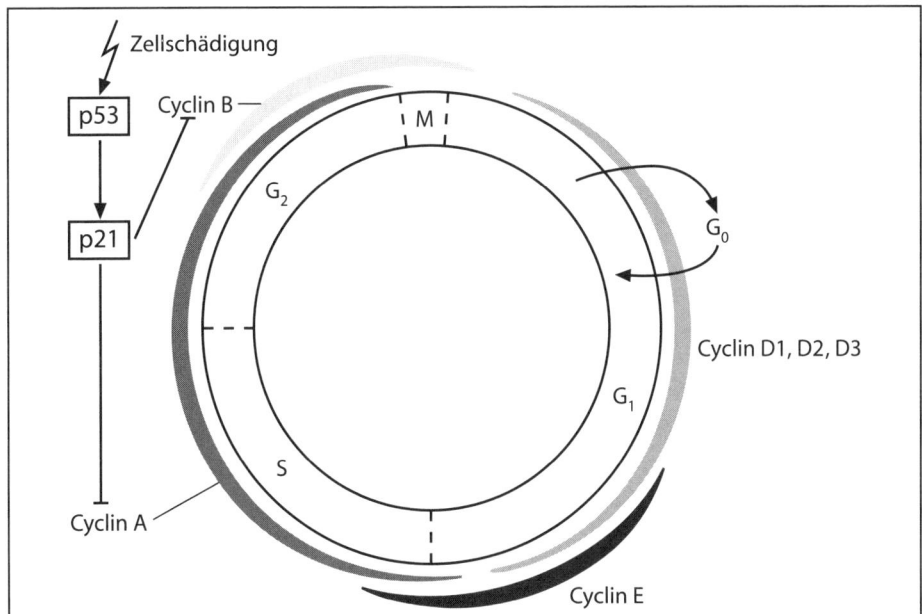

Abb. 1 Schematische Darstellung des Zellzyklus: Die ruhende Zelle befindet sich in der G_0-Phase. Unter dem Einfluss von Cyclinen tritt sie in die G_1-Phase (Vorbereitung der DNA-Synthese), anschließend in die S-Phase (Synthesephase) ein. Der Wechsel in die G_2-Phase (Vorbereitung der Mitosephase) wird über Cyclin A und CDK1 (cyclin dependent kinase) gesteuert, welches wiederum über Protein p21 reguliert wird. Nach dem Durchlaufen der G_2-Phase tritt die Zelle unter dem Einfluss von Cyclin B und CDK1 in die Mitosephase ein.
CDKs beeinflussen während des gesamten Zellzyklus die Aktivität von Proteinen durch deren Phosphorylierung. Sie werden ihrerseits durch die Bindung an die Cycline aktiviert. Kommt es zu einer Zellschädigung, so wird p53 aktiviert, das wiederum zur Aktivierung von p21 führt, welches nun den Zellzyklus inhibiert.

verdoppelt (Replikation), in der M-Phase werden die Chromosomen auf die beiden Tochterzellen verteilt. Die zwischengeschalteten Phasen G_1 und G_2 dienen der Regulation des Zellzyklus. Diese Regulation erfolgt über Cycline und cyclinabhängige Kinasen (CDKs) sowie deren Inhibitoren (CDKIs).

Tritt eine Zellschädigung auf, so führt der Transkriptionsfaktor p53 zum Zyklusstillstand. Nach erfolgter Reparatur der geschädigten Zellstruktur läuft der Zellzyklus weiter. Falls eine Reparatur nicht möglich ist, wird die Apoptose über Bax, ein proapoptotisches Signalprotein (s.u.), ausgelöst.

Signalkaskaden

Die Proliferation wird vor allem durch extrazelluläre Signale gesteuert, hauptsächlich in der G_1-Phase. An Rezeptoren auf der Zelloberfläche gebundene Wachstumsfaktoren können zu einer Induktion der DNA-Replikation führen. Die Weitergabe der Signale vom Rezeptor in den Zellkern erfolgt enzymatisch über rezeptorgebundene Tyrosinkinasen durch die Phosphorylierung einer Reihe von Proteinen im Zytoplasma und deren Bindung an zytoplasmatische Effektorproteine. Hierdurch werden Proteinkinasen und Proteinphosphatasen aktiviert. Durch Hintereinanderschaltung verschiedener Kinasen entsteht eine Kette der Signalübertragung, die letztendlich das Signal in den Zellkern übermittelt.

Ein weiterer Weg der Signaltransduktion verläuft über rezeptorgekoppelte so genannte G-Proteine, die GTP binden und hydrolysieren. Zu ihnen gehört Ras (s. Abb. 2), das in der aktiven Form an GTP gebunden ist. Bei einer onkogenen Mutation ist Ras immer an GTP gebunden, also ständig aktiviert. Aktives Ras aktiviert Raf und damit einen Stoffwechselweg, der auch Einfluss auf die Apoptose hat.

In diesem Stoffwechselweg sind verschiedenste „Stoffwechselkinasen" hintereinander geschaltet, die sich jeweils nachfolgend aktivieren: Raf, MEK und ERK (extracellular-signal-regulated kinase; diese gehört zu den MAP(mitogen-activated proteine)-Kinasen [MAPK]). Die genannten „Stoffwechselkinasen" zählen zu den cAMP-abhängigen Proteinkinasen, zu denen auch die Proteinkinase C mit dem entsprechenden Signalweg gehört.

Der Schritt vom Zytoplasma in den Zellkern erfolgt dann über die Translokation eines aktivierten Transkriptionsfaktors (z.B. NF-κB, STAT oder β-Catenin) oder einer aktivierten Proteinkinase (z.B. MAPK).

Apoptose

Die Apoptose, der so genannte „programmierte Zelltod", führt zu einem kontrollierten Untergang geschädigter Zellen. Bei der Apoptose wird die Zelle im letzten Schritt in einzelne Fragmente zerlegt, die durch umliegende Zellen phagozytiert werden können. Der letzte Schritt der Apoptose wird durch Caspasen reguliert, die auf zwei Wegen aktiviert werden können (s. Abb. 3).

Beim **intrinsischen Weg** wird Cytochrom C (s. Abb. 3) aus den Mitochondrien freigesetzt. Die Regulation dieses Weges erfolgt u.a. über proapoptotische Proteine (Bax und Bak) sowie über antiapoptotische Proteine (Bcl-2, Bcl-xl).

Die Bindung des TNF („tumor necrosis factor") oder des Fas-Liganden (Fas-L) an deren membranständige Rezeptoren führt zur Aktivierung dieser Rezeptoren und als Folge dessen zur Aktivierung der Caspasen auf dem **extrinsischen, direkten Weg**.

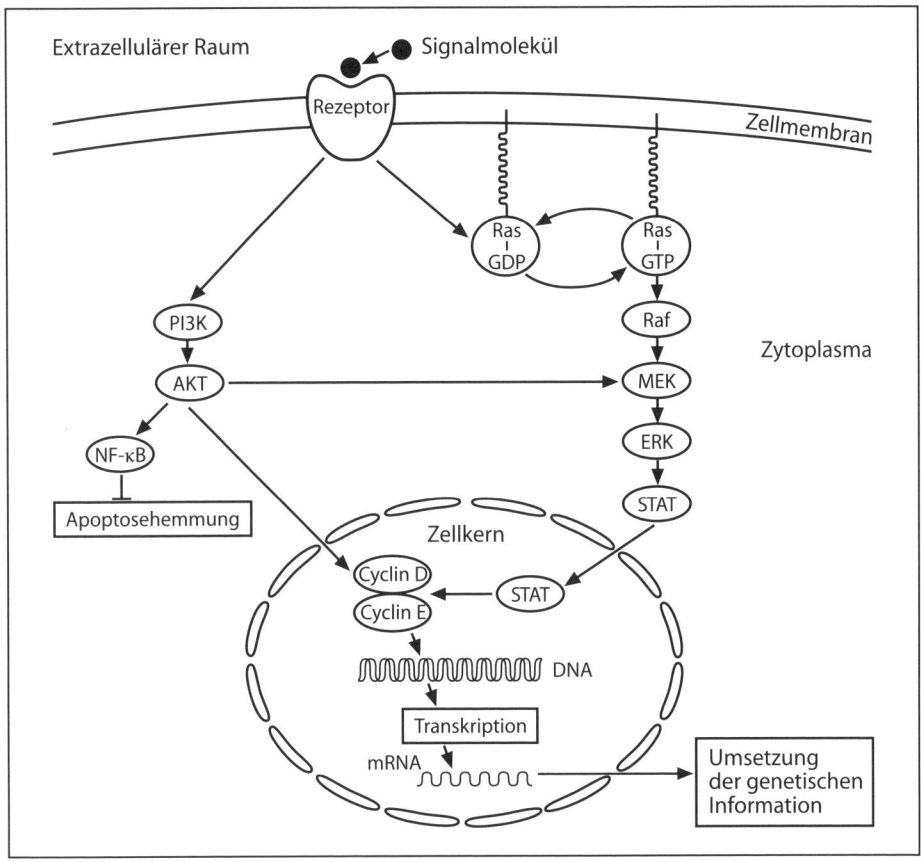

Abb. 2 Schematischer Ablauf von Signalkaskaden: Zu den Rezeptoren der Zellmembran gehören Wachstumsfaktor-Rezeptoren wie EGFR („epidermal growth factor receptor"), VEGFR („vascular endothel growth factor receptor") und PDGFR („platelet derived growth factor receptor"). Es handelt sich bei ihnen um transmembranöse Proteine, die intrazelluläre Tyrosinkinaseaktivität besitzen. Über sie werden 2 Signalwege aktiviert: der Ras-Signalweg und der PI3K-Signalweg. Beide führen über die Phosphorylierung einer Reihe von zytoplasmatischen Molekülen (Signalkaskade) zur Aktivierung des Zellzyklus und der Gentranskription. Gleichzeitig wird die Apoptose gehemmt. Beide Signalwege sind sowohl untereinander als auch mit weiteren Signalkaskaden verbunden.
AKT (= PKB): Proteinkinase B; ERK: „extracellular regulated kinase"; MEK: MAPK/ERK-Kinase; NF-κB: „nuclear factor κB"; PI3K: Phosphatidylinositol-3-Kinase; Ras: „rat sarcoma proteine"; Raf: „ras-activated factor"; STAT: „signal transducer and activator of transcription".

Beide Wege werden von T-Zellen und natürlichen Killerzellen zur Eliminierung vireninfizierter oder neoplastischer Zellen genutzt.

Auch die Apoptose wird durch Signalkaskaden innerhalb des Zytoplasmas gesteuert. Zu den Schaltstellen in den Signalwegen gehören die Proteine p53, NF-κB und PI3K.

p53 unterstützt die Auslösung der Apoptose, ist jedoch bei Tumorzellen zum Teil mutiert und verliert damit seine Wirkung. Die Proteine PI3K und NF-κB werden über Wachstumsfaktor-Rezeptoren aktiviert und inhibieren die Apoptose (vgl. Abb. 2).

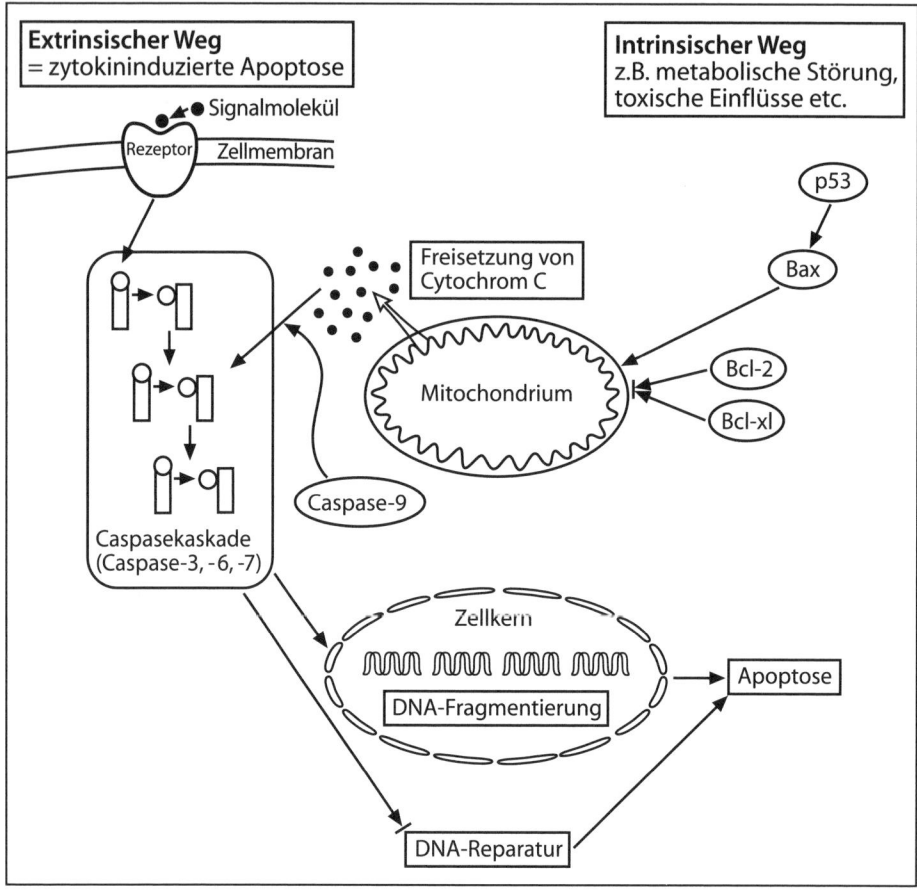

Abb. 3 Schematische Darstellung der Apoptose: Die Einleitung der Apoptose erfolgt beim extrinsischen Weg durch extrazelluläre Signale (Zytokine), die über Membranrezeptoren (sog. „death receptors") eine direkte Aktivierung der Caspasen bewirken. Intrazelluläre Schädigungen führen dagegen zur Aktivierung von p53 (s.a. Abb. 1) und zur Aktivierung von Bax, das die Freisetzung von Cytochrom C aus den Mitochondrien fördert, wodurch es indirekt zu einer Aktivierung der Caspasen kommt. Die Caspasen induzieren die Fragmentierung der DNA und hemmen gleichzeitig deren Reparatur, sodass die Apoptose eingeleitet wird.
In vielen Tumorzellen sind die Antagonisten von Bax, Bcl-2 und Bcl-xl hochreguliert und schützen diese Zellen so vor der Apoptose.
Bax: Protein, das die Apoptose fördert; Bcl-2: Protein, das die Apoptose unterdrückt; Bcl-xl: Protein der Bcl-2-Familie; p53: Protein 53.

Maligne Zellen

Maligne Zellen unterscheiden sich von normalen Zellen durch eine eigenständige Synthese von Wachstumsfaktoren, eine Überexpression der Wachstumsfaktoren und ihrer Rezeptoren, eine ligandenunabhängige Aktivierung von Rezeptoren, eine intrinsische Aktivierung intrazellulärer Signalwege sowie eine Unempfindlichkeit gegenüber antiproliferativen Signalen. Dadurch kommt es zu einem kontinuierlichen Wachstums- und Zellteilungsprozess. Gleichzeitig wird die Apoptose durch eine Veränderung der Relation von proapoptotischen (Bax, Bak) zu antiapoptotischen Proteinen (Bcl-2, Bcl-xl) herabreguliert.

Weitere Merkmale eines in Entstehung befindlichen malignen Gewebes sind eine eigenständige unkontrollierte Angiogenese sowie Gewebeinvasion und Metastasierung durch veränderte Wechselwirkungen mit dem umgebenden Stroma.

Moderne Therapiekonzepte in der Onkologie

Die wissenschaftlich orientierte Medizin wendet neben den drei früher als Säulen der Tumortherapie benannten Methoden Operation, Strahlentherapie und Chemotherapie mittlerweile ein breites Arsenal neu entwickelter Substanzen und Methoden an. Hierzu gehören die gezielte Immuntherapie, Antikörpertherapien und die so genannte „targeted therapy" oder die Therapie mit „small molecules", bei der Rezeptoren und Moleküle in Signalkaskaden inhibiert werden. Moderne Therapien in der Onkologie machen sich unser zunehmendes Wissen über diese Zusammenhänge zunutze. Neue Substanzen greifen zielgerichtet in Signalkaskaden ein, Chemotherapeutika hemmen Zellzyklus und Zellteilung, die Apoptose wird induziert.

Es gibt nur sehr wenige Daten zu den Wechselwirkungen der neu entwickelten Medikamente. Fehlende Hinweise bedeuten jedoch nicht, dass hier keine Interaktionen bestehen, sondern belegen nur unser Nichtwissen.

Aus Sicht des Patienten zeichnet sich die wissenschaftliche Onkologie leider oft durch einen hohen Grad an Nebenwirkungen aus. Für einige Patienten geht sie mit langanhaltenden oder lebenslangen Folgeerscheinungen einher. Auch die Hoffnung, in der modernen Onkologie mit den „targeted therapies" nebenwirkungsfrei oder doch wenigstens nebenwirkungsarm zu arbeiten, hat sich bisher nicht erfüllt. Dies ist neben dem allgemein von vielen Patienten empfundenen Unbehagen gegenüber einer hochtechnisierten Medizin der Grund, sich nach „alternativen" Methoden umzusehen.

Als Arzt wird man die wohlüberlegte Entscheidung eines Patienten, eine Therapie nicht durchzuführen, respektieren. Tut der Patient dies jedoch im Glauben, dass ihm eine „alternative" Therapie die gleichen Heilungschancen bietet, so ist Aufklärung notwendig.

Komplementäre Onkologie versteht sich nicht als Alternative, sondern betont die Notwendigkeit der wissenschaftlichen Therapie und sieht sich selbst als Teil der wissenschaftlichen Medizin. Komplementäre Substanzen müssen sich in der Onkologie nach zwei Kriterien bewerten lassen:
- **Wirkung** (alleine, synergistisch mit der so genannten schulmedizinischen Therapie, Erleichterung der Nebenwirkungen der Therapie für den Patienten),
- **Sicherheit** (Nebenwirkungen, potenzielle Wirkungsabschwächung der schulmedizinischen Therapie).

Für viele komplementäre Substanzen, insbesondere die sekundären Pflanzenstoffe, liegen hochinteressante präklinische Ergebnisse vor. Belegende klinische Studien fehlen jedoch meist oder haben sogar widersprüchliche Resultate, ähnliches gilt für die Sicherheit der Einnahme. Auch einzelne Ergebnisse zur Förderung des Tumorwachstums oder zur Wirkungsabschwächung müssen ernstgenommen werden. Deshalb kann in den meisten Fällen heute noch keine Empfehlung zur medikamentösen Einnahme der einzelnen Substanz, z.B. in Nahrungsergänzungsmitteln, gegeben werden.

Die gleichzeitige Gabe mehrerer, in ihrer positiven Wirkung anerkannten Nahrungsergänzungsmittel führt nicht unbedingt zu einer Wirkungsverstärkung. Einige Untersuchungen weisen auch bei der naturheilkundlichen Therapie auf Antagonismen hin. Die Kombination sekundärer Pflanzenstoffe muss ebenso sorgfältig abgewogen werden wie die Kombination verschiedener Medikamente in der so genannten Schulmedizin.

Für die meisten der in diesem Buch besprochenen Substanzen sind keine pharmakokinetischen Daten bekannt. In-vitro-Daten können nicht auf die Situation beim Tumorpatienten übertragen werden. In einigen Fällen zeigen erste Erkenntnisse, dass auch bei diesen Substanzen, ebenso wie bei konventionellen Medikamenten, dosisabhängig ein Umschlag der Wirkung von positiv in negativ stattfinden kann. Ob komplementäre Substanzen in Zukunft auch gezielt in Kombination z.B. mit Chemotherapeutika oder „small molecules" eingesetzt werden, wird davon abhängen, ob wir die Forschung auf diesem Gebiet weiter vorantreiben.

Ernährung

Welche Ernährungsempfehlungen können begleitend zu einer Tumortherapie gegeben werden?

Die Chemo- und Strahlentherapie stellen mit ihren Substanzen bzw. den Abbauprodukten der Zellen, die durch die Therapie zerstört werden, eine starke Belastung für den Körper dar. Durch Entzündungen im Mund- und Schleimhautbereich, Übelkeit, Erbrechen und Durchfälle ist es oft nur schwer möglich, eine gesunde Ernährung einzuhalten, zu der Obst- und Gemüsezubereitungen gehören, aber auch ausreichend Proteine und die richtigen Fette. Eine frühe Beratung durch onkologisch erfahrene Diätassistentinnen hilft vielen Patienten, die für sie geeignete Ernährung zu finden. Wichtig ist auch, eine leichte, verträgliche Kost mit Betonung auf gut resorbierbaren Kohlenhydraten zu sich zu nehmen.

Während der aktiven Therapiephase müssen oft Abstriche von der vollwertigen Ernährung gemacht werden. Säurehaltige, ballaststoffreiche Speisen werden häufig vorübergehend nicht vertragen. Ebenso kann sich eine passagere Lactoseunverträglichkeit einstellen. Häufig können keine großen Nahrungsmengen aufgenommen werden, auch der Verzehr mehrerer kleiner Mahlzeiten kann einen Gewichtsverlust nicht immer vermeiden helfen.

Es gibt mittlerweile nährstoffreiche Trinknahrungen in sehr unterschiedlichen Geschmacksrichtungen. Das Untermischen eines geschmacklich kaum wahrzunehmenden Kohlenhydrates (Maltodextrin) ist bei fast allen Speisen möglich und auch Sahne oder eine geschmacksneutrale Trinknahrung, eingerührt in vorbereitete Getränke und Nahrungsmittel, kann zusätzliche Kalorien zuführen. Insgesamt sollte die Ernährung nach der individuellen Verträglichkeit zusammengestellt werden. Selten sind Ernährungsstörungen so ausgeprägt, dass eine begleitende parenterale Ernährung notwendig wird.

In der folgenden Übersicht sind einige Ernährungstipps zusammengestellt, die für Patienten während der Chemotherapie von Bedeutung sind.

> **Ernährungstipps**
>
> - Einnahme von kleinen Mahlzeiten auf bis zu acht Portionen täglich verteilt.
> - Langsam essen und gut kauen.
> - Obst und Gemüse wird evtl. in Form von Kompott bzw. Saft besser vertragen, das Obst sollte auf jeden Fall reif sein. Insbesondere in der Anfangsphase nach einer Operation sollte keine Rohkost gegessen werden. Zitrusfrüchte werden oft nicht gut vertragen. Günstig sind Äpfel, Birnen und Bananen. Sehr gut vertragen werden geriebene Äpfel, vor allem bei Durchfällen.
> - Gerichte aus Vollkornprodukten sind grundsätzlich zu bevorzugen, jedoch ist die Verträglichkeit der darin enthaltenen Ballaststoffe oft herabgesetzt, sodass auf Zwieback, helles Brot oder Reis zurückgegriffen werden muss. Oft wird ein leichter Haferschleim vertragen.
> - Bei Milchprodukten werden oft Käse und Quark besser vertragen als Frischmilchprodukte. Joghurt kann den Wiederaufbau der körpereigenen Darmflora unterstützen.
> - Die Fettverträglichkeit sollte individuell ausprobiert werden, manchmal werden spezielle Streichfettzubereitungen mit so genannten mittelkettigen Triglyceriden (freie Fettsäuren) besser vertragen.
> - Nicht empfehlenswert sind sehr fette oder süße Speisen wie Paniertes, fetter Braten, fette Fleisch- und Wurstwaren, Schokolade, Marzipan, Nougat, Pralinen, fettes Gebäck, weiterhin blähende Gemüse wie Erbsen, Bohnen, Linsen, grober Kohl, Hülsenfrüchte, und säurereiches Obst wie Stachelbeeren, Johannisbeeren, Rhabarber, Zitronen, Grapefruit. Außerdem kann es bei scharfen Gewürzen und geräucherten, gesalzenen Speisen zu Beschwerden kommen.
> - Frisches Brot sollte evtl. einen Tag liegen gelassen werden.
> - Die Verträglichkeit von Kaffee muss individuell erprobt werden, oft ist Tee besser geeignet.
> - Bei Abneigung gegen Fleisch- und Wurstwaren sollten Eier und Milchprodukte bevorzugt werden.
> - Bei Entzündungen der Mundschleimhaut sollten die Speisen nicht zu heiß verzehrt werden, auch salzige, stark gewürzte und saure Speisen sind ungeeignet.
> - Bei Erbrechen und Durchfällen sollte an eine reichliche Flüssigkeitszufuhr gedacht werden.

Wesentlich ist jedoch, dass trotz des Wunsches nach einer optimalen Ernährung gerade in Zeiten der Erkrankung und der erforderlichen Therapie die Nahrungsaufnahme auch unter dem Gesichtspunkt des Genusses betrachtet werden sollte. Meist ist es daher eine gute Empfehlung, dass Patienten sich nach ihrem Appetit richten sollten. Nach Abschluss der Therapie kann die Ernährung langsam wieder aufgebaut werden. Allerdings können sich manchmal länger anhaltende Unverträglichkeiten bestimmter Nahrungsmittel oder -zubereitungen entwickeln.

Was kann mit Nahrungsergänzungsmitteln während einer Tumortherapie erreicht werden?

Viele Patienten wünschen während der Therapie eine begleitende Behandlung mit Vitaminen und Spurenelementen, um die körpereigenen Kräfte und das Immunsystem zu unterstützen und die negativen Auswirkungen der Chemotherapie oder Bestrahlung zu vermindern. Eine möglichst ausgewogene Ernährung fördert diese Bemühungen. Untersuchungen weisen darauf hin, dass z.B. bestimmte sekundäre Pflanzenstoffe sogar zu einer besseren Wirkung der Chemotherapie beitragen können.

Leider gibt es bislang nur wenige Untersuchungen über die Auswirkungen von ergänzend eingenommenen Vitaminen und Spurenelementen auf eine laufende Chemotherapie, und viele dieser Untersuchungen zeigen negative Ergebnisse (Wirkungslosigkeit der Nahrungsergänzungsmittel oder sogar die Gefährdung der Wirkung der antitumoralen Therapie). Die Auswahl der erforderlichen Nahrungsergänzungsmittel gehört deshalb in die Hand eines onkologisch erfahrenen Arztes, der diese Therapie in einem ganzheitlichen Ansatz mit der Chemotherapie und Bestrahlung abstimmt. Im Zweifelsfall sollte eine Einnahme erst nach Abschluss der Chemotherapie beginnen und sehr intensiv geprüft werden, ob sie notwendig ist.

Bewegung

Bewegung hat in der Behandlung von Tumorpatienten eine herausragende Bedeutung, sodass die Aufklärung unserer Patienten in diesem Punkt viel mehr in den Vordergrund rücken sollte. Hier wird nicht der Anspruch erhoben, dass jeder Patient in jeder Therapiesituation Sport auf Leistungsniveau betreiben muss. Bewegung in Form eines leichten täglichen Trainings, das den jeweiligen körperlichen Kräften angepasst ist, erhöht die Leistungsfähigkeit des Patienten, fördert dessen Selbstständigkeit, insbesondere beim älteren Patienten, und kann, je nach ausgeübter Bewegungs- oder Sportart, ein wesentliches Element für soziale Kontakte darstellen. Es vermittelt – richtig dosiert – Erfolgserlebnisse und erhöht dadurch die Lebensqualität unserer Patienten deutlich.

Zwei neuere Arbeiten geben dem Thema „Bewegung" eine noch höhere Bedeutung (Meyerhardt et al. 2006, Holmes et al. 2005). Sowohl für Patientinnen mit Brustkrebs als auch für Patienten mit Darmkrebs konnte gezeigt werden, dass regelmäßiger Sport im Ausdauerbereich eine deutliche Verbesserung der krankheitsbezogenen Prognose bewirkt! In vielen Städten werden Sportgruppen für Patienten mit Krebserkrankungen eingerichtet. Empfehlenswert sind Sportarten, die individuell während einer Therapie an die aktuelle Belastbarkeit angepasst werden können. Es sollten möglichst große Teile der Muskulatur trainiert werden, und die Sportart sollte mit wenig Aufwand zu betreiben sein. Gut geeignet sind zügiges Gehen und Walking (für den geschwächten Patienten kleine Spaziergänge), Ergometertraining oder eine medizinische Trainingstherapie. Auch Bewegung mit Musik bis hin zum Tanzen oder Gruppensportarten wie Ballspiele sind denkbar.

Etablierte Phytotherapeutika zur Linderung von Folgen einer Tumorerkrankung oder -therapie

Appetitlosigkeit

Zur Appetitanregung können so genannte Bittermittel verwendet werden. Ein typisches Medikament ist Enzian. Er steht als Tinktur oder Extrakt zur Verfügung. Enzianwurzel enthält Bitterstoffe, wie Amarogentin, welche sekretions- und verdauungsfördernd wirken. Es kommt zu einer reflektorischen Speichel- und Magensaftsekretion; die Schleimhaut im Magen-Darm-Trakt wird vermehrt durchblutet, und die Magen- und Dünndarmmotorik erhöht.

Depression

Das klassische Phytotherapeutikum gegen Depression ist Johanniskraut (*Hypericum perforatum*). Neben seiner Leitsubstanz Hypericin stellt Hyperforin eine entscheidende Wirksubstanz dar. In zahlreichen Studien konnte gezeigt werden, dass Johanniskraut bei leichten bis mittelschweren Depressionen eine synthetischen Antidepressiva vergleichbare Wirkstärke bei weitgehend fehlenden Nebenwirkungen hat. Zunehmend zeigt es aber auch zahlreiche Interaktionen mit anderen Medikamenten, auch Chemotherapeutika.

Rotöl (*Oleum hyperici*) wird aus frischen zerriebenen Blüten, vermischt mit Oliven- oder Sonnenblumenöl hergestellt und als natürliche, niedrig dosierte Johanniskrautzubereitung eingenommen.

Durchfall

Zur Behandlung von Durchfall stehen verschiedene Pflanzen zur Verfügung. Hierzu gehören die Blutwurz (*Potentilla tormentilla*), Heidelbeere, Schwarze Johannisbeere und der Schwarzmohn (*Opium*).

Getrocknete Heidelbeeren sind ein wirksames Antidiarrhöikum in Form einer konzentrierten wässrigen Abkochung. Auch Heidelbeertee und Heidelbeersaft können verwendet, getrocknete Heidelbeeren auch gekaut werden. Im Gegensatz dazu wirken frische Beeren abführend. Die schwarze Johannisbeere kann ähnlich verwendet werden.

Blutwurz ist eine starke Gerbstoffdroge. Sie wirkt besonders bei akuten und subakuten Durchfallerkrankungen. Zur Verfügung stehen Wurzelbestandteile, eine Tinktur und ein Extrakt. Opium unterliegt als *Tinctura opii* der Betäubungsmittel-Verordnung durch den Arzt. Die Dosierung sollte vorsichtig unter ärztlicher Aufsicht tropfenweise titriert werden.

Erschöpfung

Adaptogene verbessern die Stresstoleranz des Organismus gegen unterschiedliche externe Einflüsse. Sie wirken gewebe- und organunspezifisch. Voraussetzung ist eine Regulationsfähigkeit des Gesamtorganismus. Adaptogene haben anabole Eigenschaften. Zu den

Pflanzen, die Adaptogene enthalten, gehören: Ginseng (S. 112) und Ginkgo (S. 109). Weitere bei Erschöpfung von Tumorpatienten diskutierte Substanzen sind Carnitin (S. 61) und Coenzym Q10 (S. 73).

Dem Extrakt der Taigawurzel (*Eleutherococcus senticosus*) werden immunmodulierende, adaptogene und leistungssteigernde Eigenschaften zugesprochen. Die enthaltenen Polysaccharide führen zu einem Anstieg der B- und T-Lymphozyten und erhöhen die Phagozytosekapazität der Makrophagen sowie die Anzahl der natürlichen Killerzellen. Die Taigawurzel wird eingesetzt zur Stärkung und Kräftigung bei Erschöpfung und Schwächegefühl sowie bei nachlassender Konzentrationsfähigkeit. Für Patienten mit chronischer Erschöpfung („Fatigue") wurde in einer Studie eine Verbesserung der Symptomatik erreicht.

Strahlentherapiefolgeschäden

Während einer Strahlentherapie kann es neben der allgemeinen Erschöpfung der Patienten und einer meist nur mäßig ausgeprägten Leukopenie vor allem zu akuten Veränderungen im bestrahlten Areal der Haut kommen. Die Patienten entwickeln eine Entzündung, die von leichter Rötung bis hin zu ausgeprägten Epitheliolysen reichen kann und einem Sonnenbrand vergleichbar ist. Für die naturheilkundliche Therapie bei akuten Hautveränderungen während einer Strahlentherapie liegen für drei Substanzen Studien vor: Ringelblume (*Calendula officinalis*), *Aloe vera* (S. 21) und Vitamin C (S. 312).

Die Wirkung von *Calendula* in Form einer Salbe konnte durch eine Phase-III-Studie positiv belegt werden. *Aloe-vera*-Gel hat sich im Vergleich mit Placebo als nicht wirksam herausgestellt, obwohl für viele Patienten ein subjektiv angenehmes Gefühl entstand.

Eine doppelblind randomisierte prospektive Studie zur topischen Anwendung einer Vitamin-C-Lösung bei Strahlendermatitis ergab keinen positiven Effekt (zur weiteren Begleittherapie s. Abschnitte „Enzyme", S. 88, und „Selen", S. 262).

Hepatotoxizität

Zur komplementären Therapie der tumor- oder therapieinduzierten Hepatotoxizität liegen keine klinischen Studien vor. Nach den allgemeinen Empfehlungen der Phytotherapie kommen zwei Pflanzen in Frage: die Mariendistel (S. 187) und die Artischocke.

Artischockenblätter enthalten Cynarin, ein Säureester der Chinasäure, sowie Cynaropikrin, ein Sesquiterpen. Cynarin und Cynaropikrin wirken choleretisch. Sie schützen die Leber vor Toxinen und fördern die Regeneration von Leberzellen. Es kommt zu einer ausgeprägten Stimulierung der Cholerese. Außerdem wirkt Cynarin triglycerid- und cholesterinsenkend.

Artischockenextrakt wurde bei Personen mit irritablem Kolon bzw. Dyspepsie untersucht. In zwei Studien zeigten sich positive Effekte (Matschowski et al. 2005).

Hustenreiz

Bei einem Reizhusten können zentral wirksame Antitussiva und hustenreflexmildernde Phytotherapeutika eingesetzt werden. Zu den zentralwirksamen Antitussiva gehört das Kodein.

Zu den hustenreflexmildernden Phytotherapeutika gehören schleimhaltige Heilpflanzen in Form von Tees oder Fertigarzneimitteln. Diese bewirken, dass Schleimhäute von Mund- und Rachenraum mit einer Schutzschicht belegt werden. Wirksame Pflanzen sind Echter Thymian (*Thymus vulgaris*), Sonnentau (*Drosera rotundifolia*) und Süßholz (*Glycyrrhiza glabra*, S. 274), jedoch wurden dafür bislang keine Studien an Tumorpatienten durchgeführt.

Suppression des Immunsystems und Infekt

Während einer Chemo- oder Strahlentherapie kommt es bei den meisten Patienten zu einer unterschiedlich schwer ausgeprägten Suppression des Immunsystems. Für eine ganze Reihe von Pflanzen konnten immunstimulierende Eigenschaften gezeigt werden (s. Abschnitte „Mistel", S. 197, „Thymustherapie", S. 280, „Asiatische Pilze", S. 37, „Faktor AF 2", S. 94, „Enzyme", S. 88, „Probiotika", S. 235, „Selen", S. 262, und „Vitamin E", S. 320). Die Substanzen können eine schwere Immunsuppression durch eine Chemotherapie jedoch nicht verhindern oder aufheben. Ob sie eine Bedeutung in der begleitenden Therapie haben ist, wie den einzelnen Abschnitten zu entnehmen ist, noch weitgehend umstritten.

Eine das Immunsystem stabilisierende Funktion hat auch die regelmäßige Bewegung.

Bei grippalen Infekten werden in der Phytotherapie der Sonnenhut (*Echinacea*) und die Kapland-Pelargonie (*Pelargonium sidoides*) als Immunstimulans eingesetzt. Eine vor kurzem publizierte amerikanische Studie konnte keinen positiven Effekt für *Echinacea* belegen. Im Zusammenhang mit der Chemotherapie liegt eine einzelne offen-prospektive Pilotstudie an 15 Patienten vor. Im Vergleich zur historischen Kontrolle lagen die Leukozytenwerte signifikant höher. Ob dies eine klinische Bedeutung hat, ist unklar. Für Injektionen mit *Echinacea* bestehen Sicherheitsbedenken, die Wirksamkeit der oralen Zubereitung ist zweifelhaft.

In der Selbstmedikation wird neben *Echinacea* derzeit *Pelargoides* (Handelsname Umckaloabo®), eine Pflanze aus Afrika, verwendet. Untersuchungen an Tumorpatienten wurden bisher nicht veröffentlicht. Es scheint eine Wirksamkeit bei einfachen grippalen Infekten zu geben. Keinesfalls darf aber ein beginnender Infekt bei immunsupprimierten Tumorpatienten lediglich durch Phytotherapeutika behandelt und der rechtzeitige Beginn einer antibiotischen Therapie versäumt werden.

Kardiotoxizität

In der Phytotherapie wird bei leichter Herzschwäche Weißdorn eingesetzt. Zur Toxizität von Anthracyclin oder Herceptin, den Inhaltsstoffen des Weißdorns, liegen keine Untersuchungen vor.

Weitere Substanzen, die für den Einsatz bei Herzschwäche diskutiert werden, sind Carnitin (S. 61) und Coenzym Q10 (S. 73) sowie Selen (S. 262).

Klimakterische Beschwerden

Durch eine Chemotherapie oder die Bestrahlung des Beckens kann bei Frauen die Ovarialfunktion zum Erliegen kommen. Dies kann passager, in vielen Fällen aber auch permanent sein. Auch unter einer antihormonellen Therapie können entsprechende Beschwerden auftreten, die sich hauptsächlich in Hitzewallungen, trockenen Schleimhäuten und den Folgen einer sich entwickelnden Osteoporose äußern.

Gegen Hitzewallungen werden Salbeiextrakt als Tropfen oder Tabletten und Traubensilberkerze (S. 291) in Tablettenform eingesetzt. Bei trockenen Schleimhäuten können lokal natürliche, Flora enthaltende Ovula, die in die Scheide eingeführt werden, und Vitamin-E-Öl, das z.B. mittels eines Tampons in die Scheide gebracht wird, hilfreich sein. Eine Aufklärung der Patientin (und ihres Partners) hilft vielen Paaren.

Zur Prävention der Osteoporose sind regelmäßige Bewegung, Vitamin D (S. 316) und Kalzium sinnvoll. Bei bestehenden Knochenmetastasen muss der Kalziumserumspiegel regelmäßig überprüft werden. Eine Studie belegt die Wirksamkeit von Tai Chi. Den Patientinnen sollte eine regelmäßige Knochendichtemessung empfohlen werden, der rechtzeitige Einsatz von Bisphosphonaten ist zu beachten.

Bei jungen Patientinnen mit Tumoren, die nicht hormonabhängig sind, sollte eine zyklische Hormonsubstitution besprochen werden.

Lymphödem

Die Entstehung eines Lymphödems bei Patienten mit Karzinomen ist sowohl als Folge der Tumorerkrankung (Abflussstörung, Zerstörung von lymphatischem Gewebe) als auch als Therapiefolge (Operation, Strahlentherapie) oder im weiteren Verlauf nach zusätzlichen Verletzungen und Überlastungen möglich.

Patienten wird in dieser Situation oft eine Schonung der Extremität, bei Mammakarzinompatientinnen z.B. die Schonung des Armes empfohlen. Ob dies tatsächlich erforderlich ist, wurde erst in einer kleinen Studie überprüft: Die Studiengruppe absolvierte ein achtwöchiges Trainingsprogramm mit aeroben Übungen am Armergometer sowie ein Widerstandstraining. Die Autoren beschreiben eine Verbesserung subjektiver Parameter der Lebensqualität, eine Zunahme des bestehenden Lymphödems im Vergleich zur Kontrollgruppe wurde nicht beobachtet.

Eine komplementäre Therapie kann die regelmäßige Lymphdrainage und ggf. eine komplexe Entstauungstherapie mit Kompressionsmaßnahmen nicht ersetzen (s. Abschnitte „Selen", S. 262, und „Enzyme", S. 88).

Magenschleimhautentzündung

Zu den bei nicht infektösen Magenerkrankungen wirksamen Pflanzen gehören Kamille, Pfefferminze und Melisse.

Das ätherische Öl der Kamille hat entzündungshemmende, wundheilungsstörende und krampflösende Wirkungen, α-Bisobolol hemmt darüber hinaus das Wachstum von Bakterien und Pilzen und vermindert die Pepsinsekretion im Magen. Bei der Herstellung von Kamillentee geht der größte Teil des ätherischen Öls verloren, sodass wässrig-alkoholische Auszüge bevorzugt werden sollten.

Das ätherische Öl der Pfefferminze (*Oleum menthe piperiatae*) wirkt krampflösend auf die glatte Muskulatur und wird bei krampfartigen Beschwerden im Magen-Darm-Bereich eingesetzt. Hauptbestandteil ist das Menthol. Pfefferminze bewirkt eine leichte Anästhesie der Magenschleimhaut, wirkt antiemetisch, fördert die Gallen- und Lebertätigkeit und somit den Gallenfluss. Pfefferminze kann als Tee, als Tinktur, als Öl oder als Sirup verwendet werden.

Im ätherischen Öl der Melisse sind Citral und Citroneal sowie Gerbstoffe, Flavonoide, Rosmarinsäure und Bitterstoffe enthalten. Melisse wirkt krampflösend und verdauungsfördernd, die Bitterstoffe regen die Magen- und Gallensaftsekretion an. Melisse wird auch bei Einschlafstörungen in Kombination mit anderen sedativ wirkenden Pflanzen eingesetzt. In klinischen Studien wurde ein anxiolytischer Effekt gezeigt. Aus den Blättern kann ein Tee zubereitet werden, auch wässrige Extrakte und Melissenöl sind erhältlich.

Meteorismus

Fenchel wird bei dyspeptischen Beschwerden mit leichten, krampfartigen Magen-Darm-Schmerzen, Völlegefühl und Blähungen eingesetzt. Die Tagesdosis liegt bei 56 g (2 g mit 150 ml Wasser überbrühen, die Fenchelsamen müssen kurz vorher grob zerstoßen werden). Beliebt ist auch die Kombination mit Anis und Kümmel als Teezubereitung.

Obstipation

Abführtees kombinieren in der Regel drei Komponenten: neben der abführenden eine karminative und eine antispasmische zur Verhinderung von Bauchkrämpfen. Eingesetzt werden Senna (*Cassia*), *Aloe* und Faulbaumrinde sowie Lein- und Flohsamen.

Zu den pflanzlichen Abführmitteln gehört Senna in Form von Sennesblättern und -schoten. Die Senna-Wirkstoffe sind Anthranoide, insbesondere die Sennosoide A und B. Senna wirkt stimulierend auf die Dickdarmwand, hemmt die Resorption von Wasser und Natrium-Ionen aus dem Lumen und regt die aktive Sekretion von Elektrolyten an. Durch Volumenzunahme des Darminhaltes kommt es zu einer Steigerung der Darmperistaltik. Senna wird meist in Kombination mit anderen Pflanzen angeboten.

Aloe enthält Anthranoide, unter anderem Aloin A und B, und Antraquinone vom Emodin-Typ sowie Bitterstoffe und Flavonoide. *Aloe* regt die Darmmotilität an und reizt die Darmschleimhaut. Die Sekretion von Elektrolyten und Wasser in den Darm wird erhöht, die Darmperistaltik nimmt zu. *Aloe* wird zur kurzfristigen Therapie der Obstipation eingesetzt. Als Nebenwirkung kommt es zu einem Elektrolyt- und Wasserverlust mit einer Hypokaliämie und den entsprechenden Folgeerscheinungen.

Faulbaumrinde enthält Anthraquinongylcoside sowie Emodin. Sie wirkt stimulierend auf die Darmmotilität und verkürzt die Dauer der Darmpassage. Es kommt zu einer vermehrten Sekretion von Elektrolyten und Wasser in das Darmlumen. Faulbaumrinde wird als Laxans eingesetzt. Da die Anthraquinone als Glycoside vorliegen, wirken sie milder als die freien Anthraquinone Faulbaumrinde zeichnet sich durch geringe kolikerregende Eigenschaften aus mit schwächerer Wirksamkeit als Senna und *Aloe*.

Leinsamen gehören zu den Gleit- und Füllmitteln, die durch ihre Schleimstoffe schleimhautschützend und darmregulierend wirken. Der Leinsamen quillt im Darm und fördert die Darmbewegung durch den Dehnungsreiz. Krampfartige Bauchschmerzen bleiben aus, da die Peristaltik nicht durch chemische Anregung zustande kommt; die Wirkung entsteht durch den mechanischen Effekt. Wesentlich ist eine ausreichende gleichzeitige Flüssigkeitszufuhr. Leinsamen eignen sich auch als Schleimzubereitung bei Gastritis und Enteritis.

Flohsamen enthält 10–25% neutrale und saure Schleime und wirkt in Gegenwart von Wasser durch Quellung eindickend auf den Darminhalt. Flohsamen kann deshalb auch antidiarrhöisch eingesetzt werden.

Orale Mukositis

Die lokale Behandlung der oralen Mukositis kann mit Salbei, Kamille, Myrrhe, Propolis oder Honig erfolgen.

Das ätherische Öl von Salbei wirkt antibakteriell, fungizid und virostatisch. Seine Gerbstoffe wirken entzündungshemmend. Als wässriger oder alkoholischer Auszug (Salbeitinktur) wird Salbei für Mundspülungen, Pinselungen sowie zum Gurgeln bei Schleimhautentzündungen und Halsschmerzen eingesetzt. Die adstringierenden Eigenschaften der Gerbstoffe führen zur Abdichtung der Gefäße und Gewebe. Alkoholische Extrakte haben einen höheren Gehalt an ätherischen Ölen, während bei Salbeitee hauptsächlich die Gerbstoffe zur Wirkung kommen.

Das ätherische Öl der Kamille hat entzündungshemmende, wundheilungsstörende und krampflösende Wirkungen, α-Bisobolol hemmt darüber hinaus das Wachstum von Bakterien und Pilzen und vermindert die Pepsinsekretion im Magen. Bei der Herstellung von Kamillentee geht der größte Teil des ätherischen Öls verloren, sodass wässrig-alkoholische Auszüge bevorzugt werden sollten. Ein Einzelfallbericht und eine Anwendungsbeobachtung zur Effektivität von Mundspülungen mit Kamillenextrakt wurden veröffentlicht. In einer randomisierten Studie mit Kamillenspülungen unter einer Therapie mit 5-FU konnte keine Linderung der Beschwerden und der Schleimhautentzündungen nachgewiesen werden (Fidler et al. 1996).

Myrrhe enthält ein ätherisches Öl (Eugenol) und Harzsäuren. Diese wirken antiseptisch, granulationsfördernd, antientzündlich und adstringierend.

Propolis (S. 237) und Honig (S. 135) haben antimikrobielle Eigenschaften und reduzieren die Besiedelung der Mundhöhle mit pathogenen Keimen. Die Wirksamkeit liegt leicht unter der von Chlorhexidin.

Schlafstörungen

Zu den pflanzlichen Mitteln gegen Schlafstörungen gehören Baldrian, Hopfen und Melisse.

Die ätherischen Öle von Baldrian hemmen in vitro den Neurotransmitter γ-Aminobuttersäure (GABA). Die im Baldrian enthaltenen Valeproteate (Valeriana-Epoxytriester) wirken als Tranquilizer und Thymoleptika. Die Reaktionsfähigkeit scheint jedoch nicht vermindert zu werden. Zu Baldrian liegt eine Reihe guter Studien bei erwachsenen Probanden und Patienten mit Schlafstörungen vor, die eine verkürzte Einschlafphase und eine Zunahme der Schlafdauer und -qualität belegen (Vorbach et al. 1995).

Hopfen und Melisse enthalten ätherische Öle und Bittersäuren. Sie werden bei Unruhe, Angstzuständen und Schlafstörungen eingesetzt.

Schmerz

Schmerz ist ein bei Tumorpatienten relativ häufig auftretendes Symptom, das unterschiedlichste Ursachen haben kann. Ein im Verlauf einer Tumorerkrankung neu auftretender Schmerz sollte immer Anlass sein, die Ursache genau zu charakterisieren, um eine zielgerichtete Therapie einleiten zu können. Die Ursache der Schmerzen kann ein Tumorwachstum mit Druck auf benachbarte Nerven sein, eine Zerstörung von Organstrukturen, Osteolysen oder eine Verlegung von Lumina z.B. im Gastrointestinal- oder Urogenitalbereich. Aber auch an Zweiterkrankungen, z.B. aus dem rheumatischen Formenkreis, oder an degenerative Veränderungen im Bewegungsapparat muss gedacht werden.

Neben einer Therapie, die die Ursachen beseitigen soll, ist für die Tumorpatienten eine adäquate Schmerztherapie mit frühzeitigem Einsatz von Medikamentenkombinationen wichtig. Viele Patienten haben Angst vor dem Beginn einer Opiattherapie. Folgeerscheinungen wie Abhängigkeit, Angst vor Dosiseskalation mit nachfolgender Therapierefraktärität, Nebenwirkungen wie Müdigkeit und Obstipation, aber auch die Bedenken vieler Ärzte und die erschwerten Verschreibungsbedingungen in Deutschland führen dazu, dass immer noch viele Tumorpatienten nicht ausreichend mit Analgetika versorgt sind. Die Patienten kann man oft von der Notwendigkeit einer guten und kontinuierlichen Schmerzmedikation überzeugen, wenn man ihnen darlegt, dass Schmerz einen erheblichen Stressreiz für den Körper darstellt und damit eine unnötige Belastung bedeutet. Eine komplementäre Therapie kann keinesfalls eine adäquate Schmerztherapie ersetzen, sie kann sie jedoch, wenn der Patient dies wünscht, unterstützen.

Einreibungen mit ätherischen Ölen wie Aconitöl aus Eisenhut und Capsaicin-haltige Salben oder Pflaster (S. 58) lindern Lokalschmerzen. Cannabis (S. 53) mit seiner leicht schmerzstillenden Wirkung kann versuchsweise eingesetzt werden, ebenso Johanniskraut mit seiner antidepressiven Wirkung, wobei allerdings sehr sorgfältig auf die Interaktion geachtet werden muss.

Viele Patienten verspüren Erleichterung durch physikalische Anwendungen, entweder in Form von Wärme oder Kälte oder durch Massagen von qualifizierten Therapeuten. Dabei muss sorgfältig auf mögliche Kontraindikationen geachtet werden. Auch eine gut angeleitete Krankengymnastik kann vielfach Schmerzen lindern. Im Einzelfall muss die Wirksamkeit von Reflextherapien, wie z.B. Akupressur, Akupunktur und Akupunktmassage oder Fußreflexzonenmassage, ausprobiert werden. Auch wenn die Wirksamkeit nach evidenzbasierten Kriterien zweifelhaft erscheint, so kann doch mit diesen einfachen, nebenwirkungsarmen und oft kostengünstigen Methoden für viele Patienten eine gute Unterstützung erreicht werden.

Übelkeit

Übelkeit entsteht sowohl durch Schädigungen der Mukosa im Gastrointestinaltrakt als auch durch direkte Einwirkungen von Chemotherapeutika auf die Area postrema. Die komplementäre Therapie ersetzt eine intensive antiemetische Therapie nicht, kann aber eine gute Unterstützung bieten. Therapieoptionen sind Akupunktur/Akupressur, Entspannungstechniken, *Cannabis* und Ingwer.

Cannabis hat neben seiner schmerzstillenden Wirkung vermutlich auch über den Cannabis-Rezeptor Einfluss auf die Übelkeit, der genaue Mechanismus ist jedoch noch weitgehend unbekannt (S. 53).

Ingwer wird traditionell in der ayurvedischen Medizin gegen Übelkeit eingesetzt. In einer Studie wurde das postoperative Erbrechen reduziert (Phillips et al. 1993). Eine Studie zu Ingwer in Kombination mit Metochlopramid während einer Therapie mit der hochemetogenen Substanz ergab keinen Vorteil im Vergleich zu Placebo.

Mehrere Arbeitsgruppen publizierten Studien über eine signifikante Verbesserung von chemotherapieinduziertem Erbrechen mittels (Elektro-)Akupunktur des Punktes P6. In einer Metaanalyse aus 11 randomisierten Studien wurde gezeigt, dass der Anteil von akutem Erbrechen reduziert wurde, der Schweregrad der akuten wie verzögerten Übelkeit nahm im Vergleich zur Kontrollgruppe jedoch nicht ab. Die Bedeutung der Akupunktur/Elektroakupunktur bei adäquater Gabe von modernen Antiemetika bleibt noch unklar.

Die Akupressur kann vom Patienten selbst angewendet werden und eignet sich deshalb auch unter dem Aspekt der Einbeziehung des Patienten in den gesamten Therapieablauf als komplementäres Verfahren. Die regelmäßige Durchführung von Entspannungstechniken, Imagination und Hypnose kann die Häufigkeit von Übelkeit und Erbrechen vermindern.

Literatur

Fidler P et al. Prosepective evaluation of achamomile mouthwash for prevention of 5-F21-induced oral mucositis. Cancer 1996; 77 (3): 522–5.

Holmes MD et al. Physical activity and survival after breat cancer diagnosis. JAMA 2005; 293: 2479–86.

Matuschowski P et al. Pharmakologische Untersuchung eines Frischpflanzenpresssaftes aus Cynara scolymus auf choleretische Wirkung. Z Phytother 2005; 26: 14–9.

Meyerhardt JA et al. Impact of physical activity on cancer recurrence and survival in patients with stage III colon cancer: Findings from CALBG 89803. J Clin Oncol 2006; 24: 3535–41.

Phillips S et al. Zingiber officinale (ginger) – an antiemetic for day case surgery. Anaesthesia 1993; 48 (12): 1118.

Vorbach EU et al. Wirksamkeit und Verträglichkeit von Baldrianextrakt (Li 156) versus Plazebo bei behandlungsbedürftigen Insomnien. Z Phytother 1995; 16: 11.

Komplementäre Wirksubstanzen

Aloe, Wüstenlilie (*Aloe vera* bzw. *barbadensis*)

Vorkommen

Die *Aloe* ist ursprünglich auf den Kanarischen Inseln beheimatet, wird aber heute auch in anderen Trockengebieten kultiviert. Die Gattung *Aloe* umfasst 250 verschiedene Arten. Aloepflanzen sind kraut-, strauch- oder baumartig wachsend und haben dickfleischige, ledrige Blätter.

Der Aloesaft ist in dünnwandigen Exkretzellen lokalisiert, die parallel zu den Gefäßbündeln verlaufen.

Wirkstoffe und Anwendungsgebiete

Der Aloeextrakt wird aus dem inneren Blattgewebe, speziell von *Aloe barbadensis*, hergestellt. Der farblose, gelhaltige Extrakt enthält im Gegensatz zur übrigen Pflanze keine Anthrachinonderivate, sondern Enzyme, Saponine, Vitamine und Mineralstoffe wie Kalzium, Magnesium, Zink, Selen u.a. Zu den Saponinen gehören freies Aloe-Emodin, Barbaloin (ein Gemisch aus Alloin A und Alloin B), Alloinoside, Alloerid, Alloesin sowie Acemanan, ein langkettiges Polysaccarid.

Die „Schwedentropfen" enthalten größere Mengen *Aloe*, außerdem Rhabarber, Enzian, Safran, Citverwurzel und andere Zutaten.

Traditionell wird *Aloe* aufgrund seiner entzündungshemmenden und antibakteriellen Eigenschaften in der Wundheilung eingesetzt (Biswas und Mukherjee 2003, Maenthaisong R et al. 2007)

Wirkungen

Laborexperimentelle Daten
Polysaccharide aus *Aloe vera* oder *barbadensis* haben starke immunstimulatorische Eigenschaften. Sie bewirken einen Anstieg von Zytokinen, die Aktivierung von Makrophagen, dendritischen Zellen und zytotoxischen T-Zellen. Alloin, Alloesin sowie Aloe-Emodin führen zum Stillstand des Zellzyklus und zur Induktion der Apoptose.

> **Molekulare Mechanismen**
>
> - Heraufregulation: TNF-α, p21, p53, Bax, Fas-/APO-1-Rezeptoren

Tierexperimentelle Daten
In Tierexperimenten wurde bisher nur das Produkt Acemanan eingesetzt. Ein positiver Effekt konnte bei einigen Tumorarten gezeigt werden.

Klinische Daten

Eine einzige klinische Untersuchung wurde zur Frage der antitumoralen Wirksamkeit von *Aloe vera* in Kombination mit Melatonin publiziert. An einer kleinen Gruppe von Patienten mit unterschiedlichen Karzinomarten führte *Aloe vera* plus Melatonin im Vergleich zur reinen Melatoninbehandlung zu einer höheren Rate stabiler Krankheitsverläufe. Auch die 1-Jahres-Überlebensrate war bei der Kombinationsbehandlung erhöht (Lissoni et al. 1998). Eine Aussage zur alleinigen Wirkung von *Aloe vera* ist jedoch nicht möglich.

Aloe vera wird oft zur Prophylaxe und Therapie von Strahlenschäden an Haut oder Schleimhäuten empfohlen. Ein positiver Effekt durch externe Anwendung von *Aloe vera* während einer Bestrahlung konnte weder in zwei Phase-III-Studien bei Patientinnen mit Brustbestrahlung, noch in einer Phase-II-Studie zur Mukositis bei Bestrahlung von Kopf-Hals-Tumoren nachgewiesen werden. Auch eine Metaanalyse von fünf publizierten, randomisiert-kontrollierten Studien ergab keinen Nachweis eines Effektes (Richardson et al. 2005).

Klinische Studien im Überblick

- Studien, die die unmittelbare antitumorale Wirksamkeit von Aloe vera im alleinigen Einsatz belegen, liegen nicht vor.

Topische Anwendung bei Radiatio

- Eine Phase-II-Studie zur Mukositisprophylaxe bei Radiatio von Kopf-Hals-Tumoren an 58 Patienten erbrachte keinen Effekt (Su et al. 2004).
- Eine Phase-III-Studie zur Radiatio bei Mammakarzinom an 225 Patienten zeigte auch keinen Effekt (Heggie et al. 2002).
- Weiterhin ergab eine Metaanalyse von fünf randomisiert-kontrollierten Studien keinen Nachweis eines Effektes (Richardson et al. 2005).

Wechselwirkungen

▶ **Mit der Tumortherapie**

Zur möglichen Wechselwirkung von Aloe-Inhaltsstoffen mit antitumoralen Medikamenten liegen nur In-vitro-Experimente vor. Aloe-Emodin führt zu einer verstärkten Proliferationshemmung durch Zytostatika wie 5-FU, Doxorubicin und Imatinib. Zu Cisplatin liegen widersprüchliche Ergebnisse vor mit Wirkungsverstärkung und auch -hemmung und reduzierter Toxizität.

▶ **Mit anderen Medikamenten**

Wechselwirkungen bestehen weiterhin mit Antiarrhythmika, Digitalispräparaten, Diuretika und Steroiden.

Nebenwirkungen

Aloe wirkt durch Anthrachinone intensiv laxierend und kann zum Abort führen, stimuliert des Weiteren Menstruation und Laktation. Aloe gilt als genotoxisch. Eine Rotfärbung des Urins wurde beschrieben. Diarrhö, kolikartige Bauchschmerzen, Flüssigkeits- und Elektrolytverlust sind möglich. Bei Überdosierungen wurden lebensbedrohliche hämorrhagische Gastritiden und Diarrhöen sowie Nierenschädigungen (Nephritis) beschrieben. Bei topischer Anwendung kann es zu allergischen Hautreaktionen und verzögerter Wundheilung kommen.

Dosierung

Zu Dosierungen von *Aloe vera* in der antitumoralen Therapie liegen keine Daten vor.

Kontraindikationen

Kontraindikationen sind nicht bekannt.

Bewertung

Präklinische Daten lassen darauf schließen, dass einige Inhaltsstoffe von *Aloe vera* immunstimulierend wirken. Ob dies zu einer direkten oder indirekten Wirkung auf Karzinome führt, ist nicht bekannt. In-vitro-Daten zur zellzyklushemmenden und apoptoseinduzierenden Wirkung von *Aloe vera* bedürfen der Überprüfung in klinischen Studien. Einige Inhaltsstoffe wirken in vitro genotoxisch und wachstumsfördernd für Tumorzellen. Bis zur weiteren Klärung ist der systemische Einsatz von *Aloe vera* in der Tumortherapie nicht zu empfehlen.

Die topische Anwendung von *Aloe vera* während einer Radiatio wird von vielen Patienten als angenehm erlebt. Die zusammenfassenden Studienergebnisse sind negativ. Kontraindikationen für die topische Anwendung gibt es nicht, sodass ein individueller Versuch nach Rücksprache mit dem Strahlentherapeuten unternommen werden kann.

Literatur

Biswas TK, Mukherjee B. Plant medicines of Indian origin for wound healing activity: a review. Int J Low Extrem Wounds 2003; 2 (1): 25–39.

Fisher J et al. Randomized phase III study comparing best supportive care to biafine. Int J Radiat Oncol Biol Phys 2000; 48 (5): 1307–10.

Heggie S et al. A phase III study on the efficacy of topical aloe vera gel on irradiated breast tissue. Cancer Nurs 2002; 25 (6): 442–51.

Lissoni P et al. Biotherapy with the pineal immunomodulation hormone melatonin versus melatonin plus aloe vera in untreatable advanced solid neoplasms. Nat Immun 1998; 16 (1): 27–33.

Maenthaisong R et al. The efficacy of aloe vera used for burn wound healing: A systematic review. Burns 2007; Epub, PMID 17499928.

Mijatovic S et al. Aloe emodin decreases the ERK-dependent anticancer activity of cisplatin. Cell Mol Life Sci 2000; 62 (11): 1275–82.

Richardson J et al. Aloe vera for preventing radiation-induced skin reactions. Clin Oncol R Coll Radiol 2005; 17 (86): 478–84.

Su CK et al. Phase II double-blind randomized study comparing oral aloe vera versus placebo. Int J Radiat Oncol Biol Phys 2004; 60 (1): 171–7.

Amygdalin

Vorkommen

Amygdalin ist ein Inhaltsstoff in der Bittermandel und in Kernen von Aprikosen und Äpfeln.

Wirkstoffe und Anwendungsgebiete

Der Wirkstoff Amygdalin wird unter dem Handelsnamen Laetrile als alternatives Krebstherapeutikum gehandelt, neuerdings auch unter der Bezeichnung Vitamin B_{17}. Die Anbieter suggerieren, dass die Anwendung von Vitamin B_{17} zu einer Heilung von verschiedensten Krebserkrankungen führt und die konventionelle, angeblich wesentlich nebenwirkungsreichere Therapie damit überflüssig sei.

Wirkungen

Laborexperimentelle Daten

Amygdalin wirkt zytotoxisch. Es induziert die Apoptose, indem das Gleichgewicht zwischen pro- und antiapoptotischem Protein zur Apoptose hin verschoben wird.

Molekulare Mechanismen
- Herabregulation: Bcl-2
- Heraufregulation: Bax, Caspase-3

Tierexperimentelle Daten

Ein Review zu Laetrile belegt, dass in keinem Tierversuch die wiederholt behauptete selektive Toxizität von Laetrile auf Krebszellen bestätigt werden konnte (Price et al. 1978).

Klinische Daten

Klinische Studien zu Amygdalin wurden bisher nicht publiziert. In den 70er Jahren wurde in den USA behauptet, dass zahlreiche Patienten erfolgreich behandelt worden seien. Das NCI (National Cancer Institute/USA) versuchte 1978 daraufhin, alle Fälle mit positivem Krankheitsverlauf unter Laetrile-Behandlung zusammenzustellen. Bei einer geschätzten Patientenzahl von 70 000 wurden 93 Fälle eingereicht, hiervon mussten 26 wegen unzureichender Dokumentation ausgeschlossen werden.

Ein unabhängiges Expertenkomitee kam letztendlich zu der Einschätzung, dass zwei komplette und vier partielle Remissionen beschrieben wurden (Ellison et al. 1978).

In einer Cochrane-Analyse aus dem Jahr 2006 wurden keine randomisierten oder nicht-randomisierten Studien zu Amygdalin gefunden (Milazzo et al. 2006).

Wechselwirkungen

▶ **Mit der Tumortherapie**

Es liegen keine Daten zu möglichen Wechselwirkungen mit Tumortherapeutika vor. Aufgrund der In-vitro-Daten sind Wechselwirkungen mit der Strahlentherapie nicht zu erwarten.

▶ **Mit anderen Medikamenten**

Es liegen keine Daten zu möglichen Wechselwirkungen mit anderen Medikamenten vor.

Nebenwirkungen

Zur Toxizität von Amygdalin gibt es unterschiedliche Angaben. Während eine Untersuchung aus den USA zeigte, das Amygdalin intravenös in einer Dosierung von 4,5 g/m² täglich zu keiner wesentlichen Toxizität führte, erzeugte eine Dosis von 0,5 g täglich per os meßbare Cyanid-Blutspiegel. Bei einer anderen Gruppe von sechs Patienten führte dies jedoch nicht zu toxischen Reaktionen (Moertel et al. 1981).

Zwei Einzelfallberichte beschrieben eine deutliche Neuromyopathie einhergehend mit hohen Cyanid-Spiegeln, Zeichen der Demyelinisierung und einer axonalen Degeneration in der Biopsie bzw. dem klinischen Bild von zerebralen Krampferscheinungen infolge schwerer Laktatazidose bei Kombination von Laetrile und Vitamin C in hoch dosierter Form.

Eine Patientin verfiel nach Einnahme von Amygdalin in einen Schockzustand mit Hypothermie und Tachykardie. Sie wurde beatmungspflichtig, es entwickelte sich ein Diabetes insipidus (O´Brien et al. 2005). Außerdem wurde eine weitere Kasuistik mit letalem Ausgang veröffentlicht (Sadoff et al. 1978).

Dosierung

Dosisempfehlungen können aufgrund der negativen Bewertung der Substanz nicht gegeben werden.

Kontraindikationen

Aufgrund der Toxizität der Substanz ist die Anwendung von Amygdalin kontraindiziert.

Bewertung

Amygdalin ist eine zytotoxische Substanz. Aus diesem Grund sind auch entsprechende Wirkungen auf Tumorzellen anzunehmen. Belege für die klinische Wirksamkeit von Amygdalin bei Tumorpatienten liegen nicht vor. Die Substanz hat ein hohes toxisches Potenzial. Die Benennung der Substanz mit „Vitamin" B_{17} wird mit einer den Körper unterstützenden Wirkung assoziiert und stellt eine unverantwortliche Verharmlosung dar. Mehrere Berichte zeigen, dass es zu erheblichen Nerven- und Hirnschädigungen kommen kann. Daher wird von der Einnahme von Amygdalin abgeraten.

Literatur

Ellison NM et al. Special report on Laetrile. N Engl J Med 1978; 299 (10): 549–52.
Kalyanaraman UP et al. Neuromyopathy of cyanide intoxication due to „laetrile" (amygdalin). A clinicopathologic study. Cancer 1983; 51 (11): 2126–33.
Milazzo S et al. Laetrile treatment for cancer. Cochrane Database System Review 2006; 19(2).
Moertel CG et al. A pharmacologic and toxicological study of amygdalin. Jama 1981; 245 (6): 591–4.
O´Brien B et al. Severe cyanide toxicity from vitamin supplements. Eur J Emerg Med 2005; 12 (5): 257–8.
Price JH et al. Laetrile – an overview. J Sch Health 1978; 48 (7): 409–16.
Sadoff L et al. Rapid death associated with laetrile ingestion. JAMA 1978; 239 (15): 1532.

Anamu (*Petiveria alliacea*)

Vorkommen

Anamu stammt aus dem tropischen Zentral- und Südamerika. Sie ist eine ganzjährige Pflanze mit einem Wachstum bis zu einem Meter Höhe.

Wirkstoffe und Anwendungsgebiete

In Anamu konnten zahlreiche biologisch aktive Substanzen nachgewiesen werden. Hierzu gehören Flavonoide, Triterpene, Schwefelverbindungen und Steroide. Eine der aktiven Substanzen ist Cumarin (S. 76). Weitere Inhaltsstoffe sind Allantoin, Astilbin, Linoleinsäure (S. 222, Omega-6-Fettsäuren) und andere ungesättigte Fettsäuren sowie Sitosterol.

Anamu wird in der traditionellen Heilkunde in Südamerika eingesetzt. Für Anamu wurden entzündungshemmende, beruhigende, sedierende, krampflösende und blutzuckersenkende Wirkungen beschrieben.

Wirkungen

Laborexperimentelle Daten

Eine Arbeit zeigt, dass Anamu in vitro mutagen und potenziell karzinogen wirkt (Hoyos et al. 1992). Wissenschaftliche Publikationen zur Wirksamkeit gegen Tumorzellen liegen nicht vor.

> **Molekulare Mechanismen**
>
> ■ Es sind keine Daten bekannt.

Tierexperimentelle Daten

Tierexperimentelle Daten wurden bislang nicht veröffentlicht.

Klinische Daten

Es wurden bisher keine klinischen Studien veröffentlicht.

Wechselwirkungen

▶ Mit der Tumortherapie

Es liegen keine Daten zu möglichen Wechselwirkungen vor.

▶ Mit anderen Medikamenten

Auch zu Wechselwirkungen mit Medikamenten liegen keine Daten vor. Aufgrund der blutzuckersenkenden Wirkung sind Wechselwirkungen mit einer Diabetesmedikation denkbar.

Nebenwirkungen

Anamu wirkt mutagen und karzinogen.

Dosierung

Aufgrund fehlender tierexperimenteller und klinischer Daten sind keine Dosisempfehlungen auszusprechen.

Kontraindikationen

Hierzu sind keine Daten bekannt.

Bewertung

Aufgrund der ungenügenden Datenlage und der potenziellen Karzinogenität ist der Einsatz von Anamu (für Tumorpatienten) nicht zu empfehlen. Die Pflanze kann derzeit nicht als unbedenklich eingestuft werden.

Literatur

Hoyos LS et al. Evaluation of the genotoxic effects of a folk medicine. Mutat Res 1992; 280 (1): 29–34.

Anthocyane

Vorkommen

Anthocyane sind chymochrome Farbstoffe und bestehen aus glycosidischen, wasserlöslichen Verbindungen, die in den Pflanzensäften aller höheren Pflanzen vorkommen. Sie gehören zur Gruppe der Flavonoide. Anthocyane sind unter anderem in Hibiskusblüten, Klatschmohnblüten, Lindenblüten und Heidelbeeren enthalten. Sie sind für die rote, violette oder schwarzblaue Färbung von Blütenblättern oder Früchten verantwortlich.

Proanthocyane kommen in pflanzlichen Nahrungs- und Genussmitteln vor, wie Kakao, Tee, Wein, Weintrauben und Äpfeln, Heidelbeeren, aber auch in Eichenrinde, Frauenmantelkraut, Hopfenzapfen, Lindenblüten, Teestrauchblättern, Tormentillwurzeln, Weißdornblättern und Weißdornfrüchten.

Wirkstoffe und Anwendungsgebiete

Zu den Anthocyanen zählen zahlreiche Verbindungen, beispielsweise Chrysin, Cyainidin, Delphinidin, Diosmin, Hesperidin, Hydroxycinnamat (Cranberry-Frucht, S. 205), Malvidin, Pelargonidin, Peonidin, Petonidin. Die Aglyconkomponenten der Anthocyane bezeichnet man als Anthocyanidine. Als Zuckerkomponenten werden Glucose, Galactose und Rhamnose gefunden, seltener Xylose und Arabinose.

Proanthocyane sind farblose Pflanzenstoffe und biologische Vorstufen, die beim Erhitzen mit verdünnten Mineralsäuren gefärbte Anthocyane liefern. Man unterscheidet oligomere und polymere Proanthocyane. Oligomere Proanthocyane werden traditionell als Gerbstoffdrogen eingesetzt. Die Bioverfügbarkeit bei oraler Zufuhr ist nicht geklärt.

Wirkungen

Laborexperimentelle Daten

Flavonoide und einige Metabolite können die Blut-Hirn-Schranke überwinden (Youdim et al. 2003). Aus Laborexperimenten stammen zahlreiche Hinweise, dass verschiedene Anthocyane vor der Entwicklung von Tumoren wie Ösophaguskarzinomen, Kolonkarzinomen, Blasenkarzinomen, Hauttumoren, Lungentumoren schützen. Für verschiedene Anthocyane wurde nachgewiesen, dass sie das Wachstum von Tumorzellen inhibieren können. Hierbei zeigen Malvidin, Pelagonidin, Canidin, Delphinidin und Petonidin unterschiedliche Aktivitäten, sie beeinflussen unterschiedliche Signalkaskaden innerhalb der Zelle, insbesondere beim Zellwachstum. Anthocyanidine führen neben der Wachstumshemmung auch zur Apoptose verschiedener Karzinomzellen. Anthocyanidin und Cyanidin inhibieren die Migration, die Invasion und Metastasierung durch Karzinomzellen. Cyanidin und Delphinidin sind Inhibitoren des EGF-Rezeptors. Cyanidin führt auch zur Differenzierung von Leukämie- und Melanomzellen. Einige Anthocyane induzieren eine Depletion von Glutathion in verschiedenen Tumorzellen. Die Wirkung der Anthocyanidine kann durch N-Acetylcystein aufgehoben werden.

Molekulare Mechanismen

- Zellzyklus: Stillstand in der G_1- und am Übergang von der G_2- in die M-Phase
- Herabregulation: Cyclin B1, Cyclin D1, Cyclin E, CDK 1, CDK 2, PARP, AP-1, PKC, NF-κB, TNF-α, COX-2, ERK, Bcl-2, MP9
- Heraufregulation: p21, p38, MAPK, Caspase-3, c-jun, PKC, Bax
- Besonderheiten: Inhibition EGFR, Induktion uPA

Tierexperimentelle Daten

Tierversuchsdaten liegen nicht vor.

Klinische Daten

Die Toxizität von Irinotecan wird durch Anthocyane verringert. Im Vergleich zur historischen Kontrolle berichten die Autoren über eine verringerte Häufigkeit und Intensität der Diarrhö (Tobin et al. 2006).

Die in epidemiologischen Studien wiederholt bestätigte positive Wirkung eines hohen Anteils an Obst und Gemüse in der Ernährung dürfte auch auf die darin enthaltenen Anthocyane zurückzuführen sein.

Klinische Studien im Überblick

- In einer Phase-I-Studie wurde die Kombination von Chrysin mit Irinotecan bei Patienten mit kolorektalem Karzinom geprüft. Die Autoren beschreiben eine verringerte Nebenwirkungsrate im Vergleich zur historischen Kontrolle. Aussagen zur Wirksamkeit der Chemotherapie können nicht getroffen werden (Tobin et al. 2006).

Wechselwirkungen

▶ **Mit der Tumortherapie**

Quercetin (S. 241), Galangin und Chrysin haben unterschiedliche Effekte während der Cisplatin-Therapie auf Tumorzellen in vitro: Chrysin beeinflusst die Wirkung von Cisplatin nicht, Quercetin verstärkt und Galangin reduziert die Apoptose.

Da einige Anthocyane starke Antioxidanzien darstellen, sind antagonistische Wechselwirkungen, insbesondere mit Chemotherapiemitteln, die die Radikalenbildung fördern, nicht auszuschließen. Eine gleichzeitige Gabe in Dosierungen jenseits der normalen Aufnahme mit der Ernährung sollte deshalb nicht erfolgen.

Das Anthocyan Chrysin ist ein Induktor des Enzyms UGT1A1, das eine Rolle im Medikamentenstoffwechsel spielt. Mögliche Wechselwirkungen, insbesondere mit Irinotecan, sind deshalb nicht auszuschließen (s. „klinische Daten", Tobin et al. 2006).

▶ **Mit anderen Medikamenten**

Zu Wechselwirkungen sind keine Daten bekannt.

Nebenwirkungen

Nebenwirkungen bei der Einnahme von Anthocyanen sind bislang nicht beschrieben worden.

Dosierung

Ausreichende Hinweise zur erforderlichen Dosierung, um das Wachstum von Tumoren zu inhibieren, liegen nicht vor. Eine Arbeit aus dem Jahr 2003 wies nach, dass Anthocyanidin und Catechin in Konzentration bis 100 mM die Proliferation von Tumorzellen nicht hemmen (Seeram et al. 2003).

Die durchschnittliche Tagesmenge von Anthocyan, die mit der Nahrung aufgenommen wird, beträgt etwa 460 mg. Die Bioverfügbarkeit liegt allerdings nur bei 1%. Als Arzneimittel beträgt die Einzeldosis bei Reinstoffpräparaten 50 mg, bei Extraktpräparaten 1–2 mg.

Kontraindikationen

Kontraindikationen für den Einsatz von Anthocyanen sind nicht bekannt.

Bewertung

Anthocyane stellen eine heterogene Gruppe sekundärer Pflanzenstoffe dar. In-vitro- und tierexperimentelle Daten unterstreichen sowohl die chemopräventive Wirkung als auch die Wirksamkeit in der Wachstumshemmung von Tumorzellen.

Bisher liegen keine ausreichende Studien am Menschen vor, um einen medikamentösen Einsatz zu rechtfertigen. Deshalb ist eine allgemeine Empfehlung zu Anthocyanen derzeit nicht auszusprechen. Daten über Wechselwirkungen mit der antitumoralen Therapie zeigen, dass Interaktionen auch hinsichtlich der Wirkungsbeeinflussung möglich sind. Anthocyane sind jedoch im Rahmen einer gesunden Ernährung in der Prävention und in der Regeneration hoch zu bewerten.

Die medikamentöse Einnahme sollte allerdings während einer Therapie mit radikalbildenden Chemotherapeutika nicht erfolgen.

Literatur

Seeram NP et al. Inhibition of proliferation of human cancer cells and cycloxygenase enzymes by anthocyanidins and catechins. Nutr Cancer 2003; 46 (1): 101–6.

Tobin PJ et al. A pilot study on the safety of combining chrysin, a non-absorbable inducer of UGT1A1, and irinotecan (CPT-11) to treat metastatic colorectal cancer. Cancer Chemother Pharmacol 2006; 57 (3): 309–16.

Youdim KA et al. Interaction between flavonoids and the blood-brain-barrier. Neurochem 2003; 81 (1): 180–92.

Apigenin

Vorkommen

Apigenin (4',5,7-Trihydroxyflavon) ist ein hellgelber Pflanzenfarbstoff aus der Gruppe der Flavone, in der Pflanzenwelt weit verbreiteten polyphenolischen Substanzen. Es kommt unter anderem in Dahlien und im Hennastrauch vor und in verschiedenen Kräutern wie Basilikum, Estragon, Petersilie, Rosmarin, Thymian, Dill, Koriander, Minze, Salbei, schwarzem Pfeffer, in Gemüse wie Artischocken, Sellerie, Möhren, Zwiebeln, in Obstsorten wie Äpfeln und in Heilpflanzen wie Kamille, Weißdorn, Mariendistel (S. 187), Süßholz (S. 274), Augentrost sowie im Teestrauch.

Wirkstoffe und Anwendungsgebiete

Apigenin zeigt, wie andere Flavonoide auch, antiinflammatorische und antiproliferative Eigenschaften.

Wirkungen

Laborexperimentelle Daten

Apigenin wirkt in vitro inhibitorisch auf unterschiedliche Tumorzelllinien. Es kommt über unterschiedliche intrazelluläre Mechanismen zu einem Zellzyklusstillstand und zur Induktion der Apoptose. Weiterhin verursacht Apigenin eine Inhibition des Proteasoms und über verminderte Expression von VEGF („vascular endothelial growth factor") erfolgt eine Inhibition der Angiogenese.

Apigenin führt zu einer vermehrten Osteogenese, gleichzeitig zu einer Inhibition der Osteoklasten und könnte somit der Entwicklung einer Osteoporose entgegenwirken.

In-vitro-Untersuchungen an Mammakarzinomzellen zeigten, dass Apigenin sowohl antiöstrogene Eigenschaften hat als auch über die Bindung an den Östrogen-Rezeptor-α stark proliferationsfördernd wirkt (Collins-Burow et al. 2000, Seo 2006). Bei Karzinomzellen mit Expression des Östrogen-Rezeptors-β wirkt Apigenin dagegen proliferationshemmend.

> **Molekulare Mechanismen**
>
> - Zellzyklus: Stillstand am Übergang von der G_1- in die S- und G_2-Phase
> - Herabregulation: CDK 2, CDK 4, CDK 6, Cyclin D1, Cyclin D3, Cyclin E, c-myc, MAPK, PI3K, NF-κB, IGF-1, Bcl-2, ERK, Rb
> - Heraufregulation: p21, p27, Caspase-3, Caspase-9, PARP, MAPK

Tierexperimentelle Daten

In-vitro-Experimente haben gezeigt, dass Apigenin die Bildung von aberranten Kryptenfoci inhibieren kann. Die entsprechenden Tierversuche ergaben jedoch keinen eindeutigen Nachweis für eine schützenden Wirkung. In zwei Studien zur Therapie von

Malignomen wurde nachgewiesen (Tatsuta et al. 2000), dass Apigenin die peritoneale Metastasierung intestinaler Adenokarzinome supprimiert und die intratumorale Nekrose fördert (Engelmann et al. 2002).

Klinische Daten
Klinische Daten wurden nicht veröffentlicht.

Klinische Studien im Überblick

- Daten aus klinischen Studien wurden bislang nicht veröffentlicht.

Wechselwirkungen

▶ **Mit der Tumortherapie**
In-vitro-Experimente belegten, dass Apigenin ein Radiosensitizer ist. Es antagonisiert die antiproliferative Wirkung von Tamoxifen bei Rezeptor-positiven Mammakarzinomzellen.
Weitere Daten, insbesondere auch zu Wechselwirkungen mit einer Chemotherapie, liegen nicht vor.

▶ **Mit anderen Medikamenten**
Hierzu liegen keine Daten vor.

Nebenwirkungen

In der Anwesenheit von Apigenin ist in vitro die Expression von HLA-Klasse-I- und -II-Molekülen signifikant vermindert. Apigenin supprimiert die T-Helfer-Zellantwort, während die zellmediierte Immunantwort normal bleibt. Ob dies einen Einfluss auf die Aktivität des Immunsystems gegen die Tumorerkrankung hat, ist nicht bekannt.

Dosierung

Im Tierversuch konnten die molekularen Mechanismen bei Fütterung von 20-50 µg täglich nachgewiesen werden. Daten, um eine Dosierung beim Menschen zu empfehlen, liegen nicht vor.

Kontraindikationen

Kontraindikationen sind nicht bekannt.

Bewertung

Apigenin gehört zu den verbreiteten sekundären Pflanzenstoffen, deshalb ist mit einer regelmäßigen Aufnahme über die Nahrung zu rechen. Apigenin weist zahlreiche molekulare Wirkmechanismen auf, die die Substanz für die Prävention und Therapie interessant machen. Ob eine über die Ernährung hinausgehende Aufnahme in medikamentöser Form sinnvoll ist, muss in klinischen Studien geklärt werden. Auf keinen Fall sollte Apigenin als Nahrungsergänzungsmittel für Patientinnen mit hormonabhängigen Tumoren empfohlen werden.

Literatur

Callins-Burow BM et al. Estrogenic and antiestrogenic activities of flavonoid phytochemicals through estrogen receptor binding. Nutr Cancer 2000; 38 (2): 229–44.
Engelmann C et al. Apigenin – strong cytostatic and anti-angiogenic action in vitro contrasted by lack of efficacy in vivo. Phytomedicine 2002; 9 (6): 489–95.
Seo HS et al. Stimulatory effect of genistein and apigenin on the growth of breast cancer cells correlate with their ability to activate ER alpha. Breast Cancer Rs Treat 2006; 99 (2): 121–34.
Tatsuta M et al. Suppression by apigenin of peritoneal metastasis of intestinal adenocarcinomas induced by azoxymethane in Wistar rats. Clin Experim Metastasis 2000; 18 (8): 657–62.

Arganöl

Vorkommen

Arganöl wird aus dem in Marokko beheimateten Argan-Baum (*Argania spinosa*) gewonnen.

Wirkstoffe und Anwendungsgebiete

Arganöl enthält Fettsäuren, Tocopherol (Vitamin E), Squalene, Sterole, Saponine und Phenole. Linoleinsäure ist mit einem hohen Anteil von 36% im Arganöl enthalten (s. Omega-6-Fettsäuren, S. 222). Aufgrund des hohen Anteils an Antioxidanzien wird für Arganöl eine präventive Wirkung gegen Krebserkrankungen postuliert.

Wirkungen

Laborexperimentelle Daten
In-vitro-Experimente zeigten, dass Tocopherol und Saponine aus Arganöl antiproliferative und zytotoxische Effekte haben. Beide Substanzen bewirkten eine deutliche Wachstumshemmung und eine Verminderung der DNA-Synthese.

> **Molekulare Mechanismen**
> - Herabregulation: ERK

Tierexperimentelle Daten
Tierexperimentelle Daten liegen nicht vor.

Klinische Daten
Klinische Daten und Studien liegen nicht vor.

Wechselwirkungen

▶ **Mit der Tumortherapie**
Es sind keine Untersuchungen zu möglichen Wechselwirkungen bekannt. Eine Wirkungsabschwächung von Chemotherapeutika, die Radikalenbildung fördern, ist denkbar.

▶ **Mit anderen Medikamenten**
Wechselwirkungen mit anderen Medikamenten sind nicht bekannt.

Nebenwirkungen
Nebenwirkungen von Arganöl wurden bislang nicht veröffentlicht.

Dosierung
Es liegen keine Daten vor, aus denen sich eine Dosisempfehlung ableiten lässt.

Kontraindikationen
Kontraindikationen für Arganöl sind nicht bekannt.

Bewertung
Arganöl ist ein Gemisch verschiedener Substanzen. Es enthält zahlreiche sekundäre Pflanzenstoffe und außerdem Fettsäuren und Tocopherol. Für diese Substanzen wurden bereits in vitro gesundheitsfördernde und auch antikanzerogene Eigenschaften gezeigt, deshalb könnte die Mischung ebenfalls positive Eigenschaften aufweisen. Für das Öl selbst wurden jedoch bislang keine ausreichenden experimentellen oder klinischen Daten gewonnen. Für die Inhaltsstoffe Linoleinsäure (S. 222) und Tocopherol/Vitamin E (S. 326) sowie für Saponine (S. 252) liegen in diesem Buch Einzelbewertungen vor.

Insgesamt kann Arganöl im Rahmen einer gesunden Zubereitung von Nahrungsmitteln positiv bewertet werden. Eine spezielle Empfehlung für Tumorpatienten ist nicht sinnvoll.

Aufgrund der antioxidativen Inhaltsstoffe sollte die Kombination mit radikalbildenden Chemotherapeutika vermieden werden.

Literatur
Es liegen keine Publikationen zu klinischen Studien vor.

Arginin

Vorkommen

Arginin ist eine essenzielle Aminosäure, welche nicht nur in tierischen, sondern auch in vielen pflanzlichen Proteinen wie in Buchweizen und Kürbisgewächsen vorkommt. Es dient in Keimlingsspeicherzellen als Stickstoffreservoir. In begrenzten Mengen kann Arginin beim Erwachsenen synthetisiert werden; zumindest bei Kindern ist die Synthese jedoch nicht ausreichend.

Wirkstoffe und Anwendungsgebiete

Aus Arginin wird Stickstoffmonoxyd (NO) gebildet, welches im Säugetierorganismus für die Regulation des Blutflusses durch die Weitstellung von Gefäßen verantwortlich ist. Eine wesentliche Funktion im Körper ist auch der Abbau von Ammoniak zu ungiftigen Substanzen. Arginin ist darüber hinaus beim Säugetier für die Freisetzung von Wachstumshormonen erforderlich und hat außerdem Funktionen im Immunsystem.

Wirkungen

Laborexperimentelle Daten

Zum Einsatz von Arginin liegen nur wenige laborexperimentelle Daten vor. In vitro konnte gezeigt werden, dass die Kombination von Arginin und zyklischem AMP zu einer Wachstumshemmung von Tumorzellen führt. In einer weiteren Studie wurden Adenokarzinomzellen der Niere mit einer Kombination von Lysin, Prolin, Arginin, Ascorbinsäure und dem Extrakt aus Grünem Tee behandelt. Dabei wurde eine komplette Inhibition der Invasionsfähigkeit der Karzinomzellen beobachtet. Einige Untersuchungen sprechen dafür, dass Arginin das Wachstum von Tumorzellen fördern kann. So zeigen In-vitro-Experimente, dass die Gewebekonzentration von freiem Arginin in malignen Mammatumoren wesentlich höher ist als in benignen. Der gleiche Befund ergab sich für maligne Kolonneoplasien im Vergleich zu beningen Kolonpolypen. Messungen belegen einen Anstieg der metabolischen Aktivität von Tumorzellen und Ki67 unter Einwirkungen von Arginin.

> **Molekulare Mechanismen**
>
> ■ Daten zu molekularen Mechanismen liegen nicht vor.

Tierexperimentelle Daten

Daten, die eine antitumorale Wirksamkeit unterstützen, liegen nicht vor. In einer Studie wurde das Tumorwachstum durch Arginin stimuliert (Yeatman et al. 1991).

Klinische Daten

Arginin hat Auswirkungen auf das Immunsystem. Bei Versuchspersonen erhöhte sich die Anzahl zirkulierender und tumorinfiltrierender CD16- und CD56-positiver Zellen, die Aktivität der natürlichen (NK) und der lymphokinaktivierten Killerzellen (LAK).

Bei Patientinnen mit Mammakarzinom konnte außerdem durch die Gabe von L-Arginin die Immunsuppression im Vergleich zur Placebogruppe vermindert werden (Brittenden et al. 1994).

In weiteren klinischen Studien konnten die Ergebnisse zur Immunstimulation nicht durchgehend bestätigt werden (van Bokhorst-de van de Schueren 2001).

Klinische Studien im Überblick

- In einer randomisierten Studie sprachen die Patienten unter Gabe von Arginin nicht besser auf die neoadjuvante Chemotherapie an als die Kontrollgruppe (Heys et al. 1997).
- Die präoperative Gabe von Arginin bei Patientinnen mit Mammakarzinomen führte zu einem Anstieg des Proliferationsmarkers Ki67 (Park et al. 1992).

Wechselwirkungen

▶ **Mit der Tumortherapie**
Daten zu Wechselwirkungen mit der Tumortherapie liegen nicht vor.

▶ **Mit anderen Medikamenten**
Ebensowenig liegen Daten zu Wechselwirkungen mit anderen Medikamenten vor.

Nebenwirkungen

Nebenwirkungen von Arginin sind nicht bekannt.

Dosierung

Angaben, aus denen sich Dosierungsempfehlungen ableiten lassen, liegen nicht vor.

Kontraindikationen

Kontraindikationen für die Einnahme von Arginin sind nicht bekannt.

Bewertung

Es gibt Hinweise, dass Arginin das Immunsystem aktiviert, jedoch ist nicht bekannt, ob hieraus eine antitumorale Wirksamkeit resultiert. Arginin scheint mit einem hohem Risiko für eine Wachstumsförderung der Tumorzellen verbunden zu sein. Aus diesem Grund ist der medikamentöse Einsatz von Arginin in Form von Nahrungsergänzungsmitteln oder ähnlichen Präparaten nicht zu empfehlen. Ausnahmen sind Patienten mit einer Proteinmangelernährung, die ausreichend mit allen Aminosäuren substituiert werden müssen.

Literatur

Brittenden J et al. L-arginine stimulates host defenses in patients with breast cancer. Surgery 1994; 115 (2): 205–12.

Brittenden J et al. Natural cytotoxicity in breast cancer patients receiving neoadjuvant chemotherapy. Eur J Surg Oncol 1994; 20 (4): 467–72.

Heys SD et al. Potentiation of the response to chemotherapy in patients with breast cancer by dietary supplementation with arginine. Int J Oncol 1998; 12 (1): 221–5.

Park KG et al. Stimulation of human breast cancers by dietary L-arginine. Clin Sci 1992; 82 (4): 413–7.

Van Bokhorst-de van de Scheuren MAE. Effect of perioperative nutrition, with and without arginine supplementation, on nutritional status, immune function, postoperative morbidity, and sirvival in severely malnourished head and neck cancer patients. Am J Clin Nutr 2001; 73 (2): 323–32.

Yeatman TH et al. Depletion of dietary arginine inhibits growth of metastatic tumor. Arch Surg 1991; 126 (11): 1376–81.

Asiatische Pilze

Vorkommen

Die essbaren Pilze Kawartake (*Coriolus versicolor*), Klapperschwamm (Maitake, *Grifola frondosa*), Shiitake (*Lentinula endodes*), Lackporlinge (Reishi, *Ganoderma lucidum*, *Ganoderma sinense* und *Ganoderma tsugae*), Spaltblätting (Suehirotake, *Schizophyllum commune*) stammen allesamt aus Asien.

Wirkstoffe und Anwendungsgebiete

In der traditionellen asiatischen Pflanzenheilkunde werden verschiedene essbare Pilze eingesetzt. Aus Kawartake wird Polysaccharid K (PSK) gewonnen, aus Shiitake Lentinan und aus Suehirotake Sizofiran.

Aus *Ganoderma lucidum* können zwei Extrakte gewonnen werden: Eine Fraktion enthält hauptsächlich Polysaccharide, eine andere Triterpenoide ohne Polysaccharide. Beide inhibieren die Proliferation von Karzinomzellen, wobei die triterpenoidhaltige Fraktion wirksamer ist. Darüber hinaus existiert eine MD-Fraktion, die neben dem Glucan ein zusätzliches Protein im Verhältnis 80:20 bis zu 99:1 (Glucan zu Protein) enthält. Durch bestimmte Zubereitungsschritte können standardisierte Polysaccharide, so genannte Glucane, gewonnen werden. Sie unterscheiden sich voneinander in der glycosidischen Bindung, und ihnen werden immunaktivierende und antikanzerogene Eigenschaften zugeschrieben. Allerdings werden häufig unzulässigerweise die Befunde aus Studien an einer Substanz verallgemeinert und auch anderen Glucanen zugeschrieben.

Maitake enthält eine Glucanfraktion, die so genannte D-Fraktion aus Polysacchariden mit (1,3)-Verzweigungen sowie (1,3)-Hauptketten mit (1,6)-Verzweigungen.

Wirkungen

Laborexperimentelle Daten

Laborchemisch konnten für alle Polysaccharidfraktionen immunstimulierende Eigenschaften gezeigt werden.

Durch PSK werden Makrophagen aktiviert, es kommt zu einem Anstieg der NK-Zellen, der lymphokinaktivierten Killerzellen sowie zur Ausreifung der dendritischen Zellen und zu einer verstärkten Expression von HLA-Klasse-I-Antigenen.

Bei Tumorpatienten konnte durch *Ganoderma lucidum* eine Zunahme der CD3-, CD4-, CD8- und CD56-positiven Lymphozyten erreicht werden. Darüber hinaus konnte bei Patienten ein Anstieg von Immunparametern, insbesondere der Leukozytenzahl und der IgM- und IgG-Spiegel erreicht werden. Die Zellzahl im Knochenmark und der Milz erhöhte sich, insbesondere pluripotente Stammzellen nahmen zu.

Molekulare Mechanismen

Pilzextrakte weisen verschiedene Wirkmechanismen auf, die die (CD3-, CD4-, CD8- und CD56-)Zellen des Immunsystems (Makrophagen, dendritische Zellen, T-Zellen, NK-Zellen und pluripotente Stammzellen des Knochenmarks) aktivieren.

- **Maitake:** Erhöhung von VEGF und Angiogenese
- **β-Glucan:** Phosporylierung Tyrosinkinase Syk, Aktivierung PI3K
- **Ganoderma:** Inhibition Östrogen-Rezeptor

Tierexperimentelle Daten

Die intratumorale Injektion von PSK führte zu einer Infiltration von Neutrophilen und Makrophagen. Unklar ist, ob bei wiederholter Gabe diese Effekte erhalten bleiben. Die Experimente lieferten hier widersprüchliche Daten. Additive Effekte bei der Protektion der Hämatopoese wurden für Glucan und Selen nachgewiesen.

Polysaccharide beeinflussen verschiedene Proteine, die am Zellzyklus sowie der Auslösung des programmierten Zelltodes beteiligt sind, sie hemmen die Migration von Tumorzellen und supprimieren die Angiogenese. Bei Mammakarzinomzellen kommt es zu einer Inhibition des Östrogen-Rezeptors.

VPS, ein Extrakt aus *Coriolus versicolor* mit heißem Wasser, führte im Tierversuch zu einer verstärkten Entwicklung intestinaler Tumoren unter Einwirkung von Karzinogenen.

Klinische Daten

Die Regime der nachfolgenden klinischen Studien entsprechen meist nicht den heute geltenden Therapieempfehlungen; zudem weisen alle Studien z.T. erhebliche Mängel auf.

Polysaccharid K (PSK)

Weder bei urologischen Karzinomerkrankungen noch bei Patienten mit akuter Leukämie führte die Gabe von PSK zu einer Verbesserung des Krankheitsverlaufes.

Patientinnen mit Zervixkarzinomen erhielten nach Operation und postoperativer Bestrahlung oder alleiniger Bestrahlung eine adjuvante Therapie mit PSK. Es gab eine tendenzielle Verbesserung der 2-Jahres-Überlebensrate im Stadium III, jedoch ohne statistische Signifikanz (Shiraki et al. 1982).

Bei Patienten mit Nasopharynxkarzinom führte die adjuvante PSK-Immunotherapie zu einer signifikanten Verbesserung des medianen Überlebens und der 5-Jahres-Überlebensrate (Go et al. 1989).

Lentinan
Die Gabe von Lentinan führte bei Patientinnen mit Mammakarzinom zu einer Infiltration mit T- und B-Lymphozyten sowie Makrophagen und zur Rückbildung der Tumoren.

Patienten mit fortgeschrittenen Magen- oder kolorektalen Karzinomen erfuhren durch die Gabe von Lentinan einen signifikanter Anstieg der Überlebensraten, jedoch keine Erhöhung der Remissionsraten (Wakui et al. 1986).

Maitake
Bei Tumorpatienten verstärkte die orale Gabe der D-Fraktion von Maitake die NK-Zell-Aktivität und verminderte den Metastasierungsprozess.

β-Glucane
Es liegen keine klinischen Studien vor.

Sizofiran (SPG)
Bei einigen Patientinnen mit Ovarial- bzw. Zervixkarzinom konnte die Gabe von Sizofiran zu einer Aktivierung der peritonealen Makrophagen und der LAK- und NK-Zellen beitragen. In anderen Studien konnte dies nicht bestätigt werden. Bei Patientinnen mit Zervixkarzinom führte die adjuvante Gabe von Sizoferan zu einer signifikanten Verbesserung der Zeit bis zum Rezidiv (Okamura et al. 1983). In einer kleinen Patientengruppe wurde durch Sizofiran die Infiltration von Langerhans-Zellen ins Tumorgewebe erhöht (Nakano et al. 1993).

Ganoderma lucidum
In einer ersten klinischen Untersuchung konnte eine Erhöhung von T-Lymphozyten bestätigt werden, insbesondere ein signifikanter Anstieg der CD56-Zellen sowie der CD3-positiven, CD4-positiven und CD8-positiven Zellen.

Coriolus versicolor
Bei Patientinnen mit Zervixkarzinom führte die Infiltration von Langerhans-Zellen mit *Coriolus* allein zu einem signifikant längeren Überleben.

Klinische Studien im Überblick

- Randomisierte Studie, kolorektales Karzinom im Stadium Dukes C, 446 Patienten, orales 5-FU (200 mg/m² täglich) plus/ohne PSK: signifikant höheres Überleben, das 7-Jahre-DFS und OS sind nicht signifikant (Katsuki et al. 2004).
- Randomisierte Studie, Magenkarzinom, 386 Patienten SPG: 5-Jahres-Überlebensrate nicht signifikant besser. Bei kurativ resezierten Patienten deutlich bessere Prognose (Fujimoto et al. 1991).

- Randomisierte Studie, Ovarialkarzinom, 68 Patientinnen, adjuvante Chemotherapie Cisplatin, Adriamycin und Cyclophosphamid mit/ohne SPG: Die Überlebensrate war in der Kombinationsgruppe in den Stadien Ic, II und III signifikant höher (Inoue et al. 1993).
- Review 6 Studien, Magenkarzinom, adjuvante Therapie, 4 456 Patienten: Mitomycin C, Ftorafur plus/ohne PSK (5-Jahres-Überlebensrate mit PSK 64,1%, ohne 58,5%) (Nakajima et al. 1989).
- Review drei klinische Studien, kolorektale Karzinome, 1 094 Patienten, adjuvante Chemotherapie mit/ohne PSK: signifikantes Ergebnis für OS (Sakomoto et al. 2006).
- Metaanalyse von sechs klinischen Studien, fortgeschrittenes Magenkarzinom adjuvante Immunochemotherapie, Untergruppe der T2- und T3-Tumoren: 5-Jahres-Überleben signifikant besser (Sakamoto et al. 1993).

Wechselwirkungen

► **Mit der Tumortherapie**
Polysaccharid K (PSK)
In mehreren Studien wurde die adjuvante Therapie mit PSK beim Magenkarzinom untersucht. So beschreiben Mitomi et al. (1986) bei 168 Patienten nach Gastrektomie, dass die kombinierte Therapie mit Mitomycin C, Adriamycin und Tegafur unter Hinzugabe von PSK zu einem signifikant verbesserten Überleben führt. Ähnliche Ergebnisse wurden auch von anderen Arbeitsgruppen publiziert.

Die adjuvante Immunochemotherapie mit PSK bei Patienten mit fortgeschrittenem Magenkarzinom wurde in einer Metaanalyse von sechs klinischen Studien überprüft. In der Untergruppe der T2- und T3-Tumoren war ein positiver Effekt nachweisbar. Die 5-Jahres-Überlebensdaten zeigten eine signifikante Verbesserung durch kombinierten Einsatz mit PSK im Vergleich zur alleinigen Chemotherapie (p = 0,044; Sakamoto et al. 1993).

Auch bei Patienten mit kolorektalen Karzinomen scheint PSK die Wirksamkeit von adjuvanten Chemotherapieregimen zu erhöhen. Die Studienresultate zeigten tendenzielle Verbesserungen bis hin zu deutlich positiven Ergebnissen (Nakazato et al. 1986; Mitomi et al. 1989, 1992; Sakamoto et al. 1993; Ohwada et al. 2004).

Eine wachstumshemmende Wirkung zeigte PSK auch bei malignen Hirntumoren und für die Kombination Radiatio und PSK bei Zervixkarzinomen (Saito et al. 1984).

Die Gabe von Adriamycin mit anschließender Konsolidierung durch PSK bei Harnblasenkarzinomen wurden von Nakagami et al. (1983) beschrieben. Die Rückfallrate wurde durch PSK signifikant vermindert.

Bei Patienten mit Adenokarzinomen der Lunge verbesserte PSK die Wirkung von Cisplatin und Vindesin nur bei Patienten im Stadium III (Nishiwaki et al. 1990). Keinerlei Wirkung wurde beim Mammakarzinom unter Kombinationsgabe mit 5-FU, Cyclophosphamid und Mitomycin C sowie beim hepatozellulären Karzinom nach Kombinationsgabe mit 5-FU festgestellt.

Lentinan
Für Patienten mit Magen- und Prostatakarzinom wurden in zwei Studien, davon einer multizentrisch randomisiert-prospektiven Studie gezeigt, dass Lentinan bei einer Chemotherapie mit Tegafur zu einer signifikanten Verbesserung des Überlebens führt (Taguchi

et al. 1987; Tari et al. 1994; Nakano et al. 1999). Zwei Pilotstudien ergaben eine Verbesserung der Lebensqualität durch Gabe von Lentinan während der Chemotherapie mit Cisplatin.

Maitake
In vitro wirkt die D-Fraktion von Maitake synergistisch mit Mitomycin C und stabilisiert die Leukozytenzahl unter der Chemotherapie.

β-Glucane
Eine Arbeitsgruppe konnte im Tierexperiment unter Einfluss von β-Glucanen eine signifikante Erhöhung der letalen Strahlendosis zeigen. In zwei weiteren Tierexperimenten wurden durch die Gabe von Glucanen synergistische Effekte mit Cyclophosphamid und monoklonalen Antikörpern erreicht.

Sizoferan (SPG)
Der Einsatz von Sizoferan bei Patienten mit Magenkarzinom erbrachte unterschiedliche Ergebnisse. Eine Studie ergab eine Verbesserung der 5-Jahres-Überlebensrate, von anderen Autoren wurde dies nicht bestätigt.

Für das Ovarialkarzinom unter adjuvanter Chemotherapie konnte ein positiver Effekt durch SPG erzielt werden (Inoue et al. 1993).

Coriolus versicolor
Das Polysaccharidpeptid aus *Coriolus versicolor* verstärkt die zytotoxischen Effekte von Cyclophosphamid in vitro. In Tierversuchen konnte gezeigt werden, dass die Leukopenie nach Cyclophosphamid oder eine Radiatio verkürzt werden können.

▶ **Mit anderen Medikamenten**
Die Kombination von β-Glucan und Indometacin führte in einem Fall zu einem septischen Schock. Weitere Daten über Wechselwirkungen mit anderen Medikamenten liegen nicht vor.

Nebenwirkungen

Nebenwirkungen wie Übelkeit, Erbrechen, Appetitverlust und Diarrhö traten selten auf, noch seltener kam es zu einer Dunkelfärbung der Fingernägel oder einer Zytopenie. Nach einer einmaligen Injektion von 4 mg Glucan trat eine leichte mikrozytäre Anämie auf. Die Erythropoese wurde im Knochenmark supprimiert, sie stieg in der Milz um ein Mehrfaches an.

Bei zu rascher intravenöser Gabe von Lentinan stellten sich ein thorakales Druckgefühl und eine Mundtrockenheit ein, die durch eine langsamere Infusion vermieden werden konnten.

Dosierung

Eine Untersuchung zeigte, dass bei einer Lagerung über 20 °C Wirkungsverluste der Pilzpräparate hinsichtlich der Immunaktivierung und der antitumoralen Eigenschaften auftreten.

Klassische Daten aus Phase-I-Studien zur Dosisfindung der unterschiedlichen Pilzextrakte wurden bislang nicht veröffentlicht.

Ganoderma lucidum wurde in verschiedenen Studien in Dosierungen von 1 800 mg 3-mal täglich oral bis zu 5,4 g täglich eingesetzt, PSK in Dosierungen von 3 g täglich oder 3 g/m² Körperoberfläche, *Coriolus versicolor* in Dosierungen mit 50 mg/kg Polysaccharopeptide, Sizufiran wurde mit 20 mg intramuskulär und Lentinan in Dosierungen von 1–2 mg intravenös gegeben.

Kontraindikationen

Aufgrund der möglichen Verlagerung der Erythropoese vom Knochenmark in die Milz ist die Gabe von Pilzextraktpräparaten bei Erkrankungen, die mit einer erhöhten Blutbildung in der Milz einhergehen, kontraindiziert.

Bewertung

Verschiedene Wirkstoffe aus unterschiedlichen asiatischen Pilzen werden traditionell in der japanischen und chinesischen Medizin im Rahmen der Tumortherapie eingesetzt. Zahlreiche Arbeitsgruppen berichten von klinischen Studien, bei denen verschiedene Extrakte allein, meist jedoch in Kombination mit einer Chemotherapie eingesetzt werden. Viele der Studien ergaben signifikant positive Ergebnisse in Bezug auf die Überlebenszeit allgemein und die erkrankungsfreie Überlebenszeit.

Die verwendeten Therapieregime entsprechen meist nicht dem heutigen Stand der Forschung. Fast alle Studien weisen z.T. erhebliche methodische Mängel auf. In der Zusammenschau aus sechs unabhängig durchgeführten Studien von Nakajima et al. (1989) wurden insgesamt 4 456 Patienten betrachtet, davon mussten 826 wegen Protokollverletzungen ausgeschlossen werden. Dies weist darauf hin, dass die Aussagekraft der publizierten Studien deutlich eingeschränkt ist.

Zusammenfassend stellen die unterschiedlichen Extrakte hochinteressante Substanzen in der Tumortherapie dar. Eine Erforschung in Kombination mit den modernen Regimen, insbesondere in der Therapie von Magen- und kolorektalen Karzinomen, ist wünschenswert.

Bis diese Daten vorliegen, ist der Einsatz von Pilzpräparaten als experimentell einzustufen. Insbesondere liegen keine Belege dafür vor, dass Pilzpräparate alleine eine antitumorale Wirksamkeit entfalten, sie stellen keine Therapiealternative dar. Über Interaktionen mit modernen, antitumoralen Therapien ist nichts bekannt, sodass der parallele Einsatz kritisch zu bewerten ist.

Vorsicht ist auch deshalb geboten, weil in Medikamenten und Nahrungsergänzungsmitteln aus Asien wiederholt hohe Schwermetall- und Pestizidbelastungen oder Beimischungen anderer wirksamer und potenziell gefährlicher Substanzen nachgewiesen wurden.

Literatur

Go P et al. Adjuvant PSK immunotherapy in patients with carcinoma of the nasopharynx. J Int Med Res 1989; 17 (2): 141–9.

Inoue M et al. Improvement of long-term prognosis in patients with ovarian cancers gy adjuvant sizofiran immunotherapy. Biotherapy 1993; 6 (1): 13–8.

Katsuki I et al. Long term effect of 4-fluorouracil enhanced by intermittent administration of polysaccharide K after curative resection of colon cancer. Int J Colorec Dis 2004; 19 (2): 157–64.

Mitomi T et al. Clinical study of PSK as an adjuvant immunochemotherapeutic agent against gastric cancer. Gan to Kagaku Ryoho 1986; 13 (8): 2532–7.

Nakagami Y et al. Evaluation of multidisciplinary treatment of bladder cancer. Cancer Chemother Pharmacol 1983; 11 (Suppl): 47–50.

Nakajima T et al. Multi-institutional cooperative study of adjuvant immunochemotherapy in gastric cancer. Gan To Kagaku Ryoho 1989; 16 (4): 799–806.

Nakano T et al. Antitumor activity of Langerhans cells in radiation therapy for cervical cancer and its moudlation with SPG administration. In vivo 1993; 7 (3): 257–63.

Nakano H et al. A multi-institutional prospective study of lentianan in advanced gastric cancer patients with unresectable and recurrent deseases. Hepatogastroenterology 1999; 46 (28): 2662–8.

Nakazato H et al. Clinical results of a randomized controlled trial on the effect of adjuvant immunochemotherapy using Esquinon and Krestin in patients with curatively rescted gastric cancer. Gang To Kagaku Ryoho 1986; 13 (2): 308–18.

Nishiwaki Y et al. A randomized controlled study of PSK combined immuno-chemotherapy for adenocarcinom of the lung. Gang To Kagaku Ryoho 1990; 17 (1): 131–6.

Ohwada S et al. Adjuvant therapy with protein-bound polysaccharide K and tegafur uracil in patients with stage II or III colorectal cancer. Dis Colon Rektum 2003; 46 (8):1060–8.

Okamura K et al. Adjuvant immunotherapy. Biomed Pharmacother 1989; 43 (3): 177–81.

Saito Y. Long-term survival of patients with brain tumors treated with ACNU and PSK after surgery, Gan To Kagaku Ryoho 1984; 11 (10): 2185–92.

Sakamoto J et al. Evaluation of adjuvant immunochemotherapy in advanced gastric cancer. Gan To Kagaku Ryoho 1993; 20 (16): 2525–30.

Sakamoto J et al. Efficacy of adjuvant immunochemotherapy with polysaccharide K for patients with curatively resected colorectal cancer. Cancer Immunology 2006; 55 (4): 404–11.

Shiraki S et al. Adjuvant immunotherapy for carcinoma of uterine cervix with PSK. Gan To Kagaku Ryoho 1982; 9 (6): 1031–9.

Taguchi T et al. Clinical efficacy of lentinan on patients with stomach cancer. Cancer Detect Prev 1987 (Suppl); 1: 33–49.

Tari K et al. Effect of lentinan for advanced prostate carcinoma. Hinyokika Kiyo 1994; 40 (2):119–23.

Wakui A et al. Randomized study of lentinan on patients with advanced gastric and colorectal cancer. Gan to Kagaku Ryoho 1986; 13: 1050–9.

Avemar®

Vorkommen

Avemar® (MSC) ist ein fermentierter Extrakt aus Weizenkeimlingen.

Wirkstoffe und Anwendungsgebiete

Avemar® besteht aus einer komplexen Mischung biologisch aktiver Moleküle. Es wurden verschiedene Polyphenole, u.a. Flavonoide und Biochanin nachgewiesen. Avemar® wurde seit den 90er Jahren zur Aktivierung des Immunsystems bei Tumorpatienten eingesetzt.

Wirkungen

Laborexperimentelle Daten

Avemar® inhibiert die Cyclooxygenasen 1 und 2 und vermindert die DNA-Synthese. Es kommt zu einer Herabregulation der MHC-Klasse-I-Proteine. In verschiedenen In-vitro-Untersuchungen konnte die Induktion der Apoptose gezeigt werden.

Molekulare Mechanismen

- Herabregulation: COX-2, MHC-Klasse-I-Moleküle
- Heraufregulation: ICAM-1

Tierexperimentelle Daten

Im Tiermodell der Kolonkarzinogenese verringerte Avemar® die Bildung von Tumoren und deren Metastasierung. Darüber hinaus zeigte Avemar® immunstimulierende Wirkungen.

Klinische Daten

Insgesamt finden sich vier Publikationen zur Therapie mit Avemar® bei Patienten mit kolorektalen und anderen Tumoren. In zwei kontrollierten Studien kam es zu keinem Progress (Jakab et al. 2000, Nichelatti et al. 2002), in der Kontrollgruppe mit kolorektalen Tumoren gab es deutlich höhere Rezidivraten. Die beiden Vergleichsgruppen waren allerdings nicht balanciert. In einer weiteren placebo-kontrollierten Studie gab es einen späteren und selteneren Progress unter Avemar® (Jakab et al. 2003).

Eine Pilotstudie mit pädiatrischen Patienten zeigte, dass unter Avemar® die Inzidenz der febrilen Neutropenie während einer Chemotherapie bei soliden Karzinomen gesenkt werden kann (Garami et al. 2004).

Klinische Studien im Überblick

- Kontrollierte Studie: Patienten mit unterschiedlichen Karzinomerkrankungen: verminderte Metastasierung und erhöhtes progressionsfreies Überleben (Nichelatti 2002).
- Kontrollierte Pilotstudie, kolorektale Karzinome, 12 Patienten: in der Avemar®-Gruppe keine Metastasierung (Jakab et al. 2000).
- Kontrollierte Studie, kolorektale Karzinome, 66 Patienten: signifikante Erhöhung des progressionsfreien und Gesamtüberlebens (Jakab et al. 2003).
- Multicenter-Studie, kolorektale Karzinome, 170 Patienten, nicht randomisiert, nicht balanciert: weniger Progress als in der Kontrollgruppe (Nichelatti et al. 2002).

Wechselwirkungen

▶ **Mit der Tumortherapie**

In vitro konnte die Induktion der Apoptose unter Tamoxifen bei Östrogenrezeptor-positiven Mammakarzinomzellen unterstützt werden.

Während Hidvegi et al. (1999) in vitro und im Tierexperiment synergistische Wirkungen mit 5-FU und DTIC nachwies, konnte dies jedoch von Szende und seiner Arbeitsgruppe (2004) nicht belegt werden. Mit Cyclophosphamid, Vinorelbin und Doxorubicin scheinen keine Interaktionen zu bestehen.

▶ **Mit anderen Medikamenten**

Es liegen keine Daten zu Wechselwirkungen mit anderen Medikamenten vor.

Nebenwirkungen

Nebenwirkungen von Avemar® sind nicht bekannt.

Dosierung

Von Nichelatti et al. (2002) wurde Avemar® in einer Dosierung von 9 g 1- bis 2-mal täglich eingesetzt. Es liegen keine Daten vor, die die von den Herstellern empfohlene Dosierung begründen.

Kontraindikationen

Kontraindikationen gegen Avemar® könnten bekannte Allergien gegen Weizenprotein sein, Daten hierzu liegen nicht vor.

Bewertung

Avemar® beeinflusst das Immunsystem und möglicherweise auch den Stoffwechsel von Tumorzellen. Die bisher vorliegenden klinischen Studien weisen erhebliche methodische Schwächen auf, sodass eine abschließende Bewertung nicht möglich ist. Avemar® stellt auf keinen Fall eine Alternative zu einer leitliniengerechten Therapie für onkologische

Patienten dar. Da nach bisherigen Daten keine Kontraindikationen für den Einsatz von Avemar® bestehen, kann der Wunsch des Patienten nach einer Einnahme akzeptiert werden. Keinesfalls stellt Avemar® einen Ersatz für eine indizierte Therapie dar.

Literatur

Garami M et al. Fermented wheat germ extract reduces chemotherapy-induced febrile neutropenia in pediatric cancer patients. J Ped Hematol/Oncol 2004; 26 (10): 631–5.
Hidvegi M et al. Effect of MSC on the immune response of mice. Immunopharmacology 1999; 41 (3): 183–6.
Jakab F et al. First clinical data of a natural immunomodulator in colorectal cancer. Hepatogastroenterol 2000; 47 (32): 393–5.
Jakab F et al. A medical nutriment has supportive value in the treatment of colorectal cancer. Br J Cancer 2003; 89: 465–9.
Nichelatti M et al. Experimental and clinical results with avemar (a dried extract from fermented weath germ) in animal cancer models and in cancer patients. Nog Onkologia 2002; 7: 40–1.
Szende B et al. Effect of simultaneous administration of avemar and cytostatic drugs on viability of cell cultures, growth of experimental tumors, and survival tumor-bearing mice. Cancer Biother Radiopharm 2004; 19 (3): 343–9.

Ballonerbse (*Sutherlandia frutescens*)

Vorkommen

Sutherlandia frutescens ist ein Hülsenfrüchtler und Schmetterlingsblütler. Der immergrüne Halbstrauch ist im Süden Afrikas verbreitet.

Wirkstoffe und Anwendungsgebiete

Zu seinen Inhaltsstoffen gehören Canavanin und Pinitol. Außerdem ist die Pflanze reich an Aminosäuren und Saponinen.

Sutherlandia hat antibakterielle und antioxidative Eigenschaften und wird deshalb in der einheimischen Heilkunde als Mittel bei Entzündungen und Infektionen verwendet. Es wirkt analgetisch und antiinflammatorisch durch Inhibition der Cyclooxygenase 2.

Wirkungen

Laborexperimentelle Daten

In-vitro-Studien zeigen, dass *Sutherlandia frutescens* zu einer Inhibition des Wachstums von Tumorzellen führt und antimutagen wirkt.

Tierexperimentelle Daten

Bisher wurden keine Tierexperimente publiziert.

Klinische Daten
Klinische Untersuchungen wurden nicht veröffentlicht.

Wechselwirkungen

▶ Mit der Tumortherapie
Es liegen keine Daten zu Wechselwirkungen vor. Allerdings beeinflusst *Sutherlandia* verschiedene Cytochrom-P_{450}-Enzyme, sodass Wechselwirkungen zu erwarten sind.

▶ Mit anderen Medikamenten
Der hyperglykämische Effekt von *Sutherlandia* macht Wechselwirkungen bei Patienten, die unter antidiabetischen Medikamenten stehen, denkbar. Durch Beinflussung von bestimmten Cytochrom-P_{450}-Enzymen sind Wechselwirkungen mit Steroidhormonen und anderen Medikamenten möglich.

Nebenwirkungen
Sutherlandia hat eine hyperglykämische Wirkung. Ausreichende Daten zu diesem Effekt, zur Auslösung eines Diabetes mellitus bei Gesunden oder einer Verschlechterung der Stoffwechselsituation bei Diabetikern, liegen nicht vor.

Dosierung
Es gibt keine Untersuchungen, aus denen sich eine Dosisempfehlung ableiten lässt.

Kontraindikationen
Kontraindikationen für *Sutherlandia* werden nicht genannt, zumindest bei schwer einstellbaren Diabetikern sollte allerdings auf den Einsatz verzichtet werden.

Bewertung
Neben den in vitro nachweisbaren antientzündlichen Eigenschaften zeigten drei Arbeitsgruppen laborexperimentell auch Wachstumshemmung von Tumoren bzw. deren Entstehung. Dies ist bisher noch nicht in Tierexperimenten belegt worden. Klinische Studien liegen ebenfalls nicht vor.

Aus diesem Grund kann der medizinische Einsatz von *Sutherlandia frutescens* bei Patienten mit Tumorerkrankungen derzeit nicht empfohlen werden.

Zu beachten ist, dass *Sutherlandia* Cytochrom-P_{450}-Enzyme, insbesondere im Bereich der Hydroxylasen, beeinflusst und somit auf die Synthese von Steroidhormonen einwirken könnte. Inwieweit dies unter einer antihormonellen Therapie Bedeutung erlangt ist nicht bekannt. Auch zu anderen potenziellen Wechselwirkungen liegen keine experimentellen oder klinischen Daten vor.

Literatur
Es liegen keine Publikationen zu klinischen Studien vor.

Beifuß (*Artemisia annua anamed*)

Vorkommen

Artemisia annua anamed ist das Hybrid bzw. die verbesserte Züchtung der chinesischen Heilpflanze *Artemisia annua* (Einjähriger Beifuß). Im Gegensatz zur Wildpflanze ist die Züchtungsform gehalt- und blattreich und wächst bis zu 3 m hoch, z.B. in Deutschland, Südafrika, Kongo/Zaire, Uganda, Tansania, Kenia und Brasilien.

Wirkstoffe und Anwendungsgebiete

Artemisia annua enthält den Wirkstoff Artemisinin. Artemisinin wird gegen Malaria eingesetzt, er führt in den eisenhaltigen Plasmodien zur Radikalbildung und zerstört sie.

Wirkungen

Laborexperimentelle Daten

Artemisinin hat antiproliferative, proapoptotische und oxidative Eigenschaften. Auch die Derivate von Artemisinin sind stark zytotoxisch. Zu den molekularen Mechanismen gehört die Inhibition von VEGF, *Artemisia* hat somit auch eine antiangiogenetische Wirkung.

In-vitro-Untersuchungen zeigen, dass Artemisinin gegen zahlreiche Tumorzellen wirkt und in Dosierungen vergleichbar denen von Chemotherapeutika wirksam ist.

Bei einer Leukämiezelllinie mit Resistenz gegen Doxorubicin, Vincristin, Methotrexat und Hydroxyurea war Artemisinin wirksam.

> **Molekulare Mechanismen**
> - Hemmung von VEGF

Tierexperimentelle Daten

In Tierversuchen konnte gezeigt werden, dass die Verfütterung von Artemisinin die Entwicklung von Mammakarzinomen unter Einwirkung von Karzinogenen verhindern kann. Artesunat, ein Derivat des Artemisinin, hat antitumorale Wirkungen gegenüber Lebertumoren (Wang et al. 2001).

Klinische Daten

Zwei Patienten mit metastasierendem Melanom der Uvea erhielten Artesunat in Kombination mit einer Standardchemotherapie und zeigten nachfolgend eine anhaltende Stabilisierungen der Erkrankung (Berger et al. 2005).

> **Klinische Studien im Überblick**
> Klinische Studien wurden bisher nicht publiziert.

Wechselwirkungen

▶ **Mit der Tumortherapie**
Es liegen keine Daten zu möglichen Wechselwirkungen vor.

▶ **Mit anderen Medikamenten**
Es liegen keine Daten zu möglichen Wechselwirkungen vor.

Nebenwirkungen

Nebenwirkungen wurden bisher nicht beschrieben.

Dosierung

Es liegen keine ausreichenden Daten zur Ableitung von Dosisempfehlungen vor.

Kontraindikationen

Kontraindikationen sind nicht bekannt.

Bewertung

Zum jetzigen Zeitpunkt sind die experimentellen wie klinischen Daten zu gering, um einen Einsatz beim Patienten zu empfehlen. Darüberhinaus fehlen Daten zu möglichen Wechselwirkungen mit den normalerweise bei einer Tumortherapie eingesetzten Substanzen, sodass auch vor der Selbstmedikation gewarnt werden muss.

Literatur

Berger TG et al. Artesunate in the treatment of metastatic uveal melanoma-first experiences. Oncol Rep 2005; 14 (6): 1599–603.
Wang Q et al. Experimental studies of antitumor effect of artesunate on liver cancer. Zhongguo Zhong Yao Za Zhi 2001; 26 (10): 707–8.

Biobran®

Vorkommen

Biobran® wird hergestellt aus fermentierter (vergorener) Reiskleie und Enzymen des Shiitake-Pilzes.

Wirkstoffe und Anwendungsgebiete

Biobran® (MGN/3) ist ein modifiziertes Arabinoxylan. Es wird enzymatisch mit einem Extrakt aus Shiitake verarbeitet und zeigt immunaktivierende Eigenschaften.

Wirkungen

Laborexperimentelle Daten
In-vitro-Daten belegen einen Anstieg von Zytokinen und die Aktivierung der Apoptose. In vitro wird die Phagozytose von Makrophagen verstärkt.

Tierexperimentelle Daten
Die intraperitoneale Injektion von Biobran® führt bei Mäusen zu einer Aktivierung der peritonealen NK-Zellen (Ghoneum et al. 2004).

Molekulare Mechanismen
- Herabregulation: Bcl-2
- Heraufregulation: TNF-α, Interleukin-6, IF-γ, Caspase-8, Caspase-9

Klinische Daten
Klinische Daten zum Einsatz von Biobran® wurden bisher nicht pupliziert.

Wechselwirkungen

▶ **Mit der Tumortherapie**
Es liegen keine Daten zu möglichen Wechselwirkungen vor.

▶ **Mit anderen Medikamenten**
Über Wechselwirkungen mit anderen Medikamenten ist nichts bekannt.

Nebenwirkungen

Es ist nichts über Nebenwirkungen von Biobran® bekannt.

Dosierung

Es liegen keine Daten vor, aus denen Dosierungsempfehlungen abgeleitet werden können.

Kontraindikationen

Kontraindikationen sind nicht bekannt.

Bewertung

Biobran® wird für Tumorpatienten als Immunstimulans angeboten. Erste Labordaten belegen dieses Wirkpotenzial, tierexperimentelle Daten und klinische Studien stehen aber noch aus. Unklar ist, ob die Immunstimulation auch zu der gewünschten antitumoralen Wirkung führt. Bisher liegen für Biobran® keine ausreichenden Daten vor, die einen Einsatz rechtfertigen.

Literatur

Ghoneum M et al. Enhancement of natural killer cell activity of aged mice by modified arabinoxylan rice bran. J Pharm Pharmacol 2004; 56 (12): 1581–8.

Brennnessel (*Urtica dioica*)

Vorkommen

Brennnesseln sind nahezu weltweit verbreitet. Auf Grund ihrer geringen Ansprüche an die Umwelt sind sie lediglich in Dauerfrostgebieten nicht anzutreffen. Einzelne Arten finden sich nicht überall, die Große Brennnessel (*Urtica dioica*) zum Beispiel fehlt in den Tropen, in Südafrika, auf den Balearen und auf Kreta.

Wirkstoffe und Anwendungsgebiete

Wirkstoffe sind Ameisensäure, Serotonin, Histamin, Acetylcholin und Natriumformiat. In der traditionellen westeuropäischen Heilkunde wird die Brennnessel als entzündungshemmende Pflanze insbesondere bei rheumatischen Beschwerden eingesetzt.

Wirkungen

Laborexperimentelle Daten

Es liegt nur eine einzige Untersuchung zur Wirksamkeit von Brennnessel gegen Tumorzellen vor: ein methanolischer Extrakt inhibiert das Wachstum von Prostatakarzinomzellen (Konrad et al. 2000).

Molekulare Mechanismen

- Hemmung: COX-2

Tierexperimentelle Daten
Tierexperimente zur antitumoralen Wirkung liegen nicht vor.

Klinische Daten
Klinische Daten liegen nicht vor.

Wechselwirkungen

▶ **Mit der Tumortherapie**
Es liegen keine Daten zu möglichen Wechselwirkungen vor.

▶ **Mit anderen Medikamenten**
Es sind keine Wechselwirkungen mit anderen Medikamenten bekannt. Wechselwirkungen mit Cyclooxygenasehemmern sind denkbar. Es könnte zu einer Wirkungsverstärkung und damit zur Auslösung z.B. von Magen-Darm-Blutungen kommen.

Nebenwirkungen

In der Erfahrungsheilkunde wird Brennnesselextrakt häufig in Mischpräparaten eingesetzt. Nebenwirkungen sind nicht bekannt.

Dosierung

Es liegen keine Dosisempfehlungen zum Einsatz bei Tumorerkrankungen vor.

Kontraindikationen

Kontraindikationen zum Einsatz von Brennnesselpräparaten werden in der Phytotherapie nicht genannt. Aufgrund der nicht auszuschließenden Wechselwirkungen mit Cyclooxygenasehemmern sollte der gleichzeitige Einsatz von Brennnesselextrakt und nicht steroidalen Antirheumatika als relative Kontraindikation betrachtet werden.

Bewertung

Viele Tumoren weisen eine hochregulierte Cyclooxygenase 2 auf. Zahlreiche Untersuchungen belegen, dass eine Hemmung der Cyclooxygenase 2 antitumoral wirksam sein kann.
   Ob die Cyclooxygenase-2-hemmende Wirkung von Brennnesselextrakt auch im Rahmen einer antitumoralen Therapie sinnvoll eingesetzt werden kann, muss in weiteren Studien überprüft werden. Bis dahin kann Brennnesselextrakt nicht als Teil einer gegen das Tumorwachstum gerichteten Therapie empfohlen werden.

Treten im Rahmen einer antitumoralen Therapie oder aufgrund begleitender Erkrankungen leichtere Beschwerden im Bewegungsapparat auf, so kann auf Wunsch des Patienten ein Therapieversuch mit Brennnesselextrakt unternommen werden. Dies ersetzt auf keinen Fall eine adäquate Schmerztherapie für Patienten mit einer Tumorerkrankung.

Literatur

Konrad L et al. Antiproliferative effect on human prostate cancer cells by a stinging nettle rott extract. Planta Med 2000; 66 (1): 44–7.

Cannabis, Hanf (*Cannabis sativa*)

Vorkommen

Cannabis oder Hanf wird im Freiland je nach Sorte zwischen ca. 50 cm bis 8 m hoch, in europäischen Breitengraden maximal ca. 4 m, wobei 2 m als realistisch angesehen werden sollten. Zur medizinischen Verwendung kommt meist der Indische Hanf (*Cannabis sativa indica*).

Wirkstoffe und Anwendungsgebiete

Der Hauptinhaltsstoff von Cannabis ist δ-9-Tetrahydrocannabinol (THC), welches muskelrelaxierend, stimmungsaufhellend, antiemetisch und appetitsteigernd, beruhigend und schmerzhemmend sowie schlaffördernd und juckreizstillend wirkt.

Die Cannabispflanze wird in der Erfahrungsheilkunde seit vielen tausend Jahren eingesetzt. Indikationen sind Rheuma, entzündliche Veränderungen, aber auch Infektionen wie Malaria. *Cannabis* wird von Tumorpatienten zur Steigerung des Appetits, gegen Übelkeit und zur Schmerztherapie eingesetzt. Im Handel ist THC als Dronabinol® bzw. Marinol® betäubungsmittelpflichtig erhältlich.

Wirkungen

Laborexperimentelle Daten

In-vitro-Experimente zeigen für *Cannabis* sowohl wachstumshemmende als auch wachstumsfördernde Wirkungen auf unterschiedliche Tumorzelllinien.

In mehr als 30 Studien wurde die Rolle von Cannabinoiden bei der Therapie der Übelkeit unterschiedlicher Grade untersucht. *Cannabis* wirkt auf zwei Rezeptoren, CB1 und CB2. CB1 kommt hauptsächlich im Nervensystem vor, seine Blockade führt zum Erbrechen. Über den Rezeptor CB1 kann eine Stimulation des Appetits erreicht werden. In einigen Bundesstaaten den USA besteht eine Verschreibungszulassung für Patienten mit AIDS. Eine Gewichtszunahme konnte jedoch bisher nicht sicher belegt werden.

Molekulare Mechanismen

- Stimulation des Rezeptors CB1 im Gehirn

Tierexperimentelle Daten
Die Wachstumshemmung konnte auch im Tierversuch nachvollzogen werden (Ligestri et al. 2006).

Klinische Daten
Eine Studie aus dem Jahr 1975 belegte bei 20 Patienten eine signifikante Verbesserung der Übelkeit unter Tetrahydrocannabinol. Bei hochemetogener Chemotherapie ergab sich in zwei randomisierten Studien ein Vorteil für Cannabinoide (Crawford et al. 1986, Cunningham et al. 1988).

In einem Review aus dem Jahr 2005 schlussfolgerten Sharma und Kollegen (2005), dass die Rolle der Cannabinoide bei der chemotherapieinduzierten Emesis noch unbestimmt ist.

Eine Phase-III-Multicenter-Studie untersuchte die Wirkung von Cannabisextrakt bei Kachexie, doch es gab keine signifikanten Unterschiede bzgl. Appetit und Lebensqualität (Strasser et al. 2006).

In mehreren doppelblinden placebo-kontrollierten Studien zeigten Cannabinoide bei Karzinompatienten dem Kodein vergleichbare analgetische Effekte.

Klinische Studien im Überblick

- Zwei randomisierte Studien, hochemetogene Chemotherapie in Kombination mit Cannabinoiden, Emesis: positive Ergebnisse (Crawford et al. 1986, Cunningham et al. 1988).
- Review bestätigt obige Ergebnisse (Tramer et al. 2001).
- Review: Wirkung noch unbestimmt (Sharma et al. 2005).
- Randomisierte doppelblinde placebo-kontrollierte Phase-III-Studie, Tumorkachexie: kein Vorteil (Strasser et al. 2006).
- Randomisierte doppelblinde placebo-kontrollierte Studien, analgetischer Effekt: Wirkstärke vergleichbar mit Codein (Noyes et al. 1975, Staquet et al. 1978).

Wechselwirkungen

▶ **Mit der Tumortherapie**
Cannabis inhibiert Cytochrom P_{450} 3A4 und hat dadurch wahrscheinlich Wechselwirkungen mit zahlreichen Medikamenten. Möglicherweise wird auch Cytochrom P_{450} 1A1 beeinflusst. Über die Wechselwirkungen, insbesondere mit Chemotherapeutika und neuen Substanzen in der Onkologie, liegen keine Daten vor.

▶ **Mit anderen Medikamenten**

Aufgrund der Inhibition von Cytochrom P_{450} 3A4 könnte *Cannabis* auch zahlreiche Wechselwirkungen mit anderen Medikamenten aufweisen. Bei gleichzeitigem Einsatz ist sorgfältig auf Nebenwirkungen zu achten. Zum Einsatz während einer Opiattherapie liegen keine eindeutigen Ergebnisse vor.

Nebenwirkungen

Cannabis kann zu einer verstärkten Müdigkeit führen.

Dosierung

Cannabis ist in Deutschland als Dronabinol® erhältlich. Die Dosierungsempfehlungen gehen aus von einer Anfangsdosis mit 2,083 mg/Tag bis 2,5 mg/Tag und einer Dosisverdoppelung alle 1–3 Tage hin zu einer mittleren Wirkdosis von 5–20 mg/Tag.

Die Gabe von THC in der Einzeldosis von 10 mg wird in der Regel gut toleriert, hat leicht sedative Effekte und analgetisches Potenzial. Die stärker wirksame Dosis von 20 mg führt in der Regel zur Somnolenz, Ataxie und Visusstörungen, sodass eine Dosissteigerung zur Verbesserung des analgetischen Potenzials oft nicht möglich ist.

Kontraindikationen

Eine relative Kontraindikation stellt die gleichzeitige Gabe anderer Substanzen dar, die das Zentralnervensystem beeinflussen.

Bewertung

Cannabis hat keine nachgewiesene Wirkung auf Tumoren. Die vielfach angeführten positiven und antiemetische Wirkungen bei Tumorpatienten scheinen nicht so ausgeprägt zu sein, dass der Einsatz von *Cannabis* im Vergleich zu den üblichen Präparaten vorteilhaft ist. Hierfür liegen nach dem WHO-Stufenschema günstigere Substanzen vor. Im Einzelfall kann jedoch ein Versuch unternommen werden.

Eine Appetitsteigerung sollte ebenfalls im Einzelfall ausprobiert werden. Zu beachten ist, dass *Cannabis*, wie andere Opiate auch, deutliche Nebenwirkungen haben kann. Während zunächst positive Daten zur Beeinflussung der Kachexie gewonnen wurden, haben neuere Arbeiten keinen Vorteil gezeigt.

Auf ausdrücklichen Wunsch des Patienten kann *Cannabis* unter Kontrolle bei Tumorpatienten eingesetzt werden. Auf Wechselwirkungen mit anderen Medikamenten ist streng zu achten.

Aufgrund der Beeinflussung des Cytochrom-P_{450}-Systems sollte *Cannabis* während einer Chemotherapie nicht eingesetzt werden, solange keine detaillierten Daten für die einzelnen Medikamente vorliegen.

Literatur

Crawford SM et al. Nabilone an metochlopramide in the treatment of nausea and vomiting due to cisplatin, a double blind study. Med Oncol Tumor Pharmacother 1986; 3: 39–42.

Cunningham D et al. A randomized trial of oral nabilone and prochlorpramazin compared to intravenous metoclopramide and dexamethasone in the treatment of nausea and vomiting induced by chemotherapy regimens containing cisplatin or cisplatin analogues. Eur J Cancer Clin Oncol 1988; 24: 685–89.

Ligestri A et al. Antitumor activity of plant cannabinoids with emphasis on the effect of cannabidiol on human brest carcinoma. J Pharmacol Exp Ther 2006; 318 (3): 1375–87.

Noyes R t al. The analgesic properties of delta-9-tetrahydrocannabinol and codeine. Clin Pharamcol Ther 1975; 18 (1): 84–9.

Sharma R et al. Management of chemotherapy-induced nausea, vomiting, oral mucositis, and diarrhoea. Lancet Oncol 2005; 6: 93–102.

Staquet M et al. Effect of a nitrogen analog of tetrahydrocannabinol on cancer pain. Clin Pharmacol Ther 1978; 23 (4): 397–401.

Strasser F et al. Comparision of orally administered cannabis extract and delta-9-tetrahydrocannabinol in treating patients with cancer-relates anorexia-cachexia syndrome. J Clin Oncol 2006; 24: 394–400.

Tramer MR et al. Cannabinoids for control of chemotherapy induced nausea and vomiting, quantitative systematic review. BMJ 2001; 323: 1–8.

Canthaxanthin

Vorkommen

Canthaxanthin ist ein roter Farbstoff, der in Krabben, Pfifferlingen und in zahlreichen Obst- und Gemüsesorten vorkommt und heute technisch hergestellt wird.

Wirkstoffe und Anwendungsgebiete

Canthaxanthin ist ein sekundärer Pflanzenstoff aus der Gruppe der Carotinoide. Es wird im Gegensatz zu allen anderen Carotinoiden im Körper nicht in Vitamin A umgewandelt, sondern setzt sich in den Augen ab. Aus diesem Grund wurde Canthaxanthin vom Bundesgesundheitsamt als riskant benotet.

Wirkungen

Laborexperimentelle Daten

Laborexperimentelle Daten zur Wirkung von Canthaxantin auf Tumorzellen sind nicht publiziert worden.

Tierexperimentelle Daten

In verschiedenen Tierversuchen konnte gezeigt werden, dass Canthaxanthin vor der Karzinomentwicklung schützt (Karzinome der Mundhöhle, Kolonkarzinome, Hautpapillomen) (Tanaka et al. 1995a, Tanaka et al. 1995b, Katsumura et al. 1996). Allerdings sind die Ergebnisse nicht einheitlich (Astorg et al. 1996). Durch Fütterung mit Canthaxanthin kann das Wachstum von inokkulierten Mammakarzinomen inhibiert werden. Wird die Fütterung vor der Gabe von Methylnitrosourea durchgeführt, kann die Karzinogenese signifikant gehemmt werden, die Gabe von Canthaxanthin nach Methylnitrosourea wirkte jedoch nicht protektiv. Demnach verhindert Canthaxanthin die Initiation, nicht jedoch die Promotion von Tumoren (Grubbs et al. 1991).

Ein weiterer Tierversuch zeigte jedoch, dass Canthaxanthin die Angiogenese in Tumoren verstärken kann (Schwarzt et al. 1997).

Klinische Daten
Klinische Daten zu Canthaxanthin wurden bisher nicht veröffentlicht.

Wechselwirkungen

▶ **Mit der Tumortherapie**
Canthaxanthin stellt ein Antioxidans dar und könnte somit die Wirkung von radikalbildenden Chemotherapiemittel abschwächen. Es liegen allerdings bisher keine experimentellen Daten zu dieser Fragestellung vor.

▶ **Mit anderen Medikamenten**
Wechselwirkungen mit anderen Medikamenten sind nicht bekannt.

Nebenwirkungen

Nebenwirkungen von Canthaxantin sind ebenfalls nicht bekannt.

Dosierung

Daten zur erforderlichen Dosierung für die präventive sowie wachstumshemmende Wirkung auf Tumoren liegen bisher nicht vor.

Kontraindikationen

Zu Kontraindikationen liegen keine Daten vor.

Bewertung

Die tierexperimentellen Daten belegen eine chemopräventive Wirkung. Insbesondere die Arbeit von Grubbs et al. (1991) lässt vermuten, dass nur die regelmäßige und frühzeitig im Leben einsetzende Aufnahme von Canthaxanthin zu einer präventiven Wirkung führt. Eine Beeinflussung des Tumorwachstums konnte bisher nicht gezeigt werden. Aufgrund der angiogenese-verstärkenden Wirkung ist von einer höher dosierten Einnahme von Canthaxanthin bei Tumorpatienten abzuraten.

Literatur

Astorg P et al. No evidence for an inhibitory effect of beta-carotene or of canthaxanthin on the initiation of liver preneoplastic foci by diethylnitrosamine in the rat. Nutr Cancer 1996; 25 (1): 27–34.
Grubbs CJ et al. Effect of canthaxanthin on chemically induced mammary carcinogenesis. Oncology 1991; 48 (3): 239–45.
Katsumura N et al. Supression of mouse skin papilloma by canthaxanthin and beta-carotene in vivo. Nutr Cancer 1996; 26 (2): 203–8.
Schwarzt JL et al. Retinoid and carotenoid angiogenesis. Nutr Cancer 1997; 27 (2): 192–9.
Tanaka T et al. Chemoprevention of rat oral carcinogenesis by naturally occurring xanthophylls, astaxanthin and canthaxanthin. Cancer Res 1995a; 55 (18): 4059–64.
Tanaka T et al. Suppression of azoxymethane-induced rat colon carcinogenesis by dietary postinitiation phase. Carcinogenesis 1995b; 16 (12): 2957-63.

Capsaicin

Vorkommen

Capsaicin ist der für die reizende Wirkung verantwortliche Inhaltsstoff der Pfeffer- bzw. Chilischote.

Wirkstoffe und Anwendungsgebiete

Capsaicin ist vom chemischen Aufbau her ein Abkömmling der Vanillinsäure und bindet an den Capsaicin-Rezeptor (= Vanilloid-Rezeptor I). Neurone mit Capsaicin-Rezeptoren regulieren die lokale Gewebshomöostase, Entzündungsvorgänge sowie Heilungs- und Entwicklungsprozesse. Capsaicin wird in der Schmerztherapie eingesetzt, seine lokale Anwendung führt zur Verarmung der Substanz P in den Neuronen.

Wirkungen

Laborexperimentelle Daten

Neuere Daten zeigen, dass Capsaicin chemopräventive und antitumorale Eigenschaften hat. In vitro schützt seine Anwendung vor der Tumorinduktion. Eine Inhibition von Cytochrom P_{450} 2E1 verhindert die Aktivierung bestimmter Karzinogene.

Auf zellulärer Ebene führt Capsaicin zu einer Inhibition der Plasmamembran-NADH-Oxidase und zur vermehrten Bildung reaktiver Sauerstoffverbindungen durch NADP. Diese und weitere Mechanismen führen zur Induktion einer Apoptose bei Tumorzellen. Außerdem kommt es zur Inhibition des Proteasoms.

Bei Androgenrezeptor-positiven Prostatakarzinomzellen konnte eine Herabregulation von Androgen-Rezeptoren und eine Absenkung von PSA nachgewiesen werden.

Bei Melanomzellen, die in vitro mit Capsaicin behandelt wurden, wurde ein Anstieg des hypoxyinduzierbaren Faktors 1-α (HIF-1-alpha) und der VEGF-mRNA-Expression beobachtet. Ob dies das Wachstum des Tumors fördert, ist unbekannt.

Molekulare Mechanismen

- Herabregulation: Bcl-2, NF-κB, TNF-α, IκBα, Androgen-Rezeptor
- Heraufregulation: p53, PPARγ, ROS, Bax, Caspase-3 und Cytochrom C
- Besonderheit: Hemmung von P-Glycoprotein, Hemmung von Proteasom, Anstieg von VEGF-mRNA

Tierexperimentelle Daten

Die Fütterung von 0,01% Capsaicin führte zu einer signifikanten Verminderungen von Adenomen in der Lunge bei gleichzeitigem Anstieg der Häufigkeit papillärer und nodulärer Hyperplasien in der Harnblase (Yang et al. 1989, Tanaka et al. 2002). Bei Mäusen führte die lebenslange Fütterung mit Capsaicin zu einer deutlichen Steigerung von benignen Tumoren des Zökums (Toth et al. 1992).

In weiteren Tierversuchen konnte das Wachstum von Prostatakarzinom-Xenografts durch Capsaicin signifikant gehemmt werden.

Im Mausmodell führt die Capsaicinbehandlung zu einer systematischen Denervierung der sensorischen Neuronen und dadurch zu einer signifikanten Mehrausbildung von Lungen- und Herzmetastasen. Das Wachstum des Primärtumors wurde nicht beeinflusst (Erin et al. 2004).

Klinische Daten

Bei 20 Patienten mit Detrusorhyperreflexie, die über fünf Jahre Instillationen mit Capsaicin erhalten hatten, waren in Schleimhautbiopsien keine prämalignen oder malignen Veränderungen vorhanden (Dasgupta et al. 1998).

Klinische Untersuchungen zu einem antitumoralen Effekt wurden bislang nicht veröffentlicht.

Die analgetische Wirkung von Capsaicin wurde in drei Studien an Tumorpatienten überprüft:

- Bei Patienten mit Mukositis wurde die desensitivierende Wirkung von Capsaicin im Rahmen einer Chemo- oder Radiotherapie untersucht. Die lokale Anwendung konnte die Schmerzen für einen zeitlich begrenzten Rahmen signifikant vermindern (Berger et al. 1995).
- Bei Tumorpatienten mit postoperativen neuropathischen Schmerzen führte die Gabe von Capsaicin-Creme zu einer signifikanten Schmerzverminderung (Ellison et al. 1997).
- Bei Patientinnen mit Mastektomieschmerzsyndrom führte die topische Anwendung von Capsaicin-Creme über 4–8 Wochen zu einer deutlichen Schmerzminderung, die auch bei etwa der Hälfte der Patientinnen über die Beendigung der Therapie hinaus anhielt (Watson et al. 1998).

Klinische Studien im Überblick

- Phase-I-Studie: Capsaicin lokal bei Mukositis, 11 Patienten, signifikante Schmerzminderung (Berger et al. 1995).
- Phase-I-Studie: Postmastektomieschmerz, 14 Patienten: deutliche Schmerzminderung (Watson et al. 1998).
- Phase-I-Studie: Postmastektomieschmerz, 14 Patienten: deutliche Schmerzminderung (Watson et al. 1998).

Wechselwirkungen

▶ **Mit der Tumortherapie**

Capsaicin hat inhibitorische Effekte auf P-Glycoprotein in multiresistenten Karzinomzellen. Hierdurch könnte eine Wirkungsverstärkung für Chemotherapiemittel bei Resistenzentwicklung erreicht werden. In vitro konnte die Sensitivität von humanen B-Lymphomzellen gegen Etoposid durch die Gabe von Capsaicin wiederhergestellt werden. Weitere Daten zu möglichen Wechselwirkungen liegen nicht vor. Aufgrund der Inhibition von Cytochrom P_{450} 2E1 sind jedoch Wechselwirkungen denkbar.

▶ **Mit anderen Medikamenten**

Capsaicin kann den typischen Husten unter ACE-Hemmer-Einnahme verstärken. Bei der Gabe von Sedativa kann es zu einer verstärkten Sedation kommen, die Aufnahme von Theophyllinpräparaten wird erhöht. Durch verstärkte Katecholaminsekretion wird die Wirksamkeit von MAO-Inhibitoren erhöht und die Wirkung von Antihypertensiva vermindert. Aufgrund der Inhibition von Cytochrom P_{450} 2E1 sind weitere Wechselwirkungen denkbar.

Nebenwirkungen

Capsaicin hat eine starke, durchblutungsfördernde, reizende Wirkung und sollte deshalb nicht auf Schleimhäute gebracht werden.

Dosierung

In Cremes wird eine Capsaicin-Dosierung von 0,025–0,075% verwendet.

Kontraindikationen

Kontraindikationen für die lokale Anwendung sind offene Wunden.

Bewertung

Capsaicin wird bisher in der Naturheilkunde als Lokaltherapeutikum bei Schmerzen eingesetzt. Im Bereich der Onkologie sprechen insbesondere postoperative neuropathische Schmerzen auf Capsaicin an. Aussagen zur Wirkung von Capsaicin auf Tumoren sind widersprüchlich. In-vitro- und tierexperimentelle Daten zeigen wachstumshemmende, aber auch wachstumsfördernde Wirkungen.

Darüberhinaus kann Capsaicin durch Beeinflussung von Cytochrom-P_{450}-Enzymen Wechselwirkungen mit Chemotherapiemitteln entfalten, über die ebenfalls noch keine Daten bekannt sind.

Die systemische Anwendung von Capsaicin bzw. die Aufbringung von Cremes in der Nähe von Tumorarealen ist derzeit als kontraindiziert zu betrachten. Zusammenfassend kann Capsaicin bei postoperativen neuropathischen Schmerzen auch bei Tumorpatienten in Form von lokalen Salbenanwendungen eingesetzt werden.

Literatur

Berger A et al. Oral capsaicin provides temporary relief for oral mucositis pain secondary to chemotherapy/radiation therapy. J Pain Symptom Manage 1995; 10 (3): 243–8.
Dasgupta P et al. Treating the human bladder with capsaicin: is it safe? Euro Urol 1998; 33 (1): 28–31.
Ellison N et al. Phase III placebo-controlled trial of capsaicin cream in the management of surgical neuropathic pain in cancer patients. J Clin Oncol 1997; 15 (8): 2974–80.
Erin N et al. Capsaicin-mediated denervation of sensory neurons promotes mammary tumor metastasis to lung and heart. Anticancer Res 2004; 24 (2b): 1003–9.
Tanaka T et al. Modifying effects of dietary capsaicin and rotenone on 4-nitroquinoline 1-oxide-induced rat tongue carcinogenesis. Cacinogenesis 2002; 23 (8): 1261–7.
Toth B et al. Carcinogenicity of lifelong administration of capsaicin of hot pepper in mice. In vivo 1992; 6 (1): 59–63.
Yang JJ et al. Inhibitory effect of capsaicin on mouse lung tumor development. In vivo 1989; 3 (1): 49–53.
Watson CP et al. The post-mastectomy pain syndrome and the effect of topical capsaicin. Pain 1989; 38 (2): 177–86.

Carnitin

Vorkommen

Carnitin ist ein endogener Kofaktor im Stoffwechsel.

Wirkstoffe und Anwendungsgebiete

Carnitin erleichtert den körpereigenen Transport langkettiger Fettsäuren durch Bindung an das Coenzym Q10 über die innere Mitochondrienmembran und die β-Oxidation der Fettsäuren. Es dient als intrazellulärer Energiespeicher. Carnitin stabilisiert zelluläre Membranen, ist ein Radikalfänger und hat protektive Wirkungen auf die Mitochondrien.

Einige Untersuchungen zeigen, dass es unter einer Chemotherapie zu einer erhöhten Ausscheidung von Acyl-Carnitin und dadurch zu einer Abnahme des Carnitin-Spiegels kommt.

Wirkungen

Laborexperimentelle Daten
In-vitro-Daten zur Wirkung von Carnitin bei Tumorerkrankungen liegen nicht vor.

Molekulare Mechanismen
- Funktion im Energiestoffwechsel der Zelle
- Stabilisierung von zellulären Membranen
- Protektion der Mitochondrien

Tierexperimentelle Daten
Die langfristige Einnahme von L-Carnitin führte im Tierversuch zum Schutz vor hepatozellulären Karzinomen und der Entstehung von Hauttumoren.

Klinische Daten
Carnitin wird aufgrund seiner Bedeutung im Energiestoffwechsel bei Erschöpfungszuständen empfohlen. Die Gabe von L-Carnitin führte in drei Studien zu einer deutlichen Verbesserung der Fatigue-Symptomatik. Zwei dieser Studien belegten auch positive Ergebnisse für Depression und Schlafverhalten unter Carnitin-Einfluss, lediglich der Karnofsky-Index wurde nicht beeinflusst (Graziano et al. 2002, Cruciani et al. 2004, Gramignano et al. 2006).

Klinische Studien im Überblick
- Phase-I-Studie, 15 Patienten, systolische Ventrikelfunktion unter Anthracyclinen: Carnitin wirkt protektiv (de Leonardis et al. 1987).
- Phase-I-Studie, 9 Patienten: linksventrikuläre Funktion bei erhöhten kumulativen Dosen von Doxorubicin: Carnitin wirkt protektiv (de Leonardis et al. 1985).
- Therapie der Fatigue-Symptomatik während Chemotherapie, 50 Patienten: deutliche Verbesserung FACT F (Graziano et al. 2002).
- Phase-I-Studie, Carnitin bei Fatigue-Symptomatik, 13 Patienten: Depression wurde vermindert (Cruciani et al. 2004).
- Fatigue-Symptomatik während einer Chemotherapie, 12 Patienten: L-Carnitin führte zur Verbesserung der Symptomatik und der Lebensqualität (Gramignano et al. 2006).

Wechselwirkungen

▶ **Mit der Tumortherapie**

Tierexperimentelle Daten zeigen, dass der zytotoxische Effekt auf die Karzinomzellen nicht beeinflusst wird.

Bei In-vitro-Untersuchungen wurde die Schädigung von Myokardzellen durch Doxorubicin oder Interleukin-2 nach Gabe von Carnitin signifikant vermindert. Auch im Tierversuch konnte die toxische Myocarditis unter Doxorubicin durch Gabe von Carnitin verhindert werden. Die durch Doxerubicin inhibierte Oxidation langkettiger Fettsäuren in den Mitochondrien wurde nach Carnitingabe wieder aufgenommen. Gleichzeitig wurden die Myocardzellmembranen vor der Lipidperoxidation geschützt. Zwei kleine Untersuchungen zeigten, dass diese Effekte auch in der klinischen Anwendung bei einer Therapie mit Anthracyclinen auftreten.(de Leonardis et al. 1985, 1987).

Auch das Auftreten einer Polyneuropathie unter Cisplatin und Paclitaxel konnte durch die kombinierte Gabe von L-Carnitin signifikant reduziert werden (Pisano et al. 2003).

▶ **Mit anderen Medikamenten**
Es sind keine Wechselwirkungen bekannt.

Nebenwirkungen

Über Nebenwirkungen von Carnitin liegen keine Berichte vor.

Dosierung

Die tägliche Aufnahme von Carnitin mit der normalen Ernährung wird auf 100 bis 300 mg geschätzt, die empfohlene Nahrungsaufnahme liegt bei 250 bis 5 000 g. Im Sportbereich werden Einmaldosierungen von 2–3 g vor dem Wettkampf gegeben. Spezifische Dosisempfehlungen zum Einsatz bei der Tumortherapie lassen sich nicht ableiten. In den vorliegenden Studien wurde Carnitin in Dosen bis zu 6 g täglich verabreicht.

Kontraindikationen

Bisher ergeben sich aus keiner der publizierten Untersuchungen Kontraindikationen für die Anwendung von L-Carnitin.

Bewertung

L-Carnitin stellt eine Substanz dar, die keine direkte Wirkung gegen die Tumorzellen entfalten kann. Möglicherweise leistet sie aber einen Beitrag in der Prävention. Es wird diskutiert, ob Carnitin vor der Kardiomyopathie unter Anthracyclinen schützt und durch Verbesserung des Energiestoffwechsels eine Fatigue-Symptomatik positiv beeinflusst. Eine Untersuchung weist auch auf eine schützende Wirkung vor einer Polyneuropathie hin. Dazu liegen tierexperimentelle und klinische Daten vor. Die klinischen Studien weisen allerdings methodische Schwächen auf, insbesondere geringe Probandenzahlen. Deshalb sind dringend weitere Studien zum Einsatz dieser Substanz zu fordern. Im klinischen Bereich sollte überprüft werden, ob durch L-Carnitin im Hinblick auf die antitumorale Wirkung von Chemotherapeutika keine Wirkungsabschwächungen entstehen. Über den zeitgleichen Einsatz von Carnitin während einer Chemotherapie muss bis dahin im Einzelfall entschieden werden. Bei Fatigue-Symptomatik nach Abschluss der Therapie kann Carnitin als individueller Therapieversuch sinnvoll sein.

Literatur

Cruciani RA et al. L-carnitine supplementation for the treatment of fatigue and depressed mood in cancer patients. Ann N Y Acad Sci 2004; 1033: 168–76.

de Leonardis V et al. Reduction of cardiac toxicity of anthracyclines by L-carnitine. Int J Clin Pharmacol Res 1985; 5 (2): 137–42.

de Leonardis V et al. Echocardiographic assessment of anthracycline cardiotoxicity during different therapeutic regimens. Int J Clin Pharmacol Res 1987; 7 (4): 307–11.

Gramignano G et al. Efficacy of L-carnitine administration on fatigue, nutritional status, oxidative stress and related quality of life in 12 advanced cancer patients undergoing anticancer therapy. Nutrition 2006; 22 (2): 136–45.

Graziano F. et al. Potential role of levocarnitine supplementation for the treatment of chemotherapy. Br J Cancer 2002; 86 (12): 1854–7.

Pisano C et al. Paclitaxel and Cisplatin-induced neurotoxicity. Clin Cancer Res 2003; 9 (15): 5756–67.

Carnosol

Vorkommen

Carnosol und die verwandte Carnosilsäure kommt in Rosmarin (*Rosmarinus officinalis*), Salbei (*Salvia officinalis*) und Thymian (*Thymus vulgaris*) vor.

Wirkstoffe und Anwendungsgebiete

Carnosol wirkt antiseptisch und antiviral. Es kommt in zahlreichen Kosmetika als ätherisches Öl vor, ist allerdings ein Kantaktallergen.

Wirkungen

Laborexperimentelle Daten

Carnosol ist ein relativ starkes Antioxidans. Es inhibiert die 5-Lipoxygenase und Cyclooxygenase, induziert die Glutathion-S-Transferase sowie die NAD(P)H-Quinon-Reduktase und führt zu einer Entgiftung mutagener Substanzen. Carnosol hat somit chemopräventive Eigenschaften. Es schützt vor der Entwicklung von Hauttumoren, vor Mamma-, Leber- und Bronchialkarzinomen. Darüberhinaus wurde eine schützende Wirkung vor Chromosomenschäden durch γ-Strahlen bei humanen Lymphozyten nachgewiesen.

Carnosol führt zu einem Zellzyklusstillstand, es induziert die Apoptose. Gleichzeitig wird die Adhäsion von Tumorzellen verstärkt und deren Invasionsfähigkeit vermindert.

> **Molekulare Mechanismen**
> - Zellzyklus: Stillstand am Übergang von der G_2- in die M-Phase
> - Herabregulation: COX-2, Cyclin A, INOS, NF-κB, c-jun, Bcl-2, PI3K, β-Catenin, MP9
> - Heraufregulation: p38, Cyclin B, ERK, JNK, E-Cadherin
> - Besonderheit: Heraufregulation des „nerve growth factor"

Tierexperimentelle Daten

Tierexperimentelle Daten zur antitumoralen Wirksamkeit liegen nicht vor.

Klinische Daten

Klinische Studien zur antitumoralen Wirksamkeit liegen nicht vor.

Wechselwirkungen

▶ **Mit der Tumortherapie**

Carnosol inhibiert Cytochrom P_{450} 1A1, deshalb sind Wechselwirkungen möglich. Da Carnosol ein starkes Antioxidans ist, sind außerdem Wirkungsabschwächungen von radikalbildenden Chemotherapiemitteln denkbar. Auch hierzu liegen bisher keine Untersuchungen vor.

▶ **Mit anderen Medikamenten**

Aufgrund der Inhibition von Cytochrom P_{450} 1A1 sind Wechselwirkungen denkbar.

Nebenwirkungen

Nebenwirkungen wurden bisher nicht beschrieben, allerdings fehlen tierexperiementelle Daten oder Berichte zur Anwendung beim Menschen.

Dosierung

Daten, die zu einer Dosisempfehlung führen können, liegen bisher nicht vor.

Kontraindikationen

Kontraindikationen sind nicht bekannt.

Bewertung

Carnosol entfaltet als sekundärer Pflanzenstoff in Gewürzen im Rahmen einer gesunden Ernährung eine allgemeine positive Wirkung zur Tumorprävention. Obwohl erste interessante Daten zur Wachstumshemmung von Tumorzellen und Induktion der Apoptose vorliegen und ein breites Spektrum an Molekülen des Zellzyklus auf den Spinalkaskaden beeinflusst wird, ist eine Empfehlung für einen medikamentösen Einsatz noch nicht sinnvoll, da klinische Daten fehlen.

Carnosol ist ein starkes Antioxidans und sollte nicht in höheren Dosierungen oder medikamentöser Form während einer Therapie mit radikalbildenden Chemotherapiemitteln eingesetzt werden. Aufgrund der verstärkten Synthese des „nerve growth factor" (NGF) in Glioblastomzellen sollte Carnosol in Dosierungen oberhalb der üblichen Nahrungsaufnahme bei Patienten mit Hirntumoren nicht eingesetzt werden.

Literatur

Es liegen keine Publikationen zu klinischen Studien vor.

Chinesischer Engelswurz (*Angelica sinensis*)

Vorkommen

Der Chinesische Engelswurz (*Angelica sinensis,* chinesisch „Dong quai") kommt in Asien vor und wird dort auch „weiblicher Ginseng" genannt.

Wirkstoffe und Anwendungsgebiete

Angelica enthält Phytoöstrogene, Cumarine und Flavonoide. Er hat analgetische, entzündungshemmende, krampflösende und sedative Wirkungen. *Angelica* wird in Asien in der traditionellen Medizin als Phytopharmakon zur Linderung menopausaler Beschwerden eingesetzt. Weitere Indikationen für *Angelica* in der TCM sind Erschöpfung, leichte Anämien und hoher Blutdruck.

Wirkungen

Laborexperimentelle Daten

Tsai et al. (2005, 2006) beschrieben intrazelluläre Mechanismen, die zu einem Zellzyklusstillstand und Induktion der Apoptose führten. Es kam zu einer Zunahme der VEGF-Expression in der Mukosa. Welche Bedeutung dieser Mechanismus in der Tumortherapie hat, ist unklar. Ob *Angelica sinensis* bei Patientinnen mit Brustkrebs eingesetzt werden darf, wird diskutiert. In vitro wurde bei Rezeptor-positiven Mammakarzinomzellen eine Wachstumsstimulation ausgelöst. Ferulasäure (S. 96) ist ein Bestandteil von *Angelica sinensis* und führt zu einer Hochregulation von Her-2-neu, der Östrogen-α-Rezeptoren und zu einer vermehrten Proliferation von Mammakarzinomzellen.

Molekulare Mechanismen

- Hochregulation: Her-2-neu und Östrogen-Rezeptor

Tierexperimentelle Daten
Für Leukämien bzw. Glioblastome wurde im Tierexperiment ein vermindertes Wachstum unter *Angelica sinensis* beschrieben.

Klinische Daten
Klinische Daten zur antitumoralen Wirksamkeit liegen nicht vor.

Aufgrund des Gehaltes an Phytoöstrogenen wurde *Angelica* auf seine Wirkung bei klimakterischen Beschwerden, insbesondere bei Hitzewallungen, geprüft. Zwei Reviews kamen zu dem Ergebnis, dass *Angelica sinensis* Hitzewallungen nicht vermindert (Kronenberg et al. 2002, Haimov-Kochmann et al. 2005).

> **Klinische Studien im Überblick**
>
> Zur antitumoralen Wirksamkeit liegen keine klinischen Studien vor.
> - Zur Therapie klimakterischer Beschwerden: zwei Reviews, kein Zeichen für eine Wirksamkeit (Haimov-Kochmann et al. 2005, Kronenberg et al. 2002).

Wechselwirkungen

▶ Mit der Tumortherapie
Polysaccharide aus *Angelica sinensis* konnten im Tierexperiment sowohl Knochenmark als auch gastrointestinale Schleimhäute vor der Wirkung von Cyclophosphamid schützen.

Aufgrund eines Anstiegs von VEGF ist ein Antagonismus zu antiangiogenetischen Wirkstoffen möglich.

Der Anstieg von TNF-α und -β1 bei einer Strahlentherapie wurde unter *Angelica*-Gabe verringert. Ob sich dies negativ auf die antitumorale Wirksamkeit auswirkt, wurde noch nicht untersucht.

▶ Mit anderen Medikamenten
Angelica kann die Wirkung von Kalziumkanal-Blockern beeinflussen.

Nebenwirkungen

Es liegen keine Daten zu Nebenwirkungen vor.

Dosierung

Die Dosierungen der traditionellen chinesischen Medizin wurden bisher nicht in Studien überprüft, sodass keine evidenzbasierte Dosisempfehlung ausgesprochen werden kann.

Kontraindikationen

Aufgrund der vermehrten Proliferation sollte *Angelica sinensis* bei Patientinnen mit Brustkrebs, insbesondere Rezeptor-positiven Mammakarzinomen, nicht eingesetzt werden.

Bewertung

Für *Angelica sinensis* liegen widersprüchliche Daten bezüglich der Wirkmechanismen gegen Tumorzellen vor. Während einige wenige Arbeitsgruppen In-vitro- und tierexperimentelle Daten vorlegten, nach denen das Wachstum von Tumoren reduziert wird, gibt es offensichtlich auch wachstumsfördernde Wirkmechanismen. Aus diesem Grund sollte *Angelica sinensis* außerhalb klinischer Studien nicht bei Tumorpatienten eingesetzt werden. Insbesondere für Patientinnen mit hormonabhängigen Tumoren muss die Pflanze negativ bewertet werden. Die Wirksamkeit bei klimakterischen Beschwerden wurde trotz mehrerer Studien nicht belegt, sodass keine Indikation für eine Therapie vorliegt.

Literatur

Haimov-Kochmann R et al. Hot flashes revisited: pharmacological and herbal options for hot flashes management. Acta Obstet Gynecol Scand 2005; 84 (10): 972–9.

Kronenberg F et al. Complementary and alternative medicine for menopausal symptoms. Ann Intern Med 2002; 137 (10): 805–13.

Tsai NM et al. The antitumor effects of Angelica sinensis on malignant brain tumors in vitro und in vivo. Clin Cancer Res 2005; 11 (9): 3475–84.

Tsai NM et al. The natural compound N-butylidenephtalide derived from Angelica sinensis inhibits malignant brain tumor growth in vitro and in vivo. J Neurochem 2006; 99 (4): 1251–62.

Chlorogensäure

Vorkommen

Chlorogensäure kommt in höheren Konzentrationen in der Kaffeebohne und in Fruchtsäften wie Apfelsaft vor.

Wirkstoffe und Anwendungsgebiete

Chlorogensäure gehört zu den Polyphenolen und hat antioxidative Eigenschaften.

Wirkungen

Laborexperimentelle Daten

Chlorogensäure zeigte in unterschiedlichen Experimenten chemopräventive Wirkungen auf die Entstehung von Haut- und Zungentumoren, die Entwicklung von aberranten Kryptenfoci der Darmschleimhaut, die Hepatokarzinogenese und die Entwicklung von Magenkarzinomen. Chlorogensäure inhibiert Enzyme, die die Metastasierung von Tumorzellen begünstigen und induziert die Apoptose. Bei CML-Zellen wird die für die Pathogenese wesentliche Bcr-Abl-Tyrosinkinase gehemmt (Bandyopadhyay et al. 2004).

> **Molekulare Mechanismen**
> - Herabregulation: MP9
> - Heraufregulation: MAPK
> - Besonderheit: Hemmung: Bcr-Abl-Tyrosinkinase, DNA-Methylierung

Tierexperimentelle Daten

Es liegen keine tierexperimentellen Daten vor.

Klinische Daten

Es liegen keine klinischen Daten vor.

Wechselwirkungen

▶ Mit der Tumortherapie

Ergebnisse zu möglichen Wechselwirkungen mit der Tumortherapie wurden bisher nicht veröffentlicht. Aufgrund der inhibierenden Wirkung auf die Bcr-Abl-Tyrosinkinase könnte Chlorogensäure eine interessante Substanz in der Therapie der CML darstellen und möglicherweise synergistisch mit Imatinib wirken. Auf der anderen Seite ist nicht auszuschließen, dass Chorogensäure die Wirkung von radikalbildenden Chemotherapiemitteln vermindert.

▶ Mit anderen Medikamenten

Es liegen keine Daten zu Wechselwirkungen mit anderen Medikamenten vor.

Nebenwirkungen

Nebenwirkungen von Chlorogensäure sind nicht bekannt.

Dosierung

Eine Dosisempfehlung ist derzeit nicht möglich.

Kontraindikationen

Es scheinen keine Kontraindikationen vorzuliegen.

Bewertung

Chlorogensäure gehört zu den sekundären Pflanzenstoffen und stellt in diesem Rahmen in der Prävention von Tumorerkrankungen einen positiv zu bewertenden Bestandteil der gesunden Ernährung dar. Obwohl erste In-vitro-Daten auch eine günstige Wirkung auf Tumorzellen versprechen, kann aufgrund des geringen Datenmaterials noch keine Empfehlung für den gezielten medikamentösen Einsatz von Chlorogensäure gegeben werden.

Literatur

Bandyopadhyay G et al. Chlorogenic acid inhibits Bcr-Abl tyrosin kinase and triggers p38 mitogen-activated protein kinase-dependend apoptosis in chronic myelogenous leukemic cells. Blood 2004; 104 (8): 2514–22

Cimetidin

Vorkommen

Bei Cimetidin handelt es sich nicht um einen Naturstoff, sondern um ein chemisch synthetisiertes Medikament, das allerdings häfuig in der alternativen Therapie verwendet wird und deshalb hier mit besprochen wird.

Wirkstoffe und Anwendungsgebiete

Cimetidin ist ein H_2-Rezeptor-Antagonist, der zur Behandlung von Magenschleimhautentzündungen eingesetzt wird. Er wirkt außerdem immunmodulatorisch.

Wirkungen

Laborexperimentelle Daten

Suppressor-T-Lymphozyten haben H_2-Rezeptoren auf ihrer Oberfläche. Cimetidin als H_2-Rezeptor-Antagonist inhibitiert die Suppressor-Zell-Funktion. Dies könnte zu einer verbesserten Immunantwort auf den Tumor beitragen.

Auf Nierenzellkarzinomzellen kommt es zu einer erhöhten Expression eines Antigens (leukocyte function-associated antigen-3), sodass die Karzinomzellen verstärkt für Lymphozyten angreifbar werden. In-vitro-Experimente bei Magenkarzinomzellen zeigten, dass Cimetidin dort zu einem Zellzyklusstillstand führt (Jiang et al. 2006).

> **Molekulare Mechanismen**
> - H_2-Rezeptor-Antagonismus

Tierexperimentelle Daten

Cimetidin hebt die Suppression der zellmediierten Zytotoxizität auf. Dieser Effekt ist dosisabhängig. Die Zytotoxizität von Lymphozyten wird im Tiermodell erhöht und die gleichzeitig bestehende Tumorimmunität verringert. Außerdem wurde gezeigt, dass die Fähigkeit von Milzzellen, die xenogenen Tumorzellen zu lysieren, zunimmt.

Im Tierversuch zum Mamma- oder Ovarialkarzinom konnte mit Cimetidin keine Wachstumshemmung erreicht werden.

Klinische Daten

Verschiedene Studien wiesen bei Patienten unter Cimetidin-Therapie eine verbesserte zellvermittelte Immunität, eine verstärkte Antwort auf Antigenexposition, eine Wiederherstellung der Sensitivität bei erworbener Toleranz und ein verstärktes Ansprechen der Lymphozyten auf eine Mitogenstimulation nach. Weiterhin wurde ein signifikanter Anstieg von Interleukin-2 und Interferon-γ, ein Ausgleich der verminderten T-Zellen, T-Helfer-Zellen und NK-Zellen festgestellt. Die Zahl der tumorinfiltrierenden Lymphozyten nahm zu (Wen et al. 1994, Kapoor et al. 2005, Li et al. 2005).

Demgegenüber fand die Arbeitsgruppe um Maguire (1985), dass die Cimetidin-Einnahme in klinischen Dosierungen weder bei Probanden noch bei Tumorpatienten zu Veränderungen bezüglich der Neutrophilenzahlen, Lymphozytenzahlen, Monozytenzahl, des quantitativen Immunglobulins, der Phytohemagglutininantwort oder der verzögerten Hypersensitivitätsantwort führte.

Die präoperative Gabe von Cimetidin führte in einer randomisierten Studie mit 125 Patienten nach Kolon- oder Rektumkarzinomexzision tendenziell zu einem verbesserte Überleben im Vergleich zu einer Placebogruppe (Kelly et al. 1999).

Eine Metaanalyse über alle Studien mit Gabe eines H_2-Rezeptor-Antagonisten parallel zu einer Interleukin-2-Therapie beim Nierenzellkarzinom ergab in 13 Studien eine Ansprechrate von 22%. Ingesamt wurden 11 komplette Remissionen beschrieben (5%). Die Autoren wiesen darauf hin, dass diese Ansprechraten mit denen der alleinigen Interleukin-2-Therapie aus vergleichbaren Publikationen übereinstimmen (Walker et al. 2005)

Klinische Studien im Überblick

- Randomisierte placebo-kontrollierte Phase-III-Studie, kolorektales Karzinom, 125 Patienten: tendenziell verbessertes Überleben (Kelly et al. 1999).
- Placebo-kontrollierte Studie, adjuvantes Chemotherapie bei Kolonkarzinomen, 64 Patienten: signifikante Verlängerung der 10-Jahres-Überlebensrate (Matsumoto et al. 2002).
- Metaanalyse aller Studien zur Therapie des Nierenzellkarzinoms mit H_2-Rezeptor-Antagonist und Interleukin-2: keine Verbesserung im Vergleich zur alleinigen Interleukin-2-Therapie (Walker et al. 2005).

Wechselwirkungen

▶ Mit der Tumortherapie

Im Tierexperiment zeigten Chemotherapie (Temozolomid) und Cimetidin synergistische Wirkungen.

Bei Patientinnen mit fortgeschrittenem Ovarialkarzinom wurde postoperativ und während einer Kombinationschemotherapie einer Stabilisierung der NK-Zell-Aktivität erreicht (Kikuchi et al. 1986).

Eine japanische Arbeitsgruppe zeigte, dass Patienten unter einer Chemotherapie mit 5-Fluorouracil und Folinsäure dann von einer gleichzeitigen Einnahme von Cimetidin profitieren, wenn ihr Tumor das Sialyl-Lewis-Antigen X exprimiert (Matsumoto et al. 2002).

▶ **Mit anderen Medikamenten**

Es wurden bisher keine Wechselwirkungen mit anderen Medikamenten beschrieben.

Nebenwirkungen

Aufgrund der möglichen immunstimulierenden Wirkung kann eine Cimetidin-Gabe bei Patienten nach Organtransplantation und bei Autoimmunerkrankungen negative Folgen haben. Außerdem wurden geistige Verwirrung, Kopfschmerzen, Gynäkomastie, kardiale Arrhythmien (Bradykardie), Müdigkeit, Konzentrationsschwäche, Antriebsarmut, Desorientierung oder Apathie und Unruhe beobachtet.

Dosierung

In den klinischen Studien wurde Cimetidin in einer Dosierung zwischen 800 und 1 200 mg/Tag eingesetzt.

Kontraindikationen

Aufgrund der möglichen immunstimulierenden Wirkung ist Cimetidin bei Patienten nach Organtransplantation und bei Autoimmunerkrankungen kontrainduziert.

Bewertung

Cimetidin wurde häufig in den 80er Jahren aufgrund der immunstimulierenden Wirkung bei Tumorpatienten eingesetzt. Allerdings sind die bisher veröffentlichten klinischen Studien von geringer methodischer Qualität. Ob die prinzipiell mögliche Immunstimulation auch zu einem antitumoralen Effekt führt, ist bis heute unklar. Aus diesem Grund kann bis zum Vorliegen weiterer Studien keine positive Empfehlung für die Therapie mit Cimetidin ausgesprochen werden. Insbesondere für den häufig propagierten Einsatz bei Nierenzellkarzinomen liegen keine ausreichende Daten vor.

Literatur

Jiang CG et al. Effects of cimetidine on the biological behaviors of human gastric cancer cells. Zhonghua Yi Xue Za Zhi 2006; 86 (26): 1813–6.

Kapoor S et al. Effect of pre-operative short course famotidine on tumor infiltrating lymphocytes in colorectal cancer. J Surg Res 2005; 129 (2): 172–5.

Kelly MD et al. Randomized trail of preoperative cimetidine in patients with colorectal carcinoma with quantitative assessment of tumor-associated lymphocytes. Cancer 1999; 85 (8): 1658–63.

Kikuchi Y et al. Augmented natural killer activity in ovarian cancer patients treated with cimetidine. Eur J Cancer Clin Oncol 1986; 22 (9): 1037–43.

Li Y et al. Effects of perioperative cimetidine administration on peripheral blood lymphocytes and tumor infiltratin lymphocytes in patients with gastrointestinal cancer. Hepatogastroenterology 2005; 52 (62): 504–8.

Maguire LC et al. Failure of cimetidine as an immunomodulator in cancer patients and normal subjects. South Med J 1985; 78 (9): 1078–80.

Matsumoto S et al. Cimetidine increases survival of colorectal cancer patients with high levels of sialyl Lewis-X and sialyl Lewis-A epitope expression on tumour cells. Br J Cancer 2002; 86: 161–7.
Mavligit GM et al. Immunologic effects of cimetidine. Pharmacotherapy 1987, 7 (6): 120–4.
Saarloos MN et al. Effect of histamine type-2 receptor antagonists on indomethacin and Il-2 immunotherapy of metastasis. Clin Exp Metastasis 1993; 11 (3): 275–83.
Siegers CP et al. Does cimetidine improve prospects for cancer patients? Digestion 1999; 60 (5): 415–21.
Walker PR et al. Continuous infusion of interleukin-2 and antihistamines in metastatic kidney cancer. Cancer Biother Radiopharm 2005; 20 (5): 487–90.
Wen QS et al. Modulation effect of cimetidine on the production of Il-2 and interferon-gamma- in paitents with gastric cancer. Zhonghua Zhong Liu Za Zhi 1994; 16 (4): 299–301.

Coenyzm Q10/Ubichinon

Vorkommen

Coenzym Q10 (Ubichinon) wird im menschlichen Organismus synthetisiert. Es ist in fast allen Zellen nachweisbar, die Sauerstoff für die Energiegewinnung nutzen.

Wirkstoffe und Anwendungsgebiete

Coenzym Q10 wird für die Synthese der Adenosintriphosphatase benötigt. Die höchsten Konzentrationen finden sich im Herzmuskel, in der Leber, Niere und im Pankreas. Coenzym Q10 unterstützt die Oxidation von Nährstoffen in den Mitochondrien durch Elektronentransfer in der Atmungskette, es ist ein Stabilisator für Membranen und Radikalenfänger sowie Kofaktor in vielen metabolischen Prozessen. Darüber hinaus ist Coenzym Q10 ein Antioxidans.

Bei Patientinnen mit intraepithelialen Neoplasien und Zervixkarzinomen, Mammakarzinomen und Plasmozytom ist die Plasmakonzentration von Coenzym Q10 erniedrigt. Bei älteren Patienten mit kolorektalen Neoplasien ist der Tumorgehalt von Coenzym Q10 sogar erhöht .

Die Arbeitsgruppe um Rusciani (2006) zeigte, dass bei Patienten mit Melanomen niedrige Plasmaspiegel von Coenzym Q10 einen unabhängigen prognostischen Faktor darstellen. Ob die Erniedrigung auf einer verminderten Aufnahme oder Erniedrigung der endogenen Synthese beruht, ist unklar, ebenso die Schlussfolgerung, ob die Zufuhr von Coenzym Q10 präventive oder therapeutische Wirkungen hat.

Wirkungen

Laborexperimentelle Daten
In vitro inhibiert Coenzym Q10 das Zellwachstum und führt zur Apoptose. Bei Prostatakarzinomzellen nimmt unter Coenzym Q10 das Zellwachstum ab, während gesunde Prostatazellen nicht beeinflusst werden.

> **Molekulare Mechanismen**
>
> Molekulare Mechanismen zur Wachstumshemmung von Tumorzellen sind noch nicht im Detail bekannt.

Tierexperiementelle Daten

Im Tierversuch konnte gezeigt werden, dass Coenzym Q10 die Karzinogenese im Kolon vermindert.

Klinische Daten

Bei gesunden Probanden kam es unter Coenzym Q10 zu einem Anstieg von IgG und T-4-Lymphozyten sowie zu einem Anstieg des Verhältnisses von T4- zu T8-Lymphozyten. Die Arbeitsgruppe um Lockwood (1994, 1995) veröffentlichte mehrere Publikationen über „Hochrisiko"-Mammakarzinome unter alleiniger Therapie mit Antioxidanzien, Fettsäuren und Coenzym Q10. Die Autoren beschrieben eine hohe Rate von Tumorrückbildungen, allerdings fehlte eine histopathologische Konfirmation und ein Bericht über den weiteren Verlauf der Erkrankungen. Vom heutigen Therapiestandard aus ist die alleinige Behandlung der Hochrisikopatienten mit alternativen Substanzen obsolet.

Bei einer weiteren Gruppe von Patientinnen mit Mammakarzinom wurde Coenzym Q10 (100 mg), Riboflavin (10 mg) und Nyacin (50 mg) mit Tamoxifen kombiniert. In einer Untergruppe mit erhöhten CEA- und CA-15-3-Werten kam es zu einem signifikanten Abfall der Tumormarker. Die Autoren schlussfolgerten, dass damit auch das Risiko für ein Rezidiv oder eine Metastasierung reduziert wurde (Premkumar et al. 2007). Auch hier wurde ein Follow-Up der Patienten nicht beschrieben.

> **Klinische Studien im Überblick**
>
> - Fallserie, 84 Patientinnen mit Mammakarzinom und ansteigenden Tumormarkern, Tamoxifen und Coenzym Q10, Riboflavin und Niacin: signifikanter Abfall der Tumormarker (Premkumar et al. 2007).
> - Kontrollierte Untersuchungen zur Kardioprotektion bei anthracyclinhaltiger Chemotherapie, 79 Patienten: nicht signifikante Senkung (Tsubaki et al. 1984).
> - Placebo-kontrollierte Untersuchungen bei 20 Kindern zur Kardioprotektion: echokardiographisch signifikanter Effekt (Iarussi et al. 1994).
> - Systematisches Review zur Kardioprotektion: drei randomisierte klinische und drei nicht randomisierte klinische Studien, hiervon 5 mit Anthracyclinen: keine ausreichend validen Daten (Roffe et al. 2004).

Wechselwirkungen

▶ **Mit der Tumortherapie**

In vitro steigt der Gehalt an Coenzym Q10 in Tumorzellen unter eine Chemotherapie an. Dies gilt für Chemotherapeutika wie Irinotecan, Etoposid, Doxorubicin und Methotrexat. Wird der Anstieg von Q10 inhibiert, so kommt es zu einer verstärkten Zytotoxizität von

Irinotecan. Dieser Anstieg von Coenzym Q10 während einer Chemotherapie kann als Schutzmechanismus der malignen Zellen aufgefasst werden. Deshalb müssen wir damit rechnen, dass die zusätzliche Gabe von Coenzym Q10 während einer Chemotherapie kontraproduktiv ist. Für die Strahlentherapie wurde dies belegt: Die komplementäre Gabe von Coenzym Q10 erniedrigte im Tierexperiment den Effekt einer Strahlentherapie durch die gleichzeitige Gabe von Coenzym Q10 signifikant (Lund et al. 1998).

Anthracycline wie Adriamycin inhibieren die mitochondriale Atmung der Herzmuskelzellen. In vitro verhindert Coenzym Q10 diesen Effekt. In Tierversuchen schützte Coenzym Q10 vor der anthracyclinbedingten Toxizität (Choe et al. 1979). Eine weitere Studie bei Erwachsenen zeigte, dass Coenzym Q10 EKG-Veränderungen sowie die Herzgröße positiv beeinflusst (Takimoto et al. 1982). Die Kardioprotektion wurde bei Kindern mit akuter Leukämie bzw. Non-Hodgkin-Lymphomen mit echokardiographischen Daten bestätigt (Iarussi et al. 1994). In einem systematischen Review fassten Roffe et al. (2004) sechs Studien zur Kardioprotektion zusammen, hierunter drei randomisierte klinische und drei nicht randomisierte klinische. Der Autor folgerte, dass Coenzym Q10 möglicherweise die Toxizität vermindert, valide Daten jedoch noch nicht ausreichend vorliegen.

Bei einer Patientengruppe mit verschiedenen Malignomen ergab sich kein Unterschied bezüglich der kompletten Remissionrate zwischen Studien- und Kontrollgruppe, ebenso im Hinblick auf die Ausprägung von Alopezie, Fieber, Übelkeit und Erbrechen. Dagegen waren Diarrhö tendenziell und Stomatitis signifikant vermindert. Anstiege der GOT und GPT traten bei den Patienten unter Coenzym Q10 seltener auf.

▶ Mit anderen Medikamenten
Daten zu Wechselwirkungen mit anderen Medikamenten liegen nicht vor.

Nebenwirkungen

Nebenwirkungen einer Coenzym-Q10-Therapie sind nicht bekannt.

Dosierung

Ausreichende Studiendaten für eine Dosisempfehlung liegen nicht vor.

Kontraindikationen

Kontraindikationen für die Gabe von Coenzym Q10 sind nicht bekannt.

Bewertung

Coenzym Q10 ist ein wichtiges Molekül im Energiestoffwechsel der Zellen. Es hat möglicherweise eine wachstumshemmende Wirkung auf Tumorzellen. Für Coenzym Q10 liegen insbesondere Daten für eine gute Eignung zur Kardioprotektion unter einer Anthracyclintherapie vor. Ob es nach Abschluss der Therapie die kardiale Funktion wieder normalisieren kann, wurde bisher nicht untersucht.

Da Coenzym Q10 in Karzinomzellen unter einer Chemotherapie als möglicher Abwehrmechanismus zunimmt und durch seine Inhibition die Zytotoxizität von Irinotecan steigt, könnte bei gleichzeitiger Gabe von Coenzym Q10 eine Wirkungsabschwächung der Chemotherapie auftreten. In vorliegenden Studien zur Kardioprotektion bei Anthracyclinen wurde dieser Effekt nicht explizit beschrieben. Allerdings war dies in den Studien auch nicht Studienendpunkt. Im Einzelfall ist also abzuwägen, ob der gleichzeitige Einsatz von Coenzym Q10 und einer anthracyclinhaltigen Therapie gerechtfertigt und sicher ist. Allgemein kann eine Einnahme während einer Chemotherapie derzeit nicht empfohlen werden.

Literatur

Choe JY et al. Prevention by coenzyme Q10 of the electrocardiographic changes induced by adriamycin in rats. Res Commun Chem Pathol Pharmacol 1979; 23 (1): 199–202.
Iarussi D et al. Protective effect of coenzyme Q10. Mol Aspects Med 1994; 15 (Suppl): S207–12.
Lockwook K et al. Progress on therapy of breast cancer with vitamin Q10 and the regression of metastes. Biochem Biophys Res Commun 1995; 212 (1): 172–7.
Lund EL et al. Effect of radiation therapy on small-cell lung cancer is reduced by ubiquinone intake. Folia Microbiol (Praha) 1998; 43 (5): 505–6.
Portakal O et al. Coenzyme Q10 concentrations and antioxidant status in tissues of breast cancer patients. Clin Biochem 2000; 33 (4): 279–84.
Premkumar VG et al. Effect of coenzyme Q10, riboflavin and niacin on serum CEA and CA 15-3 levels in breast cancer patients undergoing tamoxifen therapy. Biol Pharm Bull 2007, 30 (2): 367–70.
Roffe L et al. Efficacy of coenzyme Q10 for improved tolerability of cancer treatments. J Clin Oncol 2004; 22 (21): 4418–24.
Rusciani L et al. Low plasma coenzyme Q10 levels as an independent prognostic factor for melanoma progression. J Am Acad Dermatol 2006; 54 (2): 234–41.
Takimoto M et al. Protective effect of CoQ10. Gan To Kagaku Ryoho 1982; 9 (1): 116–21.
Tsubaki K et al. Investigation of the preventive effect of CoQ10. Gan To Kagaku Ryoho 1984; 11 (7): 1420–7.

Cumarin

Vorkommen

Cumarine kommen in verschiedenen Pflanzen und pflanzlichen Nahrungsmitteln vor, z.B. in Gräsern, Schmetterlingsblütlern, Steinklee, Waldmeister, Weichselkirsche, Datteln, der Tonkabohne und in der Zimtcassie. Cumarin ist für den typischen Heugeruch beim Trocknen von Gras verantwortlich.

Wirkstoffe und Anwendungsgebiete

Cumarine gehören zu den Benzapyronen, in der Pflanze entstehen sie aus Zimtsäure und bilden außerdem die Grundstruktur der hochgiftigen Aflatoxine. Die Gruppe der Cumarine umfasst mehr als 33 unterschiedliche Substanzen. Ihre Wirksamkeit wird durch die in dem gemeinsamen zentralen Molekülanteil gebundenen Seitenketten bestimmt. Die Cumarinderivate Phenprocoumon und Warfarin werden in der Medizin eingesetzt.

Wirkungen

Laborexperimentelle Daten

Cumarin zeigt in vitro chemopräventive Wirkungen gegenüber Karzinogenen und einer Radiatio. Es wirkt antiproliferativ und zytotoxisch. Intrazellulär führt Cumarin zu einem Zellzyklusstillstand und der Induktion der Apoptose. Die Empfindlichkeit von malignen Zellen ist höher als die von normalen Zellen, wobei Unterschiede zwischen den verschiedenen Cumarinen bestehen.

Molekulare Mechanismen

- Herabregulation: CDK 2, CDK 4, CDK 6, Bcl-2, MAPK
- Heraufregulation: p21, Cyclin A, Cyclin D1, Cyclin E, Bax, Caspase-3, Caspase-9
- Besonderheiten: Phosphorylierung von Erb-b2, Differenzierung von Zellen

Tierexperimentelle Daten

Im einzigen bisher veröffentlichten Tierexperiment wurde bei Prostatakarzinomen eine Verkleinerung des Karzinoms bzw. eine Reduktion der Zahl der Lungenmetastasen gezeigt.

Klinische Daten

In einer klinischen Studie erhielten Patienten mit malignem Melanom adjuvant Cumarin oder Placebo. In der Placebo-Gruppe lag die Rezidivrate signifikant höher als in der Therapiegruppe (Thornes et al. 1989).

Es liegen mehrere Berichte aus Phase-I- und Phase-II-Studien zur Kombination von Cumarin und Cimetidin bei Patienten mit unterschiedlichen Malignomen vor. Der Schwerpunkt lag auf Nierenzell- und Prostatakarzinomen. Die bisher publizierten Daten lassen nicht auf einen Vorteil durch eine Cumarintherapie schließen. Eine Arbeitsgruppe beschrieb unter dieser Therapie einen deutlichen Abfall von T-Lymphozyten, T-Helfer- und T-Suppressor-Zellen (Dexeus et al. 1990).

Klinische Studien an Patientinnen mit Lymphödem nach Operation eines Mammakarzinoms zeigten unterschiedliche Ergebnisse bzgl. der Wirksamkeit.

Klinische Studien im Überblick

- Fallserie, metastasiertes Nierenzellkarzinom, 38 Patienten, Kombination Cumarin und Cimetidin: zwei komplette Remissionen, drei partielle Remissionen (Kokron et al. 1991).
- Phase-I-Studie, hormonrefraktäres, ossär metastasiertes Prostatakarzinom, 14 Patienten: Cumarin und Cimetidin: keine objektive Remission, drei Patienten mit signifikanter Verbesserung der Knochenschmerzen (Marshall et al. 1990).
- Phase-I-Studie, Kombination Cumarin und Cimetidin bei Malignompatienten: sechs von 54 Patienten Regression des Tumors (Nierenzellkarzinome) (Marshall et al. 1991).
- Phase-II-Studie, fortgeschrittenes Nierenzellkarzinom, 50 Patienten: Cumarin und Cimetidin: drei partielle Remissionen (Dexeus et al. 1990).
- Phase-II-Studie, metastasiertes Prostatakarzinom, 48 Patienten: drei partielle Remissionen (Mohler et al. 1992).
- Randomisierte Studie, metastasiertes Nierenzellkarzinom, 148 Patienten: Interferon-α versus Interferon-α plus Cumarin plus Cimetidin: kein Unterschied (Sagaster et al. 1995).
- Randomisiert doppelblind placebo-kontrollierte Studie, malignes Melanom, 27 Patienten: adjuvante Therapie: signifikante Senkung der Rezidivrate ($p = 0{,}01$) (Thornes et al. 1989).
- Placebo-kontrollierte Studie, chronisches Lymphödem, 140 Patienten: keine Veränderung (Loprinzi et al. 1999).
- Randomisiert doppelblind-kontrollierte Studie, Lymphödem nach Mammakarzinom-Therapie, 77 Patienten: Reduktion des Volumens des Lymphödems (Burgos et al. 1999).

Wechselwirkungen

▶ **Mit der Tumortherapie**

Dicumarol bindet an Tubulin und führt zu einer Stabilisierung der Mikrotubuli. Im Tierexperiment war eine synergistische Wirkung mit Paclitaxel beim Embryonalwachstum gegeben. Untersuchungen zum Synergismus bei Malignomzellen wurde bisher nicht publiziert.

In einer Studie wurde die Aufhebung einer „Multidrug resistence" durch verschiedene Derivate der Cumarine beschrieben.

Die Kombination von Cumarin und Troxerutin führt bei Patienten mit Kopf-Hals-Tumoren während einer Radiatio zu einer verringerten Mukositis und Sialadenitis, jedoch war das Ergebnis aufgrund der greingen Probandenzahl nicht signifikant (Grotz et al. 1999).

▶ **Mit anderen Medikamenten**

Cumarin hat gerinnungshemmende Eigenschaften und deshalb starke Wechselwirkungen mit Antikoagulanzien.

Nebenwirkungen

Im Tierversuch führt Cumarin dosisabhängig zu einer Suppression von Knochenmarkstammzellen. Ob die ebenfalls beschriebenen Lymphopenie mit Abnahme der

T-Lymphozyten, T-Helfer- und -Suppressor-Zellen eine klinische Bedeutung hat, wurde bisher nicht untersucht.

In der Kombination von Cumarin mit Cimetidin werden Nebenwirkungen wie Schlaflosigkeit, Übelkeit, Erbrechen, Durchfälle und Schwindel beschrieben. Zwei Arbeitsgruppen fanden hepatotoxischen Wirkungen. Auch ein Anstieg des Serumkreatinins wurde beschrieben.

Dosierung

Cumarin wurde bislang in sehr unterschiedlichen Dosierungen von 90 mg bis 5 g täglich eingesetzt. Eine Dosisempfehlung lässt sich derzeit nicht aussprechen.

Kontraindikationen

Aufgrund der möglichen hepatotoxischen Wirkungen sollte Cumarin nicht bei Patienten mit Lebererkrankungen eingesetzt werden. Gleiches gilt für Patienten mit Immunsuppression, insbesondere mit Lymphopenien bzw. Funktionsstörungen der Lymphozyten aufgrund der immunsuppressiven Wirkung.

Bewertung

Cumarine wurden wiederholt in der alternativen und komplementären Therapie propagiert. Obwohl In-vitro-Daten antiproliferative und apoptoseauslösende Mechanismen beschreiben, sind tierexperimentelle und klinische Daten nur von wenigen Arbeitsgruppen erhoben worden. Cumarin hat ein toxisches Potenzial und löst Übelkeit und Erbrechen aus, zeigt aber auch hepato- und nephrotoxischer Wirkungen.

Unklar ist die Bedeutung der immunsuppressiven Wirkung und ihr Einfluss auf verstärktes Tumorwachstum und den Verlust der Kontrolle des Immunsystems. Die klinischen Studien weisen z.T. erhebliche Mängel auf (kleine Probandenzahlen, unklares Studiendesign, unterschiedliche Komedikationen etc.). Die bisher publizierten Ergebnisse erlauben keine positive Bewertung der Medikation.

Literatur

Burgos A et al. Comparative study of the clinical effcacy of two different coumarin dosages in the management of arm lymphedema after treatment for breast cancer. Lymphology 1999;, 32 (1): 3–10.

Dexeus FH et al. Phase II study of coumarin and cimetidine in patients with metastatic renal cell carcinoma. J Clin Oncol 1990; 8 (2): 325–9.

Grotz KA et al. Prospective double-blind study of prophylaxis of radioxerostomia with Coumarin/Troxerutine in patients with head and neck cancer. Strahlenther Onkol 1999; 175 (8): 397–403.

Kokron O et al. Cimetidine and coumarin therapy of renal cell carcinoma. Oncology 1991; 48 (2): 102–6.

Loprinzi CL et al. Lack of effect of coumarin in women with lymphedema after treatment for breast cancer. N Engl J Med 1999; 340 (5): 346–50.

Marshall ME et al. Effects of coumarin and cimetidine on peripheral blood lymphocytes, natural killer cells and monocytes in patients with advanced malignancies. J Biol Response Mod 1989; 8 (1): 62–9.

Marshall ME et al. Phase I evaluation of coumarin. Mol Biother 1991; 3 (3): 170–8.

Marshall ME et al. Treatment of hormone-refractory stage D carcinoma of prostate with courmarin and cimetidine. Prostate 1990; 17 (2): 95–9.

Mohler JF et al. Phase II evaluation of coumarin (1,2-benzopyrone) in metastatic prostatic carcinoma. Prostate 1992; 20 (2): 123–31.

Sagaster P et al. Randomised study using IFN-alpha versus IFN-alpha plus coumarin and cimetidine for treatment of advanced renal cell cancer. Ann Oncol 1995; 6 (10): 999–1003.

Thornes D et al. Prevention of early recurrence of high risk malignant melanoma by coumarin. Eur J Surg Oncol 1989; 15 (5): 431–5.

Curcumin

Vorkommen

Curcumin ist ein sekundärer Pflanzenstoff aus der Kurkuma-Pflanze (*Curcuma longa*). Die Kurkuma ist eine aus Südasien stammende Pflanzenart aus der Familie der Ingwergewächse. In ihrer Wurzel sind die Farbstoffe, die in der indischen Gewürzmischung Curry enthalten sind.

Wirkstoffe und Anwendungsgebiete

Das Rhizom der Kurkuma enthält bis zu fünf Prozent ätherische Öle und bis zu drei Prozent des für die gelbe Färbung verantwortlichen Curcumins. Ihm werden verschiedene antikanzerogene Wirkungen zugeschrieben.

Wirkungen

Laborexperimentelle Daten

Durch Induktion von Phase-II-Enzymen wie der Glutathiontransferase könnte Curcumin chemopräventiv wirken. Gleichzeitig kommt es zu einer Inhibition prokarzinogener Phase-I-Enzyme, wie Cytochrom P_{450} 1A1. Curcumin wirkt antiinflammatorisch durch antioxidative Eigenschaften sowie eine Cyclooxygenase-2- und Lipoxygenasehemmung. Es führt zu einem Zellzyklusstillstand, inhibiert zahlreiche zelluläre Signalwege und induziert die Apoptose.

Curcumin beeinflusst Zellen des Immunsystems, die Entwicklung zytotoxischer T-Lymphozyten wird vermindert. Auch eine verminderte Bildung von Interleukin-2 und Interferon-γ wird beschrieben.

> **Molekulare Mechanismen**
>
> - Zellzyklus: Stillstand am Übergang von der G_2- in die M-Phase
> - Herabregulation: COX-2, MMP2, MMP9, p38, NF-κB*, Cyclin D1, c-myc, STAT3, AP-1, AKT*, Bcl-2
> - Heraufregulation: p53, NF-κB*, PPARγ, Bax, MAPK-Phosphatase-5, MMP9, AKT*, HSP 70
> - Besonderheiten: Hemmung P-Glycoprotein, Suppression: TGF-R, Erb-b2, Erb-b3, IGF-R, TRAIL, TRAIL-R2

Tierexperimentelle Daten

In verschiedenen Tiermodellen konnten die präventiven Eigenschaften von Curcumin belegt werden: signifikante Verminderung der Karzinogenese in Magen, Duodenum, Kolon und der Haut und Reduktion der Bildung von Leberzelltumoren unter Nitrosamingabe. Die Tumorpromotion und eine voranschreitende Metastasierung wurden verringert. Curcumin wirkte im Tiermodell antiangiogen.

Klinische Daten

In einer prospektiven Phase-I-Studie evaluierten Cheng et al. (2001) die Gabe von Curcumin bei Patienten mit unterschiedlichen Risikofaktoren für die Entstehung eines Karzinoms. Bei den Versuchspersonen kam es in der Beobachtungszeit zu keiner Entstehung von Karzinomen. Präkanzeröse Läsionen besserten sich. Aufgrund der Kürze der Beobachtungszeit ist die Bedeutung der Publikation allerdings fraglich.

> **Klinische Studien im Überblick**
>
> Bisher liegen zum Einsatz von Curcumin bei Patienten mit Tumorerkrankungen keine klinischen Studien vor.

Wechselwirkungen

▶ **Mit der Tumortherapie**

In Kombination mit all-trans-Retinoinsäure (ATRA) und 1,25-Dihydroxy-Vitamin D3 führt Curcumin zu einer Differenzierung humaner Promyelozytenzellen.

Curcumin erhöht die Chemosensitivität behandelter Zellen gegenüber Vincristin, 5-FU und Melphalan. Auch die durch Paclitaxel induzierte Apoptose wird verstärkt.

Verschiedene Arbeitsgruppen weisen nach, dass die mit einer MDR verbundene Überexpression von P-Glycoprotein durch Curcumin vermindert wird (Dinkova-Kostova et al. 1999).

In vitro inhibiert Curcumin die Apoptose von Mammakarzinomzellen unter Irinotecan und Doxorubicin. In Tierstudien konnte die Regression von Tumoren unter Cyclophosphamid verhindert werden.

Welche Bedeutung die unterschiedlichen antagonistischen und synergistischen Effekte für die Therapie von Tumorpatienten haben können, ist unklar. Inwieweit Interaktion durch Beeinflussung von Cytochrom-P_{450}-Enzymen erfolgen, wurde bisher nicht untersucht.

---

* Es liegen sowohl Daten für eine Herauf- als auch für eine Herabregulation vor.

Curcumin hebt die positive Wirkung des Inhaltsstoffes EGCG aus Grünem Tee auf das Zellwachstum von Tumorzellen auf. Im Rattenmodell verminderte Curcumin die Nephro- und Kardiotoxizität von Adriamycin. Die Abschwächung der durch Cyclophosphamid induzierten pulmonalen Schäden wird durch antioxidative Eigenschaften erklärt. Durch Bleomycin induzierte Lungenfibrose, die Genotoxizität einer Radiatio und die bestrahlungsinduzierte Bildung von Brustkrebs wurden im Tierversuch verhindert.

▶ **Mit anderen Medikamenten**
Die Wirkung von Reserpin und Indomethazin kann durch Curcumin vermindert und die Wirkung von Antikoagulanzien und Thrombozyten-Aggregationshemmern verstärkt werden. Eine längerfristige Gabe von Curcumin führte im Tierversuch zu einer deutlichen Abnahme der Aktivität von Cytochrom P_{450} 1A1 und Cytochrom P_{450} 3A4. Bei höherer Dosis nahm gleichzeitig die Glutathion-S-Transferaseaktivität zu. Es ist zu erwarten, dass Curcumin die Wirksamkeit zahlreicher Medikamente beeinflusst.

Nebenwirkungen

Angaben zu Nebenwirkungen von Curcumin liegen nicht vor.

Dosierung

In verschiedenen Arbeiten wurde Curcumin in unterschiedlichen Dosierungen eingesetzt. Eine klassische Phase-I-Studie zur Dosisfindung gibt es nicht. Gebräuchliche Dosierungen liegen bei 500–1 200 mg/Tag. Nach Valentin et al. (2006) beeinflussen Dosierungen von 200–400 mg/kg Curcumin das Cytochrom-P_{450} System. Die antiangiogene Wirksamkeit konnte im Tiermodell bereits bei Konzentrationen im Rahmen der normalen Fütterung erreicht werden. Die Fragestellung der erreichbaren Serumspiegel bei oraler Gabe von Curcumin wurde von Garcea (Garcea et al. 2004, 2005) untersucht: Bei der Gabe von 3 600 mg täglich über eine Woche konnten in anschließend operativ gewonnenen Gewebeproben sowie im Blutkreislauf nur nanomolare Konzentrationen nachgewiesen werden. Gleichzeitig normalisierte sich der Gehalt oxidativer DNA-Addukte im kolorektalen Tumorgewebe. Demnach führt oral verabreichtes Curcumin zu pharmakologisch effektiven Spiegeln im kolorektalen Gewebe, aber einer vernachlässigbaren Verteilung außerhalb des Gastrointestinaltraktes.

Die bisher vorliegenden Daten sind nicht ausreichend, um Dosierungsempfehlungen in der Tumortherapie zu erlauben. Ob Gewebekonzentrationen, die in vitro zur Hemmung des Wachstums von Tumorzellen erforderlich sind, durch die Aufnahme von Curcumin mit der Nahrung erreicht werden, ist unklar. Für die synergistischen Wirkungen mit Chemotherapiemitteln sowie die positive Beeinflussung des Immunsystems sind zumindestens in vitro deutlich niedrigere Konzentrationen ausreichend.

Kontraindikationen

Kontraindikationen zum Einsatz von Curcumin sind nicht bekannt.

Bewertung

Curcumin wird häufig in der komplementären Onkologie empfohlen. Die Substanz weist chemopräventive Eigenschaften auf und ist deshalb als gesunder Bestandteil der Nahrung zu betrachten. Im Tierexperiment konnten die Nebenwirkung einer Chemo- oder Strahlentherapie abgeschwächt werden. In-vitro-Daten zeigen teilweise synergistische Effekte mit verschiedenen Chemotherapeutika, z.T. aber auch antagonistische Effekte. Dies konnte auch in Tierexperimenten belegt werden. Ob die komplementäre Therapie neben zellulären Veränderungen auch klinisch relevante Parameter wie progressionsfreies oder krankheitsfreies Überleben, Metastasierung und Gesamtüberleben beeinflusst, wurde bisher nicht untersucht. Insgesamt fehlen klinische Studien, die für eine positive Empfehlung und die Einschätzung der Sicherheit der Medikation dringend erforderlich sind.

Kritisch bewertet werden die deutlichen Veränderungen der Aktivität von Cytochrom-P_{450}-Enzymen, die auf ein hohes Interaktionspotenzial hinweisen. Die antagonistische Wirkung mit EGCG aus Grünem Tee zeigt, dass die Kombination unterschiedlicher komplementärer Substanzen in der Tumortherapie nicht zu positiven Effekten führen muss.

Zusammenfassend ist Curcumin als interessante Substanz in der Tumortherapie zu bezeichnen. Aufgrund der noch nicht geklärten syn- wie antagonistischen Wirkungen sollte Curcumin nicht während einer Chemo- oder Strahlentherapie eingenommen werden.

Literatur

Cheng AL et al. Phase I clinical trial of curcumin, a chemopreventive agent, in patients with high-risk or pre-malignat lesions. Anticancer Res 2001; 21 (4B): 2895–900.

Dinkova-Kostova A et al. Relation of structure of curcumin analogs to their potencies as inducers of Phase 2 detocification enzymes. Carcinogenesis 1999; 20 (5): 911–4.

Garcea G et al. Consumption of the putative chemopreventive agent curcumin by cancer patients. Cancer Epidemiol Biomarkers Prev 2005; 14 (1): 120–5.

Garcea G et al. Detection of curcumin and its metabolites in hepatic tissue and portal blood of patients following oral administration. Br J Cancer 2004; 90: 1011–5.

Valentine SP et al. Curcumin modulates drug metabolizing enzymes in the female Swiss Webster mouse. Life Sci 2006; 78 (20): 2391–8.

Ellagsäure

Vorkommen

Ellagsäure kommt in bestimmten Nüssen und Früchten vor, besonders reichhaltig in Brombeeren, Himbeeren, Erdbeeren, Cranberries, Granatäpfeln (S. 125) und Walnüssen, aber auch in Pekannüssen. Die durchschnittliche tägliche Zufuhr mit der Nahrung beträgt 6 mg pro Person.

Wirkstoffe und Anwendungsgebiete

Ellagsäure ist eine aus zwei Gallensäurenmolekülen bestehende Phenylsäure.

Wirkungen

Laborexperimentelle Daten

Ellagsäure zeigte in präklinischen Experimenten chemopräventive Wirkungen. Im Darm werden intestinale Phase-II-Entgiftungsenzyme induziert, sodass die Bioverfügbarkeit von Kanzerogenen verringert wird. Die Säure wirkt als Antioxidans, führt zum Zellzyklusstillstand und löst die Apoptose von Krebszellen aus. Darüber hinaus inhibiert Ellagsäure Rezeptoren für PDGF und VEGF sowie die Topoisomerase 1 und 2.

> **Molekulare Mechanismen**
>
> - Zellzyklus: Stillstand in der G_1-Phase
> - Herabregulation: Cyclin D1, Cyclin D2, Cyclin E, CDK 2, CDK 4, CDK 6, IGF-2, I-κBα, Bcl-x, Bcl-2
> - Heraufregulation: p53, p21, NF-κB, IκB, Bax, Bak, Caspase-3
> - Besonderheiten: Hemmung Glutathion-S-Transferase, PDGF-Rezeptor, VEGF-Rezeptor, Topoisomerase 1 und 2

Tierexperimentelle Daten

In verschiedenen Tierexperimenten konnte die chemopräventive Wirkung von Ellagsäure gezeigt werden (Ösophagustumoren, intestinale Tumoren, Hauttumoren). Die Genotoxizität einer Bestrahlung wurde im Mausmodell deutlich vermindert. Auch eine signifikante Inhibition des Tumorwachstums von Prostatakarzinomen wurde nachgewiesen, nicht jedoch eine Unterdrückung der Metastasierung von Melanomen.

Klinische Daten

Klinische Daten zur unmittelbaren antitumoralen Wirksamkeit der Ellagsäure liegen nicht vor.

> **Klinische Studien im Überblick**
>
> ▪ Randomisierte Phase-I-Studie, Prostatakarzinom, Chemotherapie mit Vinorelbin und Estramustin: statistisch signifikante Verminderung der Neutropenie (Falsaperla et al. 2005).

Wechselwirkungen

▶ **Mit der Tumortherapie**

Daten zum Einfluss auf die Tumortherapie sind nicht publiziert worden. Durch die Inhibition der Topoisomerase 1 und 2 sind Wirkungsverstärkungen auf diese Enzyme in der Tumorzelle Chemotherapiemitteln denkbar. Die inhibierende Wirkung auf PEGF und VEGF könnte zu Synergien mit antiangiogenetisch wirksamen Substanzen führen. Bisher wurden hierzu keine Untersuchungen durchgeführt. Durch die Inhibition der Cytochrome P_{450} 2E1, P_{450} 1A1 und P_{450} 2B1 sind bei höheren Konzentrationen von Ellagsäure Wechselwirkungen zu erwarten.

Die antioxidativen Eigenschaften von Ellagsäure führten im Tierversuch zu einer verminderten Fibrosierung der Lunge nach Ganzkörperbestrahlung.

In einer randomisierten Studie an Patienten mit Prostatakarzinom unter einer Chemotherapie mit Vinorelbin und Estramustin wurde eine statistisch signifikante Verminderung der Neutropenie erreicht. Hierdurch konnten zwar mehr Chemotherapiezyklen durchgeführt werden, die Gesamtüberlebensrate und die progressionsfreie Überlebensrate waren in beiden Gruppen aber gleich (Falsaperla et al. 2005).

▶ **Mit anderen Medikamenten**

Interaktionen mit anderen Medikamenten sind durch die Inhibition von Cytochrom P_{450} möglich. Detaillierte Daten zu Wechselwirkungen liegen nicht vor.

Nebenwirkungen

Extrakte aus Himbeerblättern können in der Schwangerschaft die Wehentätigkeit auslösen.

Dosierung

Ausreichend Daten für Dosisempfehlungen liegen nicht vor.

Kontraindikationen

Es sind keine Kontraindikationen bekannt.

Bewertung

Ellagsäure ist ein sekundärer Pflanzenstoff. Es ist einer der Hauptinhaltsstoffe der Granatäpfel, aufgrund dessen diesen Früchten besonders positive Wirkungen für Tumorpatienten zugeschrieben werden. In-vitro-Daten zeigten, dass Granatapfelextrakt und Ellagsäure das Wachstum von Tumorzellen hemmen können. Interessante Mechanismen lassen synergistische Wirkungen mit Chemotherapiemitteln und antiangiogenetischen Substanzen erwarten. Allerdings wurde dies bisher nicht systematisch erforscht. Es liegen nur eine Tierexperiment und eine klinische Studie bei Tumorpatienten vor, aus denen sich keine Aussagen zur komplementären Therapie gewinnen lassen. In der klinischen Studie von Falsaperla et al. (2005) verminderte Ellagsäure die Neutropenie nach Vinorelbin.

Aufgrund der Beeinflussung von Cytochrom-P_{450}-Enzymen sind Wechselwirkungen mit Chemotherapiemitteln und neuen Substanzen denkbar. Daten hierzu liegen nicht vor. Aus diesem Grund sollte Ellagsäure als Nahrungsergänzungsmittel während einer Chemotherapie vermieden werden.

Literatur

Falsaperla M et al. Support ellagic acid therapy in patients with hormone refractory prostate cancer on standard chemotherapy using vinorelbine and estramustine phosphate. Eur Urol 2005; 47 (4): 449–54.

Emodin

Vorkommen

Emodine kommen in verschiedenen Pflanzen und Pflanzenteilen vor, unter anderem in Rhabarber, Faulbaumrinde und Sennesblatt.

Wirkstoffe und Anwendungsgebiete

Die Emodine gehören zu den Anthracenen. Sie entstehen in der Pflanze aus reduzierten Vorstufen, den Emodinanthronen.

Wirkungen

Laborexperimentelle Daten

Emodin führt zu einem Zellzyklusstillstand. Außerdem kommt es zur Induktion der Apoptose bei unterschiedlichen Karzinomzelllinien. In vitro wurde eine signifikante Verminderung von Adhäsion, Invasion und Migration der Tumorzellen beobachtet. Emodin wirkt als Tyrosinkinaseinhibitor und ist in der Lage, Mammakarzinomzellen mit Expression von HER-2-neu zu inhibieren. Emodin führt außerdem zu einer Herabregulation des Androgen-Rezeptors und inhibiert das Wachstum von Prostatakarzinomzellen.

Molekulare Mechanismen

- Zellzyklus: Stillstand am Übergang von der G_2- in die M-Phase
- Herabregulatin: Bcl-2, NF-κB, Survivin, MMP9, EKR, PI3K

- Heraufregulation: p53, p21, Caspase-3, Caspase-8, Caspase-9, p53, p21, ROS und Bax
- Besonderheiten: Herabregulation: Her-2-neu und Androgen-Rezeptor, Translokation β_1-Integrin, Wirkungsabschwächung durch N-Acetylcystein und Vitamin A

Tierexperimentelle Daten

Im Tiermodell führte die Gabe von Emodin bei Tumoren, die HER-2-neu überexprimieren, zu einem verminderten Tumorwachstum und einer verlängerten Überlebenszeit. In weiteren Tierversuchen aktiviert Emodin NK-Zellen. Die Phagozytose von Makrophagen nahm bei einer mehrstündigen Therapie zu.

Klinische Daten

Klinische Studien zum Einsatz von Emodin bei Tumorpatienten liegen bisher nicht vor.

Wechselwirkungen

▶ **Mit der Tumortherapie**

Die Glutathion-S-Transferase ist an der Karzinogenese und der Entwicklung von Resistenzen gegen Chemotherapeutika beteiligt. Die Gabe von Emodin führt zu einer Inhibition dieses Enzyms.

In verschiedenen präklinischen Untersuchungen steigerte Emodin die Wirksamkeit von Zytostatika, wie 5-FU, Doxorubicin, Cisplatin und Paclitaxel sowie Imatinib. Es kommt zu einer verstärkten Proliferationshemmung (z.B. Fenig et al. 2004).

▶ **Mit anderen Medikamenten**

Die Wirkung von Emodin kann durch Gabe von Ascorbinsäure oder N-Acetylcystein vermindert werden.

Nebenwirkungen

Emodin wirkt als Laxans.

Dosierung

Ausreichende Daten, aus denen sich eine Dosisempfehlung in der Onkologie ableiten lässt, liegen nicht vor.

Kontraindikationen

Kontraindikationen von Emodin sind nicht bekannt. Vorsicht ist geboten bei Durchfällen, da die Verstärkung der Diarrhö zu Elektrolyt- und Wasserentgleisungen führen kann.

Bewertung

Emodin stellt eine interessante Substanz dar, die in der Lage ist, das Tumorzellwachstum in vitro zu hemmen und die synergistisch mit unterschiedlichen Zytostatika wirkt. Leider liegen hierzu weder Tierexperimente noch Daten aus klinischen Studien vor, sodass derzeit der Einsatz von Emodin in medikamentöser Form nicht empfohlen werden kann. Die Verminderung der Wirkung von Emodin durch Ascorbinsäure bzw. N-Acetylcystein ist ein Beispiel dafür, dass der unkritische gleichzeitige Einsatz unterschiedlicher komplementärer Substanzen nicht sinnvoll ist.

Literatur

Fenig E et al. Combined effect of aloe-emodin and chemotherapeutic agents on the proliferation of an adherent variant cell line of Merkel cell carcinoma. Oncol Rep 2004; 11 (1): 213–7.

Enzyme

Vorkommen

Zu unterscheiden sind Enzyme pflanzlicher und tierischer Herkunft. Zu den am häufigsten therapeutisch eingesetzten Enzymen gehören Trypsin, Chymotrypsin, Bromelain (aus der Frucht und dem Stengel der Ananas [*Ananas comosus*]) und Papain (aus der Papaya).

Wirkstoffe und Anwendungsgebiete

Bei der begleitenden Enzymtherapie werden verschiedenen Proteinasen bzw. Proteinasegemische eingesetzt. In verschiedenen Studien konnte belegt werden, dass die Resorption dieser relativ großen Moleküle im Magen-Darm-Trakt möglich ist.

Bromelain ist ein natürliches Gemisch proteolytischer Enzyme aus der Ananaspflanze. Es ist ein Glycoprotein mit einem Oligosaccharidrest und einer reaktiven Sulfhydrylgruppe, das durch Oxidanzien inaktiviert werden kann. Für Bromelain konnten verschiedene gerinnungshemmende Mechanismen nachgewiesen werden. Ob dies die Thromboserate bei Krebspatienten positiv beeinflusst, wurde noch nicht systematisch untersucht. Interessant ist jedoch die Parallele zur ebenfalls beschriebenen antikanzerogenen Eigenschaft von Heparinen und Cumarin.

Wirkungen

Laborexperimentelle Daten

Bromelain führt zu einer schwachen Inhibition von PGE_2, einer Abnahme von Bradykinin und Thromboxan A_2 sowie zu einer verstärkten Produktion von TNF-α und Interleukin-6 und -8. In vitro wird durch Enzyme die Bildung von reaktiven Sauerstoffspezies (ROS) in Neutrophilen erhöht.

Bromelain verändert die Zelloberflächenmoleküle auf Leukozyten und kann dadurch die Zelladhäsion von Lymphozyten, insbesondere T-Lymphozyten und NK-Zellen, am Gefäßendothel sowie immunologische Prozesse beeinflussen.

Weitere Beiträge zeigen, dass Enzyme in der Lage sind, die Ausreifung von dendritischen Zellen und die Zytotoxizität von Monozyten zu fördern. Ob diese immunologischen Veränderungen unmittelbar zu einer antitumoralen Wirkung beitragen, ist unklar.

> **Molekulare Mechanismen**
>
> - Heraufregulation: TNF-α, Interleukin-1, Interleukin-6 und Interleukin-8
> - Herabregulation: PGE, Bradykinin, Thromboxan A2

Tierexperimentelle Daten
In mehreren Tierexperimenten konnte die Metastasierung von Malignomen inhibiert werden.

Klinische Daten
Über einen verminderten Tumorprogress beim Menschen durch alleinige Therapie mit Bromelain wurde bisher in Einzelfallberichten berichtet. Nachprüfbare Daten liegen nur zur Beeinflussung von Nebenwirkungen einer Chemo- oder Strahlentherapie vor.

> **Klinische Studien im Überblick**
>
> - Fallserie, Bestrahlung von Bronchialkarzinomen und Zervixkarzinomen, 44 und 120 Patienten: Verbesserung der Nebenwirkungsrate (Smolanka et al. 2000; Dale et al. 2001).
> - Placebo-kontrollierte Phase-III-Studie, Strahlentherapie, 28 Patienten: erhöhte Nebenwirkungsrate (Martin et al. 2002).
> - Fallserie zur Therapie von Paravasaten, verbesserte Abheilungsrate (Parikh et al. 2001).
> - Fallserie, operative Therapie eines Mammakarzinoms, Therapie des Lymphödems, Verbesserung der Symptome im langfristigen Verlauf (Adamek et al. 1997; Korpan et al. 1996).
> - Doppelblind randomisierte placebo-kontrollierte Phase-III-Studie, Kopf-Hals-Tumoren: Verminderung der Strahlentherapiefolgen (Gujral et al. 2001).
> - Randomisiert kontrollierte klinische Studie, 58 Patienten: Verbesserung des Lymphödems bei Mammakarzinom (May et al. 2001).
> - Retrolektive Kohortenstudie, 3 500 Patienten: verbesserte Lebensqualität, signifikante Verminderung der Nebenwirkungen einer Strahlen- oder Chemotherapie (Beuth et al. 2001).
> - Retrolektive Kohortenstudie, multiples Myelom, 265 Patienten: signifikant erhöhte Ansprechrate, längere Remissionsdauer, verlängerte Überlebenszeit im Stadium III (Sakalova et al. 2001).
> - Epidemiologische retrolektive Kohortenstudie, Chemo- oder Strahlentherapie, kolorektales Karzinom, 1 242 Patienten: Lebensqualitätverbesserung, Verminderung der Nebenwirkungen, Trend zur Überlebenszeitverlängerung im Stadium Dukes D (Popiela et al. 2001).

Wechselwirkungen

▶ **Mit der Tumortherapie**

Die Resorption von 5-FU und Vincristin wird durch Bromelain verstärkt. Ob hierdurch eine Wirkungsverstärkung oder Erhöhung der Toxizität eintritt, ist nicht geklärt. In einer retrolektiven Kohortenuntersuchung führten Enzyme bei Patienten mit multiplem Myelom zu einem verbesserten Ansprechen. Im Stadium III lag die mittlere Überlebenszeit in der Kontrollgruppe bei 47 Monaten versus 83 Monaten in der Behandlungsgruppe (Sakalova et al. 2001).

In einer weiteren großen retrolektiven Kohortenstudie mit über 3 500 Patientinnen wiesen Beuth et al. (2001) nach, dass durch Enzyme eine Verbesserung der Lebensqualität mittels signifikanter Minderung der Nebenwirkungen aus Radio- und Chemotherapie erreicht wurde.

In einer placebo-kontrollierten Studie zur carboplatinhaltigen Chemotherapie schützten proteolytische Enzyme vor dem Anstieg der Leberenzyme (Lahousen et al. 1995).

Oral gegebene proteolytische Enzyme sind in der Lage, die durch eine Strahlentherapie induzierte Fibrose und die durch Bleomycin induzierte Pneumonitis sowie die Immunsuppression zu vermindern. Ob die antithrombotische Wirkung von Bromelain zu einer erhöhten Blutungsneigung unter Bevacizumab führt, ist nicht bekannt. Auch bei Bronchial- bzw. Zervixkarzinomen und Kopf-Hals-Tumoren wurde die Rate von Nebenwirkungen einer Bestrahlung durch Enzymtherapie vermindert (Dale et al. 2001; Gujal et al. 2001; Hanul et al. 2000; Kaul et al. 1999; Smolanka et al. 2000). Eine Bestrahlung des Beckenraums kombiniert mit einer Enzymtherapie führte bei mehreren Patienten zu moderater und schwerer Diarrhö, zu höhergradigen Epitheliolysen und höhergradiger Fatigue (Martin et al. 2002). Die orale Gabe proteolytischer Enzyme führte zu einer verbesserten Abheilungsrate von Paravasaten (Parikh et al. 2001).

Die langfristigen Folgen des Lymphödems bei Patientinnen mit Mammakarzinom konnten durch die Gabe von Enzymen begleitend zur konventionellen Therapie verbessert werden (Adamek et al. 1997; Korpan et al. 1996; May et al. 2001).

▶ **Mit anderen Medikamenten**

Da Bromelain die Absorption anderer Medikamente erhöht, können Wechselwirkungen, beispielsweise mit Tetrazyklinen, nicht ausgeschlossen werden. Durch die antithrombotische Wirkung kann die Blutungsneigung unter Antikoagulanzien erhöht werden.

Nebenwirkungen

Die Toxizität von Bromelain ist gering, es hat aber leicht gerinnungshemmende Eigenschaften. In einem Einzelfallbericht wurde eine Erhöhung von Leberenzymen unter Bromelain berichtet. Bei hohen Dosierungen kann es zu Palpitationen kommen. Einige Patienten hatten nach der Einnahme von Enyzmpräparaten leichte Oberbauchbeschwerden. Des Weiteren weisen proteolytische Enzyme ein allergenes Potenzial auf.

Dosierung

Für verschiedene Enzymkombinationen liegen unterschiedliche Dosisempfehlungen vor. Für Bromelain werden in der Onkologie Tagesdosen von 400 mg empfohlen. Phase-I-Studien, die eine Dosisfindung anhand der Wirkung und Nebenwirkung erlauben, liegen nicht vor.

Kontraindikationen

Kontraindikationen für den Einsatz von Enzymen, insbesondere Bromelain bestehen nicht. Einige Tage vor einer geplanten Operation sollte eine Einnahmepause erfolgen.

Bewertung

Enzyme sind in der Therapie von Traumata, insbesondere in der Sporttherapie, anerkannte Therapeutika. Sie beeinflussen Zytokine und Immunfunktionen. In-vitro- und tierexperimentellen Daten zufolge verringern sie die Metastasierung von Tumoren. Klinische Studien zeigen, dass Nebenwirkungen von Chemotherapien und Bestrahlungen verringert werden können. Allerdings wies eine Arbeitsgruppe unter einer tendenziellen, jedoch nicht signifikaten Enzymgabe mehr Nebenwirkungen nach einer Strahlentherapie nach. Ob gleichzeitig mit der verringerten Nebenwirkungsrate auch ein verbessertes Überleben erreicht wird, ist nicht eindeutig bewiesen. Offensichtlich tritt jedoch keine Wirkungsverschlechterung der Chemo- oder Strahlentherapie auf. Aus diesem Grund kann eine Enzymtherapie begleitend zu einer antitumoralen Therapie empfohlen werden. Ob hierbei Mischpräparate oder ein rein pflanzliches Präparat aus Bromelain günstiger zu bewerten sind, kann noch nicht entschieden werden. Direkte Vergleiche verschiedener Präparate wurden noch nicht veröffentlicht. Begleitend zur konventionellen Therapie können Enzyme außerdem bei entzündlichen Veränderungen durch Paravasate sowie bei Lymphödemen eingesetzt werden.

Wechselwirkungen mit Medikamenten, insbesondere Antikoagulanzien, sind zu beachten. Aus Sicherheitsgründen sollten Enzyme nicht mit Bevacizumab kombiniert werden, um eine erhöhte Blutungsneigung zu vermeiden.

Literatur

Adamek J et al. Enzyme therapy in the treatment of lymphedema in the arm after breast carcinoma surgery. Rozhl Chir 1997; 76 (4): 203–4.
Beuth J et al. Impact of complementary oral enzyme application on the postoperative treatment results of breast cancer patients. Cancer Chemotherapy and Pharmacology 2001; 47 (7): 45–54.
Dale S et al. Co-medication with hydrolytic enzymes. Cancer Chemotherapy and Pharmacology 2001; 47 (Suppl 1): 29–34.
Gerard G et al. Anti-cancer therapy with bromelain. Agress 1972; 3: 261–74.
Gujral S et al. Efficacy of hydrolytic enzymes in preventing radiation therapy induced side effects. Cancer Chemotherapy and Pharmacology 2001; 47 (Suppl 1): 23–8.
Hanul VL et al. Application of systemic enzyme therapy in combined treatment of patients with pulmonary cancer and malignant thymoma. Klin Khir 2000; 6: 17–9.

Kaul R et al. The role of Wobe-Mugos in reducing acute sequele of radiation in head and neck cancers. Indian J Cancer 1999; 36 (2–4): 141–8.
Korpan MI et al. Wobenzyme and diuretic therapy in lymphedema after breast operation. Wien Med Wochenschr 1996; 146 (4): 67–72.
Lahousen M et al. Modification of liver parameters by adjuvant administration of proteolytic enzymes following chemotherapy in patient with ovarian carcinoma. Wien Med Wochenschr 1995; 145 (24): 663–8.
Martin T et al. Does prophylactic treatment with proteolytic enzymes reduce acute toxicity of adjuvant pelvic irradiation? Radiother Oncol 2002: 65 (1): 17–22.
May C et al. Randomized open controlled clinical study on the efficacy and tolerance of an oral enzyme preparation in lymphadenectomy patients. Intern J Immunother 2001; 17: 149–52.
Nieper HA et al. A programm for the treatment of cancer. Krebs 1974; 6: 124–7.
Parikh PM et al. Phlogenzym is safe and effectiv in reducing morbidity of vesicant chemotherapy extravasation. Intern J Immunother 2001; 17: 163–70.
Popiela T et al. Influence of a complementary treatment with oral enzymes on patients with colorectal cancers. Cancer Chemotherapy and Pharmacology 2001; 47 (7): 55–63.
Sakalova A et al. Retrolective cohort study of an additive therapy with an oral enzyme preparation in patiens with multiple myeloma. Cancer Chemotherapy and Pharmacology 2001; 47 (Suppl 1): 38–44.
Smolanka II et al. Systemic enzyme therapy with the preparation Wobe-Mugos E in the combined treatment of lung cancer patients. Lik Sprava 2000; 5: 121–3.

Eugenol

Vorkommen

Eugenol findet sich in unterschiedlichen Pflanzen, insbesonderen in Gewürzen wie der Gewürznelke und der Betelnuss.

Wirkstoffe und Anwendungsgebiete

Eugenol ist chemisch dem Curcumin verwandt und kommt in zahlreichen Abwandlungen wie Isoeugenol, Biseugenol etc. vor.

Wirkungen

Laborexperimentelle Daten

In verschiedenen Untersuchungen konnte gezeigt werden, dass Eugenol chemopräventive Eigenschaften hat. Hierbei sind die Untersuchungsergebnisse zum Teil widersprüchlich. So zeigten sich im Tierversuch positive Einflüsse auf die Karzinogenese der Haut, die jedoch in einer anderen Studie nicht repliziert werden konnten. Eugenol und seine Derivate sind Inhibitoren der 5-Lipoxygenase und Cyclooxygenase 2, aber Eugenol wirkt auch durch Bildung von Radikalen. Die daraus resultierende zytotoxische Wirkung kann durch Gabe von Antioxidanzien, wie Ascorbinsäure und β-Carotin, aufgehoben werden.

Eugenol hemmt das Wachstum von Karzinomzellen. Es führt zu einem Zyklusstillstand in der S-Phase und zur Induktion der Apoptose.

> **Molekulare Mechanismen**
> - Zellzyklus: Stillstand in der S-Phase
> - Herabregulation: NF-κB, Hemmung von COX-2
> - Heraufregulation: reduziertes Glutathion
> - Besonderheiten: Lipooxygenase, Glutathion-S-Transferase, MRP 2

Tierexperimentelle Daten
Im Tierversuch konnte eine signifikante Wachstumsverzögerung von Tumoren und eine deutliche Reduktion der Tumorgröße nachgewiesen werden (Gosh et al. 2005).

Klinische Daten
Klinische Studien zu Eugenol liegen nicht vor.

Wechselwirkungen

► **Mit der Tumortherapie**
In vitro kommt es zu einer erhöhten Sensitivität gegenüber Cisplatin, u.a. durch Verringerung der Expression des Multidrug resistance-associated proteine 2. Weitere Daten über mögliche Wechselwirkungen liegen nicht vor. Allerdings führt Eugenol zu einem Anstieg von reduziertem Glutathion und der Aktiviät der Glutathion-S-Transferase sowie der weiteren entgiftenden Enzyme UDP-Glucuronyl-Transferase und UDP-Glucosedehydrogenase. Deshalb muss mit Interaktionen gerechnet werden. Als Antioxidans schützt Eugenol Lipide vor den schädigenden Wirkungen einer Radiatio. Ob hieraus auch ein Schutz maligner Zellen resultiert, ist unklar.

► **Mit anderen Medikamenten**
Wechselwirkungen mit anderen Medikamenten sind nicht bekannt, doch ist aufgrund der Beeinflussung von Stoffwechselenzymen mit Wechselwirkungen zu rechnen.

Nebenwirkungen

Einige Untersuchungen weisen auf eine Erhöhung der Karzinogenität bestimmter Stoffe durch Eugenol hin. So konnte in vitro die Genotoxizität von Benzo(a)pyrene erhöht werden. Tierexperimentelle Untersuchungen beschreiben kanzerogene Effekte bei niedrigen, nicht jedoch bei hohen Dosierungen.

Dosierung

Es liegen keine ausreichenden Daten für eine Dosisempfehlung vor. Insbesondere die Grenzen zwischen karzinogener und chemopräventiver Wirkung beim Menschen sind unklar.

Kontraindikationen

Daten über Kontraindikationen wurden bisher nicht veröffentlicht.

Bewertung

Für Eugenol und seine Derivate konnten Inhibition des Wachstums von Tumorzellen sowie karzinogene Wirkungen nachgewiesen werden. Hierbei liegen möglicherweise dosisabhängig unterschiedliche Effekte vor. Über Interaktionen mit einer Chemotherapie sind keine Aussagen möglich. Bevor weitere Daten gewonnen werden, ist von der gezielten Einnahme von Eugenol und seinen Verwandten abzuraten.

Literatur

Gosh R et al. Eugenol causes melanoma growth suppression through inhibition of E2F1 transcriptional activity. J Biol Chem 2005; 280 (7): 5812–9.

Faktor AF 2

Vorkommen

Der Faktor AF 2 kommt in Leber und Milz neugeborener Lämmer vor.

Wirkstoffe und Anwendungsgebiete

Faktor AF 2 stellt eine standardisierte Fraktion von Peptiden dar. Im Rahmen einer komplementären Therapie wird AF 2 als Immunmodulator eingesetzt.

Wirkungen

Laborexperimentelle Daten

In vitro führt AF 2 zu einer Differenzierung von Monozyten zu Makrophagen und einer Erhöhung der Phagozytosekapazität von polymorphnukleären Leukozyten.

> **Molekulare Mechanismen**
>
> ■ Erhöhte Freisetzung von Interferon-γ aus Monozyten

Tierexperimentelle Daten

Tierexperimente zu AF 2 liegen nicht vor.

Klinische Daten
Publikationen zur direkten antitumoralen Wirkung von AF 2 liegen nicht vor.

Klinische Studien im Überblick

- Prospektiv randomisierte Multicenterstudie, Urothelkarzinom, 106 Patienten: signifikant weniger Knochenmarksdepression (Krege 2002).
- Prospektiv randomisierte Studie, Prostatakarzinom, Chemotherapie mit Cisplatin und Epirubicin: myeloprotektiver Effekt, Verringerung weiterer Nebenwirkungen (Papadopoulus et al. 1989).

Wechselwirkungen

▶ **Mit der Tumortherapie**

Eine prospektiv randomisierte Studie bei Patienten mit fortgeschrittenem metastasiertem, sekundär hormonunabhängigem Prostatakarzinom unter einer Chemotherapie mit Cisplatin und Epirubicin ergab, dass die zusätzliche Therapie mit AF 2 einen myeloprotektiven Effekt hat. Gleichzeitig kam es zu einer Abnahme des Erbrechens und einer Verbesserung des subjektiven Wohlbefindens. Da in der Verumgruppe weniger Therapieabbrüche auftraten, konnte hier eine höhere Dosisintensität erreicht werden (Papadopoulos et al. 1989).

Dagegen zeigte eine prospektiv randomisierte Multicenterstudie bei Patienten mit fortgeschrittenem Urothelkarzinom unter einer Therapie mit Cisplatin und Methotrexat, dass die gastrointestinalen Nebenwirkungen in der Gruppe unter AF 2-Gabe nur eine tendenzielle Verbesserung ohne statistisches Signifikanz erfuhren. Jedoch traten auch in dieser Studie unter AF 2 weniger Knochenmarksdepressionen auf. Die Gesamtansprechrate, das mediane Überleben und die mittlere Zeit bis zur Progression unterschied sich nicht zwischen beiden Gruppen (Krege 2002).

▶ **Mit anderen Medikamenten**

Untersuchungen zu Wechselwirkungen mit anderen Medikamenten liegen nicht vor.

Nebenwirkungen

Faktor AF 2 kann eine allergische Reaktion verursachen.

Dosierung

Es liegen keine Publikationen vor, aus denen sich eine rationale Begründung für die vom Hersteller empfohlene Dosierung ableiten lässt.

Kontraindikationen

Kontraindikationen zum Einsatz von Faktor AF 2 wurden bisher nicht veröffentlicht. Aufgrund seiner immunstimulierenden Wirkung sollte AF 2 nicht bei Autoimmunerkrankungen und Allergien eingesetzt werden. Auch bei Leukämie und Lymphomen ist sein Einsatz nicht sinnvoll.

Bewertung

Faktor AF 2 wird zur Abschwächung von Nebenwirkungen und insbesondere zur Stabilisierung des Immunsystems während einer Chemotherapie eingesetzt. Die bisher vorliegenden Puplikationen umfassen kleine Patientengruppen und bedürfen der Bestätigung. Bei Anwendung von Faktor AF 2 kam es zu keiner Wirkungsabschwächung der Chemotherapie. Umstritten ist, ob neben der Knochenmarkstoxizität auch andere Therapienebenwirkungen positiv beeinflusst werden können.

Aufgrund der immunstimulierenden Wirkung sollte der Einsatz von Faktor AF 2 bei Leukämien und Lymphomen unterbleiben bis klinische Daten vorliegen. Bei anderen onkologischen Erkrankungen kann sein Einsatz erwogen werden. Es muss aber betont werden, dass es sich um eine experimentelle Therapie handelt, für die wir nur wenige Belege haben.

Literatur

Krege S. Bewertung des Komplementärtherapeutikums Factor AF 2 als Supportivum in der Behandlung des fortgeschrittenen Urothelkarzinoms. Der Urologe A 2002; 41: 164–8.
Papadopoulos I et al. Reducing the side effects of aggressive chemotherapy. Onkologie 1989; 12 (Suppl 3): 26–31.

Ferulasäure

Vorkommen

Ferulasäure und Kaffeesäure sind die häufigsten sekundären Pflanzenstoffe in pflanzlicher Nahrung. Sie kommen insbesondere in grünen Blättern vor und in der Fruchtschale. Ferulasäure ist unter anderem auch in braunem Reis vorhanden.

Wirkstoffe und Anwendungsgebiete

Ferulasäure ist eine Hydroxyzimtsäure, die zu den Phenolsäuren gehört. Phenolsäuren schützen als Antioxidanzien das Gewebe vor Sauerstoffmolekülen. Ferulasäure ist lichtempfindlich und wird während der Lagerung abgebaut.

Wirkungen

Laborexperimentelle Daten

Ferulasäure inhibiert die Zellproliferation. Sie hat antioxidative und Radikalenfänger-Eigenschaften und induziert über reaktive Sauerstoffspezies (ROS) die Apoptose. Unter Ferulasäure wurde in vitro eine verstärkte Transkription des Her-2-neu-Onkogens beschrieben. Die durch Ferulasäure verstärkte Proliferation von Östrogenrezeptor-positiven Mammakarzinomzellen kann durch Hinzugabe von Trastuzumab verringert werden. Auch die Gabe von Östrogenantagonisten blockiert die Hochregulation der Her-2-neu-Expression (Chang et al. 2006).

> **Molekulare Mechanismen**
>
> - Hochregulation: Multidrug resistance-associated proteine (MRP 3)
> - Besonderheiten: verstärkte Transkription von Her-2-neu

Tierexperimentelle Daten
Im Tierversuch konnte gezeigt werden, dass Ferulasäure vor der Entwicklung von Hauttumoren, kolorektalen und oralen Karzinomen schützt.

Klinische Daten
Ferulasäure führt zu einer verstärkten Proliferation von humanen Lymphozyten und Sekretion von Interferon-γ. Ob sich dies in der Therapie positiv auswirkt, wurde bisher nicht überprüft.

> **Klinische Studien im Überblick**
>
> Klinische Studien wurden bisher nicht publiziert.

Wechselwirkungen

▶ **Mit der Tumortherapie**

Ferulasäure führt zu einer verstärkten Aktivität der hepatischen Superoxiddismutase, Glutathionperoxidase und Katalase. Gleichzeitig kommt es zu einer Hochregulation des Multidrug resistance-associated proteine. Welche Konsequenzen dies bei bereits existenten Tumoren hat, wurde bisher nicht untersucht. Durch die Hochregulation ist eine Abschwächung der Wirkung einer antitumoralen Therapie denkbar. Im Tierversuch konnte gezeigt werden, dass Ferulasäure vor den Nebenwirkungen einer Radiatio schützt. Dies galt jedoch nur für normale Zellen wie Leukozyten und Knochenmarkszellen, nicht aber für Tumorzellen.

▶ **Mit anderen Medikamenten**

Daten zur Wechselwirkung mit anderen Medikamenten liegen nicht vor.
Aufgrund der Beeinflussung von Stoffwechselenzymen wie Glutathionperoxidase und Katalase sind Wechselwirkungen nicht auszuschließen.

Nebenwirkungen

Bisher wurden keine Nebenwirkungen von Ferulasäure beschrieben.

Dosierung

Im Tierversuch wurden Dosierungen zwischen 50 und 100 mg/kg Körpergewicht verwendet. Daten aus klinischen Studien liegen nicht vor.

Kontraindikationen

Kontraindikationen wurden bisher nicht beschrieben.

Bewertung

Ferulasäure stellt als Polyphenol einen sekundären Pflanzenstoff dar. Die Daten zur Wirkung auf Tumorzellen sind nicht einheitlich. Es konnte eine Wachstumsinhibition für Tumorzellen nachgewiesen werden. Dem stehen jedoch Hinweise auf eine verstärkte Proliferation entgegen.

Wegen einer verstärkten Transkription von Her-2-neu, der verstärkten Proliferation von Rezeptor-positiven Mammakarzinomzellen und einer Hochregulation des Multidrug resistance-associated proteine sollte Ferulasäure nicht bei Mammakarzinompatientinnen empfohlen werden. Auch Ferulasäure-enthaltende Mischpräparate, die beispielsweise braunen Reis enthalten und in der komplementären Therapie empfohlen werden, sind mit Vorsicht zu bewerten.

Literatur

Chang CJ et al. Modulation of HER2 expression by ferulic acid on human breast cancer MCF7 cells. Eur J Clin Invest 2006; 36 (8): 588–96.

Flor Essence®/Essiac®

Vorkommen

Flor Essence® und Essiac® sind Kräuterteemischungen.

Wirkstoffe und Anwendungsgebiete

Essiac® besteht aus vier Pflanzen bzw. Pflanzenbestandteilen: Klettenwurzel (*Arcticum lappa*), Kleiner Sauerampfer (*Rumex acetosella*), Ulmenrinde (*Ulmus rubra*) und Braunalge (*Laminaxia digitata*). Flor Essence® beinhaltet diese Bestandteile ebenfalls und vier weitere Pflanzen: Brunnenkresse (*Nastertium officinale*), Benediktenkraut (*Cnicus benedictus*), Rotkleeblüten (*Trifolium pratense*) und Rhabarberwurzel (*Rheum palmatum*).

Die ursprüngliche Mischung von Essiac® wurde von kanadischen Indianern übernommen. Die Hersteller behaupten, dass diese bei Hunderten von Krebspatienten zu Heilungen geführt hat. Wissenschaftliche Publikationen hierzu liegen nicht vor.

Wirkungen

Laborexperimentelle Daten

Einzelne Bestandteile von Essiac® bzw. Flor Essence® weisen antiinflammatorische und antioxidative, antiöstrogene sowie immunstimulatorische Eigenschaften auf. Umgekehrt kann unter der Einwirkung von Essiac® bzw. Flor Essence® die Freisetzung von proinflammatorischen Mediatoren in bestimmten Zelllinien gefördert werden. Die direkte Wirkung beider Kräutermischungen auf unterschiedliche Tumorzellen wurde getestet. Hier zeigten sich nur bei sehr hohen Konzentrationen antiproliferative und die Differenzierung induzierende Eigenschaften. In-vitro-Experimente zeigten, dass Flor Essence® und Essiac® in Dosierungen von 1–8% die Proliferation von Östrogenrezeptor-positiven und -negativen Mammakarzinomzellen stimuliert (Kulp et al. 2006).

> **Molekulare Mechanismen**
>
> Daten zu molekularen Mechanismen liegen nicht vor.

Tierexperimentelle Daten
Im Tierversuch (Rattenmodell des Mammakarzinoms) resultiert die Gabe von Flor Essence® in einem verstärkten Wachstum des Tumors (Bennet et al. 2004).

Klinische Daten
In einem einzelnen Fallbericht sprach ein hormonrefraktäres Prostatakarzinom gut auf die Therapie mit Essiac® an (Al-Sukhni et al. 2005).

> **Klinische Studien im Überblick**
>
> - Klinische Studien liegen nicht vor.

Wechselwirkungen

▶ **Mit der Tumortherapie**

Daten zu möglichen Wechselwirkungen wurden bisher nicht veröffentlich.

▶ **Mit anderen Medikamenten**

Wechselwirkungen mit anderen Medikamenten sind bisher nicht bekannt.

Nebenwirkungen

Rumex acetosella enthält Anthraquinone und Oxalate. Bei Konsum größerer Mengen kann es zu Diarrhö kommen, durch die Oxalate auch zu Nieren- und Leberschädigung.

Arctium lappa hat möglicherweise hyperglykämische Effekte. Vereinzelt wurden Verunreinigungen mit Belladonna-Alkaloiden nachgewiesen.

Dosierung

Flor Essence® wird als Teemischung angeboten. Aus der Zubereitungsempfehlung und aus der Konsumempfehlung lassen sich keine Daten bezüglich der Zufuhr einzelner Wirkstoffe ermitteln.

Kontraindikationen

Daten zu Kontraindikationen wurden bisher nicht veröffentlicht.

Bewertung

Die Teemischungen Flor Essence® und Essiac® stellen typische Vielstoffgemische dar. Bemühungen des amerikanischen NCI und amerikanischer Universitäten um klinische Daten bzw. eigene Experimente ergaben keinen Hinweis auf eine antitumorale oder immunstimulatorische Wirksamkeit.

Aufgrund der labor- und tierexperimentellen Daten, die sogar auf eine Proliferation von Tumoren hinweisen, muss vor der Anwendung der beiden Teesorten bis zur weiteren Klärung gewarnt werden.

Literatur

Al-Sukhni W et al. Remission of hormone-refractory prostate cancer attributed to Essiac®. Can J Urol 2005; 12 (5): 2841–2.
Bennet LM et al. Flor-Essence® herbal tonic does not inhibit mammary tumor development in Sprague Dawley rats. Breast Cancer Res Treat 2004; 88 (1): 87–93.
Kulp KS et al. Essiac® and Flor Essence® herbal tonics stimulate the in vitro growth of human breast cancer cells. Breast Cancer Res Treat 2006; 98 (3): 249–59.

Folsäure

Vorkommen

Folsäure kommt in zahlreichen pflanzlichen Nahrungsmitteln vor und ist in der gesunden Ernährung in ausreichender Menge für die Ernährung eines erwachsenen Menschen enthalten.

Wirkstoffe und Anwendungsgebiete

Folsäure ist eine vitaminähnliche Substanz. Eine Supplementierung wird in der Schwangerschaft empfohlen, da hierdurch die Ausbildung von Neuralrohrdefekten verhindert werden kann.

Wirkungen

Laborexperimentelle Daten
Für Folsäure konnten unter verschiedenen Versuchsbedingungen chemopräventive Wirkungen gezeigt werden.

> **Molekulare Mechanismen**
>
> Daten zu molekularen Mechanismen bezüglich einer antitumoralen Wirkukng liegen nicht vor.

Tierexperimentelle Daten
In Tierexperimenten führte ein leichter Folsäuremangel in der Promotionsphase eines Mammakarzinoms zu einer geringeren Tumormasse als in der Kontrollgruppe.

Klinische Daten
Bei atrophischer Gastritis wurden Mukosaläsionen durch Folsäure vermindert. Bezüglich der Entwicklung von Magenkarzinomen wurde kein signifikantes Ergebnis erzielt (Zhu et al. 2003). Bei Patienten mit intestinalen Metaplasien des Magens führte Folsäure zu einer erhöhten Apoptose (Cao et al. 2005). Folsäure verminderte in verschiedenen Studien die Zellproliferation bei Patienten mit Kolon- und Rektumadenomen, der weitere Krankheitsverlauf unterschied sich nicht von einer Therapie mit Placebo (Kim et al. 2001, Khosraviani et al. 2002, Nagothu et al. 2003). Im Gegensatz zu den positiven Daten in der Prävention zeigten die ersten Anwendungen in der Therapie eher einen ungünstigen Effekt.

Die Arbeitsgruppe um Charles (2002) zeigte, dass die Folsäuresupplementierung in der Schwangerschaft die Mortalität bei den Frauen, die später an einem Mammakarzinom erkrankten, verdoppelt. Die Autoren verwiesen auf die kleine Patientenzahl, allerdings hat die Studie eine hohe Studienqualität.

Wechselwirkungen

▶ **Mit der Tumortherapie**
Folsäure ist der Antagonist von Methotrexat. Sie wird nach hochdosierter Methotrexattherapie unter Spiegelkontrolle zur Rescue eingesetzt. Die Einnahme von Folsäure unmittelbar nach niedrig und normal dosierter Methotrexattherapie kann die Wirkung der Tumortherapie aufheben. Eine amerikanische Arbeitsgruppe zeigte, dass ein erhöhter Folsäurespiegel (erzeugt durch Einnahme von Multivitaminpräparaten) zu erhöhtem Risiko für die Entwicklung einer Neutropenie während einer Chemotherapie führt (Branda et al. 2004).

▶ **Mit anderen Medikamenten**
Daten zu Wechselwirkungen mit anderen Medikamenten liegen nicht vor.

Nebenwirkungen

Nebenwirkungen einer Folsäuregabe sind nicht bekannt.

Dosierung

Folsäure wurde in den oben wiedergegebenen Untersuchungen in unterschiedlichen Dosierungen eingesetzt. Die Untersuchungen zur Prävention bei Präkanzerosen setzten Dosierungen zwischen 2 und 5 mg täglich ein. In der Schwangerschaft werden Dosierungen von 400 mg pro Tag empfohlen.

Kontraindikationen

Daten für Kontraindikationen liegen nicht vor.

Bewertung

Folsäure ist eine vitaminähnliche Substanz, die normalerweise in ausreichenden Konzentrationen in der Nahrung, insbesondere in pflanzlichen Substanzen, vorkommt. Die bisher publizierten Untersuchungen zur Prävention bei Präkanzerosen, wie intestinaler Metaplasie des Magens und Adenomen im kolorektalen Bereich, wurden jeweils nur bei kleinen Patientengruppen durchgeführt. Die einzig größere doppelblind randomisierte placebo-kontrollierte Studie mit über 200 Patienten bei atrophischer Gastritis ergab keine Verringerung der Karzinomrate.

Folsäure sollte nur in Absprache mit dem Onkologen bei klarer Indikation während einer Chemotherapie eingenommen werden. Es ist nicht auszuschließen, dass die Wirkung der antitumoralen Therapie abgeschwächt wird oder dass Folsäure auch die Tumorpromotion fördern kann. Die Bedeutung der erhöhten Neutropenierate bei erhöhtem Folsäurespiegel unter einer Chemotherapie bleibt unklar. Patienten sollten auf diese Untersuchung hingewiesen werden, wenn sie Folsäure zur „Immunstabilisierung" nehmen möchten.

Folsäure sollte Tumorpatienten bei nachgewiesenem Folsäuremangel verordnet werden. Eine Kontrolle des Serumspiegels ist sinnvoll. Die ungezielte Einnahme eines folsäurehaltigen Nahrungsergänzungsmittels oder Medikamentes ist für Patienten mit Tumorerkrankungen nicht zu empfehlen. Es sollte beachtet werden, dass Folsäure Bestandteil vieler Vitamin- und weiterer Kombinationspräparate ist.

Literatur

Branda RF et al. Effect of vitamin B12, folate and dietary supplements on breast carcinoma chemotherapy. Cancer 2004; 101 (5): 1058–64.

Cao DZ et al. Effects of folic acid on epithelial apoptosis and expression of Bcl-2 and p53 in premalignang gastric lesions. World J Gastroenterol 2005; 11 (11): 1571–6.

Charles D et al. Taking folate in pregnancy and risk of maternal breast cancer. BMJ 2004; 329: 1375–6.

Khosraviani K et al. Effect of folate supplementation on mucosal cell proliferation in high risk patients for colon cancer. Gut 2002; 51 (2): 195–9.

Kim YI et al. Effects of folate supplementation on two provisional molecular markers of colon cancer. Am J Gastroenterol 2001; 96 (1): 184–95.

Kotsopoulos J et al. Effects of dietary folate on the development and progression of mammary tumors in rats. Carcinogenesis 2005; 26 (9): 1603–12.

Nagothu KK et al. Folic acid mediated attenuation of loss of heterozygosity oif DCC tumor suppressor gene in the colonic mucosa of patiuents with colorectal adenomas. Cancer Detect Prev 2003; 27 (4): 297–304.

Zhu S et al. The effect of folic acid on the edevelopment of stomach and other gastrointestinal cancers. Chin med J 2003; 116 (1): 15–9.

Galactose

Vorkommen

Galactose ist ein Einfachzucker, der unter anderem in der Muttermilch vorkommt. Galactose finden wir auch in Verbindung mit anderen Einfachzuckern in Polysacchariden (Kohlenhydraten). Es wird im Stoffwechsel des Körpers zur Energiegewinnung genutzt. Galactose wird in der Leber in Glucogen eingebaut oder über die Galactosidase abgebaut.

Wirkstoffe und Anwendungsgebiete

Tumorzellen, die mit dem Blutstrom durch den Körper schwimmen, müssen sich an der Blutgefäßwand anheften und in das Gewebe einwandern. Mögliche Anheftungsstellen sind so genannte Lektinbindungsstellen. Deren gehäuftes Vorkommen in der Leber könnte eine Erklärung dafür sein, dass Metastasen oft in diesem Organ auftreten. Diese Bindungsstellen können durch Galactose blockiert werden.

Galactose kann in der Glykolyse über Lucose-1-Phosphat eingeschleust werden. Es kommt u.a. an entscheidenden Stellen in den Glycolipiden der Blutgruppenantigene vor, was seine Bedeutung als Oberflächenmarker unterstreicht.

Wirkungen

Laborexperimentelle Daten

Lektinbindungsstellen in der Leber scheinen das Anheften von Tumorzellen zu begünstigen. Diese Bindungsstellen können durch Galactose oder Arabino-Galactan blockiert werden.

> **Molekulare Mechanismen**
>
> ■ Blockade von Lektinbindungsstellen an der Leber

Tierexperimentelle Daten

In Tierexperimenten konnte gezeigt werden, dass die Gabe von D-Galactose oder Arabino-Galactan die Anzahl von Lebermetastasen reduziert. Ein Extrakt des brasilianischen Baumes Angico branco (*Anadenanthera colubrina*) enthält hauptsächlich Galactose und Arabinose. Diese Kombination erhöhte in vitro wie in vivo die Zunahme vom Makrophagen im Peritonealexsudat. Es besteht eine antitumorale Wirksamkeit gegenüber Aszitestumorzellen und soliden Tumoren.

Klinische Daten
Im Jahr 1997 wurden insgesamt drei Arbeiten zur perioperativen Infusion von D-Galactose während Tumoroperationen publiziert. Kolorektale Karzinome im Stadium III zeigten eine Tendenz zur Verringerung der späteren Lebermetastasen, Signifikanz wurde allerdings nur in einer Arbeit erreicht (Isenberg et al. 1997, Kosik et al. 1997, Warczynski et al. 1997).

> **Klinische Studien im Überblick**
>
> - Placebo-kontrollierte randomisierte Gabe von D-Galactose perioperativ, 198 Patienten: Tendenz zur Verbesserung des Überlebens, keine Signifikanz (Isenberg et al. 1997).
> - Placebo-kontrollierte randomisierte Studie, perioperative Infusion, 76 Patienten: Signifikanz im Stadium III (Warczynski et al. 1997).
> - Prospektiv randomisierte placebo-kontrollierte Gabe, Magenkarzinom, 40 Patienten: Signifikanz bei T3-Patienten (Kosik et al. 1997).

Wechselwirkungen

▶ **Mit der Tumortherapie**
Daten zur Wechselwirkung mit der Tumortherapie liegen nicht vor.

▶ **Mit anderen Medikamenten**
Wechselwirkungen mit anderen Medikamenten sind nicht bekannt.

Nebenwirkungen

Auch zu Nebenwirkungen liegen keine Daten vor.

Dosierung

Bei Kosik et al. (1997) wurde Galactose in einer Dosierung von 50–250 mg/kg im Tierversuch bzw. 1,9 g/kg Körpergewicht in der klinischen Studie eingesetzt.

Kontraindikationen

Nach den bisherigen Veröffentlichungen gibt es keinen Hinweis auf Kontraindikationen.

Bewertung

Die Wirkung von Galactose – eine Blockierung der Tumorzellbindung an Lektinbindungsstellen in der Leber – wurde in drei Arbeiten aus dem Jahr 1997 untersucht. Übereinstimmend erreichte Galactose bei fortgeschritteneren Tumoren (Stadium III bzw.

T3-Tumoren) ein positives Ergebnis. Weitere Untersuchungen wurden bisher nicht veröffentlicht.

Es gibt keine Vorbehalte gegen den Einsatz von Galactose. Allerdings wäre es wünschenswert, dieses oben beschriebene, relativ einfache Verfahren in weiteren Studien zu überprüfen. Derzeit ist eine definitive Stellungnahme nicht möglich. Negative Auswirkungen sind nicht zu erwarten.

Literatur

Isenberg J et al. Liver lectin blocking with D-galactose to prevent hepatic metastases in colorectal carcinoma patients. Anticancer Res 1997; 17: 3767–72.
Kosik J et al. Prevention of hepatic metastases by liver lectin blocking with D-galactose in stomach cancer patients. Anticancer Res 1997; 17: 1411–5.
Warczynski P et al. Prevention of hepatic metastases by liver lectin blocking with D-galactose in colon cancer patients. Anticancer Res 1997; 17: 1223–6.

Galavit®

Vorkommen

Galavit® ist eine synthetisch hergestellte Substanz, die in der früheren UdSSR zum Schutz von Soldaten und Kosmonauten vor radioaktiver Strahlung entwickelt wurde.

Wirkstoffe und Anwendungsgebiete

Galavit® ist ein Derivat des Phthalazins (Amino-Tetrahydrophthalazin). Ihm werden antiinflammatorische und immunmodulatorische Eigenschaften zugeschrieben.

Wirkungen

Laborexperimentelle Daten
Im Hinblick auf eine Tumorerkrankung werden folgende immunologische Vorgänge beeinflusst: Produktion von TNF und Interleukin-1, Stimulation zytotoxischer NK-Zellen, Erhöhung der Interleukin-2-Produktion durch T-Lymphozyten und Anstieg der lymphokinaktivierten Killerzellen.

> **Molekulare Mechanismen**
> - Heraufregulaton: TNF-α, Interleukin-1, Interleukin-2

Tierexperimentelle Daten
Es wurden keine Daten aus Tierversuchen publiziert.

Klinische Daten

In einer doppelblind randomisierten Studie erhielten 60 Patienten mit nicht kleinzelligem Bronchialkarzinom Galavit®, wodurch eine signifikanten Reduktion postoperativer Pneumonien erreicht werden konnte. Gleichzeitig blieben der postoperative Hämoglobinspiegel sowie die Lymphozytenzahl im Normbereich, während es bei den Patienten nach Placebotherapie zu einer anhaltenden Anämie und Lymphopenie kam (Velsher et al. 2003).

Klinische Studien im Überblick

- Doppelblind randomisierte placebo-kontrollierte Studie, nicht kleinzelliges Bronchialkarzinom, 60 Patienten: signifikante Reduktion postoperativer Pneumonien, Stabilisierung von Hb-Wert und Lymphozytenzahl (Velsher et al. 2003).

Wechselwirkungen

▶ **Mit der Tumortherapie**

Daten zu Wechselwirkungen mit der antitumoralen Therapie liegen nicht vor. Aus theoretischen Erwägungen heraus könnte Galavit® die Wirkung von radikalbildenden Chemotherapeutka abschwächen.

▶ **Mit anderen Medikamenten**

Zu Wechselwirkungen mit anderen Medikamenten ist nichts bekannt.

Nebenwirkungen

Über Nebenwirkungen ist nichts bekannt.

Dosierung

Aufgrund mangelnder klinischer Daten ist eine Dosisempfehlung nicht möglich.

Kontraindikationen

Daten zu Kontraindikationen liegen nicht vor.

Bewertung

Galavit® hat möglicherweise immunmodulierende Eigenschaften, die im Rahmen einer Chemotherapie zu einer Stabilisierung und Verringerung der Knochenmarkstoxizität beitragen könnten. Es liegt bisher nur eine publizierte Studie an 60 Patienten vor. Der häufig beschriebene positive Effekt auf den Verlauf einer Tumorerkrankung ist nicht nachvollziehbar. Umgekehrt sind aber abschwächenden Effekte auf die eigentliche Therapie denkbar.

Galavit® kann aufgrund mangelnder Beweise für eine positive Wirkung nicht empfohlen werden. Da es häufig als „alternative" Therapie anstelle einer indizierten antitumoralen Therapie angeboten wird, sollten Patienten gut über die Substanz aufgeklärt werden.

Literatur

Velsher LZ et al. Application of Galavit in treatment of patients with lung cancer. (http://bach.coptechinc.com/PDFbrochures/Lung_Cancer_Study_English.pdf). Lung_Cancer_FTP.doc 2003.

Geraniol

Vorkommen

Geraniol ist ein Bestandteil pflanzlicher, ätherischer Öle. Es kommt unter anderem in Lorbeer vor, in Muskat, Koriander und Pomeranze, Ylang-Ylang sowie in der Rose und dem Rosenholz.

Wirkstoffe und Anwendungsgebiete

Kürzlich konnten unterschiedliche systemische Wirkmechanismen für Geraniol belegt werden. Es supprimiert die Aktivität der hepatischen HMG-CoA-Reduktase. Hierdurch kommt es zu einer leichten Absenkung des Serumcholesterinspiegels.

Geraniol bzw. die entsprechenden ätherischen Öle werden im Rahmen der Aromatherapie eingesetzt.

Wirkungen

Laborexperimentelle Daten

In-vitro-Untersuchungen zeigen, dass Geraniol die Apoptose in malignen Zellen induziert.

> **Molekulare Mechanismen**
>
> ■ Besonderheit: Hemmung: Thymidilatsynthase, Thymidinkinase.

Tierexperimentelle Daten

In verschiedenen Tierversuchen unterdrückte Geraniol das Wachstum von malignen Tumoren (Melanom, Pankreaskarzinom, Hepatom, Leukämie).

Klinische Daten

Klinische Daten und Studien liegen nicht vor.

Wechselwirkungen

▶ **Mit der Tumortherapie**

Geraniol führt zu einer Reduktion zweier Enzyme in Krebszellen, die für den Stoffwechsel von 5-FU Bedeutung haben, und zwar Thymidilatsynthase und Thymidinkinase. Im Tierexperiment konnte gezeigt werden, dass bei der Nacktmaus die Kombination von 5-FU und Geraniol synergistisch wirkt. Weitere Daten zu Wechselwirkungen mit anderen Tumortherapeutika sind bisher nicht publiziert worden.

▶ **Mit anderen Medikamenten**

Wechselwirkungen mit anderen Medikamenten sind nicht bekannt.

Nebenwirkungen

Nebenwirkungen sind bisher nicht veröffentlicht worden.

Dosierung

Aus den bisher veröffentlichten Experimenten lassen sich keine Dosisempfehlungen ableiten.

Kontraindikationen

Es sind bisher keine Wirkungen von Geraniol beschrieben worden, aus denen sich Kontraindikationen ergeben.

Bewertung

Zur Substanz Geraniol liegen bisher nur wenige Daten vor, sodass eine Bewertung im Hinblick auf eine Tumortherapie nicht möglich ist. Vereinzelte Tierexperimente weisen auf ein interessantes Potenzial hin, wie auch die Daten zur synergistischen Wirkung mit 5-FU. Insgesamt sind aber weitere präklinische und klinische Studien erforderlich, bevor eine Empfehlung ausgesprochen werden kann.

Literatur

Es liegen keine publizierten klinischen Studien vor.

Ginkgo (*Ginkgo biloba*)

Vorkommen

Der Ginkgo-Baum ist ursprünglich in Japan beheimatet. *Ginkgo biloba* ist der einzige rezente Vertreter dieser alten Pflanzenart und fällt durch zweispaltige Blätter auf.

Wirkstoffe und Anwendungsgebiete

Die wichtigsten Inhaltsstoffe der Ginkgoblätter sind Flavonoide und Terpenlactone. Zu den Hauptwirkstoffen gehören Quercetin (S. 241), Luteloin sowie Ginkgetin und Bilobetin. Auch Sitosterin und Anthocyane wurden in den Blättern nachgewiesen.

Ginkgoextrakt wirkt gefäßerweiternd und durchblutungssteigernd. Die Ginkgolide wirken dabei als Antagonisten des plättchenaktivierenden Faktors PAF und hemmen die Thrombozytenaggregation. Die Flavonglycoside haben Radikalfänger-Eigenschaften.

Pflanzenextrakte aus Ginkgo werden als so genannte Adaptogene in der Naturheilkunde eingesetzt. In dieser Indikation sollen körpereigene Kräfte in besonders belastenden Situationen unterstützt werden. Ginkgoextrakt wird speziell zur Behandlung von zerebralen Durchblutungsstörungen und leichten Hirnleistungsstörungen empfohlen. Gedächtnis- und Konzentrationsstörungen, depressive Verstimmung, Schwindel, Tinnitus und Kopfschmerzen sollen durch Ginkgo verbessert werden.

Wirkungen

Laborexperimentelle Daten

In mehreren In-vitro-Experimenten unterdrückte Ginkgo die Proliferation von Karzinomzellen, führte zur Apoptose und wirkte direkt zytotoxisch. Die interzelluläre Kommunikation über gap junctions wird in der Promotionsphase eines Karzinoms herabreguliert. Dies kann durch Ginkgoextrakt inhibiert werden.

Ginkgo biloba hat östrogene und antiöstrogene Eigenschaften. Es führt zu einem Abfall des Östrogenspiegels über die Stimulation des Östrogenmetabolismus und die Inhibition der Östrogensynthese.

> **Molekulare Mechanismen**
> - Herabregulation: c-myc, Bcl-2
> - Heraufregulation: c-fos

Tierexperimentelle Daten

Es wurden keine tierexperimentellen Daten im Zusammenhang mit Tumormodellen publiziert.

Klinische Daten

Bei Patienten mit Karzinomen des oberen Verdauungstraktes führte die Gabe von Ginkgoextrakt allein oder in Kombination mit Operation, Strahlen- oder Chemotherapie zu einer Verbesserung der klinischen Symptome und zum Anstieg des Karnofsky-Index. Mit der alleinigen Gabe von Ginkgoextrakten wurden komplette und partielle Remissionen und eine Verlängerung des Gesamtüberlebens erzielt. Gleichzeitig kam es zu einer Verbesserung der nach Radiotherapie gestörten Hämatopoese und zur Verminderung des Gewichtverlustes (Chen et al. 2003).

Klinische Studien im Überblick

- Fallserie, 68 Patienten mit Karzinomen des oberen Verdauungstraktes: alleinige Ginkgotherapie: zwei komplette und 22 partielle Remissionen (Chen et al. 2003).
- Phase-II-Studie, fortgeschrittenes Pankreaskarzinom, 45 Patienten: Kombination 5-FU und Ginkgo, 32 Patienten auswertbar: partielle Remission bei drei Patienten (Hauns et al. 1999).
- Phase-II-Studie: kolorektales Karzinom, 5-FU und Ginkgo, 48 Patienten: 32 auswertbar, partielle Remission bei zwei Patienten, keine Verbesserung von Ansprechraten oder Toxizität (Hauns et al. 2001).

Wechselwirkungen

▶ Mit der Tumortherapie

In Genexpressionstudien an humanen Harnblasenkarzinomzellen führte ein Ginkgoextrakt zur Zunahme antioxidativer Enzyme, zur Erhöhung von intrazellulärem Glutathion und der DNA-Reparatur und -Synthese. Deshalb kann eine Ginkgogabe während einer Chemotherapie deren Wirksamkeit möglicherweise mindern.

Weiteres Interaktionspotenzial entsteht durch die Wirkung von Ginkgo auf Cytochrom P_{450} (1A2, 2D6 und 3A4). Burch Induktion bzw. Inhibition dieser Stoffwechselenzyme könnte der Metabolismus von Medikamenten verändert werden Genauere wissenschaftliche Daten dazu liegen leider nicht vor.

Die Arbeitsgruppe um Hauns (1999, 2001) publizierte zwei Untersuchungen am fortgeschrittenen Pankreas- bzw. kolorektalen Karzinom. Die Kombination aus 5-Fluorouracil und Ginkgo ergab keine verbesserten Ansprechraten im Vergleich zur alleinigen FU-Therapie und keine Veränderung des Toxizitätsprofils.

▶ Mit anderen Medikamenten

Ginkgo zeigt Wechselwirkungen mit verschiedenen Medikamenten über Einflüsse auf Cytochrom P_{450}. Im Einzelnen kann die Wirkung von MAO-Inhibitoren verstärkt werden. Bei der Gabe von Antipsychotika mit aktivierender Wirkung wurden epileptische Anfälle beschrieben, bei Antikoagulanzien und Thrombozyten-Aggregationshemmern können Blutungen auftreten.

Darüber hinaus kann Ginkgo die Insulinsekretion und die Wirkung von Antihypertensiva beeinflussen. Die Wirkung von Medikamenten gegen erektile Dysfunktion wird verstärkt.

Nebenwirkungen

Als unerwünschte Arzneimittelwirkungen von Ginkgo werden von der Kommission E des Bundesinstitutes für Arzneimittel und Medizinprodukte seltene, leichte Magen-Darm-Beschwerden, Kopfschmerzen oder allergische Hautreaktionen genannt. Außerdem wurden beschrieben: Übelkeit, Kopfschmerzen, Diarrhö, Allergie, Juckreiz, Unruhe, Angst und Schlafstörungen sowie epileptische Anfälle. Insgesamt wurden bisher zwölf Kasuistiken von Blutungen veröffentlicht, bei denen der Kausalzusammenhang sicher nachweisbar war.

Die in Ginkgoblättern enthaltene Ginkgolsäure hat ein hohes allergenes, zytotoxisches und auch mutagenes Potenzial. In einzelnen Fällen wurde ein schweres Stevens-Johnson-Syndrom beschrieben. Daraufhin wurde in Deutschland von der Kommission E der zulässige Gehalt von Ginkgolsäure in Medizinpräparaten auf unter 5 ppm limitiert. Seitdem wurden die lebensbedrohlichen Komplikationen bei Anwendung deutscher Präparate nicht mehr beschrieben.

Dosierung

5–10 mg Ginkgolide werden als Tagesdosis empfohlen.

Kontraindikationen

Kontraindikationen für Ginkgo sind nicht bekannt.

Bewertung

Die antitumorale Wirksamkeit von Ginkgo lässt sich in In-vitro-Experimenten zeigen, bestätigende Daten aus dem Tierexperiment oder aus klinischen Studien stehen aus. Wegen seiner östrogenartigen Eigenschaften sollte Ginkgo nicht während einer antihormonellen Therapie bei Patientinnen mit Rezeptor-positiven Mammakarzinomen eingesetzt werden. Auch die Einnahme während einer Chemotherapie kann aufgrund der Veränderungen antioxidativer Enzyme und des Anstiegs von intrazellulärem Glutathion problematisch sein. Durch die Beeinflussung von Cytochrom-P_{450}-Systemen sind weitere Interaktionen nicht auszuschließen. Daten hierzu liegen bisher nicht vor.

Ginkgo gehört derzeit nicht zu den Medikamenten, die komplementär in der Tumortherapie eingesetzt werden sollten.

In der klassischen Phytotherapie wird Ginkgo bei Hirnleistungsstörungen eingesetzt. Ob sich die nachgewiesenen positiven Effekte auch bei Hirnleistungsstörungen nach einer Chemotherapie erzielen lassen, ist bisher nicht überprüft worden. Im Einzelfall kann ein Therapieversuch sinnvoll sein, insbesondere da andere Therapieoptionen in dieser Situation nicht gesichert sind.

Literatur

Chen HS et al. Clinical study on treatment of patients with upper digestive tract maligant tumors of middle and late stage with Ginkgo biloba exocarp polysaccarides capsule preparation. Uhon Xi Yi Jie He Xue Boa 2003; 1 (3): 189–91.

Hauns B et al. Phase II study of combined 5-fluoouracil/Ginkgo biloba extract (GBE 761 ONC) therapy in 5-fluorouracil pretreated patients with advanced colorectal cancer. Phytother Res 2001; 15 (1): 34–8.

Hauns B et al. Phase II study with 5-fluorouracil. Arzneimittelforschung 1999; 49 (12): 1030–4.

Ginseng (*Panax ginseng*)

Vorkommen

Ginseng ist eine mehrjährige Staudenpflanze, die in den Bergwäldern Nordkoreas und der Mandschurei vorkommt. Der chinesische Name „Gin-seng" bedeutet Menschenwurzeln, da die Wurzeln menschenähnlich aussehen sollen. Heute wird Ginseng in großen Kulturen in Korea, Japan und China angebaut. Im Handel sind Weißer und Roter Ginseng. Weißer Ginseng wird aus frisch geernteten, gewaschenen Wurzeln durch Bleichen und Trocknung hergestellt. Roter Ginseng wird frisch mit Wasserdampf behandelt und danach getrocknet.

Wirkstoffe und Anwendungsgebiete

Ginseng enthält Kohlenhydrate und Aminosäuren. Die Saponine aus Ginseng, Ginsenoside Ra, Rb–Rh, Protopanaxadiol und Protopanaxatriol unterscheiden sich unter anderem in der Zahl der Zucker, die mit dem Triterpen verbunden sind. Die Zuckerketten liegen unverzweigt vor. Außerdem enthält Ginseng Spurenelemente wie Arsen, Kobald, Kupfer, Germanium, Mangan, Molybdän, Vanadium und Zink.

Der Ginsenosidgehalt schwankt stark, er ist in den Seitenwurzeln deutlich höher. Nach dem Deutschen Arzneimittelbuch (DAB10) sollte der Ginsenosidgehalt mindestens 1,5% betragen. Es gibt Hinweise, dass kultivierte Ginsengwurzeln 1,5- bis 2-mal geringere Wirkstoffmengen enthalten als wildwachsende.

Ginsenoside beeinflussen vermutlich das Wechselspiel von Hypothalamus, Hypophyse und Nebennierenrinde. Auch immunmodulierende Eigenschaften wurden beschrieben. Die Resorption von Ginsenosiden schwankt zwischen 0,11 und 20%. Aus dem Blut erfolgt eine annähernd gleichmäßige Verteilung auf alle Organe, außer auf das Gehirn, denn Ginsenoside passieren die Blut-Hirn-Schranke nicht. Die beobachteten zentrale Effekte sind deshalb noch nicht erklärbar.

Die Wirkung von Ginseng wird allgemein als tonisierend, adoptogen und stimulierend beschrieben. Zu den Indikationen gehören eine Steigerung der Leistungsfähigkeit und Verbesserung des Allgemeinzustandes. Gebessert werden Müdigkeit, Konzentrationsschwäche und Depression.

Wirkungen

Laborexperimentelle Daten

In vitro konnten immunaktivierende und antikanzerogene Eigenschaften nachgewiesen werden. Lymphokinaktivierte Killerzellen und natürliche Killerzellen nahmen zu, Makrophagen wurden aktiviert. Auch antiinflammatorische und antioxidative Effekte traten auf.

Ginsenoside reduzieren die Telomeraseaktivität und führen zu einen Zellzyklusstillstand. Die Proliferation unterschiedlicher Tumorzellen wird inhibiert. Bei verschiedenen Tumorzelllinien konnte die Induktion einer Apoptose nachgewiesen werden. In weiteren In-vitro-Untersuchungen unterdrückten Ginsenoside die Zellinvasion und Metastasierung sowie die Angiogenese.

In-vitro-Experimente zeigten, dass das Ginsenosid Rg1 stark östrogenartige Aktivitäten entwickelt und somit als Phytoöstrogen einzustufen ist. Hormonrezeptor-abhängige Mammakarzinomzellen wurden durch Ginseng in vitro deutlich im Wachstum stimuliert. Es kam zur Bindung und Aktivierung des Östrogen-Rezeptors; unter Einwirkung des Ginsenoids Rh1 erfolgte eine vermehrte Synthese des Progesteronrezeptor-Proteins.

> **Molekulare Mechanismen**
>
> - Herabregulation: c-fos, c-jun, MAPK, MMP2, MMP9
> - Heraufregulation: p53, p21, Caspase-3, Caspase-8
> - Besonderheiten: Telomerasehemmung

Tierexperimentelle Daten

In unterschiedlichen Tumormodellen konnte eine präventive Wirkung von Ginseng nachgewiesen werden (aberrante Kryptenzellen im Kolon der Ratte, spontane Lebertumoren, Hauttumoren, Tumoren des Nervensystems, Kolonkarzinome). Auch bei etablierten Tumoren (Ovarialkarzinom, Lungenadenome, Melanome, Leukämie) konnte die inhibitorische Wirkung von Ginsengextrakten, insbesondere der Ginsenoside Rb2 und Rg3, gezeigt werden. Ginsenoside sowie Gisan verringerten die pulmonale Metastasierung bei Melanomen. In Tierexperimenten konnten die In-vitro-Daten zur Immunstimulation unterstützt werden.

Klinische Daten

In Einzelfällen wurde berichtet, dass sich präkanzeröse Läsionen des Ösophagus und Endometriums zurückbildeten (Bespalov et al. 2001). Eine Fallkontrollstudie aus Korea zeigte, dass die Einnahme von Ginseng das Risiko für Tumoren vermindert. Frische Ginseng-Scheiben, frischer Ginseng-Saft und weißer Ginseng-Tee zeigten keinen Effekt. Das Risiko der Tumorentstehung nahm mit steigender Frequenz und Dauer der Ginsengeinnahme entsprechend einer Dosis-Wirkung-Beziehung ab. Verschiedene Ginsengextrakte haben unterschiedlich starke Wirkungen.

Ginseng zeigte positive Einflüsse auf Lippentumoren und Tumoren der Mundhöhle und des Larynx, auf Ösophagus-, Magen-, kolorektale, Leber-, Pankreas-, Lungen- und Ovarialkarzinome. Für Karzinome der Mamma, der Zervix, der Harnblase und der Schilddrüse zeigten sich keine Assoziationen (Yun et al. 2003). In einem Review kamen

Shin et al (2000) allerdings zu dem Schluss, dass noch keine ausreichende Daten für die präventive Wirkung von Ginsengextrakten für Menschen sprechen.

Nach Operation eines Magenkarzinoms im Stadium III führte die Gabe von Ginsengextrakten bei Patienten zu einer schnelleren Wiederherstellung der Immunität und einem verbesserten 5-Jahres-Überleben und Gesamtüberleben im Vergleich zur Kontrollgruppe (Suh et al. 2002).

In einer randomisierten doppelblinden placebo-kontrollierten Studie wurde die Lebensqualität gemessen. Es kam zu einer signifikanten Verbesserung in der Ginseng-Gruppe bei psychischen, tendenziell auch bei physischen Items (Kim et al. 2006).

Klinische Studien im Überblick

- Kontrollierte Studie bei Magenkarzinomen im Stadium III, 42 Patienten: schnellere Wiederherstellung der Immunität und verbessertes 5-Jahres- und Gesamtüberleben (Suh et al. 2002).
- Randomisierte doppelblinde placebo-kontrollierte Studie bei unterschiedlichen Karzinomerkrankungen, 53 Patienten: verbesserte Lebensqualität (Kim et al. 2006).

Wechselwirkungen

▶ **Mit der Tumortherapie**

Extrakte des chinesischen Giseng führten in vitro zu einer Wirkungsverstärkung von 5-FU und Cyclophosphamid. Es konnte auch eine synergistische Wirkung von Rh2 und Cisplatin gezeigt werden. Die Aufnahme von Mitomycin C in die Tumorzellen wurde verstärkt und die Zytotoxizität erhöht. Cisplatin-resistente Adenokarzinomzellen der Lunge konnten in vitro durch Protopanaxadiol inhibiert werden. Mehrere Inhaltsstoffe des Ginseng (Rh2, Protopanaxadiol und Quasipanaxadiol) modulieren die „Multidrug resistance" von Tumorzellen.

Bei Mäusen mit Sarkomen bzw. Melanomen führte die kombinierte Therapie mit Paclitaxel und Ginseng zu einer deutlichen Abnahme des Tumorgewichtes, während die alleinige Paclitaxelgabe keinen Effekt hatte. Rb1 führte zu einer erhöhten Radiosensitivität von Tumoren ohne Erhöhung der Knochenmarkstoxizität. Periphere Lymphozyten können durch Ginsengextrakt vor den toxischen Wirkungen einer Radiatio geschützt werden. Die NK-Zell-Funktion, die unter Cyclophosphamid supprimiert wird, erholt sich durch Gabe von Ginseng.

▶ **Mit anderen Medikamenten**

Panax ginseng erniedrigt die Konzentration von Warfarin. Ginseng kann selbst die Blutungszeit beeinflussen, sodass Wechselwirkungen mit Aspirin oder Cumarinen möglich sind. Die Wirkung von Antidiabetika, insbesondere Sulfonylharnstoffen und Insulin, kann verstärkt werden, sodass Hypoglykämien auftreten. Bei gleichzeitiger Einnahme mit Antidepressiva wie MAO-Inhibitoren können Kopfschmerzen, Tremor und manische Episoden auftreten. Der Serumspiegel von Digoxin kann ansteigen.

Ginseng-Präparate in Kombination mit Koffein können zu Schlafstörungen und Nervosität führen. Ginseng senkt die Alkoholkonzentration im Blut nach Alkoholkonsum.

Nebenwirkungen

Die Toxizität der Ginsenoside ist gering, im Tierversuch konnte keine LD50 gezeigt werden, es gab keine Anhaltspunkte für pathologische Veränderungen.

Allerdings konnte für das Ginsenosid Rb1 in einem Rattenembryokulturmodell teratogene Wirkung gezeigt werden.

Nebenwirkungen von Ginseng sind Schlaflosigkeit, Übererregbarkeit, Angst, Nasenblutungen, verstärkte Libido, manische Symptome, Hautauschlag. Ginseng allein kann den Blutzuckerspiegel senken. Bei hohen Dosierungen kann es zu Persönlichkeitsstörungen, Verwirrtheit und Depressionen kommen. Einzelberichte zu einem Steven-Johnson-Syndrom und anaphylaktischen Reaktionen liegen vor. Bei Frauen können Schwellungen der Brust und vaginale Blutungen auftreten.

Bei der Kombination mit Koffein kann es zu Bluthochdruck, Nervosität, Schlaflosigkeit, Ödembildungen und morgendlicher Diarrhö kommen.

Dosierung

Während in Tierexperimenten intraperitonale Dosierungen zwischen 10 und 100 mg/m² Körpergewicht eingesetzt wurden, errechnet sich bei der Einnahme einer Ginseng-Einzeldosis von 2 g oral beim Menschen eine resorbierbare Ginsenosiddosis von max. 0,2 mg/kg. Eine Arbeitsgruppe setzte eine Dosis von 3 000 mg/Tag an (Kim et al. 2006).

Kontraindikationen

Ginseng darf nicht bei bekannter Allergie gegen die Inhaltsstoffe eingenommen werden.

Bewertung

Laborexperimentelle Daten zeigen, dass Ginseng chemopräventiv wirkt. Darüber hinaus kommt es an der Tumorzelle zu proliferationshemmenden und apoptoseauslösenden Mechanismen.

Die präventive Wirkung wurde in einer Fallkontrollstudie aus Korea belegt, in der es bei einem breiten Spektrum von Tumorerkrankungen zu einer Senkung des Risikos kam. Diese Daten wurden jedoch bisher nicht in einer zweiten Studie bestätigt.

Während erste Tierexperimente die günstigen In-vitro-Daten bestätigen, liegen bisher nur zwei Berichte über die klinische Anwendung bei Tumorpatienten vor. Bei Patienten mit Magenkarzinomen im Stadium III konnte ein verbessertes Gesamtüberleben gezeigt werden. Eine weitere Untersuchung weist auf eine Verbesserung der Lebensqualität durch Ginsengextrakt hin. Daten zum Überleben wurden in dieser Publikation nicht veröffentlicht.

Diese beiden Publikationen sind nicht ausreichend, um Ginseng in der Tumortherapie zu empfehlen. Die Daten zur Verbesserung der Immunität sind ebenfalls noch nicht ausgereift. Bei Patienten mit Symptomen wie allgemeiner Erschöpfung und Fatigue kann mit Ginseng ein Therapieversuch unternommen werden.

Es sollte beachtet werden, dass Ginsengextrakte östrogenartige Aktivitäten entwickeln und deshalb bei Patientinnen mit hormonabhängigen Tumoren, insbesondere Hormonrezeptor-positiven Mammakarzinomen, nicht eingesetzt werden sollten.

Literatur

Bespalov VG et al. Chemoprevention of mammary, cervix and nervous system carcinogenesis in animals using cultured panax ginseng drugs. J Korean Med Sci 2001; 16 (Suppl): 42–53.

Kim JH et al. Effects of sun ginseng on subjective quality of life in cancer patients, a double-blind, placebo-controlled pilot trial. J Clin Pharm Ther 2006; 31 (4): 331–4.

Shin HR et al. The cancer-preventive potential of panax ginseng. Cancer Causes and Control 2000; 11 (6): 565–76.

Suh SO et al. Effects of red ginseng upon postoperative immunity and survivial in patients with stage III gastric cancer. Am J Chin Med 2002; 30 (4): 483–94.

Yun TK et al. Experimental and epidemiological evidence on non-organ specific cancer preventive effect of Korean ginseng and identification of acitve compounds. Mutat Res 2003; 523–524: 63–74.

Glucarat

Vorkommen

Glucarat ist ein Inhaltsstoff verschiedener Pflanzen, insbesondere von Obst und Gemüse, wie z.B. Äpfel, Grapefruit, Orangen, Brokkoli, Bohnensprossen sowie andere Kreuzblütler.

Wirkstoffe und Anwendungsgebiete

Es wird vermutet, dass Glucarat die β-Glucuronidase in der Leber inhibiert und dadurch eine schnellere Ausscheidung von chemischen Substanzen und Hormonen ermöglicht. Eine erhöhte β-Glucuronidase-Aktivität scheint mit einem erhöhten Risiko für verschiedene Krebsarten, insbesondere hormonabhängigen Tumoren wie Mammakarzinom und Prostatakarzinom assoziiert zu sein. Aus diesem Grund werden der Substanz chemopräventive Eigenschaften durch Elimination von Kanzerogenen sowie eine Verminderung des Östrogenspiegels zugeschrieben.

Wirkungen

Laborexperimentelle Daten

In vitro inhibiert Glucarat die DNA-Synthese und wirkt insbesondere in der Phase der Tumorpromotion.

> **Molekulare Mechanismen**
>
> - Herabregulation: PKC
> - Heraufregulation: TGF-β
> - Besonderheiten: Herabregulation β-Glucuronidase in der Leber

Tierexperimentelle Daten
In verschiedenen Tierexperimenten konnte die chemopräventive Wirkung von Glucarat bestätigt werden (intestinale Karzinogenese, Karzinogenese der Leber, Hauttumorbildung).

Klinische Daten
Es liegen keine Studien am Menschen vor.

Wechselwirkungen

▶ **Mit der Tumortherapie**
Glucarat übt synergistische Wirkungen mit 13-cis-Retinoinsäure aus. Im Tiermodell führt die simultane Gabe beider Substanzen bei Konzentrationen, die keinen alleinigen Effekt zeigten, zu einer signifikanten Abnahme der Tumorhäufigkeit.

Im Tiermodell sind Glucarat und 5-Fluorouracil synergistisch wirksam, insbesondere bei 5-FU-Konzentrationen im Bereich der submaximalen Aktivität. Hierbei scheint Glucarat einen Wirkmechanismus zu haben, der unabhängig von dem auf die Thymidylatsynthase gerichteten Effekt von 5-FU ist. Aufgrund der enzyminduzierenden Wirkung, unter anderem in der Leber, sind weitere Wechselwirkungen nicht auszuschließen.

▶ **Mit anderen Medikamenten**
Glucarat inhibiert die β-Glucuronidase und wahrscheinlich auch noch weitere Stoffwechselenzyme, wodurch potenzielle Neben- und Wechselwirkungen indiziert sind, da Glucarat die Spiegel von Medikamenten und Hormonpräparaten verändern kann. Genauere Daten hierzu liegen nicht vor.

Nebenwirkungen

Nebenwirkungen wurden bisher bei der Einnahme von Kalzium-Glucarat nicht beschrieben.

Dosierung

Es gibt nicht genügend Daten, um eine Dosierungsempfehlung auszusprechen.

Kontraindikationen

Kontraindikationenen sind nicht bekannt.

Bewertung

Glucarat ist ein Enzyminduktor und -inhibitor und scheint deshalb vor der Bildung von Karzinomen zu schützen. Allerdings liegen keine epidemiologischen oder klinischen Daten vor, um den gezielten Einsatz von Glucarat zu rechtfertigen. Aufgrund der enzyminduzierenden Wirkung sind Wechselwirkungen von Glucarat mit Chemotherapiemitteln denkbar, sodass der höher dosierte oder medikamentöse Einsatz während einer antitumoralen Therapie nicht empfohlen werden kann.

Glucarat sollte als sekundäre Pflanzenstoff Teil einer gesunden Ernährung sein, Gründe für eine zusätzlich medikamentöse Einnahme bestehen nicht.

Literatur

Es liegen keine publizierten klinischen Studien vor.

Glutamin

Vorkommen

Glutamin ist eine essenzielle Aminosäure. Sie findet sich besonders häufig in Milchprodukten, Fleisch und Sojaprodukten. Als Vorstufe der Glutaminsäure wird Glutamin in Neurone des zentralen Nervensystems aufgenommen.

Wirkstoffe und Anwendungsgebiete

Aus Glutamin wird Glutathion synthetisiert, ein Antioxidans im Stoffwechsel, welches ebenfalls in der komplementären Onkologie verwendet wird (S. 121). Glutamin ist ein wesentlicher Nährstoff für die Enterozyten. In diesem Zusammenhang wurde mehrfach die schützende Wirkung von Glutamin auf die gastrointestinale Schleimhaut während einer Chemotherapie beschrieben. Glutamin hat außerdem anabole Wirkungen.

Wirkungen

Laborexperimentelle Daten

Gutamin führt zu einer Abnahme von Glutathion in der Tumorzelle. Dadurch wird die Sensitivität von Tumorzellen gegenüber Chemotherapeutika erhöht.

Molekulare Mechanismen
■ Selektive Depletion an Glutathion in der Tumorzellen

Tierexperimentelle Daten
Im Tierversuch konnten weitere, die Apoptose fördernde Mechanismen nachgewiesen werden.

Klinische Daten
Klinische Daten zu unmittelbaren antitumoralen Wirkung von Glutamin wurden bisher nicht veröffentlicht.

Klinische Studien im Überblick

- Vier kleine Phase-I-Studien zum Einsatz von Glutamin bei Mukositis, ein positives (14 Patienten), ein signifikant positives (24 Patienten) und ein negatives (28 Patienten) Ergebnis (Jebb et al. 1994, Skubitz et al. 1996, Anderson et al. 1998, Huang et al. 2000).
- Phase-I-Studie, periphere Neuropathie unter Paclitaxel, 46 Patienten: signifikante Reduktion (Stubblefield et al. 2005).
- Phase-I-Studie, Ösophaguskarzinom, Radiochemotherapie, 13 Patienten: Schutz vor Reduktion der Lymphozytenzahl und erhöhter Permeabilität der Darmwand (Yoshida et al. 1998).
- Phase-II-Studie, fortgeschrittene kolorektale Tumoren, Kombination Irinotecan/5-FU/Leukovorin/Celecoxib und Glutamin, 41 Patienten: kein Einfluss von Glutamin (Pan et al. 2005).
- Prospektiv doppelblind placebo-kontrollierte Studie, Kombination von Glutamin und verschiedenen Chemotherapien, 20 Therapiezyklen: keine Reduktion der Nebenwirkungen (van Zaanen et al. 1994).

Wechselwirkungen

▶ **Mit der Tumortherapie**

Glutamin kann die Wirkung von Methotrexat an der Tumorzelle durch Polyglutamation des MTX-Moleküls erhöhen, da der Efflux aus den Tumorzellen vermindert wird. Gleichzeitig wird die Akkumulation in gesunden Zellen verringert, sodass Nebenwirkungen im Tierexperiment abgeschwächt werden.

Im Tierversuch zeigte eine Arbeitsgruppe eine Verbesserung der Vincristin-induzierten sensorischen und motorischen Polyneuropathie ohne verschlechtertes Ansprechens auf die Chemotherapie. Während in zwei kleinen Untersuchungen Mundspülungen mit Glutamin den Grad sowie die Dauer der Mukositis bei einer Chemotherapie signifikant senkten, führte die Gabe von Glutamin in einer Cross-Over-Studie unter einer 5-FU-Therapie zu keiner signifikanten Verbesserung (Jebb et al. 1994, Skubitz et al. 1996, Anderson et al. 1998). Positiv wurde die Mukositis in einer kleinen Patientengruppe mit Kopf-Hals-Tumoren während der Bestrahlung beeinflusst, allerdings ohne signifikante Änderung des Analgetikaverbrauchs (Huang et al. 2000).

Die Paclitaxel-induzierte periphere Neuropathie bei einer Hochdosistherapie kann durch Glutamin beim Menschen signifikant vermindert werden (Stubblefield et al. 2005). Bei Patienten mit einer Radiochemotherapie bei Ösophaguskarzinom schützte die Gabe von Glutamin vor der Reduktion der Lymphozytenzahl und vor erhöhter Permeabilität der Darmwand (Yoshida et al. 1998).

In zwei Übersichtsarbeiten schlussfolgerten die Autoren, dass Glutamin Tumorzellen gegenüber einer Bestrahlung oder Chemotherapie sensibilisiert und gesunde Zellen (insbesondere Immunzellen) schützt. Phase-III-Studien werden gefordert (Klimberg et al. 1996, Savarese et al. 2003).

▶ **Mit anderen Medikamenten**
Daten zu Wechselwirkungen mit anderen Medikamenten sind nicht bekannt.

Nebenwirkungen

Daten zu Nebenwirkungen sind bisher nicht veröffentlicht. Als essenzielle Aminosäure ist bei Glutamin von einer grundsätzlich guten Verträglichkeit auszugehen.

Dosierung

Aus den bisher veröffentlichten Publikationen kann noch keine Dosisempfehlung abgeleitet werden. Die verwendeten Dosierungen schwanken von 2 g/m^2 bis zu 30 g täglich.

Kontraindikationen

Kontraindikationen für den Einsatz von Glutamin sind bisher nicht beschrieben worden.

Bewertung

Glutamin ist als essenzielle Aminosäure in der normalen Ernährung vorhanden. In höheren Dosierungen scheint es zusätzliche intrazelluläre Mechanismen zu entfalten. Durch Abnahme von Glutathion in der Tumorzelle kommt es zur Veränderung verschiedener Signalkaskaden und damit zur Auslösung der Apoptose, wobei es vermutliche eine Selektivität bei Tumorzellen gibt.

Glutamin reduzierte in einigen Studien Nebenwirkungen einer Chemotherapie oder Radiatio ohne gleichzeitig die Wirkung an der Tumorzelle zu vermindern.

Bisher wurden lediglich Untersuchungen an kleinen Patientengruppen publiziert, eine größere Phase-II- oder gar Phase-III-Studie steht bis dato aus. Jedoch scheint unter Glutamingabe keine Abschwächung der Wirksamkeit der Chemotherapie in Bezug auf die Tumorerkrankung zu erfolgen, sodass die Therapie als sicher betrachtet werden kann.

Glutamin ist nach den wenigen bisher vorliegenden Untersuchungen möglicherweise eine interessante Substanz für die komplementäre Therapie zur Abminderung von Nebenwirkungen. Noch liegen zu wenig Daten vor, um den routinemäßigen Einsatz zu empfehlen, weitere Studien wären wünschenswert.

Literatur

Anderson MP et al. Oral glutamine reduces the duration and severity of stamatitis after cytotoxic cancer chemotherapy. Cancer 1998; 83: 1433–9.
Huang EY et al. Oral glutamine to alleviate radiation-induced oral mucositis. Int J Radiat Oncol Biol Phys 2000; 46 (3): 535–9.

Jebb SA et al. 5-Fluorouracil and folinic acid-induced mucositis. Br J Cancer 1994; 70 (4): 732–5.
Joncourt F et al. Patterns of drug resistance parameters in adult leukemia. Leuk Lymphoma 1995; 17 (1–2): 101–9.
Klimberg VS et al. Claude H. Organ. Am J Surg 1996; 172 (5): 418–24.
Pan CX et al. A phase II trial of irinotecan. Oncology 2005; 69 (1): 63–70.
Savarese DM et al. Prevention of chemotherapy and radiation toxicity with glutamine. Cancer Treat Rev 2003; 29 (6): 501–13.
Skubitz KM et al. Oral glutamine to prevent chemotherapy induced stomatitis. J Lb Clin Med 1996; 127: 223–8.
Stubblefield MD et al. Glutamine as a neuroprotective agent in high-dose paclitaxel-induced peripheral neuropathy. Clin Oncol 2005; 17 (4): 271–6.
Van Zaanen HC et al. Parenteral glutamine dipeptide supplementation does not ameliorate chemotherapy-induced toxicity. Cancer 1994; 74 (10): 2879–84.
Yoshida S et al. Effects of glutamine supplements and radiochemotherapy on systemic immune and gut barrier function in patients with advanced esophageal cancer. Ann Surg 1998; 227 (4): 485–91.

Glutathion

Vorkommen

Glutathion ist ein Tripeptid aus Glutaminsäure, Cystein und Glycin mit einer γ-Peptidbindung und enthält im Vergleich zu Glutamin eine Thiolgruppe. Entscheidend für die Funktion ist die SH-Gruppe des Cysteinylrestes. Sie wirkt unter Ausbildung einer Disulfidbrücke zwischen zwei Gluathionmolekülen als Elektronendonator. Glutathion kommt vermutlich in allen Zellen vor.

Wirkstoffe und Anwendungsgebiete

Es ist ein biologisches Redoxsystem und schützt Moleküle vor der Oxidation. Im Zellstoffwechsel reagiert Glutathion mit Regulationsenzymen der Glycolyse, der Nukleinsäure-, Protein- und Lipidsynthese. Die Bildung von Gluthation in der Leber wird durch Schwefelverbindungen im Acetylcystein gefördert.

Wirkungen

Laborexperimentelle Daten
Bei verschiedenen Tumorzelllinien konnte gezeigt werden, dass die Gabe von Glutathion eine Apoptose induziert, während normale Zellen nicht signifikant beeinflusst werden.

Molekulare Mechanismen
- Kofaktor im Stoffwechsel von Phase-II-Enzymen (insbesondere Glutathion-S-Transferase)

Tierexperimentelle Daten
Es liegen keine Publikationen vor.

Klinische Daten
In einer kleinen Patientengruppe mit inoperablem hepatozellulärem Karzinom erreichten zwei Patienten durch Glutathion einen kurz anhaltenden Wachstumsstillstand bzw. eine Rückbildung des Tumors und in einem Fall eine Normalisierung des AFP-Wertes (Dalhoff et al. 1991).

Die vielen Tumorpatienten angebotene Substanz Recancostat® enthält 200 mg Glutathion, 40 mg Cystein, 50 mg Anthocyanin. Hierzu wurde nur eine einzige Studie publiziert. Die Gabe von Recancostat® bei 16 jungen Patienten mit intensiv vorbehandelten soliden Tumoren führte zu keiner positiven Beeinflussung des Krankheitsverlaufes (Bode et al. 1999). Weitere Untersuchungen zur klinischen Wirksamkeit wurden nicht publiziert.

Klinische Studien im Überblick

- Fallserie, inoperables hepatozelluläres Karzinom, 8 Patienten: anhaltender Wachstumsstillstand bzw. Tumorrückbildung (Dalhoff et al. 1991).
- Fallserie, Cisplatin-haltige Chemotherapie bei Ovarialkarzinom, 151 Patienten: mehr Zyklen applikabel, Nephroprotektion (Smyth et al. 1997).
- Zwei Pilotstudien, Magenkarzinom, Cisplatin, 50 Patienten und 105 Patienten: komplette Remissionen 20%, partielle Remissionen 40% (Cascinu et al. 1995a, 1997).
- Zwei Pilotstudien, inoperables Magenkarzinom, neoadjuvante Chemotherapie, 32 und 82 Patienten: Erreichen der Operabilität bei 50% (Cascinu et al. 1998, 2004).
- Pilotstudie, Radiatio bei Endometriumkarzinom: Verminderung der Diarrhö (De Maria et al. 1992).
- Phase-I-Studie, Cisplatin-haltige Chemotherapie, 79 Patienten: bessere Verträglichkeit (Di Re et al. 1993).
- Phase-I-Studie, Cisplatin-Therapie, 16 Patienten: Steigerung der Dosis möglich, hohe Toxizität (Plaxe et al. 1994).
- Phase-I-Studie, Hochdosis-Cisplatin bei Melanom mit Dacarbazin-Resistenz, 12 Patienten: hohe Nebenwirkungen, zwei partielle Remissionen (von 12) (Bajetta et al. 1998).
- Phase-I-Studie, kolorektales Karzinom, Oxaliplatintherapie, 52 Patienten: verminderte Neuropathie (Cascinu et al. 2002).
- Phase-II-Studie, Ovarialkarzinom, Cisplatin-Therapie, 20 Patienten: weniger Nephrotoxizität (Locatelli et al. 1993).
- Randomisierte doppelblinde placebo-kontrollierte Studie, Cisplatin-Therapie, 50 Patienten: weniger Neuropathie (Cascinu et al. 1995b).
- Kontrollierte Studie, Cisplatin-Therapie, 20 Patienten: hämatologische Toxizität vermindert, übrige Toxizität unverändert (Schmidinger et al. 2000).
- Randomisierte placebo-kontrollierte Studie, Radiatio, externe Anwendung von Glutathion, 32 Patienten: Schutzwirkung (Miko Enomoto et al. 2005).

Wechselwirkungen

▶ **Mit der Tumortherapie**

Das Enzym Glutathion-S-Transferase spielt eine zentrale Rolle bei der Entgiftung von Medikamenten und Toxinen. Isoenzyme der Glutathion-S-Transferase korrelieren mit dem Risiko der Entwicklung eines Karzinoms. In verschiedenen Untersuchungen konnte gezeigt werden, dass in Tumorzellen die Glutathion-S-Transferase erhöht ist. Ebenfalls typisch für Tumorzellen ist die selenabhängige Glutathionperoxidase.

Die erworbene Resistenz gegen verschiedene Zytostatika, insbesondere Alkylanzien, Platinderivate und Anthracycline, korreliert in vitro mit einer erhöhten Expression der glutathionabhängigen Entgiftungsenzyme und unterschiedlichen Isoenzymmustern. Die Glutathion-S-Transferase ist insbesondere in multiresistenten Zellen überexprimiert. Die Depletion resistenter Zellen von Glutathion führte in mehreren In-vitro-Experimenten zu einer Normalisierung der Chemosensitivität. Die Erhöhung des intrazellulären Glutathions durch Inhibition des Effluxes erhöht die Resistenz von Tumorzellen gegenüber Cisplatin und Adriamycin, gleichzeitig verringert die Inhibition der Glutathionsynthese die Resistenz gegenüber Topoisomeraseinhibitoren.

In einer Übersichtsarbeit aus dem Jahr 2006 zeigten Yang und Mitarbeiter, dass genotypische Polymorphismen, die zu einem erhöhten intrazellulären Glutathiongehalt führen, mit schlechtem klinischem Ansprechen auf verschiedene Chemotherapien korreliert sind. Daraus folgert, dass Glutathion die Wirkung einer Chemotherapie in Tumorzellen abschwächen kann.

Thiole bilden stabile kovalente Bindungen mit elektrophilen Molekülen wie z.B. den Platinkomplexen, Cisplatin und Carboplatin und Alkylanzien. Die Bindung inaktiviert das Chemotherapeutikum und blockiert seine ROS-bildende Aktivität und seinen zytotoxischen Effekt.

Die Arbeitsgruppe um Cascinu führte in mehreren Studien Chemotherapien neoadjuvant bzw. bei fortgeschrittenen Magenkarzinomen durch, in denen die Kombination einer Chemotherapie mit Glutathion hohe Remissionsraten erbrachte. Allerdings wiesen die Arbeiten aus wissenschaftlicher Sicht Mängel auf.

Bei Patientinnen mit Ovarialkarzinom konnte durch Hinzugabe von Glutathion eine höhere Dosierung von Cisplatin sowie eine Verringerung der Nephrotoxizität erreicht werden (Locatelli et al. 1993, Smyth et al. 1997). Auch die Frequenz der Neuropathie unter Cisplatin konnte durch Glutathion reduziert werden (Cascinu et al. 1995b).

Zwei weitere Studien konnten keine Reduktion der Nebenwirkungen durch Cisplatin belegen (Plaxe et al. 1994). Die Beeinflussung der hämatologischen Toxizität wird in verschiedenen Studien ebenfalls unterschiedlich bewertet (Schmidinger et al. 2000). In einer kleineren Arbeit konnte die Neuropathie unter Oxaliplation durch Glutathion verbessert werden. Aussagen zur Wirksamkeit der Chemotherapie wurden in der Studie nicht getroffen (Cascinu et al. 2002). Gleiches gilt für die Verbesserung der Nebenwirkungen unter einer Radiatio des kleinen Beckens. Hier wurde die Diarrhö verringert. Auch hier gibt es keine ausreichenden Daten, um Einflüsse auf die Wirkung der Radiatio zu diskutieren (De Maria et al. 1992). Die lokale Applikation von Glutathion (und Anthocyanen) führt zu einer Schutzwirkung der Haut vor einer Bestrahlung (Miko Enomoto et al. 2005).

▶ **Mit anderen Medikamenten**

Daten zu Wechselwirkungen mit anderen Medikamenten liegen nicht vor.

Nebenwirkungen

Daten zu Nebenwirkungen liegen nicht vor.

Dosierung

Dosierungen liegen bei 2,5 bis 5,0 g pro Tag. Es ist unbekannt, ob diese Dosierungen bezüglich einer befürchteten Wirkungsabschwächung sicher sind.

Kontraindikationen

Daten zu Kontraindikationen wurden bisher nicht veröffentlicht.

Bewertung

Ähnlich wie Glutamin wird Glutathion in der komplementären Medizin begleitend zu einer Chemotherapie eingesetzt, um Nebenwirkungen abzuschwächen.

Während die Reduktion der Nebenwirkungen durch Glutathioninfusionen relativ gut belegt ist, ist die Wirkung auf die Tumorzelle und ihre Beeinflussung durch Glutathion noch nicht endgültig beantwortet. In den meisten Publikationen wird nicht auf den klinischen Erfolg der eigentlichen Therapie eingegangen.

In den Arbeiten, in denen Ansprechraten beschrieben werden, fehlen die Kontrollgruppen, und es liegen andere qualitative Einschränkungen der Studien vor. Unter Berücksichtigung der Tatsache, dass Tumorzellen mit hohem Glutathiongehalt schlecht auf eine Chemotherapie ansprechen und dass Glutathion Platinderivate und Alkylanzien im Serum inaktivieren kann, muss vor der gleichzeitigen Anwendung von Glutathion und einer Chemotherapie gewarnt werden. Eine Wirkungsabschwächung ist möglich.

Literatur

Bajetta E et al. Preliminary experience with high-dose cisplatin. Tumori 1998; 84 (1): 48–51.
Bode U et al. Recancostat compositum therapy does not prevent tumor progression in young cancer patient. Klin Padiatr 1999; 211 (4): 353–5.
Cascinu S et al. Intensive weekly chemotherapy for elderly gastric cancer patients. Tumori 1995a; 81 (1): 32–5.
Cascinu S et al. Neuroprotective effect of reduced glutathione on cisplatin-based chemotherapy in advanced gastric cancer. J Clin Oncol 1995b; 13 (1): 26–32.
Cascinu S et al. Intensive weekly chemotherapy for advanced gastric cancer J Clin Oncol 1997; 15 (11): 3313–9.
Cascinu S et al. Intensive weekly chemotherapy for locally advanced gastric cancer using 5-fluorouracil, cisplatin, epidoxorubicin, 6s-leucovorin, glutathione and filgrastim. Br J Cancer 1998; 78 (3): 390–3.
Cascinu S et al. Neuroprotective effect of reduced glutathione on oxaliplatin-based chemotherapy in advanced colorectal cancer. J Clin Oncol 2002; 20 (16): 3478–83.

Cascinu S et al. High curative resection rate with weekly cisplatin, 5-FU, epdoxorubicin, 6S-leucovorin, glutathione and filgastrim in patients with locally advanced, unresectable gastric cancer. Br J Cancer 2004; 90 (8): 1521–5.

Chiba T et al. Fas-mediated apoptosis is modulated by intracellular glutathione in human T cells. Eur J Immunol 1996; 26 (5): 1164–9.

Dalhoff K et al. Glutathione treatment of hepatocellular carcinoma. Liver 1992; 12 (5): 341–3.

De Maria D et al. Adjuvant radiotherapy of the pelvis with or without reduced glutathione. Tumor 1992; 78 (6): 374–6.

Deakin M et al. Glutathione s-transferase GSTT1 genotypes and susceptibility to cancer. Carcinogenesis 1996; 17: 881–4.

Di Re F et al. High-dose cisplatin and cyclophosphamide with glutathione in the treatment of advanced ovarian cancer. Ann Oncol 1993; 4 (1): 55–61.

Kavanagh JJ et al. Multi-institutional phase 2 study of TLK 286. Int J Gynecol Cancer 2005; 15 (4): 593–600.

Locatelli MC et al. A phase II study of combination chemotherapy in advanced ovarian carcinoma with cisplatin and cyclophosphamide plus reduced glutathione as potential protective agent against cisplatin toxicity. Tumori 1993; 79 (1): 37–9.

Miko Enomoto T et al. Combination glutathione and anthodyanins as an alternative for skin care during external-beam radiation. Am J Surg 2005; 189 (5): 627–30.

Plaxe S et al. Phase I trial of cisplatin in combination with glutathione. Gynecol Oncol 1994; 55 (1): 82–6.

Rosen LS et al. Phase 1 study of TLK 286 administered weekly in advanced malignancies. Clin Cancer Res 2004; 10 (11): 3689–98.

Schmidinger M et al. Glutathione in the prevention of cisplatin induced toxicities. Wien Klin Wochenschr 2000; 112 (14): 617–23.

Smyth JF et al. Glutathione reduces the toxicity and improves quality of life of women diagnosed with ovarian cancer treated with cisplatin. Ann Oncol 1997; 8 (6): 569–73.

Granatapfel (*Punica granatum*)

Vorkommen

Der Granatapfel oder Grenadine ist eine Laubbaumart, deren rote Frucht als Obst gegessen wird. Die Heimat des Granatapfels liegt in West- bis Mittelasien; heute wird er unter anderem im Mittelmeerraum angebaut.

Wirkstoffe und Anwendungsgebiete

Granatäpfel sind reich an Antioxidanzien wie Tannine (Ellagitannin und hydrolysierbare Tannine) und Flavonoide (u.a. Anthocyane), außerdem sind die Phytoöstrogene Genistein (S. 150) und Coumestrol sowie das Geschlechtshormon Östron enthalten. Damit stellt der Granatapfel die einzige Pflanze dar, die Östron enthält. Das Öl des Granatapfels enthält über 70% Linolensäure (s. Abschnitte „Omega-6-Fettsäuren", S. 222, und „Ferulasäure", S. 96).

Wirkungen

Laborexperimentelle Daten

Auf Promyelozytenzellen wirkt Granatapfelextrakt differenzierungsfördernd, kann dosisabhängig zu einer Wachstumshemmung von Tumorzellen führen und induziert die Apoptose. Die Invasivität der Zellen kann deutlich gesenkt werden. In vitro haben Granatapfelextrakt und Genistein signifikante dosisabhängige zytotoxische Effekte auf Rezeptor-positive Mammakarzinomzellen. Die Kombination beider Substanzen weist eine stärkere Wirkung auf als die jeweilige Einzelsubstanz.

Molekulare Mechanismen

- Herabregulation: Cyclin D1, Cyclin D2, Cyclin E, CDK 2, CDK 4, CDK 6, NF-κB, MAPK, Bcl-2, AKT, IKKα, IκBα
- Heraufregulation: p21, p27, Bax, PI3K
- Besonderheiten: Senkung von Ki67

Tierexperimentelle Daten

Im Tierversuch konnte durch das Öl des Granatapfels die Entwicklung von Hauttumoren bzw. Adenokarzinomen des Kolons reduziert werden. Beim Prostatakarzinom führt die orale Gabe von Granatapfelextrakt zu einer signifikanten Wachstumshemmung und Abnahme des PSA-Spiegels.

Klinische Daten

In einer Phase-II-Studie erhielten Männer mit ansteigendem PSA-Spiegel nach Operation oder Radiatio eines Prostatakarzinoms 240 ml Granatapfelsaft entsprechend 570 mg Polyphenolgallensäure-Äquivalenten. Die Autoren berichten von einer signifikanten Verlängerung der PSA-Verdoppelungszeit von 15 auf 54 Monate. Daten zum klinischen Ergebnis wurden leider nicht mitgeteilt.

Klinische Studien im Überblick

- Phase-II-Studie, Prostatakarzinom, ansteigender PSA-Spiegel nach Operation oder Radiatio: signifikante Verlängerung der PSA-Verdopplungszeit (Pantuck et al. 2006).

Wechselwirkungen

▶ **Mit der Tumortherapie**
  Es liegen keine Daten zur Wechselwirkung mit der Tumortherapie vor.

▶ **Mit anderen Medikamenten**
  Es liegen keine Daten zur Wechselwirkung mit anderen Medikamenten vor.

Nebenwirkungen

In einer Arbeit werden regelmäßige Kontrollen der Leberwerte empfohlen.

Dosierung

Es liegt bisher nur eine klinische Studie vor, in der Patienten täglich 570 mg Polyphenol-gallensäure-Äquivalente Granatapfelsaft erhielten. Weitere Daten, aus denen sich Dosisempfehlungen ableiten lassen, liegen bis heute nicht vor.

Kontraindikationen

Kontraindikationen für Granatapfelextrakt sind nicht bekannt.

Bewertung

Granatapfelextrakt enthält zahlreiche sekundäre Pflanzenstoffe sowie Phytoöstrogene. Das Öl ist reich an Linolensäure. In vitro und in ersten Tierexperimenten inhibierte Granatapfelextrakt das Wachstum von Tumorzellen und Tumoren im Tier.

Die in einer Arbeit nachgewiesene Verlängerung der PSA-Verdopplungszeit bei Patienten mit Prostatakarzinom nach Operation oder Radiatio könnte auf den Phytoöstrogengehalt zurückzuführen sein. Leider haben die Autoren bisher nicht veröffentlicht, ob es auch zu einer Verlängerung der Überlebenszeit bei den behandelten Patienten kam. Aufgrund des Phytoöstrogengehaltes ist der Einsatz von Granatapfelextrakten bei Patientinnen mit hormonsensitiven Tumoren nicht unbedenklich, auch wenn in vitro eher eine Wachstumshemmung auf Rezeptor-positive Mammakarzinomzellen besteht.

Zusammenfassend ist eine endgültige Bewertung von Granatapfelextrakt nicht möglich. Interessante In-vitro-Ergebnisse finden ihre Entsprechung in einer ersten klinischen Studie. Weitere systematische Untersuchungen wären sinnvoll, um die klinische Wirksamkeit zu belegen.

Literatur

Pantuck AJ et al. Phase II study of pomegranatejuice for men with rising prostate-specific antigen following surgery or radiation for prostate cancer. Clin Cancer Res 2006; 12 (13): 4018–26.

Grüner Tee (*Camellia sinensis*)

Vorkommen

Die Teepflanze wird seit mehreren tausend Jahren in China angebaut. Im 6. Jahrhundert v. Chr. wurde die neue Variante der Verarbeitung von Tee hervorgebracht, die zu Grünem Tee führt. Der Dichter Lu Yü hat sie 780 n. Chr. ausführlich beschrieben. Im gleichen Jahrhundert brachten buddhistische Mönche Tee von China nach Japan.

Wirkstoffe und Anwendungsgebiete

Grüner Tee enthält einen hohen Anteil an Polyphenolen mit antioxidativen Eigenschaften. Die größte Gruppe der Polyphenole stellen die Catechine dar, zu denen Epigallocatechin-3-Gallat (EGCG) gehört.

Die Bioverfügbarkeit der Polyphenole aus Tee im Körpergewebe ist hoch. Nach regelmäßigen Konsum sind nur geringe Serumspiegel, jedoch signifikante Spiegel z.B. im Prostatagewebe nachweisbar.

Wirkungen

Laborexperimentelle Daten

EGCG wirkt in vitro über verschiedene Mechanismen antitumoral. Es kommt zur Hemmung des Zellwachstums, zur Inhibition der Telomerase und zum Zellzyklusstillstand in der G_1-Phase. Darüber hinaus reaktiviert EGCG durch Methylierung ausgeschaltete Gene. Die Cyclooxygenase 2, welche in vielen Tumoren hochreguliert ist, wird durch EGCG inhibiert. Die Angiogenese von Tumoren wird durch EGCG gehemmt, aber es kommt auch zu einen Anstieg von VEGF. Die EGFR-abhängige Signaltransduktion wird inhibiert. Dagegen könnte die Aktivierung von HIF-1 (hypoxia inducible factor 1) in Karzinomzellen wachstumsstimulierend wirken.

EGCG inhibiert den Her-2-neu-abhängigen Signalweg bei Kopf-Hals-Karzinomzellen und Mammakarzinomzellen. In vitro bindet EGCG an den Östrogen-Rezeptor-α und -β von hormonsensiblen Mammakarzinomzellen. Es kommt zu einer Genaktivierung.

Hormonsensible Prostatakarzinomzellen erfahren in vitro eine Wachstumshemmung, sie proliferieren signifikant weniger in einem Medium mit Patientenserum nach Genuss von Grünem Tee, noch deutlicher nach Genuss von Schwarzem Tee, sodass möglicherweise auch andere Inhaltsstoffe des Tees wichtig sind.

> **Molekulare Mechanismen**
>
> - Zellzyklus: Stillstand in der G_1-Phase
> - Herabregulation: Cyclin D1, Cyclin E, CDK 1, CDK 2, CDK 4, CDK 6, COX-2, TNF-α, Bcl-2, MMP9, AP-1, PI3K, PGE_2, MAPK, Wnt
> - Heraufregulation: p21, p27, p38, p53, Bax, Caspase-3, Caspase-7, Caspase-9, ROS, Ras, AP-1, ERK, AKT, MAPK, NF-κB, Fas-L

> - Besonderheiten: Hemmung: Telomerase, Her-2-neu, Endothelin-A-Rezeptor, Endothelin-A, Endothelin-1, Proteasom, Telomerase, VEGF, EGFR, Erhalt interzellulärer Kommunikation über gap junctions, Aktivierung von HIF-1

Tierexperimentelle Daten

In einem Mausmodell des Zervixkarzinoms führte EGCG nur in telomeraseabhängigen Tumoren zu einer Wachstumshemmung. In Versuchen mit Nagern konnte die Gabe von EGCG im Trinkwasser die Tumorgröße im Vergleich zu einer Kontrollgruppe signifikant reduzieren (Hauttumoren, Prostatakarzinomen, Mammakarzinomen und Blasenkarzinom sowie die Zellzahl bei Promyelozytenleukämie).

Die gemeinsame Gabe von Östradiol und EGCG führte zu einer verstärkten Östradiolwirkung bei Tieren mit Rezeptor-positivem Mammakarzinom. Ob dies eine Bedeutung für Patientinnen mit Rezeptor-positiven Mammakarzinomen hat, ist bisher nicht geklärt.

Klinische Daten

Epidemiologische Daten, vor allen Dingen aus asiatischen Ländern, wurden mehrfach zusammengestellt, um die präventiven Eigenschaften von Grünem Tee nachzuweisen. Die Ergebnisse sind jedoch nicht eindeutig.

Bei Patienten mit hochgradigen intraepithelialen Neoplasien der Prostata führte die Gabe von Grüntee-Extrakt zu einer geringeren Ausbildung von manifesten Malignomen (Bettuzzi et al. 2006). In einer japanischen Untersuchung konnte bei 19 500 Männern keine Assoziation zwischen dem Prostatakarzinomrisiko und dem Genuss von Grünem Tee nachgewiesen werden (Kikuchi et al. 2006), ebensowenig zeigte eine Metaanalyse einen positiven Einfluss (Sun et al. 2006a). Eine weitere Metaanalyse ergab ein niedriges Risiko für Mammakarzinome (Sun et al. 2006b).

Für die Senkung der Rezidivrate von Mammakarzinomen liegt eine Beobachtung bei 1 160 Patientinnen vor, die eine signifikante Senkung bei Konsum von mehr als drei Tassen täglich für Patientinnen im Stadium I–II, nicht jedoch III, beschreibt (Inoue 2001). Dies wurde auch in einer Auswertung weiterer vorliegender Kohorten- und Fallkontrollstudien nachvollzogen (Seely et al. 2005).

Bei Patientinnen mit Ovarialkarzinom hatten Teetrinkerinnen eine höhere Überlebensrate. Die Autoren berichteten über eine signifikante Dosis-Wirkung-Beziehung (Zhang et al. 2004).

Bei Patienten mit metastasiertem Prostatakarzinom erzielte die Gabe von Grünem Tee keine positiven Ergebnisse. Allerdings kam es bei einigen Patienten zu einer Grad-III- oder -IV-Toxizität (Jatoi et al. 2003).

Klinische Studien im Überblick

- Beobachtung, Mammakarzinom, 1 160 Patienten: signifikante Senkung der Rezidivrate bei Konsum von mehr als drei Tassen für Patientinnen im Stadium I-II, nicht jedoch III (Inoue 2001).
- Fallserie, niedrig malignes B-Zell-Lymphom, vier Patienten: drei Patienten mit partieller Remission (Shanafelt et al. 2006).

- Phase-I-Studie, fortgeschrittenes Lungenkarzinom, 17 Patienten: keine Remission, bei sieben Patienten stabiler Krankheitsverlauf über 4–16 Wochen (Laurie et al. 2005).
- Phase-I-Studie: orale Leukoplakie, randomisierte doppelblinde Gabe von Grüntee-Extrakt über sechs Monate, 64 Patienten: Rückgang der Läsionen bei 38% der Patienten in der Verum- gegenüber 10% in der Placebogruppe (Chung et al. 2003).
- Phase-II-Studie, androgenunabhängig metastasiertes Prostatakarzinom, PSA-Anstieg, 42 Patienten: ein Patient mit Abfall des PSA-Wertes in den ersten Wochen, bei allen anderen Patienten PSA-Anstieg, hohe Toxizität (Jatoi et al. 2003).
- Doppelblind placebo-kontrollierte Studie, hochgradige intraepitheliale Neoplasien der Prostata, 60 Patienten: Entwicklung eines Malignoms: ein Patienten in der Verumgruppe, neun in der Placebogruppe (Bettuzzi et al. 2006).
- Metaanalyse epidemiologischer Untersuchungen: keine Verminderung des Risikos für Kolonkarzinome (Sun et al. 2006).
- Metaanalyse epidemiologischer Studien: Inzidenz des Mammkarzinoms gesenkt (OR 0,78) (Sun 2006).
- Kohortenstudie, Ovarialkarzinom, 254 Patientinnen: Teetrinker haben höhere Überlebensrate über drei Jahre (77,9 versus 47,9%) (Zhang et al. 2004).

Wechselwirkungen

▶ **Mit der Tumortherapie**
In In-vitro-Experimenten wirkten Tamoxifen und EGCG bei Rezeptor-positiven Mammakarzinomzellen synergistisch und EGCG steigerte die Wirkung von 5-FU, Cisplatin und Etoposid bei unterschiedlichen Tumorzellen.

Im Mausmodell konnte die Wirkung von Doxorubicin durch die gleichzeitige orale Gabe von EGCG gesteigert werden. Hierbei kam es zu einer erhöhten Konzentration von Doxorubicin im Tumor, nicht jedoch im normalen Gewebe. Mehrere Autoren konnten nachweisen, dass multiresistente Karzinomzellen durch EGCG über eine Inhibierung von P-Glycoprotein gegenüber Chemotherapeutika wieder Sensibilität erlangten. Weitere In-vitro-Experimente zeigten, dass EGCG die Strahlenresistenz von malignen Zellen verringern kann. Die durch eine Radiatio induzierte Angiogenese wird durch EGCG inhibiert. In vitro wirken Celecoxib und EGCG sowie Curcumin und EGCG synergistisch bei der Auslösung der Apoptose.

EGCG schützt Zellen der Speicheldrüse in vitro gegenüber einer Bestrahlung oder Cisplatin-Therapie.

▶ **Mit anderen Medikamenten**
Es sind keine Daten zur Wechselwirkungen mit anderen Medikamenten veröffentlicht worden.

Nebenwirkungen

Dosislimitierende Toxizitäten von Extrakt aus Grünem Tee entsprechen den Nebenwirkungen von Koffein. Bei täglichen Gaben von 6 g Grünem Tee wurden Übelkeit, Erbrechen, Hautausschlag, Schlaflosigkeit, Erschöpfung, Bauchschmerzen, Verwirrung bis hin zur schweren Verwirrtheit bei einem großen Anteil der Patienten (70%) beschrieben (Jatoi et al. 2003).

Dosierung

Aus den In-vitro-Daten lassen sich keine Empfehlungen für eine Dosierung in Phase-I-Studien ableiten, da die erforderlichen In-vitro-Konzentrationen um dem Faktor 1 000 schwanken.

Eine Rückbildung von oralen Leukoplakien wurde bereits bei Dosierungen von 0,38 g Grüntee-Extrakt (entsprechend 800 ml Tee) über sechs Monate gezeigt.

In einer Phase-I-Studie wurden Dosierungen von 0,5–5,05 g/m^2 einmal oder 1,0–2,2 g/m^2 3-mal täglich in einem Extrakt von Grünem Tee eingesetzt. Die maximal tolerierte Dosis lag bei 4,2 g/m^2 einmal oder 1,0 g/m^2 3-mal täglich (entspricht 7–8 Tassen von 120 ml) (Piesters et al. 2001).

Allerdings zeigte sich eine dosislimitierende Toxizität ab Dosierungen von 3 g/m^2 und Tag.

Kontraindikationen

Kontraindikationen für den moderaten Genuss von Grünem Tee liegen nicht vor.

Bewertung

Die epidemiologischen Daten bezüglich einer chemopräventiven Wirkung von Grünem Tee sind widersprüchlich, positive Daten überwiegen. Tierexperimentelle Daten unterstützen diese Annahme.

EGCG und andere Polyphenole aus Grünem Tee beeinflussen zahlreiche Stoffwechselwege in der Tumorzelle, die zu einem verminderten Wachstum führen.

Die Menge intrazellulärer Zielmoleküle, mit denen EGCG Tumorzellen beeinflussen kann, wird von kaum einer anderen Substanz in der Ernährung erreicht. Viele In-vitro-Untersuchungen zeigten, dass EGCG zum Wachstumsstillstand von Tumorzellen führt und synergistische Wirkungen von EGCG und verschiedenen Zytostatika vorliegen könnten. Bisher wurden keine antagonistischen Wirkungen gefunden. Auch die Wirkung einer Strahlentherapie könnte durch EGCG verbessert werden.

Während zwei Kohortenstudien eine bessere Überlebensrate bei Mamma- und Ovarialkarzinomen zeigten, erreichten bisherige Phase-I- und Phase-II-Studien zwar dosislimitierende Toxizitäten, jedoch keine positiven Ergebnisse.

Sowohl der Anstieg von VEGF unter EGCG als auch die Genaktivierung durch Bindung von EGCG an den Östrogen-Rezeptor zeigen, dass eine Wachstumsförderung von Tumorzellen durch Substanzen aus Grünem Tee denkbar ist. Aus diesen Gründen sollte Grüner Tee den Patienten als Bestandteil der normalen Flüssigkeitszufuhr empfohlen werden. Epigallocatechin-3-Gallat aus Grünem Tee und mit ihm verwandte Polyphenole stellen gesunde Bestandteile einer normalen Ernährung dar. Das Trinken von Grünem Tee ist auch für Tumorpatienten grundsätzlich zu empfehlen. Der Einsatz von Extrakten, besonders in höherer Dosierung, sollte bis zum Vorliegen weiterer Untersuchungen unterbleiben.

Literatur

Bettuzzi S et al. Chemoprevention of human prostate cancer by oral administration of green tea atechins in volunteers with high-grade prostate intraepithelial neoplasia. Cancer Res 2006; 66 (2): 1234–40.

Chung FL et al. Tea and Cancer prevention: Studies in animals and humans. The American Society for Nutritional Sciences. J Nutr 2003; 133: 3268S–3274S.

Inoue M. Regular consumption of green tea and the risk of brast cancer recurrence: Follow up-study form the hospital-based Epidemiologic Research Program at Aiichi Cancer Center. Cancer Letters 2001; 167: 175–182.

Jatoi A et al. A phase II trial of green tea in the treatment of patients with androgen independent metastatic. Cancer 2003; 97 (6): 1442–6.

Laurie SA et al. Phase I study of green tea extract in patients with advanced lung cancer. Cancer Chemotherapy and Pharmacology 2005; 55 (1): 33–8.

Piesters MW et al. Phase I trail of oral green tea extract in adult patients with solid tumors. J Clin Oncol 2001; 19 (6): 1830–8.

Sadzuka Y et al. Modulation of cancer chemotherapy by green tea. Clin Cancer Res 1998; 4 (1): 153–6.

Seely D et al. The effect of green tea consumption on incidence of breast cenacer and recurrence of breast cancer, a systematic review and meta-analysis. Integrative Cancer Therapies 2005; 4 (2): 144–55.

Shanafeld TD et al. Clinical effect of oral green tea extract in four patients with low grade B-cell malignancies. Leuk Res 2006; 30 (6): 707–12.

Sun CL et al. Green tea, black tea and colorectal cancer risk. Carcinogenesis 2006a; 27 (7): 1301–9.

Sun CL et al. Green tea, black tea and breast cancer risk. Carcinogenesis 2006b; 27 (7): 1310–5.

Zhang M et al. Green tea consumption enhances survival of epithelial ovarian cancer. Int J Cancer 2004; 112 (3): 465–9.

Haifischknorpelextrakt

Vorkommen

Haifischknorpelextrakt wird aus Haien gewonnen und führte bereits zu einer deutlichen Reduktion einiger Haipopulationen.

Wirkstoffe und Anwendungsgebiete

Haifischknorpel (Scaif, **S**hark **c**artelage-derived **a**ngiogenesis **i**nhibitory **f**actor) erregte die Aufmerksamkeit in der Antitumortherapie als deutlich wurde, dass in Knorpelgeweben allgemein und bei Haifischen als Spezies Tumorentwicklung bzw. Metastasierungen selten vorkommen. Daraus wurde gefolgert, dass Haifischknorpel eine besonders wirksame Substanz gegen Tumorbildung enthalten könnte. Definierte Extrakte (Marimastat®, Neovastat®) wurden pharmazeutisch weiterentwickelt und bis in Phase-III-Studien gebracht.

Wirkungen

Laborexperimentelle Daten

Neovastat® hemmte Signalproteine in Tumorzellen. Außerdem führte es zur lokalen Destruktion der Matrix bei der Gefäßneubildung und zeigte damit antiangiogenetische Wirkung. In vitro konnte gegenüber verschiedenen Tumorzelllinien eine Wirksamkeit nachgewiesen werden (Myelom, Ovarial-, Pankreas-, Kolon-, Hodenkarzinom und Sarkomzellen).

> **Molekulare Mechanismen**
>
> - Heraufregulation: JNK, NF-κB
> - Herabregulation: MMP9
> - Besonderheit: Antiangiogenese

Tierexperimentelle Daten

In einem Mausnierentumormodell führte die Fütterung mit Haifischknorpelextrakt zu einem verzögerten Entstehen und Wachstum der Tumoren. Neovastat® supprimierte auch die Knochenmetastasierung. Sowohl die Anzahl als auch die Größe der ossären Metastasen wurden reduziert. In weiteren Tierexperimenten konnten diese positiven Ergebnisse jedoch nicht bestätigt werden.

Klinische Daten

In einer Anwendungsbeobachtung wurde bei 31 Patienten mit unterschiedlichen Malignomen eine Ansprechrate von 90% beschrieben, hiervon 61% komplette Remissionen. Unter den darauf ansprechenden Patienten waren solche mit Glioblastom, Pankreas- und Lungenkarzinom, Ovarial- und Zervixkarzinom, Rektumkarzinom, Prostatakarzinom,

Schilddrüsenkarzinom sowie Plattenepithelkarzinom der Nase. Die Autoren beschrieben eine prolongierte Anwendung über Jahre (Prudden et al. 1985). In Phase-I- und -II-Studien konnte keine Remission erzielt werden. Bei fünf von 47 Patienten trat eine gastrointestinale Toxizität auf. Auch die Kontrolle der Lebensqualitätsparameter (FACT G) zeigte keine Verbesserung (Miller et al. 1998).

Bei Patienten mit fortgeschrittenem Mamma- oder Kolonkarzinom unter einer Standardtherapie wurde bei der Studiengruppe nach Gabe von Haifischknorpel kein Unterschied gegenüber der Kontrollgruppe festgestellt (Loprinzi et al. 2005).

Eine Phase-II-Studie bei therapierefraktären Nierenzellkarzinompatienten ergab signifikant längere Überlebenszeiten mit der höheren von zwei gewählten Dosierungen. Eine Kontrollgruppe wurde hier nicht mitgeführt (Batist et al. 2002).

Klinische Studien im Überblick

- Anwendungsbeobachtung, 31 Patienten: Ansprechrate von 90% beschrieben, hiervon 61% komplette Remission (Prudden 1985).
- Phase-I-Studie, 47 Patienten: keine Remission (Miller et al. 1998).
- Phase-II-Studie, therapierefraktäres Nierenzellkarzinom, 144 Patienten: medianes Überleben 16,3 Monate (Batist et al. 2002).
- Randomisierte doppelblinde placebo-kontrollierte Studie, Mamma- oder Kolonkarzinom zusätzlich zur Standardtherapie, 83 Patienten: kein Vorteil (Loprinzi et al. 2005).

Wechselwirkungen

▶ Mit der Tumortherapie

In Kombination mit einer suboptimalen Dosis von Cisplatin führte Neovastat® zu einem verbesserten therapeutischen Index und schützt gleichzeitig vor dem Cisplatin-induzierten Gewichtsverlust und einer Myelosuppression.

Es liegen keine weiteren Daten zur Wechselwirkungen mit der Tumortherapie vor. Aufgrund der antiangiogenetischen Wirkungen sind Wechselwirkungen mit modernen Antiangiogenesehemmern denkbar.

▶ Mit anderen Medikamenten

Über Wechselwirkungen mit anderen Medikamenten wurde bisher keine Daten publiziert, sie sind jedoch wegen der blutdrucksenkenden Wirkung und der hyperglykämischen Wechselwirkungen mit Antihypertensiva und Antidiabetika möglich.

Nebenwirkungen

Als Nebenwirkungen wurden die Auslösung einer Hepatitis, Geschmacksstörungen, Übelkeit, Erbrechen, Dysepsie, Obstipation, niedriger Blutdruck, Hyperglykämie, Hypoglykämie, Hypokalzämie, Hyperkalzämie und eine veränderte Bewusstseinslage, abgeschwächte Muskelkraft, Sensibilitätsverlust, Erythem, periphere Ödeme, generalisierte Schwäche und Fatigue berichtet.

Dosierung

In verschiedenen Studien wurden sehr unterschiedliche Dosierungen eingesetzt, bei der Maus 5–100 mg Haifischknorpelextrakt, beim Menschen 60–240 ml Neovastat® als Tagesdosis.

Kontraindikationen

Daten zu Kontraindikationen liegen nicht vor.

Bewertung

In Haifischknorpelextrakt wurde lange Zeit große Hoffnung gesetzt. Sie verstärkte sich, als antiangiogenetische Wirkungen entdeckt wurden. Bisher haben sich aber die hohen, in die definierten Extrakte Marimastat® und Neovastat® gesetzten Erwartungen nicht bestätigt. Für undefinierte Haifischknorpelpräparate, die als alternative Therapie angeboten werden, liegen bisher keine Wirksamkeitsnachweise vor. Zur antiangiogenetischen Therapie bestehen mittlerweile in der Onkologie durch zugelassene Antikörper gut definierte Möglichkeiten. Es gibt deshalb keinen Grund, Haifischknorpelextrakt als komplementäre Therapie zu empfehlen.

Literatur

Batist G et al. Neovastat (AE-941) in refractory renal cell carcinoma patients. Ann Oncol 2002; 13 (8): 1259–63.
Loprinzi CL et al. Evaluation of shark cartilage. Cancer 2005; 104 (1): 176–82.
Miller DR et al. Phase I/II trial of the safety and efficacy of shark cartilage in the treatment of advanced cancer. J Clin Oncol 1998; 16 (11): 3649–55.
Prudden JF et al. The treatment of human cancer with agents prepared from bovine cartilage. J Biol Response Mod 1985; 4 (6): 551–84.

Honig

Vorkommen

Honig ist ein von Honigbienen aus dem Nektar von Blüten oder Honigtau erzeugtes Lebensmittel.

Wirkstoffe und Anwendungsgebiete

Im Speichel der Biene wird aus dem Enzym Glucoseoxidase Gluconsäure und Hydrogenperoxid. Gluconsäure ist ein Konservierungsmittel, während Hydrogenperoxid als Radikalbildner bakteriozid wirkt. Die Glucoseoxidase ist hitze- und lichtempfindlich, sodass Honig entsprechend aufbewahrt und nicht erhitzt werden sollte.

Honig hat in der Naturheilkunde eine lange Tradition als Wundheilungsmittel. Honig fördert durch ein feuchtes Milieu das Gewebewachstum, nekrotisches Gewebe wird durch Hydrogenperoxid abgebaut. Durch die Verdünnung mit Wundsekret wird Glucoseoxidase aktiviert, sodass kontinuierlich Hydrogenperoxid nachgebildet wird. Unklar ist, aus welchen Gründen verschiedene Honigsorten unterschiedliche antibakterielle Potenz haben. Möglicherweise hängt dies mit dem in manchen Blüten gebildeten Enzym Katalase zusammen, das Hydrogenperoxid zerstört. Eine besondere antibakterielle Wirkung enthält der Manuca-Teestrauch aus Neuseeland, welcher enzymunabhängig produziert wird. Honig aus dem Nektar dieses Strauches ist effektiv gegen antibiotikaresistente Bakterien.

In letzter Zeit wurden verstärkt auch antitumorale Wirkmechanismen entdeckt, die zum Teil an die Verbindung CAPE gebunden sind (s. Abschnitt „Kaffeesäureester", S. 159).

Wirkungen

Laborexperimentelle Daten
Laborexperimentelle Daten liegen nicht vor.

Molekulare Mechanismen
- Keimzahlverminderung und Wundreinigung durch Hydrogenperoxid

Tierexperimentelle Daten
Im Tierexperiment konnte durch die topische Behandlung von Stichkanälen die Implantation von absichtlich aufgebrachten Tumorzellen deutlich reduziert werden (Hamzaoglu et al. 2000).

Klinische Daten
Honig hatte eine positive Wirkung auf nosokomiale Wundeffekte (inklusive MRSA und VRE) bei pädiatrischen hämatoonkologischen Patienten (Simon et al. 2006).

Bei Patienten, die nach einer Bestrahlung wegen eines Kopf-Hals-Tumors unter verminderter Speichelbildung litten, führte die Gabe von Honig zwar nicht zu einer Verminderung der bakteriellen Besiedelung der Mundhöhle, jedoch zu einer signifikanten Abnahme der *Streptococcus-mutans*-Kolonien (Sela et al. 2000). Die radiogene Mukositis im Mundbereich kann durch topische Applikation von Honig signifikant reduziert werden (Biswal et al. 2003). In einer Cochrane-Analyse wurde bezüglich der Prävention einer oralen Mukositis für Honig während einer Karzinomtherapie ein positiver Effekt nachgewiesen (Worthington et al. 2006).

Klinische Studien im Überblick
- Phase-I-Studie, Bestrahlung von Kopf-Hals-Tumoren: signifikante Abnahme der Kolonien von *Streptococcus mutans* (Sela et al. 2000).
- Phase-I-Studie, radiogene Mukositis, 40 Patienten: signifikante Reduktion (Biswal et al. 2003).

Wechselwirkungen

▶ **Mit der Tumortherapie**

Daten zu Wechselwirkungen liegen nicht vor. Hinweise auf eine Wirkungsabschwächung bestehen nicht.

▶ **Mit anderen Medikamenten**

Wechselwirkungen mit anderen Medikamenten sind nicht zu erwarten.

Nebenwirkungen

Nebenwirkungen sind bei der lokalen Anwendung nicht zu erwarten.

Dosierung

Die lokale Anwendung im Schleimhautbereich kann durch den Patienten in Eigenregie erfolgen.

Kontraindikationen

Kontraindikationen für die lokale Applikation von Honig bestehen nicht.

Bewertung

Die lokale Gabe von Honig zur Behandlung von Wunden und zur Reduzierung der Schleimhauttoxizität während einer Bestrahlung wurden in zwei Studien mit überzeugend positivem Ergebnis untersucht. Die Durchführung einer Phase-III-Studie ist sinnvoll, bis dahin kann der Versuch dem Patienten individuell empfohlen werden.

Bei der Wundbehandlung sollte Honig nur in einer speziellen medizinischen Zubereitung verwendet werden, um zu verhindern, dass im Honig enthaltene Keime aufgebracht werden.

Literatur

Biswal BM et al. Topical application of honey in the management of radiation mucositis: a preliminary study. Support Care Cancer 2003; 11 (4): 242–8.

Hamzaoglu I et al. Protective covering of surgical wounds with honey impedes tumor implantation. Arch Surg 2000; 135 (12): 1414–7.

Sela M et al. Streptococcus mutans in saliv of normal subjects and neck and head irradiated cancer subjects after consumption of honey. J Oral Rehabil 2000; 27 (3): 269–70.

Simon A et al. Wound care with antibacterial honey (Medihoney) in pediatric haematology-oncology. Support Care Cancer 2006; 14 (1): 917.

Worthington HV et al. Interventions for preventing oral mucositis for patients with cancer receiving treatment. Cochrane Database Syst Rev 2006; 2.

Honokiol (*Magnolia officinalis*)

Vorkommen

Magnolia officinalis ist in Ostasien beheimatet. Magnolien sind beliebte Zierbäume und -sträucher.

Wirkstoffe und Anwendungsgebiete

Honokiol ist der Hauptinhaltsstoff des Extraktes von *Magnolia officinalis*. Extrakte aus der Magnolie werden in der traditionellen chinesischen Medizin bei verschiedenen Indikationen, unter anderem auch bei Angstzuständen, eingesetzt.

Wirkungen

Laborexperimentelle Daten

Honokiol ist in der Lage, Tumorzellen in die Apoptose zu überführen. Dabei werden verschiedene, den Zellzyklus inhibierende sowie die Apoptose fördernde intrazelluläre Mechanismen ausgelöst.

Molekulare Mechanismen

- Herabregulation: Cyclin D1, Cyclin E, CDK 2, AKT, Bcl-x
- Heraufregulation: Bad, PTEN, Caspase-3, Caspase-8, Caspase-9

Tierexperimentelle Daten

Im Tierexperiment führte die Gabe von Honokiol beim Kolonkarzinom zu einem verzögerten Tumorwachstum und einer Überlebenszeitverlängerung.

Klinische Daten

Klinische Daten und Studien liegen nicht vor.

Wechselwirkungen

▶ **Mit der Tumortherapie**

In-vitro-Daten an Hormonrezeptor-positiven Mammakarzinomzellen belegen, dass eine additive Wirkung mit Lapatinib und Rapamycin besteht (Liu et al. 2006).

▶ **Mit anderen Medikamenten**

Daten zu Wechselwirkungen mit anderen Medikamenten wurden bisher nicht publiziert.

Nebenwirkungen

Nebenwirkungen sind bisher nicht bekannt.

Dosierung

Es wurden bisher keine ausreichenden Daten publiziert, um eine Dosisempfehlung geben zu können.

Kontraindikationen

Daten für die Kontraindikationen liegen ebenfalls bisher nicht vor.

Bewertung

Honokiol entstammt der traditionellen chinesischen Medizin und wird dort auch gegen Tumoren eingesetzt. Mehrere Publikationen zeigen, dass Honokiol interessante Einflüsse auf die intrazelluläre Signalkaskade, den Zellzyklus und die Apoptose hat. Hierbei scheinen additive Wirkungen mit dem Tyrosinkinaseinhibitor Latapinib sowie dem m-Tor-Antagonisten Rapamycin vorzuliegen. Aus diesem Grunde könnte Honokiol sich eignen, um als komplementäre Medikation die Wirkung von modernen „small molecules" zu unterstützen. Hierzu sind tierexperimentelle und klinische Studien erforderlich, bevor der Einsatz beim Patienten empfohlen werden kann.

Literatur

Liu H et al. Honokiol reveals antiproliferative activity and induces apoptosis in breast cancer. Onkologie 2006; 29 (Suppl 3): 128, 599.

Hydrazinsulfat

Vorkommen

Hydrazinsulfat ist eine Substanz, die in der komplementären Onkologie vor allen Dingen in den 70er und zu Beginn der 80er Jahre propagiert wurde. Sie gilt als giftig und krebserregend.

Wirkstoffe und Anwendungsgebiete

Hydrazinsulfat wird mit zwei Intentionen bei Tumorpatienten eingesetzt: eine antitumorale Wirksamkeit wird postuliert und eine Gewichtszunahme durch Inhibition der Gluconeogenese vermutet.

Wirkungen

Laborexperimentelle Daten
Es liegen keine Publikationen zu Labordaten vor.

Tierexperimentelle Daten
Im Tierversuch wurden synergistische Wirkungen mit verschiedenen Zytostatika beobachtet. Die parenterale Ernährung und Gabe von Hydrazinsulfat führte zu einer Stabilisierung des Körpergewichtes, aber zu gleichzeitiger Stimulation des Tumorwachstums und Lebertoxizität (Grubbs et al. 1979).

Klinische Daten
Bei 740 Patienten mit primär fortgeschrittenen, rezidivierten und metastasierten soliden Tumoren und malignen Lymphomen wurde nach dem Versagen der üblichen Therapieverfahren die Effektivität von Hydrazinsulfat getestet. Patienten mit Neuroblastom, rezidivierendem Desmoid, Hodgkin-Lymphom, Lungenkarzinom, Fibrosarkom und anderen Entitäten sprachen auf die Therapie an. Die Autoren beschrieben darüber hinaus einen Rückgang vieler tumorassoziierter Symptome (Filov et al. 1990). Die Angaben zu den einzelnen Patienten sind nicht detailliert genug, um eine Bewertung bezüglich der Wirksamkeit von Hydrazinsulfat zuzulassen.

Bei 84 Patienten mit fortgeschrittenen, disseminierten Karzinomen führte die Gabe von Hydrazinsulfat in 70% der Fälle zu subjektiven, bei 17% zu objektiven Verbesserungen. Zu den subjektiven Verbesserungen gehörten verbesserter Appetit, Gewichtszunahme bzw. Beendigung des Gewichtsverlustes, Kraftzunahme, verbesserter Performancestatus und Schmerzabnahme. Die Bewertung der Daten ist schwierig, da einige Patienten begleitend auch andere Therapien erhielten. Hydrazinsulfat hat eine günstige Nebenwirkungsrate mit selten auftretenden und wenig ausgeprägten Parästhesien der Extremitäten, Übelkeit, Juckreiz und Müdigkeit. Eine Knochenmarksdepression trat nicht auf (Gold 1975b).

Mehrere Untersuchungen beschäftigten sich mit dem positiven Effekt von Hydrazinsulfat auf die Ernährungssituation der Patienten. In einer prospektiv randomisierten doppelblinden placebo-kontrollierten Studie erhielten 38 Patienten Hydrazinsulfat bzw. Placebo; sie zeigten eine deutlich verbesserte Glucosetoleranz. 83% der Patienten unter Hydrazinsulfat hielten oder verbesserten ihr Gewicht, aber nur 53% der Patienten unter Placebo. Der Appetit stieg signifikant bei 63% der Verumpatienten gegenüber 25% der Placebopatienten. Allerdings kam es bei den Patienten unter Hydrazinsulfat-Therapie auch nur zu einer geringen Erhöhung der Kalorienzufuhr (Chlebowski et al. 1984, 1987).

In einer doppelblinden randomisierten placebo-kontrollierten Phase-III-Studie der CALGB an Patienten mit nicht kleinzelligem Bronchialkarzinom führte die Therapie mit Cisplatin, Vincristin und Hydrazinsulfat zu keinem besseren Ansprechen als eine alleinige Chemotherapie (Kosty et al. 1994). Ein systematisches Review zur Therapie der karzinomassoziierten Anorexie erbrachte keine positiven Resultate für Hydrazinsulfat (Yuvazsen et al. 2005).

Zwei Arbeitsgruppen berichteten von einem fehlenden Ansprechen bei einer Hydrazinsulfattherapie. (Spremulli: 25 Patienten mit soliden Tumoren; Loprinzi: 27 Patienten mit metastasierten kolorektalen Tumoren, tendenziell schlechterer Lebensqualität und kürzeres Überleben in der Hydrazingruppe; Loprinzi: 243 Patienten mit nicht kleinzelligem Bronchialkarzinom, tendenziell schlechteres progressionsfreies Überleben und Gesamtüberleben im Hydrazinsulfatarm; Loprinzi 1994a,1994b, Spremulli et al. 1979).

Klinische Studien im Überblick

- Bericht von 740 Patienten mit verschiedenen fortgeschrittenen Tumoren: Ansprechen, genauere Daten zu den Patienten und den anderen aktiven Therapien liegen nicht vor (Filov et al. 1990).
- Hydrazingabe bei fortgeschrittenem Tumor: Verringerung von Folgeerscheinungen der Tumorerkrankung, weniger Nebenwirkungen (Gold 1975b).
- 25 Patienten mit soliden Tumoren: kein Ansprechen auf Hydrazinsulfat (Spremulli et al. 1997).
- 27 Patienten mit metastasiertem kolorektalem Karzinom: verkürztes Überleben (Loprinzi et al. 1994).
- Prospektiv randomisierte doppelblinde placebo-kontrollierte Studie: Stabilisierung des Gewichtes bei Tumorpatienten, Appetitsteigerung (Chlebowski et al. 1987).
- Randomisierte prospektiv placebo-kontrollierte Studie bei Patienten mit fortgeschrittenem nicht kleinzelligem Bronchialkarzinom: erhöhte Kalorienaufnahme, verbessertes medianes Überleben (Chlebowski et al 1990).
- Phase-I-Studie, Kolonkarzinom, 5-FU und Hydrazinsulfat: Reduktion Nüchternblutzucker, Verbesserung der Glucosetoleranz (Tayek et al. 1995).
- Doppelblind randomisierte placebo-kontrollierte Phase-III-Studie der CALGB: kein verbessertes Ansprechen (Kosty et al. 1994).
- Systemastisches Review zur karzinomassoziierten Anorexie: kein positiver Einfluss (Yuvazsen et al. 2005).

Wechselwirkungen

▶ **Mit der Tumortherapie**
In Tierexperimenten konnte eine Potenzierung des antitumoralen Effektes von Thiophosphamid bzw. Cyclophosphamid, Mitomycin und MTX gezeigt werden (Gold 1975, Tretiakov et al. 1982).

Bei einer randomisierten prospektiv placebo-kontrollierten Studie an 65 Patienten mit fortgeschrittenem nicht kleinzelligem Bronchialkarzinom mit einem ECOG-Status (0–2) unter einer Chemotherapie mit Cisplatin, Vinblastin und Bleomycin führte die Gabe von 3-mal 60 mg pro Tag Hydrazinsulfat zu einer deutlich erhöhten Kalorienaufnahme und Stabilisierung des Albuminwertes im Vergleich zur Placebogruppe. Die Hydrazinsulfatgabe resultierte auch in einem verbesserten medianen Überleben (292 vs. 187 Tage) (Chlebowski et al. 1990).

▶ **Mit anderen Medikamenten**
Daten zu Wechselwirkungen mit anderen Medikamenten liegen nicht vor. Da Hydrazinsulfat zu einer Reduktion des Nüchternblutzuckers und zu einer Verbesserung der Glucosetoleranz führt, ist theoretisch eine Wechselwirkung mit Antidiabetika nicht auszuschließen.

Nebenwirkungen

Eine Überprüfung der Karzinogenität von Hydrazinsulfat bei Ratten zeigte bei hoher toxischer Dosis einen schwachen karzinogenen Effekt (50 mg/l; Steinhoff et al. 1982).

Dosierung

In den Arbeiten von Chlebowski wurde Hydrazinsulfat in einer Dosierung von 3-mal 60 mg gegeben.

Kontraindikationen

Es sind keine Kontraindikationen bekannt.

Bewertung

Während Hydrazinsulfat in den 70er und 80er Jahren mit hohen Erwartungen eingesetzt wurde, konnte neben einigen z.T. umfangreicheren Fallberichten in strengeren Kriterien entsprechenden Studien kein positiver Effekt von Hydrazinsulfat gezeigt werden, ebenso wenig Effekte auf die Chemotherapie oder eine Beeinflussung der Ernährungssituation. Die Stimulation des Tumorwachstums und die erhöhte Lebertoxizität im Tierversuch sowie die tendenzielle Verringerung des progressionsfreien Überlebens und Gesamtüberlebens in zwei Humanstudien führen dazu, den Einsatz von Hydrazinsulfat bei Tumorpatienten ausdrücklich nicht zu empfehlen.

Literatur

Chlebowski RT et al. Influence of hydrazine sulphate on abnormal carbohydrate metabolism in cancer patients with weight loss. Cancer Research 1984; 44 (2): 857-61.

Chlebowski RT et al. Hydrazine sulphate in cancer patients with weight loss. Cancer 1987; 59 (3): 406-10.

Chlebowski RT et al. Hydrazine sulfate influence on nutritional status and survival in non-small-cell lung cancer. J Clin Oncol 1990; 8: 9-15.

Filov VA et al. The results of a clinical study of the preparation hydrazine sulfate. Vopr Onkol 1990; 36 (6): 721-6.

Gold J. Enhancement by hydrazine sulfate of antitumor effectiveness of cytoxan, mitomycin C, methotrexate and belomycin, in walker carcinosarcoma in rats. Oncology 1975a; 31 (1); 44-53.

Gold J. Use of hydrazine sulfate in terminal and preterminal cancer patients. Oncology 1975b; 32 (1): 1-10.

Grubbs B et al. Total parenteral nutrition and inhibition of gluconeogenesis on tumor-host responses. Oncology 1979; 36 (5): 216-23.

Kosty MP et al. Cisplatin, vinblastine, and hydrazine sulfate in advanced, non-small-cell lung cancer. J Clin Oncol 1994; 12 (6): 1113-20.

Loprinzi CL et al. Rondomized placebo-controlled evaluation of hydrazine sulfate in patients with advanced colorectal cancer. J Clin Oncol 1994a; 12 (6): 1107-8.

Loprinzi CL et al. Placebo-controlled trial of hydrazine sulfate in patients with newly diagnosed non-small-cell lung cancer. J Clin Oncol 1994b; 12 (6): 1126-9.

Spremulli E et al. Clinical study of hydrazine sulfate in advanced cancer patients. Cancer Chemother Pharmacol 1979; 3 (2): 121–4.
Steinhoff D et al. The question of carcinogenic effects of hydrazin. Exp Pathol 1988; 33 (3): 133–43.
Tayek JA et al. Altered metabolism and mortality in patients with colon cancer receiving chemotherapy. Am J Med Sci 1995; 310 (2): 48–55.
Tretíakov AV et al. Selective action of hydrazine sulfate in combination with thiophosphamide on tumor cell mitochondria. Vopr Onkol 1982; 28 (3): 86–8.
Voronaova LA et al. Effect of hydrazine sulfate on nucleic acid metabolism in rat liver tissue during the process of chemical hepatocarcinogenesis. Vopr Onkol 1980; 26 (2): 58–62.
Yuvazsen T et al. Systematic review of the treatment of cancer-associated anorexia and weight loss. J Clin Oncol 2005; 23 (33): 8500–11.

Indol-3-Carbinol

Vorkommen

Indol-3-Carbinol ist in Gemüsen aus der Familie der Kreuzblütler enthalten, vor allem in Brokkoli, Weißkohl, Rosenkohl und Blumenkohl. Es handelt sich um eine phytochemische Substanz (ein Glycosinolat).

Wirkstoffe und Anwendungsgebiete

Dem vermehrten Verzehr von Kohlsorten wird seit längerem eine gesundheitsfördernde und antikanzerogene Wirkung zugeschrieben, was vermutlich hauptsächlich auf Indol-3-Carbinol zurückzuführen ist. Die Forschungen in den letzten Jahren haben einige der möglichen Wirkmechanismen aufgeschlüsselt.

Wirkungen

Laborexperimentelle Daten

Indol-3-Carbinol greift regulierend in den Zellzyklus ein. Die Verbindung ist in der Lage, die Apoptose zu induzieren. Sie führt zu einer Reduktion von EGFR. Ein Stoffwechselprodukt inhibiert die VEGF-induzierte Zellproliferation und die DNA-Synthese in Endothelzellen. Indol-3-Carbinol erhöht die Expression von BRCA1 und BRCA2 (Fan et al. 2006).

Ein weiterer protektiver Mechanismus könnte die Beeinflusung des Östrogenstoffwechsels sein. Indol-3-Carbinol induziert die Monooxygenase, wodurch aus Östradiol vermehrt das schwächere Catechol-Östrogen entsteht. Hierdurch wird möglicherweise eine Protektion gegenüber östrogenabhängigen Tumoren ermöglicht (Michnovicz et al. 1991).

Molekulare Mechanismen

- Herabregulation: CDK, ERK-1, ERK-2, Raf, MEK
- Heraufregulation: p21, Bax
- Besonderheiten: Hemmung P-Glycoprotein, VEGF-Antagonismus

Tierexperimentelle Daten
Im Tierversuch konnte die Entwicklung eines Leberkarzinoms unter Kanzerogenen durch Indol-3-Carbinol verhindert werden.

Klinische Daten
Klinische Studien zum Einsatz von Indol-3-Carbinol liegen nicht vor.

Wechselwirkungen

▶ **Mit der Tumortherapie**
Verschiedene Untersuchungen zeigen, dass Indol-3-Carbinol bei multiresistenten Zellen zu einer Sensibilisierung gegen Vinblastin, Doxorubicin und anderen Zytostatika führt. Es besteht eine direkte Interaktion mit dem MDR-1-Genprodukt P-Glycoprotein. Im Tierversuch kann das Ansprechen resistenter Tumoren auf die beiden genannten Zytostatika deutlich erhöht werden.

Da Indol-3-Carbinol Cytochrom P_{450} 1A1 induziert, sind Wechselwirkungen mit Chemotherapeutika denkbar. Daten hierzu liegen nicht vor.

Indol-3-Carbinol ist in der Lage, gesunde Zellen vor der Schädigungen durch ein Chemotherapeutikum zu schützen. So treten chromosomale Aberrationen nach Cyclophosphamid seltener auf. Ob dies in vivo auch mit einer Wirkungsabschwächung einhergeht, wurde nicht untersucht.

▶ **Mit anderen Medikamenten**
Durch Einflüsse auf Stoffwechselenzyme wie Cytochrom P_{450} 1A1 und die Glutathion-S-Transferase sowie weitere Phase-II-Enyzme sind zahlreiche medikamentöse Interaktionen denkbar.

Nebenwirkungen

Nebenwirkungen durch die Einnahme von Indol-3-Carbinol sind nicht bekannt.

Dosierung

Bislang existieren keine Daten, aus denen sich Dosisempfehlungen ableiten lassen.

Kontraindikationen

Es gibt bisher keine Veröffentlichung zu möglichen Kontraindikationen der Substanz.

Bewertung

Indol-3-Carbinol ist ein gesunder sekundärer Pflanzenstoff, insbesondere aus Kohlarten. Es liegt eine Reihe von laborchemischen Untersuchungen vor, die die positive Beeinflussung von Stoffwechselvorgängen in Tumorzellen, insbesondere die Zellzyklushemmung und Auslösung der Apoptose belegen. Erste Tierexperimente unterstützen dies, klinische Studien fehlen bislang. In der Prävention von hormonabhängigen weiblichen Tumoren könnte die Verringerung des Östradiolspiegels bei regelmäßiger Aufnahme der Substanz mit der Nahrung eine Rolle spielen.

Indol-3-Carbinol könnte zu zahlreichen Interaktionen mit Chemotherapeutika führen, wobei sowohl Wirkungsverstärkungen wie auch Wirkungsabschwächungen möglich sind. Vor einer allgemeinen Einnahmeempfehlung sind deshalb tierexperimentelle Daten und klinische Studien erforderlich. Unklar ist die Bedeutung der erhöhten Expression von BRCA-1 und -2. Trägerinnen dieser Gene sollten mit Nahrungsergänzungsmitteln, die Indol-3-Carbinol enthalten, zurückhaltend sein.

Literatur

Fan S et al. BRCA1 and BRCA2 as molecular targets for phytochemicals indole-3-carbinol and genistein in breast and prostate cancer cells. Br J Cancer 2006; 94 (3): 407–26.

Michnovicz JJ et al. Altered estrogen metabolism and excretion in humans following consumption of indole-3-carbinol. Nutr Cancer 1991; 16: 59–66.

Ingwer (*Zingiber officinale*)

Vorkommen

Ingwer ist die ungeschälte oder geschälte Wurzel von *Zingiber officinale*, einer Pflanze, die in tropischen Gebieten wie Jamaika, Südchina, Indien und Westafrika vorkommt. Dort wird Ingwer auch kultiviert.

Wirkstoffe und Anwendungsgebiete

Die Ingwerwurzel enthält organische Säuren, Fette und Zucker sowie Schleimstoffe. Wertbestimmend sind das ätherische Öl sowie lipophile Scharfstoffe (z.B. Gingerole, Shogaloe sowie Zingeron = Vanillylaceton). Weitere Inhaltsstoffe sind Zerumbon und β-Elemene.

Ingwer wird als Gewürz verwendet. Im Magen ruft es Brennen und ein Wärmegefühl hervor und induziert reflektorisch die Sekretion von Verdauungssäften, insbesondere aber auch von Speichelsekret. Traditionell wird Ingwerextrakt bei Beschwerden des Magen-Darm-Trakts angewandt.

Wirkungen

Laborexperimentelle Daten

Gingerol hat antibakterielle, antiinflammatorische und antitumorale Aktivitäten. Es hemmt das Wachstum von *Helicobacter pylori*. Auch antiangiogenetische Wirkungen wurden nachgewiesen. β-Elemene führen zu einer Wachstumshemmung von Tumorzellen und Auslösung der Apoptose. Auch Zerumbon inhibiert verschiedene zelluläre Signal- und Stoffwechselwege, steigert die Apoptose und vermindert die Invasion von Tumorzellen.

Molekulare Mechanismen

- Herabregulation: Cyclin B1, Cyclin D1, NF-κB, Bcl-2, ICAM, MAPK, TNF-α, COX-2, MMP9, c-myc, Survivin
- Heraufregulation: p27, Caspase-3, Caspase-7, Caspase-9
- Besonderheit: Hemmung VEGF, bFGF, P-Glycoprotein

Tierexperimentelle Daten

Ingwerextrakt entfaltete in einigen Tierversuchen chemoprotektive Wirkungen, in anderen konnte dies nicht nachvollzogen werden. Weitere Tierexperimente deuten darauf hin, dass 6-Gingerol immunologische Wirkungen hat und zu einer Aktivierung von CD8-positiven T-Lymphozyten führt.

Klinische Daten

Verschiedene Gingerole und Gingerdiole führen zu einer Inhibition des 5-HT3-Rezeptors. Postoperativ wirkt die Gabe von Ingwer im Vergleich zu Metoclopramid gleichermaßen antiemetisch. In einer randomisierten doppelblind-kontrollierten Cross-Over-Studie bei gynäkologischen Patientinnen unter einer Cisplatin-Therapie wurde das verzögerte Erbrechen, nicht jedoch das akute Erbrechen positiv beeinflusst (Manusirivithaya et al. 2004).

Klinische Studien im Überblick

- Randomisierte, doppelblind-kontrollierte Cross-Over-Studie bei 48 gynäkologischen Patientinnen unter Cisplatin: keine Beeinflussung des akuten Erbrechens, gleich gute Wirkung bei verzögertem Erbrechen wie Metochlopramid (Manusirivithaya et al. 2004).

Wechselwirkungen

▶ **Mit der Tumortherapie**

Gingerol führt zu einer vermehrten Aufnahme von Daunorubicin in „Multidrug"-resistenten Zellen durch Inhibition von P-Glycoprotein. Ob hierdurch eine Wirkungsverstärkung zu erreichen ist, wurde bisher nicht untersucht. Welchen Einfluss die Veränderung von Phase-II-Enzymen auf den Metabolismus von Chemotherapeutika hat und ob hier Interaktionen bestehen, ist unbekannt.

▶ **Mit anderen Medikamenten**

Wechselwirkungen von Ingwer bestehen mit Antikoagulanzien und Aggregationshemmern (erhöhte Blutungsgefahr), Protonenpumpen- und H_2-Blockern (antagonistische Effekte), Antihypertensiva (additive Wirkung mit Blutdruckabfall) sowie mit Antidiabetika und Insulin (additiver Effekt, Gefahr der Hypoglykämie). Ingwer kann die Wirkung von Medikamenten mit zentral sedierender Wirkung verstärken. Zerumbon führt zu einer Induktion von Phase-II-metabolisierenden Enzymen. Dadurch könnten verschiedene Wechselwirkungen mit anderen Medikamenten entstehen.

Nebenwirkungen

Als Nebenwirkungen wurden beschreiben: pektanginöse Beschwerden, Meteorismus, Übelkeit, Sodbrennen. In-vitro-Studien zeigen eine mutagene Wirkung.

Dosierung

In der einzigen bisher veröffentlichten onkologischen Studie wurde Ingwerextrakt in Form von 1 g Pulver täglich über 5 Tage eingesetzt.

Kontraindikationen

Kontraindikationen für den Einsatz von Ingwer sind bisher nicht bekannt.

Bewertung

Ingwer stellt in der traditionellen Medizin ein Mittel gegen Beschwerden im Magen-Darm-Bereich dar. Eine erste Studie zeigt, dass auch die Übelkeit nach einer Chemotherapie günstig beeinflusst wird. Über die antiemetische und verdauungsfördernde Wirkung hinaus weisen einzelne Inhaltsstoffe der Ingwerwurzel Eigenschaften auf, die in der Tumorzelle Stoffwechselschritte und die Signalkaskade inhibieren können. Hierzu liegen noch keine bestätigenden Tierversuche vor. Eine klinische Studie zur Frage der Wachstumshemmung von Tumoren bei Patienten mit Krebserkrankungen wurde bisher nicht publiziert. Aufgrund der Wechselwirkungen mit Antikoagulanzien, Antihypertensiva und Antidiabetika sollte in der Anfangsphase eine engmaschige Überwachung der Einstellung erfolgen. Das Nutzen-Risiko-Profil ist sorgfältig abzuwägen.

Zusammenfassend kann der Genuss von Ingwerwasser zur Verdauungsförderung und als leichtes begleitendes Antiemetikum empfohlen werden, wenn der Patient dies geschmacklich toleriert. Die Gabe von Ingwer ersetzt nicht eine adäquate Antiemese während einer Strahlen- oder Chemotherapie.

Literatur

Manusirivithaya S et al. Antiemetic effect of ginger in gynecology oncology patients receiving cisplatin. Int J Gynecol Cancer 2004; 14 (6): 1063–9.

Inositol-Hexaphosphat

Vorkommen

Inositol-Hexaphosphat ist in Bohnen, braunem Reis, Mais, Sesamsaat, Getreide, Nüssen, Ölsaaten und Sojabohnen, Vollkorn und anderen Pflanzen mit hohem Ballaststoffanteil enthalten.

Wirkstoffe und Anwendungsgebiete

Inositol-Hexaphosphat (IP6/Phytinsäure) wird im Körper in Moleküle umgewandelt, die in Zellen Signale von der Zelloberfläche in den Zellkern vermitteln. Es ist außerdem am Stoffwechsel von Kalzium und anderen Mineralien beteiligt. Phytinsäure könnte als Antioxidans chemopräventive Wirkungen entfalten.

Wirkungen

Laborexperimentelle Daten

IP6 inhibiert die Zellproliferation, die DNA-Synthese, Gene der Transkription und der Zellzyklusregulation. Es führt zu einer verstärkten Differenzierung von malignen Zellen bis hin zur Ausbildung eines normalen Zelltyps. Die Induktion einer Apoptose erfolgt über Caspase-abhängige und -unabhängige Signalmechanismen. Weitere Effekte bestehen in der Beeinflussung der Zelladhäsion, -migration und -invasion. Auf zellulärer Ebene kommt es zu einer Herabregulierung von Integrinheterodimeren.

> **Molekulare Mechanismen**
>
> - Herabregulation: CDK 2, CDK 4, CDK 6, Cyclin D1, Cyclin E, Bcl-2, AKT, NF-κB, PKC, MMP9
> - Heraufregulation: p53, p21, CDK-Inhibitoren, PARP, Caspase-3
> - Besonderheiten: Hemmung von Integrinheterodimeren, Hemmung von VEGF

Tierexperimentelle Daten

In verschiedenen Tierversuchen konnte gezeigt werden, dass eine Ernährung mit einem hohen Anteil an Phytinsäure vor der Entwicklung von Karzinomen schützt. IP6 hat eine zytostatische, nicht jedoch eine zytotoxische Wirkung. Die Injektion von IP6 intratumoral führte zu einer Reduktion der Tumorgröße, die Fütterung mit IP6-haltigem Trinkwasser verminderte das Tumorwachstum und induzierte einen signifikanten Anstieg der NK-Zell-Aktivität (Shamsuddin et al. 1988, 1989, Vucenik et al. 1998).

Klinische Daten

Es liegen bisher keine Studien an Patienten vor, die an einer Karzinomerkrankung leiden.

Wechselwirkungen

▶ **Mit der Tumortherapie**
In vitro konnte gezeigt werden, dass IP6 die antiproliferative Wirkung von Adriamycin oder Tamoxifen gegenüber verschiedenen Mammakarzinomzelllinien unterstützt. Um positive Wirkungen zu erreichen, musste IP6 vor Adriamycin und nach Tamoxifen gegeben werden.

▶ **Mit anderen Medikamenten**
Daten zu Wechselwirkungen mit anderen Medikamenten liegen nicht vor.

Nebenwirkungen

Mögliche negative Wirkungen eines hohen IP6-Gehaltes in der Nahrung oder einer medikamentösen Zufuhr von IP6 sind die verminderte Resorption von Mineralien wie Zink und Eisen.

Dosierung

Es liegen keine ausreichenden Daten vor, um eine Dosisempfehlung für die Anwendung beim Menschen auszusprechen.

Kontraindikationen

Kontraindikationen für den Einsatz von Inositol-Hexaphosphat sind nicht bekannt.

Bewertung

Inositol-Hexaphosphat ist eine interessante Substanz, die einige intrazelluläre Mechanismen beeinflusst, welche das Wachstum von Tumorzellen hemmen und einen Zelltod induzieren können. Bisher liegen erst wenige tierexperimentelle Daten vor, die die zytostatische Wirkung unterstreichen. Ergebnisse am Menschen, die aus epidemiologischen Daten oder mittels gezielter Studien gewonnen wurden, wurden bisher nicht publiziert. Aus diesem Grunde kann eine Empfehlung zur zusätzlichen Aufnahme von IP6 in Form von Nahrungsergänzungsmitteln derzeit nicht ausgesprochen werden. Inositol-Hexaphosphat ist ein positiver Bestandteil der gesunden Ernährung.

Literatur

Shamsuddin AM et al. Suppression of large intestinal cancer in F344 rats by inositol hexaphosphate. Carcinogenesis 1988; 9 (4): 577–80.
Shamsuddin AM et al. Inositol and inositol hexaphosphate suppress cell proliferation and tumor formation in CD-1 mice. Carcinogenesis 1989; 10 (8): 1461–3.
Vucenik I et al. IP6 in treatment of liver cancer. Anticancer Res 1998; 18 (6a): 4091–6.

Isoflavone

Vorkommen

Isoflavone gehören zu den sekundären Pflanzenstoffen. In der Pflanze dienen sie zur Abwehr von Pathogenen. Der Isoflavongehalt von Sojaprodukten ist am höchsten in Sojabohnen und Sojamehl, etwas geringer in Tempeh, Misopaste und Sojabohnenkeimlingen und sehr gering in Sojamilch und Sojasoße.

Wirkstoffe und Anwendungsgebiete

Isoflavone sind organische Moleküle mit einem heterozyklischen und zwei aromatischen Kohlenstoffringen. Genistein und Daidzein sind Isoflavone der Sojabohne mit phytoöstrogener Wirkung. Sie kommen auch in anderen phytoöstrogenreichen Pflanzen vor.

Wirkungen

Laborexperimentelle Daten

Genistein weist antioxidative und möglicherweise chemopräventive Eigenschaften auf. Es ist in der Lage, die Bildung von reaktiven Sauerstoffverbindungen zu verhindern. In vitro wird bei unterschiedlichen Karzinomzelllinien ein Zellzyklusstillstand und eine Apoptose ausgelöst. Es konnten verschiedene intrazelluläre Zielstrukturen identifiziert werden (s. Abschnitt „Molekulare Mechanismen").

Bei Prostatakarzinomzellen wurden weitere spezielle Wirkmechanismen nachgewiesen, hierzu gehören die Herabregulation des Androgen-Rezeptors, des IGF-1-Rezeptors und der PSA-Sekretion.

Genistein wirkt konzentrationsabhängig, niedrige Konzentrationen fördern die Zellproliferation von Prostatakarzinomzellen und erhöhen die Expression von Androgenrezeptor-abhängigen Genen, während höhere Konzentrationen zu einer Inhibition führen. Es ist nicht bewiesen, dass die höheren Konzentrationen mit der Nahrungsaufnahme erreicht werden können.

Genistein führt zu einer erhöhten Expression von Osteoprotegerin, zur Herabregulation von RANK-Ligand (RANK-L) und könnte dadurch positive Wirkungen bezüglich einer Osteoporose haben. Entsprechende klinische Studien wurden noch nicht veröffentlicht. Genistein hat auch stimulatorische Wirkungen auf Osteoblasten. Umstritten ist die Frage der Wachstumsförderung von Rezeptor-positiven Mammakarzinomzellen. Hier liegen sehr unterschiedliche Ergebnisse aus In-vitro-Experimenten vor, die sowohl eine Wachstumsinhibition als auch -förderung zeigen. Auch das dem Genistein verwandte Phytoöstrogen Daidzein kann das Wachstum von Östrogenrezeptor-positiven Mammakarzinomzellen fördern. Mammakarzinomzellen mit einer BRCA1- und -2-Mutation sind sensitiver gegenüber Genistein. Es kommt zu einer verstärkten Mitose bzw. Überexpression von Genen dieser Signalwege, Replikation mit einer erhöhten Zahl von chromosomalen Abnormalitäten und verstärktem Zelltod.

> **Molekulare Mechanismen**
>
> - Herabregulation: Cyclin B1, CDK 2, ERK, MMP9, MMP13, uPA, Interleukin-8, COX-2
> - Heraufregulation: Connexin 43, FOS, JUN, p21, p27, p53, MAPK, STAT3
> - Besonderheiten: Aktivierung EGR-1, Hemmung: Inhibin-βA, Follistatin, Fibronectin, RANK-L, Senkung des PSA

Tierexperimentelle Daten

Die Induktion von Kolonkarzinomen im Rattenmodell konnte durch die Fütterung von fermentiertem Sojaextrakt vermindert werden. Im Rattenmodell des hormonunabhängigen Prostatakarzinoms führte die Kombination von Sojaproteinen und konjugierten Linoleinsäuren zu keiner Wachstumshemmung. Vielmehr kam es in der höchstdosierten Gruppe zu einer erhöhten Tumormasse.

Die Untersuchung hormonunabhängiger Mammakarzinome ergab ein widersprüchliches Bild. In einem Experiment wurde bei Fütterung mit Soja eine Zunahme der Primärtumorgröße, jedoch eine signifikante Abnahme der Lungenmetastasierung beschrieben (Conolly et al. 1997). Auch für Daidzein und den Metaboliten Equol konnte im Tierversuch eine Stimulation von Hormonrezeptor-abhängigen Mammakarzinomen gezeigt werden.

Klinische Daten

In der einzigen randomisiert kontrollierten Präventionsstudie zum Kolonkarzinom bei Patienten mit Polypen verringerte sich die epitheliale Zellproliferation im kolorektalen Gewebe nicht (Adams et al. 2005). In einer epidemiologischen Studie wurde die Korrelation zwischen dem Genisteinkonsum und der Ausbildung eines Prostatakarzinoms untersucht. Genistein zeigte einen leicht protektiven Effekt (Strom et al. 1999).

Zur Frage nach dem Einfluss von Isoflavonen auf Patienten nach radikaler Prostatektomie wurden drei klinische Studien publiziert, die eine Verzögerung des PSA-Anstiegs zeigten (De Vere Withe et al. 2004, Hussain et al. 2003, Schroder et al. 2005). Aussagen zum weiteren klinischen Verlauf der Tumorerkrankung fehlen leider.

In einer Fallkontrollstudie aus Australien war bei Frauen mit einem hohen Konsum von Phytoöstrogenen die Inzidenz des Mammakarzinomes geringer (Ingram et al. 1997). Eine niedrigere Einnahme von Genistein scheint mit einer Zunahme von Östrogenrezeptor-negativen Tumoren im Vergleich zu Östrogenrezeptor-positiven Tumoren einherzugehen (Touillaud et al. 2005). Niculescu et al. (2006) wiesen darauf hin, dass die Wirkung von Genistein von der Daidzein-Metabolisierung zu Equol abhängt. Nur bei Frauen mit einer entsprechenden Metabolisierung kam es unter einer Diät mit Genistein zu veränderten Genexpressionen im Zellstoffwechsel und in der Zellteilung.

Zur Knochendichteänderung unter Phytoöstrogenen liegen mehrere randomisierte Studien vor. In Untergruppen führten Isoflavone zu signifikant höherer Knochendichte und höherem Knochenmineralgehalt. In einer doppelblind randomisierten, kontrollierten Studie zeigten Chen und Kollegen (2004), dass Sojaisoflavone den Knochenmineralgehalt vor allem bei Frauen mit mehr als vier Jahren Menopausendauer, mit niedrigem Körpergewicht und niedriger Kalziumaufnahme stabilisierten.

Klinische Studien im Überblick

- Phase-I-Studie, 39 auswertbare Prostatakarzinompatienten, heterogene Vorbehandlung (unbehandelt, Lokaltherapie, antihormonelle Therapie): 2-mal 100 mg Sojaisoflavone täglich, Stabilisierung des PSA-Wertes, 83% der hormonsensitiven und 35% der hormonrefraktären Patienten (Hussain et al. 2003).
- Phase-I-Studie, 52 Patienten mit Prostatakarzinom: ansteigender PSA-Wert, acht Patienten mit PSA-Abfall (De Vere Withe et al. 2004).
- Randomisierte, doppelblinde placebo-kontrollierte Studie, radikale Prostatektomie bei Prostatakarzinom, ansteigende PSA-Werte, 49 Patienten, Kombination Soja-Isoflavone, Lycopin und Silimarin sowie Antioxidanzien: verzögerter PSA-Anstieg (Schroder et al. 2005).

Wechselwirkungen

▶ Mit der Tumortherapie

Es bestehen in vitro synergistische Wirkungen mit Paclitaxel, Vincristin, Cisplatin, Docetaxel, Doxorubicin und 5-FU. Genistein kann dazu beitragen, die Chemoresistenz von Karzinomzellen zu durchbrechen. Im Tiermodell liegen positive Ergebnisse zu einem Synergismus mit Gemcitabin und der Kombination CHOP vor.

In In-vitro-Experimenten führte Genistein zu einer signifikanten Verstärkung des wachstumshemmenden Effektes von Erlotinib auf Pankreaskarzinomzellen. Auch die Kombination von Gemcitabin und Erlotinib wurde in ihrer Wirkung durch Genistein verstärkt.

Genistein scheint unterschiedliche Wirkungen auf Mammakarzinomzellen zu haben. So kommt es zu einer erhöhten Sensitivität gegenüber Doxorubicin bei Östrogenrezeptor-negativen Zellen. Die Sensitivität von Östrogenrezeptor-positiven Zellen wurde jedoch vermindert.

Auch im Rahmen einer Bestrahlung kam es durch Genistein zu einem verstärkten Zelluntergang. Dies konnte im Tiermodell nachvollzogen werden. Durch Wechselwirkungen mit Cytochrom-P_{450}-Systemen kam es zu einer lokalen Akkumulation von 1,25-Dihydroxy-Vitamin D_3, welches antiproliferative Eigenschaften hat.

Genistein potenziert die wachstumsinhibierende Wirkung von Vitamin D_3 bei Prostatakarzinomzellen. Ob andere Wechselwirkungen durch die Inhibition von Cytochrom P_{450} 1A1 vorliegen, wurde bisher nicht untersucht. Durch eine verstärkte Metabolisierung sind auch antagonistische Effekte denkbar.

Die Daten zur Wechselwirkung mit Tamoxifen sind ebenso uneinheitlich wie die Daten zur Wirkung bei Rezeptor-positiven Mammakarzinomzellen. Es wurden synergistische wie antagonistische Wirkungen beschrieben. Auch hierbei liegen offensichtlich dosisabhängige Effekte vor. So wurde durch die niedrig dosierte Gabe von Isoflavonen die protektive Wirkung von Tamoxifen vermindert, während hohe Dosierungen keinen negativen Einfluss hatten.

In-vitro-Experimente deuten daraufhin, dass Carotinoide, insbesondere Lycopin, die östrogene Wirkung von Genistein abschwächen.

▶ Mit anderen Medikamenten

Ob die Beeinflussung von Cytochrom P_{450} zu Wechselwirkungen mit anderen Medikamenten führt, ist bisher nicht detailliert untersucht worden.

Nebenwirkungen

Im Tierversuch führte die Gabe von Genistein zu Veränderungen des Plasmaöstradiolspiegels, zu einer Zunahme von HDL-Cholesterin und Triglyceriden sowie des Triiodothyroninspiegels. Die Reproduktion wurde durch Genistein nicht verändert.

Dosierung

Isoflavone wurden in klinischen Studien bisher hauptsächlich in der Therapie von klimakterischen Beschwerden gezielt erforscht. Dosisempfehlungen zur Frage der antitumoralen Therapie lassen sich derzeit nicht aufstellen.

Kontraindikationen

Aufgrund der in zahlreichen labor- und tierexperimentellen Untrsuchungen gezeigten proliferationsfördernden Wirkung von Genistein auf Rezeptor-positive Mammakarzinome ist der Einsatz von Genistein, Daidzein und Equol bei Patientinnen mit diesen Tumoren kontraindiziert.

Bewertung

Sojaprodukte sind im Rahmen einer gesunden Ernährung eine günstige Eiweißquelle. Vegetarier sollten jedoch auf eine ausreichende Kalziumzufuhr achten. Für die Isoflavone, insbesondere Genistein wurden interessante Wirkmechanismen nachgewiesen, die die Proliferation von Tumorzellen reduzieren und gleichzeitig die Apoptose induzieren können. Deshalb stellen Isoflavone, insbesondere aus Sojaprodukten, einen wertvollen Bestandteil der Nahrung dar.

Positive Wirkungen wurden insbesondere auch bei hormonabhängigen Prostatakarzinomen nachgewiesen. Für diese Indikation liegen auch einige Berichte über den klinischen Einsatz von Genistein vor, wo es zu einer Stabilisierung des PSA-Wertes führen konnte. In keiner Studie wurde jedoch berichtet, ob sich die Größe von nachgewiesenen Tumoren reduzierte. Da In-vitro-Daten auf einen Mechanismus hindeuten, der direkt zur Senkung des PSA führt, kann aus den vorliegenden Publikationen nicht geschlossen werden, dass auch eine positive Beeinflussung des Krankheitsverlaufes erfolgt.

Vorsicht ist geboten bei hormonunabhängigen Prostatakarzinomen: Nach Isoflavon-Gabe wurde in einem Tierexperiment ein verstärktes Wachstum beobachtet. Da im Krankheitsverlauf nicht abzusehen ist, wann Hormonunabhängigkeit eintritt, sollten Isoflavone bei progredienten Prostatakarzinomen nicht in höheren Dosierungen konsumiert werden. Hier sind zunächst weitere klinische Studien abzuwarten.

Umstritten ist der Einsatz von Phytoöstrogenen, insbesondere Genistein, bei Patientinnen mit Mammakarzinomen. Insbesondere Östrogenrezeptor-positive Mammakarzinomzellen können durch Genistein stimuliert werden. Auch im Tierexperiment sprechen die meisten Daten für eine Wachstumsstimulation. Aus diesem Grund sollten Isoflavone bei Patientinnen mit Mammakarzinomen und anderen östrogenabhängigen Tumoren vermieden werden. Da noch keine Aussagen über wirksame Konzentrationen beim Menschen vorliegen, ist allgemein zur Vorsicht zu raten. Der gelegentliche Verzehr von

Sojaprodukten im Rahmen einer normalen, gesunden Ernährung ist aller Wahrscheinlichkeit nach nicht kontrainduziert.

Zusammenfassend sind Isoflavone günstig zu bewertende sekundäre Pflanzenstoffe. Ein erhöhter Verzehr durch Nahrungsergänzungsmittel ist im Allgemeinen für Tumorpatienten nicht sinnvoll.

Literatur

Adams KF et al. Soy protein containing insoflavones does not decrease colorectal epithelial cell proliferation in a randomized controlled trial. Am J Clin Nutr 2005; 82 (3): 620–6.

Chen YM et al. Beneficial effect of soy isoflavones on bone mineral content was modified by years since menopause, body weight, and calcium intake. Menopause 2004; 11 (3): 239–41.

Connolly JM et al. Effects of dietary menhaden oil, soy, and a cyclooxygenase inhibitor on human breast cancer cell growth and metastasis in nude mice. Nutr Cancer 1997; 29 (1): 48–54.

Hussain M et al. Soy isoflavones in the treatment of prostate cancer. Nutr Cancer 2003; 47 (2): 111–7.

Ingram D et al. Case-control study of phyto-oestrogens and breast cancer. Lancet 1997; 350: 990–4.

Niculescu MD et al. Dietary isoflavones differentially induce gene expression changes in lymphocytes from postmenopausal women who form equol as compared with those who do not. J Nutr Biochem 2006; 18 (6): 380–90.

Schroder FH et al. Randomized, double-blind, placebo-controlled crossover study in men with prostate cancer and rising PSA. Eur Urol 2005; 48 (6): 922–30.

Strom SS et al. Phytoestrogen intake and prostate cancer : a case control study using a new database. Nutr Cancer 2003; 33 (1): 20–5.

Touillaud MS et al. Effect of dietary intakte of phytoestrogens on estrogen receptor status in premenopausal women with breast cancer. Nutr Cancer 2005; 51 (2): 162–9.

De Vere White et al. Effects of a genistein-rich extract on PSA levels in men with a history of prostate cancer. Urology 2004; 63 (2): 259–63.

Isothiocyanate

Vorkommen

Isothiocyanate (ITC) kommen in verschiedenen Gemüsesorten aus der Gruppe der Kreuzblütler vor, in hohen Konzentrationen unter anderem in Brokkoli und Kapuzinerkresse. Sie haben einen typischen Kohlgeruch.

Wirkstoffe und Anwendungsgebiete

Zu den Isothiocyanaten zählen Sulforophan, Allylbenzyl- und Phenylethylisothiocyanate. Isothiocyanate sind Hydrolyseprodukte der Glycosinolate. Natürlich vorkommende Glycosinolate bestehen aus einer Zuckereinheit, einer schwefelhaltigen Gruppierung sowie einer Sulfatgruppe.

Die Hydrolyse erfolgt durch das Enzym Myrosinase, welches durch Hitze inaktiviert wird. Erhitzte Gemüsesorten enthalten deutlich weniger bioverfügbare Isothiocyanate als frische Pflanzen.

Wirkungen

Laborexperimentelle Daten
Isothiocyanate senken das Risiko für bestimmte Krebsarten durch Induktion der Phase-II-Enzyme, insbesondere der Glutathion-S-Transferasen. Es kommt zu einem Anstieg von Glutathion. In vitro konnte auch eine Unterdrückung der auf dem Boden einer Entzündung ablaufenden Karzinogenese durch Isothiocyanate gezeigt werden.

ITC führen zu einem Stillstand des Zellzyklus und zur Auslösung der Apoptose in verschiedenen Tumorzellen. Eine weitere Beobachtung ist die Inhibition von VEGF. In-vitro-Experimenten zufolge aktivieren sowohl Sulforophan als auch Diindolylmethan den Zellzyklus in ruhenden Zellen. In niedrigen Dosierungen besteht der Effekt bei undifferenzierten, jedoch nicht bei differenzierten Zellen. Die Bedeutung dieser Beobachtung beim Verzehr der genannten Substanzen ist unklar. Theoretisch wäre aufgrund dieser Daten zu erwarten, dass eine Tumorwachstumsförderung eintritt.

> **Molekulare Mechanismen**
>
> - Zellzyklus: Stillstand am Übergang von der G_2- in die M-Phase
> - Herabregulation: Cyclin B1, Cyclin D1, CDK 1, CDK 2, CDK 4, NF-κB, MMP9, Rb, AKT*, ERK*, c-myc, Bcl-2, Bcl-x
> - Heraufregulation: p53, p21, p38, MAPK, Caspase-3, Caspase-9, PARP, IκB, ERK*, AKT*, JNK
> - Besonderheiten: Hemmung: Tubulinpolymerisation, VEGF, Histondeacetylase, „Multidrug transporter" MRP 2, Sensitivierung gegen TRAIL

Tierexperimentelle Daten
Es wurde bisher nur ein Tierexperiment beschrieben, in dem eine Wachstumshemmung von Karzinomen beobachtet wurde.

Klinische Daten
In einer epidemiologischen Untersuchung konnte gezeigt werden, dass die Aufnahme von ITC mit der Nahrung mit einer Reduktion des Prostatakarzinomrisikos einhergeht (Joseph et al. 2004).

> **Klinische Studien im Überblick**
>
> Bisher liegen keine Studien an Tumorpatienten zum Einsatz von Isothiocyanaten vor.

Wechselwirkungen

▶ **Mit der Tumortherapie**

Phenethylisothiocyanate werden durch das Multidrug resistance-associated proteine (MRP 1) durch die Zellmembran in die Zelle transportiert. Ob sich hierdurch ein Einfluss bei der Chemotherapie resistenter Tumorzellen erzielen lässt, ist noch unklar.

In vitro erhöhte sich durch Isothiocyanate die Wirkung von Cisplatin auf Ovarialkarzinomzellen. Sulforophan inhibiert die DNA-schädigende Wirkung von Vincristin und

---

* Es liegen sowohl Daten für eine Herauf- als auch für eine Herabregulation vor.

Mitomycin C. Ob dies einen negativen Einfluss auf die antitumorale Wirkung der Chemotherapeutika hat, wurde nicht untersucht. Im Tierversuch zum Prostatakarzinom wirkten Isothiocyanate und Curcumin synergistisch.

▶ **Mit anderen Medikamenten**
Daten zu Wechselwirkungen mit anderen Medikamenten wurden bisher nicht beschrieben.

Nebenwirkungen

Nebenwirkungen der Isothiocyanate sind nicht bekannt.

Dosierung

In vitro sind für die genannten molekularen Mechanismen niedrige Konzentrationen im millimolaren Bereich erforderlich. Dosisempfehlungen zur komplementären Therapie in der Onkologie lassen sich noch nicht ableiten.

Kontraindikationen

Daten, aus denen sich Kontraindikationen ableiten lassen, liegen bisher nicht vor.

Bewertung

Aus epidemiologischen Studien ist gut belegt, dass der höhere Verzehr von Kreuzblütlern mit einer gesunden Ernährung vor der Entwicklung von Tumoren schützen kann. Zu den aktiven Substanzen gehören zahlreiche Schwefelverbindungen, für die unterschiedliche Wirkmechanismen, insbesondere die Hemmung der Zellproliferation und Auslösung der Apoptose, belegt werden konnten. Die Zahl der bisher durchgeführten Tierversuche ist allerdings gering. Die publizierten Daten bestätigen die In-vitro-Ergebnisse.

Unklar ist die Bedeutung von Laborexperimenten zur Hemmung der DNA-schädigenden Aktivität von Chemotherapeutika wie Vincristin und Mitomycin C. Ob hierbei auch eine Wirkungsabschwächung der Chemotherapeutika gegenüber Tumorzellen eintritt, wurde nicht weiter untersucht. Aus diesem Grund sollte der gezielte medikamentöse Einsatz von Isothiocyanaten während einer Chemotherapie unterbleiben.

Gleichermaßen unklar ist die Bedeutung des Transportes von Isothiocyanaten durch die Zellmembran mittels des Multidrug resistance-associated proteine. Es wurde bislang nicht untersucht, ob hierdurch die Wirkungen aus der Tumorzelle ausgeschleuster Chemotherapeutika beeinflusst werden.

Klinische Untersuchungen zum Einsatz von Isothiocyanaten liegen bisher nicht vor, sodass außer dem Verzehr im Rahmen der Ernährung keine Empfehlung für die aktive Einnahme in medikamentöser Form ausgesprochen werden kann. Als Bestandteil gesunder Ernährung sind Isothiocyanate sehr positiv zu bewerten.

Literatur

Joseph MA et al. Crucifreous vegetables, genetic polymorphisms in glutathione S-transferases M1 and T1, and prostate cancer risk. Nutr Cancer 2004; 50 (2): 206–13.

Kaempherol

Vorkommen

Kaempherol kommt besonders häufig in Beerenfrüchten wie Erdbeeren, Blaubeeren und Brombeeren vor.

Wirkstoffe und Anwendungsgebiete

Kaempherol gehört zu den Phytosterolen und Bioflavonoiden.

Wirkungen

Laborexperimentelle Daten

Auf der zellulären Ebene kommt es unter Einwirkung von Kaempherol dosisabhängig zu einer Beeinflussung von Signalmolekülen, damit zur Auslösung der Apoptose und zu verminderter Expression des Progesteron-Rezeptors.

Immunozytochemische Analysen zeigen, dass Kaempherol zur Degradierung des Östrogen-Rezeptors-α führt. Die gleichzeitige Gabe von Kaempherol und Östradiol führt zur Hemmung der durch Östradiol allein ausgelösten Zellproliferation. In vitro resultieren antiproliferative Effekte.

> **Molekulare Mechanismen**
>
> - Herabregulation: Bcl-2, Bcl-xl, AKT-1
> - Heraufregulation: Bax, MAPK, Caspase-7, PARP
> - Besonderheiten: Herabregulation P-Glycoprotein, Herabregulation Östrogen- und Progesteron-Rezeptor

Tierexperimentelle Daten

Es liegen bisher keine Tierexperimente vor.

Klinische Daten

Klinische Daten zum Einsatz von Kaempherol bei Tumorerkrankungen liegen nicht vor.

Wechselwirkungen

▶ **Mit der Tumortherapie**

In vitro konnte gezeigt werden, dass Kaempherol und andere Flavonole die Aktivität des Membran-P-Glycoproteins inhibieren und dadurch die „Multidrug resistance" unterdrücken (Limtrakul et al. 2005). Bisher wurde nicht überprüft, ob sich hieraus synergistische Wirkungen in der Therapie ableiten lassen.

▶ **Mit anderen Medikamenten**

Es liegen bisher keine Daten zu Wechselwirkungen mit anderen Medikamenten vor.

Nebenwirkungen

Nebenwirkungen von Kaempherol sind nicht bekannt.

Dosierung

In vitro wurde mit Dosierungen von 17,5–70 mM eine Apoptoseinduktion nachgewiesen. Hieraus lassen sich noch keine Dosisempfehlungen für den klinischen Einsatz ableiten.

Kontraindikationen

Daten zur Kontraindikation von Kaempherol liegen bisher nicht vor.

Bewertung

Kaempherol stellt einen sekundären Pflanzenstoff dar, der relativ weit verbreitet in Beerenfrüchten vorkommt. Laborchemischen Daten zufolge führt Kaempherol zur Apoptose bei Tumorzellen. Bedeutsamer sind möglicherweise die Wirkungen von Phytosterol. So scheint Kaempherol antagonistisch am Östrogen-Rezeptor zu wirken.

Bevor ein Einsatz von Kaempherol bei Tumoren, insbesondere hormonabhängigen Tumoren, empfohlen werden kann, sind weitere experimentelle Daten und kontrollierte klinische Studien erforderlich.

Literatur

Limtrakul P et al. Inhibition of P-glycoprotein in function and expression by kaempherol and Quercitin. J Chemother 2005; 17 (1): 86–95.

Kaffeesäureester

Vorkommen

Kaffeesäureester kommen vor allem in Honig (S. 135) und Propolis (S. 237) vor.

Wirkstoffe und Anwendungsgebiete

Kaffeesäureester, insbesondere die Kaffeesäurephenethylester CAPE (Caffeic acid phenethyl ester), sind polyphenolische Esterverbindungen. Sie haben antientzündliche, antioxidative, antiproliferative und apoptoseinduzierende Wirkungen.

Wirkungen

Laborexperimentelle Daten

In vielen Tumoren ist die Expression des Enzyms Cyclooxygenase 2 (COX-2) hochreguliert. Durch dieses wird das Tumorwachstum gefördert. In höheren Konzentrationen (10–20 µg/ml) sind CAPE in der Lage, die Induktion der COX-2 zu supprimieren.

Kaffeesäureester hemmen sekundäre intrazelluläre Veränderungen durch *Helicobacter pylori*. Hierauf könnten nicht nur antiinflammatorische, sondern auch antitumorale Wirkungen von CAPE basieren. In vitro führen CAPE zu einem Stop der Zellproliferation und zum Stillstand des Zellzyklus sowie konzentrations- und zeitabhängig zu den für die Apoptose typischen morphologischen Zellveränderungen. CAPE wirken selektiv auf Tumorzellen. Es erfolgt keine Apoptoseinduktion bei normalen Zellen.

In vitro hemmt die lokale Applikation von CAPE die Promotion künstlich induzierter Tumoren. Gezeigt wurde dies für Kolon- und Harnblasenkarzinomzellen, Melanom- und Glioblastoma-multiforme Zellen.

CAPE haben antiangiogenetische Wirkungen.

> **Molekulare Mechanismen**
>
> - Zellzyklus: Stillstand am Übergang von der G_0- in die G_1-Phase
> - Herabregulation: Cyclin D1, PARP, MMP2, MMP9, β-Catenin, Interleukin-6, TNF-α, TGF-β, c-myc
> - Heraufregulation: p21, p53, c-jun, Caspase-3, Caspase-8, MAPK, ERK
> - Besonderheit: Herabregulation VEGF

Tierexperimentelle Daten

In verschiedenen Tierexperimenten konnten präventive Wirkungen für Kaffeesäureester gezeigt werden (hinsichtlich einer Hepato- und Kolonkarzinogenese). CAPE bzw. Propolis unterdrücken das Wachstum von verschiedenen Tumorzellarten. Sie führen zu einer signifikanten Verminderung der Leber- und Lungenmetastasen und zu einer Abnahme des VEGF-Spiegels. Unter einer Therapie mit CAPE überlebten die Tiere signifikant länger (Liao et al. 2003).

Klinische Daten

Klinische Studien zum Einsatz von CAPE liegen bisher nicht vor.

Wechselwirkungen

▶ Mit der Tumortherapie

CAPE sind in der Lage, die durch Chemotherapeutika wie Paclitaxel hervorgerufene Aktivierung von NF-κB zu inhibieren. Hierdurch sind synergistische Wirkungen möglich. Weiterhin können sie konzentrationsabhängig die β-Cathenin-Expression, die zu Strahlenresistenz und Apoptoseinhibition führt, vermindern.

In-vitro-Experimente zeigen, dass CAPE Adenokarzinom-, Lungenkarzinom- und Medulablastomzellen für eine ionisierende Bestrahlungen sensibilisieren. Die Kombination von Chemotherapie und CAPE kann Nebenwirkungen vermindern. So führte die gleichzeitige Gabe von CAPE und Cisplatin bei der Ratte zu einer deutlichen Senkung der Nephrotoxizität (Özen et al. 2004).

CAPE verringern die durch Bleomycin induzierte Lungenfibrose und die oxidative Schädigung der Niere und Leber durch Methotrexat. Auch eine Prävention der durch Doxorubicin induzierten Kardiotoxizität wurde im Tierexperiment beobachtet.

Die unter einer Bestrahlung des Darmsystems auftretende Th2-Immunantwort und Apoptose wird verringert. Sowohl in vitro als auch in vivo unterdrücken CAPE die durch eine Bestrahlung ausgelöste Pneumonitis. Es kommt zu einer verringerten Expression der inflammatorischen Zytokine Interleukin-1α und -β, Interleukin-6, TNF-α und TGF-β (Chen et al. 2005).

▶ Mit anderen Medikamenten

In der Zellkultur führt die Gabe von N-Acetylcystein zu einem Schutz der malignen Zellen vor der Wirkung von CAPE.

Nebenwirkungen

Nebenwirkungen zum Einsatz von CAPE sind nicht bekannt.

Dosierung

Die in Tierexperimenten eingesetzten Dosierungen schwanken von 10 µg/kg bis 5 mg/Tag. Valide Aussagen zur erforderlichen Dosierung für bestimmte Wirkungen sind noch nicht möglich.

Kontraindikationen

Kontraindikationen für den Einsatz von CAPE liegen bisher nicht vor.

Bewertung

Kaffeesäureester stellen interessante Verbindungen in der komplementären Tumortherapie dar. Wachstumsinhibierende sowie abschwächende Effekte auf Nebenwirkungen von Chemotherapie und Radiatio konnten nachgewiesen werden.

Da klinische Studien fehlen, kann eine aktive Empfehlung allerdings nicht ausgesprochen werden. Wenn der Patient es wünscht, spricht jedoch nichts gegen ihren Einsatz. Kaffeesäureester können in Deutschland am ehesten in Form von Propolisextrakt mit Nahrungsergänzungsmitteln aufgenommen werden. Aufgrund fehlender Neben- und Wechselwirkungen ist eine komplementäre Einnahme als sicher einzustufen. Allerdings ist nichts über Dosis-Wirkung-Beziehungen bekannt, sodass unklar bleibt, ob die in vitro beschriebenen Ergebnisse mit den erhältlichen Propolisextrakten zu erreichen sind.

Literatur

Chen MF et al. Caffeic acid phenethyl ester decreases acute pneumonitis after irradiation in vitro and in vivo. BMC Cancer 2005; 5: 158.

Liao HF et al. Inhibitory effect of caffeic acid phenethyl ester on angiogenesis, tumor invasion and metastasis. J Agric Food Chem 2003; 51 (27): 7907–12.

Özen S et al. Role of caffeic acid phenethyl ester, an active component of propolis, against cisplatin-induced nephrotoxicity in rats. J Appl Toxic 2004; 24 (1): 27–35.

Katzenkralle (*Uncaria tormentosa*)

Vorkommen

Die Katzenkralle ist eine baumartige Pflanze, die im südamerikanischen Regenwald wächst.

Wirkstoffe und Anwendungsgebiete

Extrakte aus *Uncaria* werden traditionell zur Entzündungsmodulation eingesetzt. Die Substanz hat antioxidative Eigenschaften und inhibiert die TNF-α-Bildung. Die traditionelle Anwendung in Südamerika schließt auch Krebserkrankungen ein. *Uncaria* enthält Oxindol-Alkaloide, insbesondere Pteropodine, Mitraphylline und Uncarine.

Wirkungen

Laborexperimentelle Daten

Extrakte des *Uncaria* wirken antiinflammatorisch und als Radikalfänger. Die Cyclooxygenase 2 wird inhibiert. In vitro weist *Uncaria* antimutagene Eigenschaften auf.

Von verschiedenen Arbeitsgruppen wurden nachgewiesen, dass *Uncaria*-Extrakte die Proliferation von Tumorzellen inhibieren und die Apoptose herbeiführen. Außerdem besteht eine antiöstrogene Aktivität.

Molekulare Mechanismen

- Herabregulation: COX-2
- Besonderheiten: Inhibition: Tyrosinkinasen, Phospholipase C

Tierexperimentelle Daten

Tierexperimentelle Daten zur antitumoralen Wirkung sind nicht bekannt.

Klinische Daten

Ein wässriger Extrakt von *Uncaria* führt bei gesunden Probanden zu einer verbesserten DNA-Reparatur. Untersuchungen zur Wirkung bei Tumorpatienten wurden bisher nicht veröffentlicht.

Wechselwirkungen

▶ **Mit der Tumortherapie**

Daten zu Wechselwirkungen mit der Tumortherapie liegen nicht vor. Aufgrund der Inhibition der Tyrosinkinasen sind Wechselwirkungen mit Tyrosinkinaseinhibitoren nicht auszuschließen.

Im Mausmodell konnte das Ausmaß einer künstlich induzierten Leukopenie unter Doxorubicin signifikant vermindert werden.

▶ **Mit anderen Medikamenten**

Die Wirkung von Antikoagulanzien und Antihypertensiva kann durch *Uncaria*-Extrakt beeinflusst werden.

Nebenwirkungen

Als Nebenwirkungen wurden Kopfschmerzen, Schwindel und Übelkeit beschrieben.

Dosierung

Es liegen bisher keine ausreichenden Daten vor, aus denen sich Dosisempfehlungen ableiten lassen.

Kontraindikationen

Kontraindikationen für die Anwendung von *Uncaria* wurde bisher nicht publiziert.

Bewertung

Uncaria enthält verschiedene Moleküle, die antiinflammatorische Eigenschaften haben. Darüber hinaus konnten in ersten In-vitro-Experimenten Mechanismen gezeigt werden, die das Wachstum von Tumorzellen inhibieren und eine Apoptose auslösen können. Es liegen bisher keine Tierexperimente vor, die eine Wirksamkeit bei Tumorerkrankungen belegen. Auch klinische Studien wurden bisher nicht durchgeführt.

Aus diesem Grund kann zum jetzigen Zeitpunkt der Einsatz von *Uncaria* als Teil einer antitumoralen Therapie nicht empfohlen werden. Treten bei Tumorpatienten leichte Schmerzen durch entzündliche Veränderungen im Bewegungsapparat auf, so kann auf Wunsch des Patienten ein Therapieversuch mit einem *Uncaria*-Extrakt unternommen werden. Dies kann jedoch eine adäquate Schmerztherapie insbesondere bei tumorbedingten Schmerzen nicht ersetzen.

Literatur

Es sind bislang keine klinischen Studien publiziert worden.

Knoblauch (*Allium sativum*)

Vorkommen

Knoblauch ist eine bis zu einem Meter hohe Pflanze. Die Knoblauchzwiebel setzt sich aus 6–15 Teilzwiebeln, den so genannten Zehen, zusammen. Knoblauch gehört zur Familie der Liliengewächse und ist dem Lauch und der Küchenzwiebel verwandt.

Wirkstoffe und Anwendungsgebiete

In frischen Knoblauchzellen sind in getrennten Zellkompartimenten die Aminosäure L-Alliin sowie das Enyzm Alliinase vorhanden. Bei Zerstörung der Zellstruktur, z.B. beim Zerreiben der Knoblauchzelle, findet die enzymatische Umsetzung von Alliin zu Allicin statt. In Verbindung mit Wasser- oder Luftsauerstoff werden hieraus schwefelhaltige Verbindungen (Allylsulfide) sowie Ajoen und andere Organosulfurverbindungen aufgebaut.

Allicin hat antibakterielle und antimykotische Eigenschaften. Es regt die Gallenproduktion an, senkt den Blutdruck und Lipide. Außerdem hemmt es die Thrombozytenaggregation, verlängert die Gerinnungszeit und steigert die fibrinolytische Aktivität. Daraus leitet sich eine vorbeugende Wirkung gegen Arteriosklerose ab. Hinzu kommen antioxidative Eigenschaften.

Knoblauch gilt in der Volksheilkunde als wirksames Mittel gegen verschiedene Erkrankungen des Herz-Kreislauf-Systems, aber auch gegen Krebserkrankungen. Bei Kranken hat Allicin einen allgemein tonisierenden Effekt. Das Knoblauchtrockenpulver enthält bis zu 1,5% Alliin, 0,3–0,5% Allicin und möglicherweise noch intakte Alliinase. Knoblauchölmazerate enthalten nur Folgeprodukte, wie Allylsulfide und Ajoen.

Die Knoblauchdestillationsöle enthalten vor allen Dingen schwefelhaltige Abbauprodukte.

Wirkungen

Laborexperimentelle Daten

In-vitro-Experimente zeigen, dass Schwefelkomponenten von Knoblauch die Toxizität von Karzinogenen verringern. Knoblauchextrakt wirkt antimikrobiell gegenüber *Helicobacter pylori* und könnte dadurch vor Magenkarzinomen schützen.

Die verschiedenen Organosulfide aus Knoblauch (Allicin, Diallylsulfid, Diallyldisulfid und Diallyltrisulfid) wirken in vitro unterschiedlich stark antiproliferativ, zytotoxisch und apoptotisch. Hierbei ist Allicin schwächer als Diallylsulfid bzw. Diallyldisulfid, welches wiederum schwächer als Diallyltrisulfid ist. Ajoen beeinflusst außerdem in vitro die Proteasomenfunktion.

S-Allylmercaptocystein, eine weitere Verbindung im Knoblauch, verursachte in vitro eine verminderte Wachstumsrate von Prostatakarzinomzellen unter Testosteronstimulation. In Kolonkarzinomzellen erfolgte eine Depolymerisierung der Mikrotubuli. Extrakt aus Knoblauch inhibiert die Angiogenese durch Verringerung der endothelialen Zellmotilität und -proliferation.

Eine interessante Weiterentwicklung wurde von mehreren Arbeitsgruppen durchgeführt. Das Enzym Aliinase aus Knoblauch wurde an einen monoklonalen Antikörper gebunden, der auf Erb-b2 reagiert. Wurde Alliin dem Kulturmedium von Erb-b2-positiven Mammakarzinomzellen hinzugefügt, kam es zu einer vermehrten Bildung von Allicin und zur Auslösung einer Apoptose.

Die Hemmung der Zellteilung scheint zumindest teilweise durch oxidative Prozesse vermittelt zu werden, welche durch N-Acetylcystein inhibiert werden.

Molekulare Mechanismen

- Heraufregulation: TNF-α, Interleukin-2, IF-α
- Besonderheiten: Zunahme der Aktivität von natürlichen und lymphokinaktivierten Killerzellen, Senkung des Glutathionspiegels, Inhibition: Histondeacetylase, Telomerase, Depolymerisierung der Mikrotubuli

Tierexperimentelle Daten

Im Tierversuch führt Knoblauchextrakt zu einer verringerten Bildung von präneoplastischen Läsionen und zu einem verminderten Tumorwachstum von Harnblasenkarzinomen der Maus.

Klinische Daten

Den Inhaltsstoffen des Knoblauchs wird eine präventive Wirkung bei der Entwicklung unterschiedlicher Krebserkrankungen zugeschrieben. Hierfür liegen erste Beobachtungen bezüglich Magen- und Kolonkarzinomen, Kopf-Hals-Tumoren, Lungenkarzinomen sowie Mamma- und Prostatakarzinomen vor.

In einer doppelblind-randomisierten Studie führte die Gabe von Knoblauchextrakt zu einer verminderten Bildung neuer Adenome bei Patienten mit vordiagnostizierten kolorektalen Adenomen (Tanaka et al. 2004).

Die risikosenkende Wirkung von Knoblauch wurde in anderen Studien nicht gefunden. So zeigte eine niederländische Kohortenstudie keine Korrelation zwischen der Aufnahme von Knoblauchextrakten und der Inzidenz des Mammakarzinoms (Dorant et al. 1995).

Eine Arbeitsgruppe zeigte sogar, dass die alleinige Einnahme eines Knoblauchsupplements zu einer Erhöhung des Lungenkarzinomrisikos führte (relatives Risiko 1,78), während die Kombination von Knoblauchextrakten und weiteren Nahrungssupplementen zu einer Reduzierung führte (relatives Risiko 0,39) (Dorant et al. 1994).

Fleischauer et al. (2001) kommen in ihrer Metaanalyse zu dem Schluss, dass weitere Untersuchungen zum Schutz vor einer Karzinomentwicklung durch Knoblauch erforderlich sind. Knoblauchextrakt hat immunmodulatorische Eigenschaften und führt zu einer Verbesserung der Immunreaktivität.

Bei Patienten mit fortgeschrittenen Tumoren kam es zu einem signifikanten Anstieg von NK-Zellen sowie der NK-Zell-Aktivität. Eine Beeinflussung der Lebensqualität konnte nicht nachgewiesen werden (Ishikawa et al. 2006). Aussagen zum Verlauf der Tumorerkrankung können aus der Arbeit nicht gewonnen werden.

Klinische Studien im Überblick

- 50 Patienten mit fortgeschrittenen Tumoren: signifikanter Anstieg von NK-Zellen und NK-Zell-Aktivität (Ishikawa et al. 2006).

Wechselwirkungen

▶ **Mit der Tumortherapie**

Bei resistenten myeloischen Zellen kann Ajoen zu einer Sensibilisierung gegenüber Cytarabin und Fludarabin führen. Ob durch die Induktion von Cytochrom P_{450} 2E1 Wechselwirkungen bei der Tumortherapie entstehen, wurde noch nicht untersucht.

Knoblauchextrakt schützt im Tierversuch vor der gastrointestinalen Toxizität von Methotrexat. Unklar ist eine mögliche Wirkungsabschwächung der Tumormedikation auf die Tumorzellen.

▶ **Mit anderen Medikamenten**

Diallylsulfid inhibiert Cytochrom P_{450} 2E1, deshalb sind zahlreiche Wechselwirkungen zu erwarten. Detaillierte Angaben hierzu fehlen jedoch. Knoblauch verstärkt die Wirkung von Antikoagulanzien wie Phenprocoumon und Warfarin. Da er selbst gerinnungshemmend wirkt, ist auch eine verstärkte Blutungsneigung mit Plättchenaggregationshemmern anzunehmen.

Nebenwirkungen

Die wichtigsten beim Menschen beobachteten Nebenwirkungen sind Diarrhö, Nierenfunktionsstörungen, Asthmaanfälle, Übelkeit und Erbrechen. Bei innerlicher Anwendung wurden diese Nebenwirkungen allerdings erst bei Dosierungen oberhalb von 4 g pro Tag beschrieben. Knoblauch führt zu einer leichten Hemmung der Blutungsgerinnung.

Dosierung

Im einzigen bisher publizierten Tierexperiment zur Wachstumsinhibition von Karzinomen durch Knoblauch wurden 50 mg Knoblauchextrakt oral täglich bei der Maus eingesetzt. Weitere Daten, aus denen Dosisempfehlungen für Tumorpatienten abzuleiten wären, existieren nicht.

Kontraindikationen

Kontraindikationen zum Einsatz von Knoblauchpräparaten liegen bisher nicht vor. Allerdings sollte bei Patienten, die Antikoagulanzien einnehmen, der Einsatz von Knoblauchpräparaten sorgfältig abgewogen werden. Eine verstärkte Blutungsneigung ist nicht auszuschließen.

Bewertung

In-vitro-Untersuchungen, Tierexperimente und erste epidemiologische Daten deuten darauf hin, dass Knoblauchextrakt chemopräventiv wirkt. Es wurden aber auch gegenteilige Beobachtungen publiziert. Ob bei der Therapie von Tumorerkrankungen die gezielte, höher dosierte Einnahme von Knoblauchpräparaten hilfreich ist, wurde noch nicht in klinischen Studien geklärt.

Zur gleichzeitigen Einnahme von Knoblauchextrakten und Chemotherapie sind die Daten nicht einheitlich. In vitro sind synergistische Wirkungen nachweisbar. Durch Cytochrom-P_{450}-Induktion ist eine Beeinflussung der Wirksamkeit von Chemotherapeutika und modernen „small molecules" denkbar.

Auf Wunsch des Patienten können Knoblauchextrakte in der Regel ohne wesentliche Nebenwirkungen angewandt werden. Vorsichtshalber sollte dies auf die Zeit nach Abschluss einer Chemotherapie verschoben werden.

Literatur

Dorant E et al. A prospective cohort study on Allium vegetable consumption. Cancer Res 1994; 54 (23): 6148–53.
Dorant E et al. Allium vegetable consumption. Breast Cancer Res Treat 1995; 33 (2): 163–70.
Fleischauer AT et al. Garlic and Cancer. J Nutr 2001; 131: 1023S–40S.
Ishikawa H et al. Aged garlic extract prevents a decline of NK cell number and activity in patients with advanced cancer. J Nutr 2006; 136: 816–20.
Tanaka S et al. Effect of aged garlic extract (AGE) on colorectal adenomas. Hiroshima J Med Sci 2004; 53 (3–4): 39–45.

Kombucha

Vorkommen

Kombucha ist ein fermentierter, gesüßter Tee, der in Symbiose mit Hefebakterien und säurebildenden Bakterien entsteht. Untersuchungen zeigen, dass in verschiedenen Produkten unterschiedliche Hefespezies vorliegen. Während des Heranreifens von Kombucha verändert sich die Zusammensetzung der Hefen.

Wirkstoffe und Anwendungsgebiete

Kombucha gilt als anregendes und den Stoffwechsel aktivierendes Getränk. Es enthält Milchsäuren, Gluconsäure, Enzyme und Spurenelemente wie Zink und Mangan. In der alternativen Medizin wird es zur Entgiftung und Stärkung des Immunsystems empfohlen.

Wirkungen

Laborexperimentelle Daten
Es liegen keine In-vitro-Untersuchungen zur Wirkung auf Tumorzellen vor.

> **Molekulare Mechanismen**
>
> Es liegen keine Daten zu molekularen Mechanismen vor.

Tierexperimentelle Daten
In einem Tierexperiment konnte gezeigt werden, dass der regelmäßige Konsum von Kombucha zu einem verlängerten Überleben von Tieren mit Tumoren führt.

Klinische Daten
Klinische Daten wurden bisher nicht publiziert.

Wechselwirkungen

▶ **Mit der Tumortherapie**
Es liegen keine Daten zu Wechselwirkungen mit einer Tumortherapie vor.

▶ **Mit anderen Medikamenten**
Auch über Wechselwirkungen mit anderen Medikamenten ist nichts bekannt.

Nebenwirkungen

Beschriebene Nebenwirkungen sind gastrointestinale Beschwerden, Candida-Infektionen, Ikterus, Übelkeit, Erbrechen und allergische Reaktionen, metabolische Azidose und

Anthrax-Infektionen der Haut. Ein Todesfall und ein Fall mit Anti-Jo1-positiver Myositis mit Pleuraergüssen und einem Pericarderguss mit Tamponade, der wahrscheinlich im Zusammenhang mit dem Genuss von Kombucha aufgetreten ist, wurden publiziert.

Das CDC (Center for Disease Control and Prevention, USA) berichtete 1995, dass zwei Personen im Zusammenhang mit dem regelmäßigen Trinken von Kombucha schwer erkrankten, hiervon einmal mit tödlichem Ausgang.

In zwei Tierexperimenten konnte durch Kombucha allerdings keine Toxizität ausgelöst werden.

Dosierung

Eine Dosisempfehlung kann nicht gegeben werden.

Kontraindikationen

Aufgrund der Sicherheitsbedenken und fehlenden Wirksamkeitsnachweise ist Kombucha als kontraindiziert einzustufen.

Bewertung

Kombucha wird als Getränk mit einem allgemein hohen gesundheitsfördernden Potenzial propagiert. Die Wirkung auf Tumorleiden wurde lediglich in einer tierexperimentellen Studie geprüft, die ein verlängertes Überleben der Tiere zeigte.

Mehrere Publikationen aus zuverlässigen Quellen (z.B. CDC 1995) berichten von Einzelfällen mit erheblichen toxischen Folgeerscheinungen nach dem Genuss von Kombucha. Vergleicht man diese Fälle mit dem vermutlich verbreiteten Konsum, so dürfte die Nebenwirkungsrate allerdings relativ gering sein. Trotzdem kann Kombucha bei weiterhin fehlendem Wirkungsnachweis gegen eine Tumorerkrankung nicht für Tumorpatienten empfohlen werden.

Bei Patienten, die im Rahmen ihrer Tumorerkrankung eine Immunsuppression erfahren, kann Kombucha aufgrund enthaltener aktiver Keime eine erhebliche Gefährdung darstellen!

Literatur

Centers for Disease Control and Prevention (CDC). Unexplained severe illness possibly associated with consumption of kumbucha tea. MMWR Morb Mortal Wkly Rep, Iowa 1995; 44 (48): 892–3, 899–900.

Kurzkettige Fettsäuren

Vorkommen

Kurzkettige Fettsäuren entstehen im Dickdarm während der bakteriellen Fermentation von Ballaststoffen und Stärke.

Wirkstoffe und Anwendungsgebiete

Zu den kurzkettigen Fettsäuren gehören Acetat, Propionat und Butyrat.

Wirkungen

Laborexperimentelle Daten

Kurzkettige Fettsäuren haben verschiedene Einflüsse auf intrazelluläre Mechanismen. In vitro wird bei gesundem kolorektalem Gewebe durch Hinzugabe von kurzkettigen Fettsäuren die Glutathion-S-Transferase hochreguliert. Vermutlich ist dies einer der Mechanismen, die vor der Entwicklung eines Kolonkarzinomes schützen.

In der Zelle kommt es neben einer Proliferationshemmung zur Inhibition der Histondeacetylase, zur Hochregulation des Vitamin-D-Rezeptors und zur Redifferenzierung von Zellen. Die Apoptose wird gefördert. Auf interzellulärer Ebene wird die Kommunikation über gap junctions verstärkt. In vitro konnte eine Reduktion der Migration und Invasivität von Tumorzellen gezeigt werden. Außerdem wirken kurzkettige Fettsäuren antiangiogenetisch.

> **Molekulare Mechanismen**
>
> - Zellzyklus: Stillstand am Übergang von der G_2- in die M-Phase
> - Herabregulation: CDK 2, Cyclin D1, Cyclin E, Bcl-2, Bcl-x, NF-κB
> - Heraufregulation: p21, CDK-4-Inhibitoren, Bax, JNK, PKC, ERK, PPARγ, TGF-α
> - Besonderheiten: Stärkung gap junctions, Stimulation Vitamin-D-Rezeptor und vermehrte Zelldifferenzierung, Hemmung VEGF

Tierexperimentelle Daten

Tierexperimente konnten die In-vivo-Experimente bestätigen.

Klinische Daten

Über erste positive Wirkungen berichteten mehrere Arbeitsgruppen bei Patienten mit hormonrefraktärem Prostatakarzinom, malignem Gliom, anderen soliden Tumoren und eingeschränkt auch bei MDS und AML nach Infusion von Phenylbutyrat. Klinische Phase-I- oder -II-Studien zur Bestätigung dieser Beobachtungen wurden bisher nicht publiziert.

Kurzkettige Fettsäuren werden in der Therapie der radiogenen Proktitis empfohlen. In einer randomisierten doppelblind placebo-kontrollierten Cross-Over-Studie an 15 Patienten konnte allerdings kein spezifischer Effekt nachgewiesen werden (Talley et al. 1997). Die Cochrane-Analyse von Denton et al. (2002) ergab ebenfalls kein positives Ergebnis für kurzkettige Fettsäuren.

Klinische Studien im Überblick

- Einzelfallbericht, polyzentrisches malignes Gliom: über vier Jahre komplette Remission (Baker et al. 2002).
- Fallserie, malignes Gliom, 23 Patienten: 1 komplette Remission (Phuphanich et al. 2005).
- Fallserie, MDS bzw. AML, kontinuierliche Infusion, 16 Patienten, keine Remissionen, hämatologische Verbesserungen (Gore et al. 2001).
- Phase-I-Studie, hormonrefraktäres Prostatakarzinom, Dauerinfusion bei 24 Patienten: 12 stabile Verläufe über mehr als sechs Wochen (Carducci et al. 1996).
- Phase-I-Studie, refraktäre solide Tumoren, 28 Patienten: orale Gabe, keine Remission, einige Patienten mit stabilen Krankheitsverlauf (Gilbert et al. 2001).
- Doppelblind randomisiert placebo-kontrollierte Cross-Over-Studie, Radiatio des kleinen Beckens, 15 Patienten: kein Effekt auf radiogene Proktitis (Talley et al. 1997).
- Cochrane-Analyse zur Frage der radiogenen Proktitis: kein positives Ergebnis (Denton et al. 2002).

Wechselwirkungen

▶ **Mit der Tumortherapie**
Die synergistische Wirkung von Phenylbutyrat konnte für verschiedene Chemotherapeutika in vitro gezeigt werden. So bestehen additive Effekte mit Vincristin, Irinotecan, Topotecan, Cytarabin, Hydroxyurea, 5-Aza-Deoxycitidin. Demgegenüber werden Adriamycin, Cyclophosphamid oder Cisplatin in ihrer Wirkung nicht unterstützt. Die Ergebnisse zu Etoposid sind widersprüchlich. Multiresistente Tumorzellen (MDR-Tumorzellen) sind unter Einwirkung von kurzkettigen Fettsäuren erhöht vulnerabel.

▶ **Mit anderen Medikamenten**
Veröffentlichungen über Wechselwirkungen mit anderen Medikamenten liegen nicht vor. Sie sind jedoch wegen der Beeinflussung von Stoffwechselwegen, wie z.B. der Hochregulation der Glutathion-S-Transferase, nicht auszuschließen.

Nebenwirkungen

In höheren Dosierungen wurden neurokortikale Nebenwirkungen mit Somnolenz, Verwirrtheit, Übelkeit, Erbrechen sowie Hypokaliämie, Hyponatriämie, Hypokalzämie und Hyperurikämie beschrieben. Bei einer Dosierung von 36 g/Tag wurde bei der Hälfte der Patienten eine ausgeprägte Fatigue-Symptomatik und Somnolenz gesehen.

Dosierung

Aus den wenigen vorliegenden klinischen Daten wurde von einigen Autoren eine Dosisempfehlung von 400 mg/kg Körpergewicht und Tag entwickelt.

Kontraindikationen

Kontraindikationen für die Anwendung von kurzkettigen Fettsäuren sind nicht bekannt. Aufgrund möglicher zerebraler Nebenwirkungen sowie Beeinflussungen des Elektrolythaushaltes ist die Anwendung bei Patienten mit vorbestehenden zerebralen Einschränkungen sowie mit Grunderkrankung oder Medikation, die den Elektrolythaushalt beeinflussen können, streng zu kontrollieren.

Bewertung

Kurzkettige Fettsäuren haben Einflüsse auf die Signalkaskade in Zellen, sie verursachen einen Zellzyklusstillstand und die Auslösung der Apoptose. Darüber hinaus werden bei Tumorzellen Migration und Invasivität vermindert und es liegt ein antiangiogenetischer Wirkmechanismus vor. Bisher wurden die In-vitro-Daten nur in wenigen Tierexperimenten bestätigt.

In weiteren Laborexperimenten zeigten kurzkettige Fettsäuren mit bestimmten Zytostatika synergistische Wirkungen. Hierzu gibt es bislang keine Tierexperimente oder klinische Daten.

Aus den publizierten Studien mit kleinen Patientenzahlen lassen sich keine ausreichenden Belege für eine antitumorale Wirksamkeit ableiten. Deshalb ist der Einsatz kurzkettiger Fettsäuren außerhalb klinischer Studien auch aufgrund des hohen Nebenwirkungspotenzials nicht angezeigt.

Entgegen erster positiver Berichte über eine Beeinflussung der radiogenen Proktitis durch Einläufe mit kurzkettigen Fettsäuren, ergab eine Cochrane-Analyse der bisherigen kleinen Publikationen kein positives Ergebnis.

Literatur

Baker MJ et al. Complete response of a recurrent, multicentric malignant glioma in a patient treated with phenylbutyrate. J Neurooncol 2002; 59 (3): 239–42.

Carducci MA et al. A phase I clinical and pharmacological evaluation of sodium phenylbutyrate on an 120-h infusion schedule. Clinical Cancer Research 2001; 7: 3047–55.

Denton et al. Non surgical interventions for late radiation proctitis in patients who have received radical radiotherapy to the pelvis. Cochrane Database Syste Rev 2002: (1).

Gilbert J et al. A phase I dose escalation and bioavailability study of oral sodium phenylbutyrate in patients with refractory solid tumor malignancies. Clinical Cancer Research 2001; 7: 2292–300.

Gore SD et al. Impact of the putative differentiation agent sodium phenylbutyrate on myelodysplastic syndromes and acute myeloid leukemia. Clin Cancer Res 2001; 7 (8): 2330–9.

Phuphanich S et al. Oral sodium phenylbutyrate in patients with recurrent malignant gliomas. Neuro-oncol 2005; 7 (2): 177–82.

Talley et al. Short-chain fatty acids in the treatment of radiation proctitis. Dis Colon Rektum 1997; 40 (9): 1046–50.

Lapacho

Vorkommen

Lapacho ist ein bis zu 35 Meter hoher Baum aus Mittel- und Südamerika. Von den Indianern wird Lapacho als „Baum des Lebens" bezeichnet.

Wirkstoffe und Anwendungsgebiete

Die Innenrinde des Baumes eignet sich zur Zubereitung eines Tees. Lapacho enthält Mineralien wie Eisen, Kalium, Kalzium und Spurenelemente wie Jod. Wirksame Substanzen sind außerdem Lapachol, Lapachon und β-Lapachon. Sie regen die Verdauung an und sollen zur Stärkung des Immunsystems beitragen. Zur Teezubereitung wird 1 Esslöffel getrockneter Rinde auf 1 Liter Wasser für 5 Minuten gekocht und dann über 20 Minuten stehen gelassen.

Wirkungen

Laborexperimentelle Daten

Unter β-Lapachon kommt es zu einer Herabregulation der Cyclooxygenase und damit antientzündlicher Aktivität. Es greift in unterschiedliche Stoffwechselvorgänge der Tumorzelle ein, beeinflusst damit den Zellzyklus, inhibiert das Wachstum von unterschiedlichen Tumorzellen und induziert eine Apoptose.

Molekulare Mechanismen

- Zellzyklus: Stillstand in der S- und G_1-Phase
- Herabregulation: Cyclin A, Cyclin B1, PARP, NF-κB, Bcl-2, Fas, Fas-L
- Heraufregulation: p53, p21, p27, c-myc, Bax, Bak, Caspase-3, Caspase-9
- Besonderheiten: Inhibition: Telomerase, Toposisomerase 1 und 2

Tierexperimentelle Daten
Tierexperimentelle Daten liegen nicht vor

Klinische Daten
Klinische Daten zur Wirkung von β-Lapachon bei Tumorerkrankungen liegen nicht vor.

Wechselwirkungen

▶ **Mit der Tumortherapie**
β-Lapachon führt zu einer Inhibition der Topoisomerase 1 und 2. In vitro konnten synergistische Effekte mit Taxol® und Cisplatin gezeigt werden. Ob dies auch für synergistische Wirkungen mit einer Radiatio gilt, ist aus den bis dato vorliegenden Laboruntersuchungen nicht eindeutig zu sagen.

▶ **Mit anderen Medikamenten**
Daten zu Wechselwirkungen mit anderen Medikamenten liegen nicht vor.

Nebenwirkungen

Nebenwirkungen von Lapacho sind nicht bekannt.

Dosierung

Es liegen keine ausreichenden Daten vor, die eine Dosisempfehlung ermöglichen.

Kontraindikationen

Es bestehen keine Kontraindikationen.

Bewertung

Lapacho stellt eine in der Naturheilkunde häufig verwendete Pflanze dar. Es konnten in vitro verschiedene Zielstrukturen identifiziert werden, mittels derer Lapacho Tumorzellen am Wachstum hindert und in die Apoptose überführt. In vitro wurden auch Mechanismen aufgezeigt, die synergistische Wirkung mit bestimmten Chemotherapeutika erwarten lassen. Bisher liegen keine klinischen Untersuchungen zur Wirkung von Lapacho bei Tumorpatienten vor.

Lapacho ist als Tee ein positiv zu bewertendes Getränk. Ob spezielle Wirkungen bei Krebserkrankungen vorliegen, kann nach bisheriger Datenlage nicht eindeutig bestimmt werden.

Literatur

Es liegen keine Publikationen zu klinischen Studien vor.

Leinsamen und Leinöl

Vorkommen

Leinöl wird durch Extraktion oder Pressen aus dem Samen des Leins (*Linum usitatissimum* L.) gewonnen.

Wirkstoffe und Anwendungsgebiete

Leinsamen besteht zu 30–40% aus Leinöl, das einen hohen Anteil an ungesättigten Fettsäuren enthält, u.a. Linolen und Ölsäure. An der Luft reagiert es deshalb rasch mit Sauerstoff.

Neben den ungesättigten Fettsäuren (s. auch Abschnitt „Omega-6-Fettsäuren", S. 222) werden einem der weiteren Hauptinhaltsstoffe des Leinsamens, dem Lignan, antitumorale Wirkungen zugeschrieben (S. 174).

Wirkungen

Laborexperimentelle Daten

Labordaten sind in den Abschnitten zu den Einzelstoffen „Lignan" (S. 174) und „Omega-6-Fettsäuren" (S. 222) zu finden.

Molekulare Mechanismen

- Herabregulation: EGFI und EGFR, Her-2-neu, Ki67.

Tierexperimentelle Daten

Die Verfütterung von Leinsamen an Tiere ergab einen protektiven Effekt auf die Entstehung von Kolonkarzinomen. Dies gilt auch für andere Tumoren im Gastrointestinaltrakt. Die Fütterung von Leinsamen in Form einer 10%igen Futterbeimischung führte zu einer Reduktion des Tumorwachstums und der Metastasenbildung bei Mäusen. Insbesondere das Wachstum von Rezeptor-positiven Mammakarzinomzellen konnte vermindert werden.

Klinische Daten

Bei Patientinnen mit Mammakarzinom führte die tägliche Aufnahme von Leinöl zu einer Abnahme der Tumormarker und zur Zunahme der Apoptose (Thompson et al. 2005).

Klinische Studien im Überblick

- Mammakarzinom, 32 Patienten: tägliche Aufnahme von Leinöl: Abnahme von Ki67 und der Expression von Her-2-neu und Zunahme der Apoptose (Thompson et al. 2005).

Wechselwirkungen

▶ **Mit der Tumortherapie**
Es liegen keine Daten zu Wechselwirkungen mit der Tumortherapie vor.

▶ **Mit anderen Medikamenten**
Wechselwirkungen mit anderen Medikamenten sind nicht bekannt.

Nebenwirkungen

Nebenwirkungen von Leinsamen sind nicht bekannt. Aufgrund des hohen Ballaststoffgehaltes ist die Einnahme mit ausreichend Flüssigkeit erforderlich.

Dosierung

Es wurden bisher keine hinlänglichen Studien durchgeführt, aus denen sich eine klare Dosisempfehlung ableiten lässt. Im Tierexperiment wurden 5–10%ige Beimischungen von Leinöl in der Nahrung verwendet. Ob dies notwendig und bei Patienten realistisch erreichbar ist, ist nicht bekannt.

Kontraindikationen

Kontraindikationen für den Einsatz von Leinsamen sind gastrointestinale Passagestörungen.

Bewertung

Leinsamen und das aus ihnen gewonnene Leinöl enthalten zu einem hohen Prozentsatz ungesättigte Fettsäuren und Lignane, die zu den Phytoöstrogenen gehören. Untersuchungen zeigen, dass Leinöl vor der Entstehung bestimmter Tumorarten in verschiedenen Tierexperimenten schützt. Hierbei wurden allerdings 10% der gesamten Nahrungsaufnahme in Form von Leinsamen gewählt. Leinöl wirkt trotz der phytoöstrogenhaltigen Lignane insbesondere bei Rezeptor-positiven Mammakarzinomzellen günstig. Dies konnte auch in einer ersten klinischen Untersuchung bestätigt werden.

Leinöl stellt ein empfehlenswertes pflanzliches Öl aus getrocknetem Samen dar. Ob eine im Rahmen einer spezifischen Diät nochmals gesteigerte Aufnahme weitere positive Effekte auf ein Tumorwachstum hat, ist unbekannt.

Literatur

Thompson Lu et al. Dietary flaxseed alters tumor biological markers in postmenopausal breast cancer. Clin Cancer Res 2005; 11 (10): 3828–35.

Lignane

Vorkommen

Lignane kommen überwiegend in der Aleuronschicht des Getreidekorns und in Leinsamen vor. Während der Darmpassage werden pflanzliche Lignane durch die Darmbakterien verändert, resorbiert und in der Leber an Glucoronsäure konjugiert (enterohepatischer Kreislauf).

Wirkstoffe und Anwendungsgebiete

Lignane sind dimere Phenylpropanoide, die schwer flüchtig und daher geruchlos sind. Sie werden zu den Phytoöstrogenen gezählt. Zu den Lignanen gehören Enterolacton, Enterodiol, Justicidin A, Resinole (Matairesinol, Isolariciresinol und Secoisolariciresinol) und Sesamin.

Der postulierte positive Einfluss von im Rahmen der Komplementärmedizin eingesetzten Produkten aus Vollkornreis bzw. Getreide (z.B. rye bran und wheat bran) könnte mit dem hohen Lignan-Gehalt dieser Produkte zusammenhängen. Einige Lignane (isoliert unter anderem aus *Linum auricum* Willd. ssp. *tauricum*) weisen Strukturen auf, die den Podophyllotoxinen, einer Gruppe von Zytostatika, ähnlich sind.

Wirkungen

Laborexperimentelle Daten

Für Matairesinol und Hydroxymatairesinol konnten chemopräventive Eigenschaften in vitro wie in vivo belegt werden. Sowohl Enterolacton und Enterodiol als auch Justicidin und Sesamin hemmen das Wachstum von Karzinomzellen in vitro und in vivo. Es werden unterschiedliche Proteine in der Signalkaskade reguliert. Dadurch kommt es zu einem Zellzyklusstillstand und die Apoptose wird ausgelöst. Auch für Cyclolignane wurden Einflüsse auf die Signalkaskade nachgewiesen. Cyclolignane und Picropodophyllin blockieren die Aktivität des Insulin-like-growth-factor-Rezeptors.

> **Molekulare Mechanismen**
>
> - Herabregulation: CDK 1, Bcl-2, PCNA, ERK, Survivin
> - Heraufregulation: Caspase-3

Tierexperimentelle Daten

Die Fütterung von Enterolacton inhibiert die Entwicklung von Brustkrebs. Auch das Wachstum bereits induzierter Tumoren kann verringert werden. Während einige Untersuchung über die protektive Wirkung von Lignanen für eine Entstehung von Darmtumoren sprechen, konnten andere dies nicht bestätigen. Eine endgültige Aussage ist noch nicht möglich.

Lignane sind Phytoöstrogene. Deshalb ist ihr Einsatz bei Rezeptor-positiven Mammakarzinomen umstritten. Im Tierversuch konnte gezeigt werden, dass Enterolacton und Enterodiol auf Knochen und Uterus östrogene Wirkungen ausüben. Trotzdem ergaben Tierexperimente kein verstärktes Wachstum von Rezeptor-positiven Mammakarzinomen durch Lignane. So führt die Fütterung von rye bran (Roggenkleie) im Tierversuch sogar zu einer statistisch signifikanten Zunahme von Tumoren des Dünndarms bei weiblichen Tieren (van Kranen et al. 2003).

Klinische Daten
Epidemiologische Studien, eine Kohorten- sowie eine Case-control-Studie zeigten, dass eine hohe Versorgung mit Lignanen, insbesondere Enterolacton, das Risiko von Mammakarzinomen sowie von Endometriumkarzinomen senkt. In einer Kohortenstudie betraf dies allerdings nur Karzinome mit Östrogenrezeptor-α-negativem Status. Der positive Einfluss der Enterolactone scheint auch vom Genotyp der Aromatase abzuhängen, da positive Effekte nur bei Frauen mit homozygotem Allel A2 gesehen wurden (Ingram et al. 1997, Horn-Ross et al. 2003, Olsen et al. 2004, Piller et al. 2006).

In einer klinischen Studie führte die tägliche Aufnahme von 25 g Leinsamen im Vergleich zu Placebo bei Patientinnen mit neu diagnostiziertem Mammakarzinom vor der Operation zu Veränderungen im Tumorgewebe. Die postoperative histologische Untersuchung zeigte eine signifikante Reduktion der Ki67- und der Her-2-neu-Expression und eine Zunahme der Apoptose (Thompson et al. 2005). Weitere Untersuchungen zur Therapie von Patientinnen mit Mammakarzinom wurden bisher nicht publiziert.

> **Klinische Studien im Überblick**
>
> - Phase-I-Studie, präoperative Gabe, Leinsamen, Mammakarzinom, 32 Patienten: verminderte Proliferationsmarker, erhöhte Apoptose (Thompson et al. 2005).

Wechselwirkungen

▶ Mit der Tumortherapie
Enterolacton und Enterodiol inhibieren die Aromatase und 17-β-Hydroxysteroid-D-Hydrogenase in Rezeptor-positiven Mammakarzinomzellen. Ob synergistische Wirkungen mit Aromataseinhibitoren vorliegen, ist nicht bekannt. Dagegen konnte bereits gezeigt werden, dass die Kombination mit Tamoxifen synergistisch wirkt.

▶ Mit anderen Medikamenten
Daten zu Wechselwirkungen mit anderen Medikamenten liegen nicht vor.

Nebenwirkungen

Nebenwirkungen der Lignane sind nicht bekannt.

Dosierung

In-vitro-Daten zeigen, dass bereits Konzentrationen von 0,1–10 mM die Proliferation von Tumorzellen beeinflussen können. Im Tierexperiment wurden für Enterolacton Dosierungen von 1–10 mg/kg Körpergewicht eingesetzt. Daten aus klinischen Untersuchungen, aus denen sich Dosisempfehlung ableiten lassen, wurden bisher nicht zusammengestellt.

Kontraindikationen

Kontraindikationen für Ligane sind nicht bekannt.

Bewertung

Lignane, insbesondere Enterolacton und Enterodiol, stellen wichtige sekundäre Pflanzenstoffe im Rahmen einer gesunden Ernährung dar. Da sie zu den Phytoöstrogenen zählen, besitzen sie präventive Eigenschaften. Sie sind laborexperimentellen Daten zufolge in der Lage, bestimmte Stoffwechselwege und Signalkaskadenproteine in der Tumorzelle zu inhibieren, dadurch deren Proliferation zu verringern und die Apoptose zu induzieren. Hierfür liegen erst wenige bestätigende Tierexperimente und eine klinische Studie vor. Epidemiologische Daten deuten darauf hin, dass Lignane das Risiko für hormonabhängige Tumoren bei der Frau senken, jedoch ist der Einsatz in diesem Bereich aufgrund der östrogenartigen Wirkung sehr umstritten. Sie sollten, bis weitere eindeutige Studien vorliegen, nicht bei Patientinnen mit Hormonrezeptor-abhängigen Tumoren, eingesetzt werden.

Im Rahmen einer gesunden Ernährung ist der Verzehr von Lignanen als sicher und gesundheitsförderlich einzustufen. Ob eine medikamentöse Zufuhr in Form von Getreide- oder Reisprodukten zusätzliche Effekte erbringen kann, muss in klinischen Studien überprüft werden. Vor dem Verbrauch spezieller, für die alternative Tumortherapie angebotener Zubereitungen von Vollkornreis und Ähnlichem ist nicht zuletzt wegen der tierexperimentellen Daten zu warnen, die eine erhöhte Inzidenz für Tumoren ergeben.

Literatur

Horn-Ross PL et al. Phytoestrogen intake and endometrial cancer risk. J Nat Cancer Inst 2003; 95 (15): 1158–64.

Ingram D et al. Case-control study of phyto-oestrogens and breast cancer. Lancet 1997; 350 (9083): 990–4.

Olsen A et al. Plasma enterolactone and breast cancer incidence by estrogen receptor status. Cancer Epidemiol Biomarkers Prev 2004; 13 (12): 2084–9.

Piller R et al. CYP17 genotype modifies the association between lignan supply and premonopausal breast cancer risk in humans. J Nutr 2006; 136 (6): 1596–603.

Thompson LU et al. Dietary flaxseed alters tumor biological markers in postmenopausal breast cancer. Clin Cancer Res 2005; 11 (10): 3828–35.

van Kranen HJ et al. Lignan precursors from flaxseed or rye bran do not protect against the development of intestinal neoplasia in ApcMin mice. Nutr Cancer 2003; 45 (2): 203–10.

Limonen

Vorkommen

Limonen kommt in der Schale von Zitrusfrüchten, aber auch in anderen Pflanzen wie Lavendel, Pfefferminze, Kirschen und Zitronengras vor.

Wirkstoffe und Anwendungsgebiete

Limonen gehört zu den zyklischen Monoterpenen. Limonen wird unter anderem zu Perillylsäure (S. 230) und Dehydroperillylsäure metabolisiert.

Wirkungen

Laborexperimentelle Daten

Die chemopräventive Wirkung von Limonen entsteht durch Induktion der Phase-II-metabolisierenden Enzyme (Glutathion-S-Transferase sowie aller Isoenzyme der Glutathionperoxidasen), sodass vermehrt Karzinogene entgiftet werden.

In In-vitro-Experimenten erreichte der Zellzyklus einen Stillstand durch Inhibition der wachstumsregulierenden Proteine. Außerdem beeinflussen Limonen Signalkaskadewege, fördern die Differenzierung und aktivieren offensichtlich das Immunsystem. Weiterhin wurde eine Proliferation von Lymphozyten und die Produktion von Stickoxid in Makrophagen durch Limonen beschrieben.

Molekulare Mechanismen

- Besonderheiten: Induktion: Glutathion-S-Transferase, Glutathionsperoxidase

Tierexperimentelle Daten

In zahlreichen Tierexperimenten konnte die chemopräventive Wirkung von Monoterpenen nachgewiesen werden (hepatische Präneoplasien, Lungen- Mamma-, Magen-, Lungen-, Pankreas-, Leber- und Kolonkarzinom). Bei regredienten Tumoren zeigte sich keine Zytotoxizität, Apoptose oder Immunaktivierung, vielmehr wird ein Remodelling bzw. eine Redifferenzierung beschrieben.

Zur Behandlung von Karzinomen mit D-Limonen und Monoterpenen liegen wenige Berichte vor. Nach Fütterung mit 10%igem D-Limonen bildeten sich Mammakarzinome zurück, ein Absetzen des Fütterungszusatzes führte zu einer hohen Anzahl von Rezidiven.

D-Limonen wirkt an Nierentubuli kanzerogen. Die klinische Bedeutung dieser Beobachtung ist unklar.

Klinische Daten

In einer Fallkontrollstudie führte der regelmäßige Verzehr von Zitrusfrüchten zu keiner Protektion gegenüber Hauttumoren, signifikant war jedoch die Reduktion der Tumorbildung bei Konsumenten von Zitrusfruchtschalen (Hakim et al. 2000). Während eine Phase-I/-II-Studie bei refraktären soliden Tumoren zunächst tendenziell positive Ergebnisse zeigte, konnte dies in einer anderen Phase-II-Studie nicht bestätigt werden (Vigusthin et al. 1998).

Klinische Studien im Überblick

- Fallkontrollstudie: Prävention von Hauttumoren durch D-Limonen: kein Effekt (Hakim et al. 2000).
- Phase-I/II-Studie, refraktäre solide Tumoren, bei 10 Patienten eine partielle Remission (Vigusthin et al. 1998).
- Phase-II-Studie bei refraktären soliden Tumoren: kein Ansprechen (Vigusthin et al. 1998).

Wechselwirkungen

▶ **Mit der Tumortherapie**
Es liegen keine Daten zu Wechselwirkungen mit einer Chemo- oder Radiotherapie oder mit neuen Substanzen vor. Limonen ist ein starker Induktor von Cytochrom P_{450} (Ausmass entsprechend Phenobarbital), insbesondere die Cytochrome P_{450} 2B und 2C steigen an. Deshalb sind zahlreiche Wechselwirkungen möglich.

▶ **Mit anderen Medikamenten**
Auch zu Interaktionen mit anderen Medikamenten liegen keine Untersuchungen vor. Aufgrund der Induktion von Cytochrom P_{450} sind Wechselwirkungen zu erwarten.

Nebenwirkungen

Beschriebene Nebenwirkungen sind Übelkeit, Erbrechen und Diarrhö.

Dosierung

In Phase-I- und -II-Studien wurde D-Limonen in Dosierungen von 0,5–12 g/m^2 täglich oral über 21 Tage eingesetzt.

Kontraindikationen

Es liegen bisher keine Daten über Kontraindikationen zum Einsatz von D-Limonen vor.

Bewertung

D-Limonen beeinflusst wichtige Stoffwechselenzyme, beispielsweise führt es zu einer Hochregulierung der Glutathionperoxidasen und anderer Phase-II-Enzyme sowie Cytochrom P_{450}.

Durch den Einfluss auf Enzyme ist eine antikarzinogene Wirkung erklärbar. Andererseits sind Beeinflussungen von Medikamentenwirkungen, insbesondere Wirkungsabschwächungen durch vermehrten Abbau von Chemotherapeutika, nicht auszuschließen.

Tierexperimentelle Daten oder klinische Studien zu D-Limonen bei verschiedenen Tumorarten haben bisher keinen therapeutischen Effekt belegen können, sodass ein medikamentöser Einsatz derzeit nicht empfohlen werden kann. Die Bedeutung der Daten zur Induktion von Nierentumoren ist in diesem Zusammenhang noch unklar.

D-Limonen stellt als sekundärer Pflanzenstoff einen interessanten und wichtigen Bestandteil der gesunden Ernährung dar.

Literatur

Hakim IA et al. Citrus peel use is associated with reduced risk of saqmous cell carcinoma of the skin. Nutr Cancer 2000; 37 (2): 161–8.
Vigusthin DM et al. Phase I and pharmacokinetic study of D-limonen in patients with advanced cancer. Cancer Chemother Pharmacol 1998; 42 (2): 111–7.

Lutein

Vorkommen

Carotinoide sind gelbe bzw. rote Farbstoffe, die in Pflanzen vorkommen. Von Säugetieren werden sie über die pflanzliche Nahrung aufgenommen.

Wirkstoffe und Anwendungsgebiete

Zu den Carotinoiden gehören β-Carotin, α-Carotin, Lycopin, Lutein und Zeaxanthin. Für Lutein liegen hauptsächlich Daten zur Prävention einer Karzinomentstehung vor.

Wirkungen

Laborexperimentelle Daten
In vitro förderten Carotinoide die Apoptose. Lutein zeigte moderate positive Effekte auf die „Multidrug resistance" von Tumorzellen.

> **Molekulare Mechanismen**
> - Heraufregulation: p53, Bax
> - Herabregulation: Bcl-2

Tierexperimentelle Daten
In Tierversuchen minderte Lutein die Induktion einiger Tumorarten durch Karzinogene. Die Fütterung mit Lutein schützte vor der Bildung von aberranten Krypten im Kolon unter Kanzerogenen. Die optimale Dosis lag bei 200 ppm. Bei der Gabe von 1 000 oder 2 000 ppm kam es jedoch zu einer deutlichen Zunahme der Foci. Auch auf die Bildung

von Mammakarzinomen wirkte Lutein dosisabhängig. Niedrige Konzentrationen (0,002–0,2%) reduzierten die Inzidenz und das Tumorwachstum, während höhere Anteile in der Diät (0,2–0,4%) weniger effektiv waren.

Klinische Daten
Epidemiologischen Studien zufolge schützt Lutein möglicherweise vor der Entstehung von Lungenkarzinomen. Untersuchungen des Serumspiegels ergaben jedoch keine signifikante Beziehung (Michoud et al. 2000, Ito et al. 2005), im Gegensatz zu den Ergebnissen einer Untersuchung von Prostatakarzinomen (Jian et al. 2005).

Daten zum Harnblasenkarzinom sind widersprüchlich. Während eine Arbeitsgruppe zeigen konnte, dass es zu einer signifikanten Senkung des Karzinomrisikos kam, bestätigten dies zwei weitere Studien nicht (Garcia et al. 1999, Hung et al. 2006, Zeegers et al. 2001). Eine gepoolte Analyse aus 10 Kohortenstudien erbrachte für die Zufuhr von Lutein keine protektive Wirkung gegenüber der Ausbildung von Ovarialkarzinomen (Koushik et al. 2006).

Bei postmenopausalen Patientinnen korrelierte die Aufnahme von Lutein invers mit dem Risiko für Mammakarzinome. Die Beziehung war stärker ausgeprägt für Östrogenrezeptor-positive Tumoren. Bei prämenopausalen Patientinnen zeigten sich keine entsprechenden Korrelationen (Gaudet et al. 2004).

> **Klinische Studien im Überblick**
>
> Klinische Studien zur Therapie eines etablierten Tumors liegen nicht vor.

Wechselwirkungen

▶ **Mit der Tumortherapie**
Daten zur Wechselwirkung liegen nicht vor. Aufgrund der Antioxidanswirkung von Lutein ist Vorsicht geboten bei höher dosierten Einnahmen im Zusammenhang mit radikalbildenden Chemotherapeutika. Eine Wirkungsabschwächung ist aus theoretischen Überlegungen denkbar, Untersuchungsergebnisse zu dieser Frage liegen nicht vor.

▶ **Mit anderen Medikamenten**
Zu Wechselwirkungen mit anderen Medikamenten liegen keine Daten vor.

Nebenwirkungen

Nebenwirkungen einer Luteingabe sind bisher nicht publiziert worden.

Dosierung

Daten zur Ableitung einer Dosisempfehlung liegen bisher nicht in ausreichendem Maße vor. Einige der oben wiedergegebenen präklinischen Untersuchungen sprechen dafür, dass bei höher dosiertem Lutein die positiven Wirkungen nicht mehr auftreten bzw. sich sogar sich ins Negative verkehren.

Kontraindikationen

Kontraindikationen zu Lutein sind nicht bekannt.

Bewertung

Lutein ist als Carotinoid ein sekundärer Pflanzenstoff mit einer präklinischen wie epidemiologisch belegten Wirkung zur Prävention von Karzinomen. Neuere Untersuchungen zur Einzelsubstanz Lutein stellen diese Daten aber wieder infrage. Vermutlich gilt auch hier, dass präventive Wirkungen nicht auf einen einzelnen Wirkstoff reduziert werden können.

Ausreichende Daten, die einen Einsatz in der antitumoralen Therapie rechtfertigen, liegen bisher nicht vor. Lutein eignet sich bislang nicht zur höherdosierten Einnahme als Nahrungsergänzungsmittel, da erste Untersuchungen mit steigender Dosis einen Wirkungsverlust bzw. eine negative Wirkung zeigen.

Aufgrund nicht auszuschließender, die Wirkung abschwächender Folgen auf eine antitumorale Therapie, insbesondere mit Zytostatika, sollte eine gleichzeitig medikamentöse Einnahme nicht erfolgen.

Literatur

Garcia R et al. High intake of specific carotenoids and flavonoids does not reduce the risk of bladder cancer. Nutr Cancer 1999; 35 (2): 212-4.

Gaudet MM et al. Fruits, vegetables and micronutrients in relation to breast cancer modified by menopause and hormone receptor status. Cancer Epidemiol Biomarkers Prev 2004; 13 (9): 1485-94.

Hung RJ et al. Protective effects of plasma carotenoids on the risk of bladder cancer. J Urol 2006; 176 (3): 1192-7.

Ito Y et al. Lung cancer mortality and serum levels of carotenoid, retinol, tocopherols and folic acid in men and women. J Epidemiol 2005; 15 (Suppl 2): 140-9.

Jian L et al. Do dietary lycopene and other carotenoids protect against prostate cancer? Int J Cancer 2005; 113 (6): 1010-4.

Koushik A et al. Intake of the major carotenoids and the risk of epithelial ovarian cancer in a pooled analysis of 10 cohort studies. Int J Cancer 2006; 119 (9): 2148-54.

Michoud DS et al. Intake of specific carotenoids and risk of lung cancer in 2 prospective US cohorts. Am J Clin Nutr 2000; 72 (4): 990-7.

Zeegers MP et al. Are retinol, vitamin C, vitamin E, folate and carotenoids intake associated with bladder cancer risk? Br J Cancer 2001; 85 (7): 977-83.

Lycopin

Vorkommen

Lycopin gehört zu den Carotinoiden, gelben bzw. roten Farbstoffen, die in Pflanzen vorkommen. Von Säugetieren werden sie über die pflanzliche Nahrung aufgenommen. Lycopin findet sich als roter Farbstoff in der Tomate, in roter Grapefruit, in Wassermelonen und Guaven.

Wirkstoffe und Anwendungsgebiete

Lycopin ist ein Antioxidans und schützt die DNA vor Radikalen. Epidemiologische Daten deuten auf einen Schutz vor Herz-Kreislauf-Erkrankungen und bestimmten Krebsarten hin. Tomatenprodukte haben einen deutlich höheren Lycopingehalt als die Tomatenfrüchte selbst.

Wirkungen

Laborexperimentelle Daten

In In-vitro-Experimente kam es unter Lycopin zu einer Modulation der Genexpression. Hiervon waren Gene des Zellzyklus, der DNA-Reparaturmechanismen und der Apoptose betroffen.

Lycopin akkummuliert in Prostatakarzinomzellen. Es reduziert die 5-α-Reduktase-1-Expression. Die Kombination aus Lycopin und Vitamin E führt zu einer Wachstumshemmung von Prostatakarzinomzellen und zum Abfall des PSA-Spiegels. Carotinoide wie Lycopin inhibieren die wachstumsfördernde Wirkung von Östradiol und Genistein auf Rezeptor-positive Mammakarzinomzellen.

> **Molekulare Mechanismen**
> - Zellzyklus: Stillstand am Übergang der G_1- in die S-Phase
> - Herabregulation: Cyclin D1
> - Besonderheit: Hemmung 5-α-Reduktase, Verminderung IGF-1

Tierexperimentelle Daten

Die Fütterung von Tomatenkonzentrat, nicht jedoch die Gabe von isoliertem Lycopin, verminderte das Karzinomrisiko.

Klinische Daten

Der erhöhte Konsum von Tomaten und Tomatenprodukten verringert das Risiko für Prostata-, Lungen- und Magenkarzinome.

In einer epidemiologische Studie an Frauen korrelierte die Aufnahme von Lycopin bei postmenopausalen Patientinnen invers mit dem Risiko für Mammakarzinome. Die Beziehung war stärker ausgeprägt für Östrogenrezeptor-positive Tumoren. Bei prämenopausalen Patientinnen konnte keine entsprechende Korrelation gezeigt werden.

Eine große epidemiologische Untersuchung an Männern konnte den positiven Effekt von Lycopin auf die Entstehung eines Prostatakarzinoms nicht belegen (Kirsch et al. 2006).

In zwei kleinen Publikationen zur präoperativen Therapie des Prostatakarzinoms sank der PSA-Wert der Tumorzellen durch Lycopin, die Apoptoseaktivität der Zellen erhöhte sich. In einer weiteren Studie konnte bei rezidiviertem Prostatakarzinom keine positive Wirkung belegt werden (Clark et al. 2006).

In einer Cochrane-Analyse zur Behandlung der oralen Leukoplakie ging eine Lycopineinnahme mit einer signifikanten Rückbildung der Leukoplakien im Vergleich zu Placebo einher. Allerdings bestand eine hohe Rückfallrate, sodass die Autoren die Therapie als nicht wirksam beurteilten (Lodi et al. 2006).

Klinische Studien im Überblick

- Präventionsstudie: prospektiv multizentrisch bei 29 361 Männern: keine Korrelation zwischen der Aufnahme von Lycopin und dem Prostatakarzinom (Kirsch et al. 2006).
- Randomisierte Phase-II-Studie, Prostatakarzinom, 26 Patienten: kleinere Tumoren, geringerer Befall des chirurgischen Randes, geringer PSA Spiegel (Kucuk et al. 2001)
- Phase-I-Studie, präoperativ bei Prostatakarzinom, 30 Patienten: Abnahme des PSA-Spiegels, höherer Apoptoseindex (Bowen et al. 2002).
- Phase-I/II-Studie, prospektiv mit Dosisfindung: rezidiviertes Prostatakarzinom, 36 Patienten: keine Rückbildung des PSA-Wertes (Clark et al. 2006) .
- Cochrane-Analyse, orale Leukoplakie: signifikante Rückbildung, hohe Rückfallrate nach Absetzen (Lodi et al. 2006).

Wechselwirkungen

▶ **Mit der Tumortherapie**

Es liegen keine publizierten Daten zu Wechselwirkungen mit der Tumortherapie vor. Lycopin hat moderate positive Effekte auf die „Multidrug resistance" von Tumorzellen. Ob sich daraus Synergieeffekte entwickeln, ist noch nicht untersucht worden. Da Lycopin ein Antioxidans ist, sind antagonistische Wirkungen mit Chemotherapeutika möglich, die über eine Radikalenbildung wirken.

▶ **Mit anderen Medikamenten**

Es liegen keine Publikationen zu Wechselwirkungen mit anderen Medikamenten vor.

Nebenwirkungen

Nebenwirkungen von Lycopin wurden bisher nicht veröffentlicht.

Dosierung

In den zwei Studien zur Therapie des Prostatakarzinoms wurden die Patienten mit 30 mg Lycopin täglich behandelt. Die Rezidivstudie setzte Dosierungen von 15–120 mg ein. Da kein positiver Effekt erreicht werden konnte, ist aus diesen Daten keine Dosisempfehlung abzuleiten.

Kontraindikationen

Kontraindikationen für den Einsatz von Lycopin liegen nicht vor.

Bewertung

Der positive Effekt des Verzehrs von Tomatenprodukten auf die Entwicklung eines Prostatakarzinoms und auch anderer Karzinome deutet auf die positive Wirkung eines hohen Lycopingehalt dieser Produkte. Eine große epidemiologische Untersuchung zeigte jedoch, dass keine Korrelation zwischen der Aufnahme von Lycopin und der Entwicklung eines Prostatakarzinoms besteht.

Aufgrund der Tierexperimente zur Wirkung von Tomatenprodukten und der nicht nachweisbaren Wirkung einer isolierten Lycopingabe, muss gefolgert werden, dass der Einsatz des isolierten sekundären Pflanzenstoffes nicht vorteilhaft ist, sondern die Aufnahme im Kontext der gesamten vollwertigen Ernährung erfolgen muss. Auch im rezidivierten, fortgeschrittenen Tumorstadium scheint Lycopin entgegen häufig geäußerten Vermutungen keinen positiven Effekt zu entfalten.

Aus diesen Gründen sollte in der Beratung von Patienten nicht auf käuflich zu erwerbende Einzelprodukte mit Lycopin hingewiesen werden, sondern das Wesentliche einer gesunden Ernährung herausgestellt werden. In diesem Rahmen stellt Lycopin einen sehr positiv zu bewertenden sekundären Pflanzenstoff dar.

Literatur

Bowen P et al. Tomato sauce supplementation and prostate cancer: Lycopene accumulation and modulation of biomarkers of carcinogenesis. Experimental Biology and Medicine 2002; 227: 886–93.

Clark PE et al. Phase I-II prospective dose-escalation trial of lycopene in patients with biochemical relapse of prostate cancer after definitive local therapy. Urology 2006; 67 (6): 1257–61.

Kirsch VA et al. A prospective study of lycopene and tomato product intake and risk of prostate cancer. Cancer Epidemiol Biomarkers Prev 2006; 15 (1): 92–8.

Kucuk O et al. Phase II randomized clincial trial of lycopene supplementation before radical prostatectomy. Cancer Epidemiol Biomarkers Prev 2001; 10: 861–8.

Lodi G et al. Interventions for treating oral leukoplakia. Cochrane Database Syst Rev 2006; 4.

Mariendistel (*Silybum marianum*)

Vorkommen
Die Mariendistel wächst im Mittelmeergebiet, Südrussland, Kleinasien und Nordafrika.

Wirkstoffe und Anwendungsgebiete
Wesentliche Inhaltsstoffe der Mariendiestel sind die Flavanolignane, die als Wirkstoffkomplex Silymarin mit der Hauptkomponente Silybin (Silibinin) enthalten. Außerdem sind 30% fettes Öl mit hohem Linolsäureanteil, Phytosterole, Eiweiße und etwas Schleim enthalten. In arzneilichen Zubereitungen wird das fette Öl entfernt. Silymarin hat eine nachweisbare Leberschutzwirkung aufgrund seines stabilisierenden Einflusses auf die Zellmembran im Leberparenchym. Antioxidative Eigenschaften verhindern die Lipidperoxidation der Membranen. Außerdem wird durch eine Stimulierung der Synthese von Proteinen und Nukleinsäure die Regenerationsfähigkeit geschädigter Leberzellen erhöht.

Wirkungen

Laborexperimentelle Daten
Silymarin bzw. Silibinin führen zum Zellzyklusstillstand und zur Apoptose von Tumorzellen. Intrazelluläre Ziele sind der EGF-Rezeptor sowie der Insulin-like-growth-factor-Rezeptor. In vitro kommt es zu einer Inhibition der Sekretion von proangiogenetischen Faktoren aus den Tumorzellen. Silibinin führt darüber hinaus zu einer verminderten Invasionsfähigkeit von Tumorzellen.

Silymarin reduziert die durch UVB induzierte Suppression des Immunsystems in Tumorzellen durch Anstieg von Interleukin-12 und führt zu einer verminderten Bildung und Sekretion von PSA in Prostatakarzinomzellen. Silymarin ist ein selektiver Östrogen-Rezeptor-β-Agonist mit östrogenen Effekten am Knochen, jedoch antiöstrogenen Effekten am Uterus.

> **Molekulare Mechanismen**
>
> Es liegen keine Daten zu den molekularen Mechanismen vor.

Tierexperimentelle Daten
Die Arbeitsgruppe um Katiyar (1997, 2005a) wies nach, dass Silymarin durch seine antiinflammatorischen, antioxidativen und immunmodulatorischen Effekte vor Hauttumoren schützt. Die topische Anwendung von Silymarin verhinderte die Hauttumorbildung durch verschiedene Karzinogene u.a. nach UVB-Strahlung im Tierversuch. Durch eine verminderte Produktion von Interleukin-10 wurde die Aktivität von Immunzellen in der Haut erhalten.

Silibinin senkt die Kanzerogenese von Lungentumoren signifikant und verringert die Ausbildung von Metastasen. Im Prostatakarzinommodell der Nacktmaus führte Silibinin zu einer Wachstumshemmung.

Klinische Daten

Es liegen keine Studien zur Wirksamkeit von Silibinin und Silymarin bei Patienten mit Tumorerkrankungen vor.

Wechselwirkungen

▶ **Mit der Tumortherapie**

Silymarin und Silibinin inhibieren die Aktivität die Topoisomerase 2 (Davis-Searles et al. 2005). Inwieweit dies die Chemotherapie mit Medikamenten beeinträchtigt, die ebenfalls die Topoisomerase 2 beeinflussen, ist nicht bekannt. In vitro konnten synergistische, antikanzerogene Effekte von Silibinin und Doxorubicin, Cisplatin oder Carboplatin gezeigt werden (Tyagi et al. 2004a).

Die Hinzugabe von Silibinin zu Cisplatin und Carboplatinin verminderte deutlich das Zellwachstum. Auch die Wirksamkeit von Doxorubicin auf Prostatakarzinomzellen wurde in vitro durch Silibinin signifikant verbessert.

Im Tierversuch führt die orale Gabe von Silibinin zu einem verminderten Wachstum des nicht kleinzelligen Bronchialkarzinoms und verbesserte die Wirkung von Doxorubicin (Singh et al. 2004b).

Pharmakologisch sind Wechselwirkungen von Silymarin durch eine Beeinflussung der Funktion von Cytochrom P_{450} 3A4 und UGT1A1 möglich, obwohl die in vivo erreichbaren Plasmakonzentrationen mit 0,0249–0,257 mM/l zu niedrig liegen, um signifikante Effekte auszulösen. Eine Arbeitsgruppe zeigte, dass eine Beeinflussung der Serumkonzentration von Irinotecan über die Zeit nicht auftritt.

▶ **Mit anderen Medikamenten**

Aufgrund der Beeinflussung von Cytochrom P_{450} 3A4 und UGT1A1 sind Wechselwirkungen mit unterschiedlichen Medikamenten möglich. Untersuchungen hierzu liegen noch nicht vor. Es wurde jedoch bereits gezeigt, dass der Serumspiegel von Indinavir durch Mariendistel-Wirkstoffe vermindert wird (Hu et al. 2005).

Nebenwirkungen

Als Nebenwirkungen werden leichte gastrointestinale Beschwerden, Diarrhö, Juckreiz, Kopfschmerzen und selten anaphylaktische Reaktionen beschrieben.

Dosierung

In vitro liegen erforderliche Dosierungen zur Auslösung der Apoptose bei 100 mM. Bezüglich der synergistischen, antikanzerogenen Effekte von Silymarin liegen wirksame Konzentrationen bei 100 mM.

In einer Pilotstudie erhielten Patienten mit kolorektalen Adenokarzinomen Silibinin in Dosierung von 360, 720 bzw. 1 440 mg täglich, sieben Tage präoperativ. Intraoperativ wurden Leber- und Tumorgewebe gewonnen; im Plasma wurden Silibininspiegel von 0,3–4 mM/l, in der Leber von 0,3–2,5 nmol/g sowie im kolorektalen Gewebe von 20–141 nmol/g erreicht. Diese Werte liegen deutlich unter den wirksamen Konzentrationen der In-vitro-Untersuchungen.

Kontraindikationen

Daten zu Kontraindikationen liegen nicht vor.

Bewertung

Die Mariendistel wird in der traditionellen Phytotherapie als „Leberschutzmittel" eingesetzt. Aus diesem Grunde wurden bei Hepatotoxizität unterschiedlicher Zytostatika bzw. bei negativer Beeinflussung der Leberfunktion durch den Tumor und seine Metastasen Silymarin bzw. Silibinin zur Protektion eingesetzt. Es liegen bisher keine klinischen Studien vor, die diesen Effekt bei Tumorpatienten belegen.

Allerdings haben Silymarin und Silibinin einen interessanten Einfluss auf Signalkaskade und Stoffwechselwege in der Tumorzelle und begünstigen einen Wachstumsstillstand und die Apoptose. Hierbei liegen offensichtlich auch synergistische Wirkungen mit einzelnen Zytostatika vor.

Beide Substanzen haben ein hohes Potenzial für Wechselwirkungen, da sie Cytochrom P_{450} 3A4 und UGT1A1 beeinflussen, über die viele weitere Medikamenten metabolisiert werden. Konkrete Daten liegen bisher bis auf eine Ausnahme (Indinavir) nicht vor. Eine Beeinflussung von Irinotecan konnte nicht nachgewiesen werden.

Klinische Studien zur Wirksamkeit bei Tumorpatienten, insbesondere zur Kombination mit weiteren antitumoralen Medikamenten wurden bisher nicht durchgeführt. Dies ist dringend erforderlich, bevor eine Empfehlung zum Einsatz von Silberdistelpräparaten bei Tumorpatienten ausgesprochen werden kann.

Literatur

Davis-Searles PR et al. Milk thistle and prostate cancer: differential effects of pure flavonolignans from Silybum marianum on antiproliferative end points in human prostate carcinoma cells. Cancer Res 2005; 65 (10): 4448–57.
Hu Z et al. Herb-drug interactions: a literatur review. Drugs 2005; 65 (9): 1239–82.
Katiyar SK et al. Protective effects of silymarin against photocarcinogenesis in a mouse skin model. J Nat Cancer Inst 1997; 89 (8): 556–66.
Katiyar SK et al. Silymarin and skin cancer prevention. Int J Oncol 2005a; 26: 169–76.
Singh RP et al. Oral silibinin inhibits lung tumor growth in anthymic nude mice and forms a novel chemocombination with doxorubicin targeting nuclear factor kappa B-mediated inducible chemoresistance. Clin Cancer Res 2004b; 10 (24): 8641–7.
Tyagi AK et al. Synergistic anti-cancer effects of silibinin with conventional cytotoxic agents doxorubicin, cisplatin and carboplatin against human breast carcinoma MCF-7 and MDA-MB468 cells. Oncol Rep 2004a; 11 (2): 493–9.
Tyagi A et al. Silibinin causes cell cycle arrest and apoptosis in human bladder transitional cell carcinoma cells by regulatin CDKI-CDK-cyclin cascade and caspase 3 and PARP cleavages. Carcinogenesis 2004b; 25: 1711–20.

Melatonin

Vorkommen

Melatonin wird im menschlichen Körper hauptsächlich in der Epiphyse produziert.

Wirkstoffe und Anwendungsgebiete

Melatonin ist ein Neurohormon, welches aus Tryptophan hergestellt wird. Die Freisetzung von Melatonin wird durch Dunkelheit stimuliert und durch Licht supprimiert. Melatonin ist in die Regulation von Körperrhythmen wie Temperatur und Schlaf involviert. Die Serumkonzentration steigt 1–2 Std. vor der Schlafzeit um das 10- bis 50-Fache an. Sie erreicht einen Höhepunkt um Mitternacht. Melatonin hat eine Halbwertszeit von 20–50 min. Es synchronisiert Hormonwirkungen, beruhigt, ist hypotensiv, immunstimulierend und antiproliferativ. Melatonin ist ein direkter Radikalenfänger und ein indirektes Antioxidans.

Wirkungen

Laborexperimentelle Daten

Die Wirkung von Melatonin erfolgt über den Melatonin-Rezeptor, bei Östrogenrezeptorpositiven Zellen auch über die Bindung an den Östrogen-Rezeptor.

Melatonin reguliert den Zellzyklus, die Proliferation und induziert die Apoptose. In physiologischen wie pharmakologischen Konzentrationen wirkt Melatonin zytotoxisch, induziert die Zelldifferenzierung, vermindert die Invasivität und Metastasierung von Tumorzellen durch Veränderung der Adhäsionsmoleküle und den Erhalt der interzellulären Kommunikation über gap junctions.

Trotz antioxidativer Eigenschaften führt Melatonin zu einer Produktion von ROS und löst zytotoxische Effekte aus. Die Aufnahme von Linoleinsäure in die Tumorzelle wird durch Melatonin supprimiert. Dadurch entsteht eine Blockade des EGF-Rezeptors. Melatonin ist außerdem ein Inhibitor der Rezeptor-Tyrosinkinase. Beide Mechanismen könnten die Proliferation von Tumorzellen hemmen, entsprechende bestätigende Untersuchungen fehlen noch.

In pharmakologischen Konzentrationen führt Melatonin bei Hormonrezeptor-positiven Prostatakarzinomzellen zu einer Herabregulation der steroidhormoninduzierten intrazellulären Mechanismen.

Auch hormonabhängige Mammakarzinomzelllinien werden durch Melatonin im Wachstum gehemmt. Es verringert darüber hinaus den Spiegel des zirkulierenden Östradiols. Bei physiologischem Spiegel inhibiert Melatonin die Aromataseaktivität von Rezeptor-positiven Mammakarzinomzellen und interagiert direkt mit Östrogen am Östradiol-Rezeptor.

Molekulare Mechanismen

- Zellzyklus: Stillstand am Übergang von der G_2- in die M-Phase
- Herabregulation: MAPK, TNF-α, AKT, PKC, NF-κB
- Heraufregulation: p53, p21, Caspase-3
- Besonderheiten: EGF-Rezeptor-Blockade, Stärkung gap junctions, Inhibition: Rezeptor-Tyrosinkinase, Telomerase

Tierexperimentelle Daten
Es liegen bislang keine Tierversuchsdaten zu Melatonin vor.

Klinische Daten
Eine Assoziation zwischen zeitlichen Veränderungen des nächtlichen Melatoninspiegels und verschiedenen Karzinomerkrankungen wird diskutiert. Eine direkte Beziehung konnte jedoch bisher nicht ermittelt werden. Unklar sind auch die Ursachen von Veränderungen des Melatoninspiegels durch eine antitumorale Therapie und ihre prädiktive Relevanz.

In mehreren Untersuchungen wurde die alleinige Therapie mit Melatonin bei progredienten Tumorleiden durchgeführt. Die meisten Publikationen stammen von einer einzigen italienischen Arbeitsgruppe um Lissoni. Zu den überprüften Indikationen zählen Fallserien mit unterschiedlichen fortgeschrittenenen soliden Tumoren, Mammakarzinomen, Bronchial- und Kolorektalkarzinomen, myelodysplastischen Syndromen, malignen Melanomen, Hirnmetastasen solider Tumoren und Prostatakarzinomen.

Die Kombination von niedrig dosiertem subkutanem Interleukin-2 und Melatonin bei Patienten mit metastasierenden soliden Tumoren sowie bei Patienten mit gastrointestinalen Tumoren wurde in dieser Arbeitsgruppe ebenfalls überprüft. Im Vergleich zur alleinigen Interleukin-2-Gabe führte die Kombination mit Melatonin zu einem signifikant höheren Anstieg der Lymphozyten-, T-Lymphozyten- und NK-Zell-Zahl. Die Publikationen weisen eine Reihe methodischer Mängel auf, die sichere Aussagen zur Wirksamkeit nicht zulassen. Bestätigende Untersuchungen anderer Arbeitsgruppen fehlen.

Klinische Studien im Überblick

Aufgrund der großen Anzahl von Fallberichten der italienischen Arbeitsgruppe sind nur Berichte mit mehr als 40 Patienten aufgeführt.

- 54 Patienten, meist fortgeschrittenes Bronchial- oder Kolorektalkarzinom, eine partielle Remission, zwei minor responses (z.T. Verbesserung der Lebensqualität) (Lissoni et al. 1991).
- 42 Patienten mit fortgeschrittenem Melanom, Melatonin in Dosierungen von 5 mg/m2 bis 700 mg/m2 täglich, sechs partielle Remissionen, sechs „stable disease" (Fatigue bei 17 von 40 Patienten) (Gonzalez et al. 1991).
- 60 Patienten mit nicht kleinzelligem Bronchialkarzinom, (Resistenz erste Chemotherapie), randomisiert, signifikant höhere Rate von Stabilisierungen und 1-Jahres-Überlebenszeiten im Vergleich zur supportiven Therapie (Lissoni et al. 1992).

- 50 Patienten mit Hirnmetastasen solider Tumoren randomisiert (supportive Therapie mit Steroiden und Antikonvulsiva), signifikante Erhöhung der 1-Jahres-Überlebensrate und der rezidivfreien Zeit (Lissoni et al. 1994).
- 1 440 Patienten mit fortgeschrittenen soliden Tumoren, supportive Therapie oder Melatonin: signifikant seltener Kachexie, Stomatitis, Neuro- oder Kardiotoxizität (Lissoni et al. 2001).
- 50 Patienten mit kolorektalen Karzinomen, supportive Therapie oder Melatonin, drei partielle Remissionen, 1-Jahres-Überlebensrate signifikant höher als in der Supportivgruppe (Barni et al. 1995).
- 52 Patienten mit soliden Tumoren, neun partielle Remissionen, 1-Jahres-Überleben signifikant höher als in der Gruppe mit supportiver Therapie (Lissoni et al. 1995).
- 41 Patienten mit soliden Tumoren, Interleukin mit oder ohne Melatonin, drei komplette Remissionen, acht partielle Remissionen, 1-Jahres-Überlebensrate signifikant höher in der Kombination (Lissoni et al. 1994).
- 82 Patienten mit metastasierten soliden Tumoren, vier komplette Remissionen, 13 partielle Remissionen, ein „stable disease" (Lissoni et al. 1993).
- 70 Patienten mit fortgeschrittenem nicht kleinzelligem Bronchialkarzinom, Cisplatin, Etoposid, randomisiert plus/ohne Melatonin, einer von 34 Patienten komplette Remission, 10 partielle Remissionen (sechs partielle Remissionen von 36 ohne Melatonin) (Lissoni et al. 2003).
- 100 Patienten mit nicht kleinzelligem Bronchialkarzinom, Kombination von Melatonin zur Chemotherapie, randomisiert, 5-Jahres-Überleben drei von 49 Patienten (keiner in der Kontrollgruppe) (Lissoni et al. 1997).
- 100 Patienten mit inoperablem hepatozellulärem Karzinom, transarterielle Embolisation plus/ohne Melatonin, signifikant gesteigertes 1-Jahres-Überleben (von 54 auf 68%, 2-Jahres-Überleben von 26 auf 40%) (Yan et al. 2002).
- Phase-II-Studie, Patientinnen mit metastasierendem Mammakarzinom und persistierender Thrombozytopenie, wöchentliche Gabe von Epirubicin plus Melatonin, Normalisierung der Thrombozytenzahl bei neun von 12 auswertbaren Patienten (Lissoni et al. 1999b).

Wechselwirkungen

▶ **Mit der Tumortherapie**

Aus In-vitro-Untersuchungen liegen zwei Ergebnisse vor: Die intrazelluläre Konzentration von Doxorubicin in verschiedenen Tumorzellen und die Empfindlichkeit von Ovarialkarzinomzellen gegenüber Cisplatin nahmen unter Einfluss von Melatonin zu. In vitro verstärkt es die inhibitorischen Effekte von Aminoglutethimid auf die Aktivität der Aromatase in Hormonrezeptor-positiven Mammakarzinomzellen.

Zur Effektivität der Kombination aus Melatonin und Chemotherapie liegen mehrere Publikationen der Gruppe um Lissoni vor (z.B. 1997, 1999a, 2002, 2003). Überprüft wurden metastasiertes Melanom, fortgeschrittene Kolonkarzinome, fortgeschrittene nicht kleinzellige Bronchialkarzinome, metastasierte Mammakarzinome und inoperable hepatozelluläre Karzinome. Die Kombinationspartner waren Cisplatin, Irinotecan, Etoposid und Epirubicin. Den Ergebnissen zufolge verstärkt Melatonin die Wirkung der Chemotherapie. Die Qualität der Veröffentlichungen ist eingeschränkt, sodass die Schlussfolgerungen fragwürdig bleiben. Gleiches gilt für die Kombination einer Radiotherapie mit Melatonin bei Patienten mit Glioblastomen, welche in einer Untersuchung der gleichen Arbeitsgruppe (Lissoni et al. 1996) mit einem positiven Effekt beschrieben wurde.

Lissoni et al. (1997, 1999a, 1999b, 2003) beschrieben eine verminderte Hämatotoxizität von Cisplatin und anderen Chemotherapeutika. Nach ihren Angaben werden auch andere Nebenwirkungen wie Stomatitis und Neuropathien verringert. Ein Einfluss auf Alopezie und Erbrechen ergab sich nicht.

Melatonin kann Knochenmarkszellen vor der Apoptose unter Chemotherapeutika schützen. Es führt zu einem Anstieg von Interleukin-4 und dadurch zu einer Stimulation von Stromazellen, die wiederum GM-CFS produzieren. Der positive Einfluss auf die Hämatotoxizität konnte von einer anderen Arbeitsgruppe nicht bestätigt werden (Ghielmini et al. 1999).

Bei Patienten mit fortgeschrittenen gastrointestinalen Karzinomen und einer Kachexie führte Melatonin zu einer Gewichtsstabilisierung. Die Kombination mit Fischöl erhöhte die Wirkung (Persson et al. 2005).

Melatonin schützt sowohl normale als auch Krebszellen in vitro vor der durch Idarubicin ausgelösten Apoptose. Aus dieser Beobachtung ist abzuleiten, dass Melatonin die Wirkung einer Chemotherapie aufheben könnte.

▶ **Mit anderen Medikamenten**

Es bestehen Wechselwirkungen mit Nifedipin (Blutdruckanstieg, Herzfrequenzanstieg) und Fluvoxamin (Sedierung). Melatonin kann die Wirkung von Benzodiazepinen und Antihypertensiva potenzieren und die Effekte von Warfarin und antihyperglykämischen Medikamenten verringern.

Nebenwirkungen

Beschriebene Nebenwirkungen von Melatonin sind Müdigkeit, Desorientiertheit, Tachykardie, Flush, Juckreiz, abdominelle Krämpfe, Kopfschmerzen, Schwindel, Fatigue, erhöhte Erregbarkeit. Es verringert die psychomotorische Leistungsfähigkeit, sodass das Führen von Fahrzeugen für 4–5 Std. unterbleiben sollte. Überdosierungen von 1 200 mg können zu einer Depression führen. Auch proatherosklerotische Wirkungen sind beschrieben worden.

Dosierung

Im Tierexperiment konnten Gaben von 15 mg/kg Körpergewicht das Wachstum von injizierten Tumorzellen deutlich reduzieren. Hieraus würden sich erforderliche Tagesdosen von ca. 100 mg beim Menschen ableiten. Dosisfindungsstudien liegen nicht vor, in der Therapie von Schlafstörungen werden Dosierungen von 1–3 mg eingesetzt.

Kontraindikationen

In Deutschland ist Melatonin nicht zugelassen. Kontraindikationen zum Einsatz von Melatonin sind Autoimmunerkrankungen, Leberinsuffizienz, zerebrovaskuläre und neurologische Erkrankungen, die Einnahme von Immunsuppressiva, Corticosteroiden und MAO-Inhibitoren.

Bewertung

Melatonin konnte in vitro auf den Zellzyklus und die Proliferation einwirken sowie eine Apoptose auslösen. Mehrere Zielmoleküle in der Signalkaskade der Zelle konnten identifiziert werden. Darüber hinaus wirkt Melatonin auf den Steroidhormonstoffwechsel und könnte noch gesonderte Wirkungen auf hormonabhängige Prostata- und Mammakarzinome haben. In einigen Untersuchungen beeinflusste Melatonin das Immunsystem. Nach Majsterek et al. (2005) verminderte es in vitro die Apoptose von Karzinomzellen durch Idarubicin. Solange antagonistische Effekte nicht ausgeschlossen sind, sollte Melatonin außerhalb von Studien nicht für Patienten unter einer Chemotherapie empfohlen werden.

Zusammenfassend besteht trotz der zahlreichen Publikationen einer einzelnen Arbeitsgruppe aufgrund der eingeschränkten Qualität dieser Studien und deren fehlender Bestätigung durch andere Arbeitsgruppen kein Anlass, Melatonin in eine Therapieempfehlung aufzunehmen. Auch sprechen Neben- und Wechselwirkungen eindeutig dafür, Melatonin nicht einzusetzen.

Literatur

Aldeghi R et al. Low-dose interleukin-2 subcutaneous immunotherapy in association with the pineal hormone melatonin as a first-line therapy in locally advanced or metastatic hepatocellular carcinoma. Eur J Cancer 1994; 30A (2): 167–70.

Barni S et al. A study of the pineal hormone melatonin as a second line therapy in metastatic colorectal cancer resistant to fluorouracil plus folates. Tumor 1990; 76 (1): 58–60.

Barni S et al. A randomized study of low-dose subcutaneous interleukin-2-plus melatonin versus supportive care alone in metastatic colorectal cancer patients progressin under 5-Fluorouracil and folates. Oncology 1995; 52 (3): 243–5.

Cerea G et al. Biomodulation of cancer chemotherapy for metastatic colorectal cancer. Anticancer Res 2003; 23 (2C): 1951–4.

Gonzales R et al. Melatonin therapy of advanced human malignant melanoma. Melanoma Res 1991; 1 (4): 237–43.

Lissoni P et al. Clinical results with the pineals hormone melatonin in advanced cancer resistant to standard antitumor therapies. Oncology 1991; 48 (6): 448–50.

Lissoni P et al. Randomized study with the pineal hormone melatonin versus supportive care alone in advanced nonsmall cell lung cancer resistant to a first-line chemotherapy containing cisplatin. Oncology 1992; 49 (5): 336–9.

Lissoni P et al. A study of the mechanisms involved in the immunostimulatory action of the pineal hormone in cancer patients. Oncology 1993; 50 (6): 399–402.

Lissoni P et al. A randomized study with the pineal hormone melatonin versus supportive care alone in patients with brain metastases due to solid neoplasms. Cancer 1994; 73 (3): 699–701.

Lissoni P et al. A randomized study of neuroimmunotherapy with low-dose subcutaneous interleukin-2 plus melatonin compared to supportive care alone in patients with untreatable metastatic solid tumour. Support Care Cancer 1995; 3 (3): 194–7.

Lissoni P et al. Increased survival time in brain glioblastomas by a radioneuroendocrine strategy with radiotherapy plus melatonin campared to radiotherapy alone. Oncology 1996b; 53 (1): 43–6.

Lissoni P et al. A randomized study of chemotherapy with cisplatin plus etoposide versus chemoendocrine therapy with cisplatin, etoposide and the pineal hormone melatonin as a first-line teratment of advanced non-small cell lung cancer patients in poor clinical state. J Pineal Res 1997; 23 (1): 15–9.

Lissoni P et al. Chemoneuroendocrine therapy of metastatic breast cancer with persistent thrombocytopenia with weekly low-dose epirubicin plus melatonin. J Pineal Res 1999a; 26 (3): 169–73.

Lissoni P et al. Decreased toxicity and increased efficacy of cancer chemotherapy using the pineal hormone melatonin in metastatic solid tumour patients with poor clinical status. Eur J Cancer 1999b; 35 (12): 1688–92.
Lissoni P et al. Anti-angiogenic activity of melatonin in advanced cancer patients. Neuro Endocriol Lett 2001; 22 (1): 45–7.
Lissoni P et al. A phase II study of chemoneuroimmunotherapy with platinum, subcutaneous low-dose interleukin-2 and the pineal neurohormone melatonin (P.I.M) as a second-line therapy in metastatic melanoma patints progressing on dacarbazine plus interferon-alpha. In vivo 2002; 16 (2): 93–6.
Lissoni P et al. Five years survival in metastatic non-small cell lung cancer patients treated with chemotherapy alone or chemotherapy and melatonin. J Pineal Res 2003; 35 (1): 12–5.
Majsterek I et al. A comparison of the action of amifostine and melatonin on DNA-damaging effects and apoptosis induced by idarubicin in normal and cancer cells. J Pineal Res 2005; 38 (4): 254–63.
Persson C et al. Impact of fish oil and melatonin on cachexia in patients with advanced gastrointestinal cancer. Nutrition 2005; 21 (2): 170–8.
Viviani S et al. Preliminary studies on melatonin in the treatment of myelodysplastic syndromes following cancer chemotherapy. J Pineal Res 1990; 8 (4): 347–54.
Yan JJ et al. Patients with advanced primary hepatocellular carcinoma treated by melatonin and transcatheter arterial chemoembolization. Hepatobiliary Pancreat Dis Int 2002; 1 (2): 183–6.

Melittin

Vorkommen

Melittin ist die Hauptkomponente des Bienengiftes.

Wirkstoffe und Anwendungsgebiete

Melittin hat antientzündliche Effekte. In vivo führt es zu einer Hämolyse und kann deshalb nicht direkt injiziert werden. In der Forschung wurden Fusionsproteine aus Melittin und Avidin oder Peptide aus Melittin eingesetzt.

Wirkungen

Laborexperimentelle Daten
Durch direkte Wirkung an Kinasen inhibiert Mellitin die Abläufe in den Signalkaskaden und führt zur Abtötung von Tumorzellen.

Molekulare Mechanismen
■ Herabregulation: NF-κB, IKK

Tierexperimentelle Daten

Das Peptid aus den ersten 22 Aminosäuren des Melittins zeigte im Tierversuch antitumorale Wirkungen.

Klinische Daten

Klinische Studien zu Melittin liegen bislang nicht vor.

Wechselwirkungen

▶ **Mit der Tumortherapie**
Es sind keine Daten zu möglichen Wechselwirkungen bekannt.

▶ **Mit anderen Medikamenten**
Zu Interaktionen mit anderen Medikamenten liegen keine Daten vor.

Nebenwirkungen

Melittin führt zu einer schweren Hämolyse und kann deshalb nur in abgewandelter oder gebundener Form eingesetzt werden.

Dosierung

Aus den bisherigen In-vitro-Experimenten lassen sich keine Dosisempfehlungen ableiten.

Kontraindikationen

Der Einsatz von reinem Melittin ist aufgrund der Hämolysewirkung kontraindiziert.

Bewertung

Melittin stellt mit seinen Wirkungen auf verschiedene Kinasen innerhalb der Signalkaskade eine interessante Substanz dar, die allerdings aufgrund der hohen Toxizität zunächst pharmakologisch weiterentwickelt werden muss. Ein Einsatz im Rahmen einer naturheilkundlichen Therapie ist nach allen bisher vorliegenden Daten nicht sinnvoll.

Literatur

Es liegen keine klinischen Publikationen vor.

Mistel (*Viscum*)

Vorkommen

Die Mistel ist in ganz Europa, Asien und Nordafrika verbreitet. Sie ist ein kleiner, kugeliger Strauch, der als Halbschmarotzer besonders häufig auf Apfelbäumen, Tannen und Kiefern, seltener auf Eichen wächst. Die Wurzeln sind zu Saugorganen umgebildet, die Wasser und Nährstoffe aus der Wirtspflanze entnehmen. Die Mistel enthält Enzyme, die das Eindringen der Wurzeln in das Gefäßsystem des Wirtsbaumes ermöglichen. Diese Enzyme sind möglicherweise wirtsbaumspezifisch.

Wirkstoffe und Anwendungsgebiete

Zu den Inhaltsstoffen der Mistel zählen Viscotoxine, Lektine (Glycoproteine), Polysaccharide, Flavonoide, Triterpene und Polypeptide. Die Misteltherapie ist zumindest in Deutschland vermutlich die am häufigsten angewandte naturheilkundliche Therapie bei Krebserkrankungen. In den vergangenen Jahren wurden mehrere Metaanalysen dazu durchgeführt. Trotzdem ist sie weiterhin eine der umstrittensten Therapien.

Wirkungen

Laborexperimentelle Daten

Aufgrund der umfangreichen Datenlage können die präklinischen Untersuchungsergebnisse hier nur kurz zusammengefasst werden. Drei verschiedene Wirkmechanismen werden diskutiert:
- Aktivierung des Immunsystems,
- direkte antitumorale Wirkung,
- Endorphinausschüttung.

Die Inhaltsstoffe der Mistel, denen immunmodulatorische Eigenschaften zugeschrieben werden, sind die so genannten Lektine. Die Mistel enthält drei Lektine, von denen insbesondere das Lektin Viscum-album-Agglutinin 1 wirksam ist. Es besteht aus einer zytotoxischen Kette „A" und einer carbohydratbindenden Kette „B", welche für den immunmodulatorischen Effekt verantwortlich ist. Die A-Kette ist ein Inaktivator der Ribosomen, sie ähnelt dem Ricin und inhibiert die Proteinsynthese an der 28S-Untereinheit der rRNA. Die B-Kette ist verantwortlich für die Aufnahme des Lektinmoleküls in die Zelle.

In vitro führt Mistellektin 1 dosisabhängig zu einer Freisetzung verschiedener Zytokine wie Interleukin-1, -6, -10, -12, Interferon-α, -γ, GM-CSF, RANTES und TNF-α.

In Kultur erhöht Mistellektin 1 die Konzentration von HLA-DR-positiven Lymphozyten und NK-Zellen. Es aktiviert NK-Zellen und den Einfluss der dendritischen Zellen auf die Th-1-Antwort.

Umgekehrt kann durch Lektin 1 auch eine Apoptose in humanen Lymphozyten ausgelöst werden. Dabei sind die verschiedenen Lymphozytenarten unterschiedlich sensibel: NK-Zellen sind sensibler als CD19-positive Zellen, diese sensibler als CD8-positive und CD4-positive Zellen. Bei peripheren Monozyten und Thymozyten reichen bereits Dosierungen von 1 ng/ml, die in der klinischen Therapie eingesetzt werden, um die Apoptose auszulösen.

Molekulare Mechanismen

- Freisetzung von Zytokinen wie Interleukin-1, Interleukin-6, Interleukin-10, Interleukin-12, Interferon-α, Interferon-γ, GM-CSF, RANTES, TNF-α

Tierexperimentelle Daten

In mehreren Tierexperimenten verminderte Mistel neben seiner immunmodulatorischen Wirkung das Wachstum und die Metastasierung von inokulierten Tumoren (Sarkom, Nierenzell-, Kolon-, Pankreas-, Hoden-, Harnblasenkarzinom, Melanom [hierzu auch ein negatives Ergebnis]). Es wurde keine Inhibition des Lungenkarzinoms gefunden.

Klinische Daten

In mehreren klinischen Studien wurden die In-vitro-Ergebnisse zur Aktivierung von Immunzellen bestätigt. Eine Langzeitbeobachtung präsentierte den Verlauf der Immunparameter unter einer fast einjährigen Misteltherapie. Hier kam es nur anfänglich zu einem statistisch signifikanten Anstieg der Gesamtlymphozytenzahl, der Monozyten und NK-Zellen. Der Anstieg der NK-Zellen ging mit einer signifikant erhöhten zytotoxischen Aktivität gegenüber Tumorzellen ex vivo einher. Auch andere Autoren beschreiben eine unter wiederholter Mistelgabe rasch auftretende Desensibilisierung, eine Entwicklung von IgE-Antikörpern gegen Mistellektin und andere Komponenten des Extraktes. Diese Antikörper verhindern den zytotoxischen Effekt der Lektine. In-vitro-Ergebnisse zur Zytolyse von Tumorzellen können somit nicht auf die In-vivo-Situation übertragen werden.

Untersuchungen zum Einfluss der Immunstimulation auf eine direkte antitumorale Wirkung fehlen bisher.

Interleukin-6, ein durch Mistel hochreguliertes Zytokin, hat zumindest für einige Tumorarten wachstumsstimulierende Funktionen (Lymphome, fortgeschrittene Melanome und Nierenzellkarzinome). Beim Menschen korreliert eine rasche Tumorprogression unter Misteltherapie mit hohen Interleukin-6-Serumspiegeln.

Eine retrolektive, komparative Kohortenstudie zeigte bei 1 442 Brustkrebspatientinnen, dass die Misteltherapie zu einer besseren Verträglichkeit der konventionellen Therapie und zu weniger krankheitsassoziierten Symptomen führte. Die Verum- und die Vergleichsgruppe waren allerdings weder im Hinblick auf das Krankheitsstadium und Risikofaktoren, noch auf die primäre Therapie und unterstützende Maßnahmen wie Physiotherapie ausgewogen verteilt. In der Verumgruppe verstarben im Beobachtungszeitraum mehr Patientinnen (13,7% vs. 6,7%), was von den Autoren auf das fortgeschrittenere Krankheitsstadium zurückgeführt wurde.

Positive Ergebnisse bezüglich des Krankheitsverlaufes unter Misteltherapie wurden auch für Patienten mit malignen Gliomen, für die adjuvante Therapie des Kolon- und Mammakarzinoms und bei Patienten nach Operation eines Bronchialkarzinoms beschrieben.

Kleeberg et al. (2004) publizierten eine Phase-III-Studie (EORTC) zum Einsatz der Misteltherapie beim Melanom. Danach wurden nach primärer Operation eine reine Beobachtung, eine Interferontherapie oder eine Interferon- und Misteltherapie bei Patienten mit Hochrisikofaktoren im Vergleich geprüft. Die Überlebensrate der Patienten mit Misteltherapie war tendenziell ungünstiger als die bei Patienten ohne Misteltherapie.

Eine retrolektive Untersuchung beschreibt dagegen eine Verbesserung der Überlebenszeit im Stadium II bis III (Augustin et al. 2005). Eine große, vergleichende Studie zur adjuvanten Therapie beim Kolonkarzinom berichtete von einer signifikanten Überlebensverlängerung durch die Misteltherapie. Die Kontrollgruppe bestand jedoch aus deutlich älteren Patienten (plus 10 Jahre) (Stumpf et al. 2007).

Negative klinische Ergebnisse liegen vor für Patienten mit Kopf-Hals- und Harnblasentumoren sowie mit Nierenzell- und Kolonkarzinom.

Zur Misteltherapie wurden verschiedene Metaanalysen erstellt, die jeweils unterschiedliche Studienanzahlen einschlossen. Kienle (2003) stellte 24 prospektive und 31 retrospektive Studien zusammen, wovon 12 prospektive Studien „mehr oder weniger" statistisch signifikant positive Ergebnisse erbrachten, weitere sieben Studien wenigstens einen positiven Trend, drei zeigten keinen Effekt und eine Studie einen negativen Trend, wobei allen Studien methodische Schwächen attestiert wurden. Ernst et al. (2003) bestätigte dies für weitere 10 Studien. Keine der methodisch befriedigenden Studien konnte eindeutig positive Wirkungen in Bezug auf Lebensqualität, Überleben oder andere Parameter nachweisen.

Neben dem unmittelbaren Einfluss auf die Tumorerkrankungen wurden unter Misteltherapie von den meisten Autoren signifikant positive Veränderungen der Lebensqualität beschrieben, wobei unterschiedliche, standardisierte Fragebögen verwendet wurden, unter anderem von der EORTC QLQ-C30. Untersuchungen ohne standardisierte oder validierte Fragebögen können nicht als Beleg für die Wirksamkeit akzeptiert werden. Eine nachgewiesene Veränderung, die eine Erklärung für die positive Lebensqualität bieten könnte, ist der Anstieg des β-Endorphin-Spiegels unter einer Misteltherapie.

Klinische Studien im Überblick

- Aufgrund der Vielzahl von Fallserien werden nachfolgend nur Phase-II- und Phase-III-Studien mit mehr als 50 Patienten aufgeführt. Eine ausführliche Literaturübersicht kann bei der Autorin angefordert werden.
- Kontrollierte Studie, Bronchialkarzinom, postoperative Misteltherapie: Vergleich mit historischer Kontrollgruppe, signifikante Verlängerung der Überlebenszeit (Salzer et al. 1978).
- Kontrollierte Studie, Mammakarzinom, 547 Patientinnen: postoperativ, signifikante Verlängerung der 5- und 10-Jahres-Überlebensrate im Vergleich zur historischen Kontrolle (Leroi et al. 1997).
- Randomisierte Phase-III-Studie, Melanom, 830 Patienten, Beobachtung versus Interferon, versus Interferon und Mistel: tendenziell ungünstigere Überlebensrate bei Misteltherapie (Kleeberg et al. 2004).
- Randomisierte Studie, Kopf-Hals-Tumoren, 477 Patienten mit Operationen oder Operation und Bestrahlung, kein Einfluss der Misteltherapie (Steuer-Vogt et al. 2001).
- Randomisierte Studie, Kolonkarzinom, 64 Patienten: adjuvante Chemotherapie, signifikant bessere Überlebensraten (Cazacu et al. 2003).

- Randomisierte prospektive Multicenterstudie, unterschiedliche Tumorerkrankungen, 233 Patienten: Chemotherapie und Misteltherapie, signifikante Verbesserung der Lebensqualität (Schierholz et al. 2003).
- Prospektiv-randomisierte Multicenterstudie, Kopf-Hals-Tumoren, 479 Patienten: nach Abschluss der Therapie keine Verbesserung der Lebensqualität durch Mistel (Steuer-Vogt et al. 2006).
- Prospektiv-kontrollierte Studie, Mammakarzinom, 272 Patienten: Besserung der Lebensqualität (Semiglasov et al. 2004).
- Multizentrische, randomisierte, offen prospektive Studie, Mammakarzinom, Ovarialkarzinom, nicht kleinzelliges Bronchialkarzinom, 233 Patienten: Besserung der Lebensqualität (Piao et al. 2004).
- Metaanalyse aus 24 prospektiven und 31 retrospektiven Studien, hiervon 12 prospektive Studien mit statistisch signifikant positivem Ergebnis. Allerdings erhebliche methodische Schwächen (Kienle et al. 2003, 2004).
- Metaanalyse, 10 Studien, positiver Effekt bei den methodisch schwächeren Studien auf die Lebensqualität. Methodisch gute Studien: kein Effekt auf Lebensqualität, Überleben oder andere Parameter (Ernst et al. 2003).

Wechselwirkungen

▶ **Mit der Tumortherapie**

Mistellektin 1 ist in der Lage, den zytotoxischen Effekt unterschiedlicher Chemotherapeutika durch vermehrte Freisetzung von Cytochrom C aus Mitochondrien in das Zytosol zu verstärken. Eine Wirksamkeitssteigerung wurde u.a. für Paclitaxel gezeigt.

Im Tierexperiment verminderte Mistellektin 1 die Myelosuppression durch Cyclophosphamid oder Cortisongaben. Bei Karzinomen des Ohres, der Nase und des Kehlkopfes können Nebenwirkungen einer Radio- oder Strahlentherapie auf die Mikrozirkulation und das Immunsystem durch die Gabe eines Mistelextraktes vermindert werden.

▶ **Mit anderen Medikamenten**

Es gibt keine Publikationen, die Wechselwirkungen mit anderen Medikamenten aufzeigen.

Nebenwirkungen

Als toxische Nebenwirkungen wurden beschrieben: Bradykardie, Flüssigkeitsverluste, Delir, Diarrhö, Gastroenteritis, Halluzinationen, Hepatitis, Hypo- und Hypertension, Fieber, Leukozytose, Übelkeit, Erbrechen, Krampfanfälle, Myosis und Krampfanfälle.

Ein rekombinant hergestelltes Mistelpräparat, rViscumin, wurde in einer Studie in Dosierungen von 10 bis 6 400 ng/kg eingesetzt. Dabei traten in milder Art (Grad I–II) Fatigue, Fieber, Übelkeit, Erbrechen und allergische Reaktionen auf. Es ist unklar, ob die In-vitro-Daten zur Apoptoseauslösung von Immunzellen klinisch eine Bedeutung haben.

Dosierung

In Deutschland werden von verschiedenen Herstellern unterschiedlich gewonnene Mistelextrakte angeboten, wobei zwischen standardisierten, auf einen bestimmten Lektingehalt eingestellten Präparationen und anthroposophisch bzw. homöopathisch konfektionierten Präparaten zu unterscheiden ist. Direkte Vergleiche der Präparate liegen nicht vor.

Die Präparate der anthroposophischen Medizin werden nach Wirtsbäumen unterschieden und in verschiedenen Verdünnungen angeboten. Einige Hersteller bieten Zusammenstellung von so genannten Serien an, bei der eine Folge von Ampullen mit ansteigender Konzentration gegeben wird.

Durch Abfolge mehrere Serien soll eine so genannte rhythmische Therapie mit langsamer Dosissteigerung erreicht werden. In dieser Therapieform wird eine zwischenzeitliche Pausierung und dann ein erneuter Einsatz empfohlen. Außerdem schlägt die anthroposophische Therapie eine ungleiche Verteilung der Mistelinhibition über die Woche vor.

Im Tiermodell führte die Gabe von 0,5–3 ng/kg Lektin 1 2-mal wöchentlich zu einer anhaltenden Erhöhung der Aktivität von NK-Zellen. Dabei scheint es eine optimale Dosierung für eine maximale Aktivierung zu geben, da im Tiermodell die Dosis von 1 ng Mistellektin 1/kg 2-mal wöchentlich zu einer maximalen immunologischen Wirkung, höhere Dosierungen aber zu einer Supprimierung der Immunfunktion führten. Eine Dosisfindungsstudie wurde bei Tumorpatienten bisher nicht durchgeführt.

Alle Mistelpräparate werden subkutan injiziert. Die in älteren Untersuchungen propagierte intratumorale Anwendung ist heute weitestgehend überholt. Es ist nicht anzunehmen, dass durch hochdosierte intravenöse Gaben beim Menschen Konzentrationen erreicht werden können, die eine direkte zytotoxische Wirkung auf den Tumor entfalten.

Kontraindikationen

Eine Wachstumsstimulation von Leukämie- und Lymphomzellen ist bei der Misteltherapie aufgrund der molekularen Mechanismen denkbar und in vitro gezeigt worden. Deshalb ist die Misteltherapie bei diesen Indikationen kontraindiziert, ebenso wie bei Melanomen, da hier eine entsprechende Studie mit negativem Ergebnis vorliegt.

Aufgrund der unspezifischen Immunstimulation stellen allergische Erkrankungen und auch eine Autoimmunerkrankung eine Kontraindikation dar. Auch Patienten nach einer Transplantation sollten keine Mistelextrakte spritzen.

Bewertung

Der Mistel werden unterschiedliche Wirkungen in Bezug auf eine Krebserkrankung zugesprochen. Sie wirkt stimulierend auf bestimmte Untergruppen der Leukozyten, insbesondere die Lymphozyten. Ob es sich unter einer langfristigen Therapie um anhaltende und klinisch relevante Effekte handelt, ist noch unklar.

Die Wirksamkeit der Mistel ist bei knochenmarkstoxischen Chemotherapien nicht so hoch, dass eine Leukopenie in dieser Form behandelt werden könnte. Es spricht jedoch nichts gegen den parallelen Einsatz einer Misteltherapie während einer Chemo- oder Strahlentherapie. Nach bisherigen Daten erfolgt keine Stimulation von Stammzellen.

Die Vorstellung, dass die Immunstimulation in der adjuvanten Therapie unterstützend wirkt oder in der Palliation eine antitumorale Wirkung ausübt, wurde in verschiedenen Arbeiten untersucht. Studien mit hoher Qualität haben bisher durchgehend keine positiven Effekte nachgewiesen.

Die durch die Misteltherapie ausgelöste Verbesserung der Lebensqualität kann auf der nachgewiesenen Endorphinausschüttung beruhen, möglichweise aber auch auf der den Patienten gebotenen aktiven Beteiligung an der Therapie und somit letztendlich eine psychoonkologische Wirkung darstellen.

Patienten, die eine maligne Erkrankung haben, bei der es unter einer Misteltherapie zu einer Stimulation von Tumorzellen kommen kann, sollten sorgfältig beraten werden. Zu diesen Erkrankungen zählen Leukämien, Lymphome, Melanome, aber auch Nierenzellkarzinome, bei denen eine Stimulation durch Interleukin-6 erfolgte. Während in einigen In-vitro-Experimenten auch andere Tumorzellen durch Interleukin-6 im Wachstum angeregt wurden, haben dies weitere Untersuchungen nicht sichern können.

Während im anthroposophischen Konzept die Misteltherapie grundsätzlich zu einer Tumortherapie gehört und auch über mehrere Jahre empfohlen wird, sollte sich eine an den nachgewiesenen Wirkmechanismen orientierte Phytotherapie mit Mistelextrakt auf die Zeit einer (leichten) Immunsuppression und Beeinträchtigung der Lebensqualität des Patienten durch die Tumorerkrankung oder Therapie beschränken.

Eine Empfehlung für ein bestimmtes Mistelpräparat kann derzeit nicht ausgesprochen werden. Direkte Vergleiche der verschiedenen Präparate untereinander bestehen nicht. Allerdings bieten einige Hersteller standardisierte Präparate an, bei denen auf Mistellektin 1 normiert wird, und erfüllen damit die Kriterien einer wissenschaftlich orientierten Phytotherapie.

Literatur

Augustin M et al. Safety and efficacy of the long-term adjuvant treatment of primary intermediate – to highrisk malignant melanoma with a standardized fermented European mistletoe extract. Arzneimittelforschung 2005; 55 (1): 38–49.

Cazacu M et al. The influence of isorel on the advanced colorectal cancer. Cancer Biother Radiopharm 2003; 18 (1): 27–34.

Ernst E et al. Mistletoe for cancer? Int J Cancer 2003; 107 (2): 262–7.

Kienle GS. Die Mistel in der Onkologie. Stuttgart: Schattauer 2003.

Kirchberger I et al. Development and validation of an instrument to measure the effects of a mistletoe preparation on quality of life of cancer patients. Quality of Life Research 2004; 13 (2): 463–79.

Kleeberg UR et al. Final result of the EORTC 8871/DKG 80-1 randomised phase II trial. Eur J Cancer 2004; 40 (3): 390–402.

Klopp R et al. Influence of complementary Viscum album. Anticancer Res 2005; 25 (1B): 601–10.

Leroi R et al. Postoperative Viscum album therapy after surgery of breast neoplasm. Helv Chir Acta 1977; 44 (3): 403–14.

Piao BK et al. Impact of complementary mistletoe extract. Anticancer Research 2004; 24: 303–10.

Salzer G et al. Prevention of recurrence of brandical carcinomas after surgery. Onkologie 1978; 1 (6): 264–7.

Schierholz JM et al. Komplementäre Tumortherapie mit standardisiertem Mistelgesamtextrakt. Wissenschaft & Forschung 2003; 35: 186–94.

Semiglasov VF et al. The standardised mistletoe extract PS76A2 improves QoL in patients with breast cancer receiving adjuvant CMF chemotherapy. Anticancer Res 2004; 24 (2C): 1293–302.

Steuer-Vogt MK et al. The effect of an adjuvant mistletoe treatment programme in resected head and neck cancer patients. Eur J Cancer 2001; 37 (1): 9–11.

Steuer-Vogt MK et al. Einfluss eines ML-1-normierten Mistelextraktes auf die Lebensqualität bei Patienten mit Kopf-Hals-Karzinomen. HNO 2006; 54: 277–86.

Stumpf C et al. Retrospektive Untersuchung zur Therapie mit Mistelextrakten bei Patienten mit kolorektalem Karzinom. Dt Ztsch Onkol 2007; 39: 12–22.

Toelg M et al. Lebensqualität von Tumorpatientinnen unter begleitender Misteltherapie. Schweizerische Zeitschrift für Ganzheitsmedizin 2005; 17 (5): 294–9.

Modifiziertes Zitruspektin

Vorkommen

Zitruspektine sind komplexe Polysaccharide aus der Schale und dem Fruchtfleisch von Zitrusfrüchten.

Wirkstoffe und Anwendungsgebiete

Zitruspektine sind reich an Galactosiden, die an bestimmte Tumorzellen binden. Modifizierte Zitruspektine (MCP) sind chemisch verändert, damit sie leichter resorbiert werden können.

Wirkungen

Laborexperimentelle Daten

In vitro führt MCP zu einem verminderten Zellwachstum. Die Pektine induzieren die Apoptose und hemmen die Angiogenese.

> **Molekulare Mechanismen**
>
> - Herabregulation: Cyclin B, CDK C2
> - Heraufregulation: Caspase-3, Caspase-8
> - Besonderheiten: Hemmung der Angiogenese

Tierexperimentelle Daten

Mehrere Tierexperimente zeigten, dass die Metastasierung von verschiedenen Tumorarten durch MCP verringert werden kann.

Klinische Daten

In einer kleinen Gruppe von Patienten mit PSA-Anstieg nach Lokaltherapie eines Prostatakarzinoms wurde durch MCP die PSA-Verdoppelungszeit verringert (Guess et al. 2003).

Klinische Studien im Überblick

- Phase-II-Studie, 13 Patienten mit PSA-Anstieg bei Prostatakarzinom: PSA-Verdoppelungszeit nimmt bei 7 von 10 ausgewerteten Patienten signifikant zu ($p < 0{,}05$) (Guess et al. 2003).

Wechselwirkungen

▶ **Mit der Tumortherapie**

Bei Myelomzellen kommt es in der Kombination mit Dexamethason zu additiven Effekten, z.B. zur Freisetzung von Cytochrom C aus den Mitochondrien. MCP sind in der Lage, das Überleben von Bortezomib-resistenten Myelomzellen zu vermindern, indem die Adhäsion an Stromazellen des Knochenmarks gestört wird.

▶ **Mit anderen Medikamenten**

Daten zu Wechselwirkungen mit anderen Medikamenten liegen nicht vor. Es ist nicht bekannt, ob modifizierte Zitruspektine bei gleichzeitiger Einnahme von Medikamenten deren Resorption beeinflussen können.

Nebenwirkungen

Nebenwirkungen von MCP sind wenig beschrieben. Potenziell ist eine Allergie mit Oberbauchbeschwerden möglich. Patienten, die Pektinpulver ausgesetzt waren, können Symptome einer Asthmaerkrankung entwickeln.

Dosierung

Bisher liegen keine ausreichenden klinischen Daten vor, um eine Dosierungsempfehlung auszusprechen.

Kontraindikationen

Kontraindikationen für den Einsatz von modifizierten Zitruspektinen wurden bisher nicht publiziert. Aufgrund der möglichen Allergie mit asthmatischen Beschwerden sollten Patienten mit bekannter Pektinallergie modifizierte Zitruspektine nicht einnehmen.

Bewertung

Modifizierte Zitruspektine weisen ein interessantes Wirkprofil, insbesondere im Hinblick auf eine Metastasierung von Tumoren auf. Leider liegen bisher nur wenige Tierexperimente und nur ein Bericht aus einer klinischen Studie mit 13 Patienten vor, sodass eine endgültige Stellungnahme zum Einsatz von modifizierten Zitruspektinen nicht möglich ist.

Aufgrund denkbarer Beeinflussungen der Resorption von Medikamenten sollte der Einsatz von MCP nicht unkontrolliert erfolgen, insbesondere in Kombination mit oral einzunehmenden Zytostatika und anderen antitumoralen Medikamenten.

Literatur

Guess BW et al. Modified citrus pectin (MCP) increases the prostate-specific antigen doubling time in men with prostate cancer: a phase II pilot study. Prostate Cancer Prostatic Dis 2003; 6 (4): 301–4.

Moosbeere, Cranberry (*Vaccinium macrocarpon*)

Vorkommen

Cranberries (dt. Moosbeere) stammen aus Nordamerika. Die Pflanze ist eine Beerenstrauchart aus der Gattung der Heidelbeeren (*Vaccinium*). Die natürliche Heimat der Moosbeere liegt in Hochmooren im östlichen Nordamerika.

Wirkstoffe und Anwendungsgebiete

Cranberries enthalten Catechin, Flavon, Glycoside, Fructose, Verbindungen der Hydroxyzimtsäure und der Ursolsäure (S. 298) sowie Proanthocyanidine (S. 28). Durch ihre Inhaltsstoffe ergibt sich ein antioxidativer Wirkmechanismus, der Radikale abfängt und die Produktion bestimmter Enzyme inhibiert. Proanthocyanidine weisen besonders starke antioxidative Eigenschaften auf und sind darin sowohl Vitamin C als auch Vitamin E überlegen. Die Wirksamkeit von Cranberries zur Prävention und Behandlung von Harnwegsinfekten ist nachgewiesen.

Wirkungen

Laborexperimentelle Daten

In vitro führt ein Extrakt aus Cranberries zu einer Wachstumshemmung von Zervix- und Prostatakarzinomzellen. Anfänglich kommt es zu einem Zellzyklusstillstand, bei höheren Dosierungen auch zu einer Apoptose. Der Extrakt aus Cranberries hemmt die Bildung von VEGF und damit die Angiogenese.

> **Molekulare Mechanismen**
>
> - Zellzyklus: Stillstand in der G_1-Phase
> - Besonderheiten: Hemmung VEGF

Tierexperimentelle Daten

Tierexperimentelle Daten liegen nicht vor.

Klinische Daten

In einer randomisierten Studie erhielten Patienten mit Prostatakarzinomen während einer externen Bestrahlung 354 ml Cranberrysaft täglich. Eine signifikante Wirkung oder Beeinflussung der Symptome konnte nicht erreicht werden (Campbell et al. 2003).

Klinische Studien im Überblick

- Phase-I-Studie, Prostatakarzinom, Bestrahlung: keine Verminderung der Nebenwirkungen, keine Aussage zur Effektivität der Strahlentherapie (Campbell et al. 2003).

Wechselwirkungen

▶ Mit der Tumortherapie

Es liegen keine Daten zu Wechselwirkungen mit der Tumortherapie vor. Aufgrund der Hemmung von VEGF kann ein Synergismus mit einer antiangiogenetischen Therapie vermutet werden. Experimentell wurde dies noch nicht überprüft. Als starkes Antioxidans könnte Cranberryextrakt die Wirkung von auf einer Radikalbildung beruhenden Chemo- oder Strahlentherapie negativ beeinflussen.

▶ Mit anderen Medikamenten

Cranberry als Saft oder Extrakt kann die Wirkung von Antikoagulanzien wie Warfarin und Phenprocoumon beeinflussen. Kleine Mengen Cranberries scheinen keine wesentlichen Interaktionen auszulösen, allerdings liegen dazu keine gesicherten Daten vor.

Nebenwirkungen

Nebenwirkungen von Cranberryextrakt oder -früchten sind nicht bekannt.

Dosierung

In-vitro-Daten belegen Wirksamkeiten bei Konzentrationen von 5–50 mg/ml.

Kontraindikationen

Es sind keine Kontraindikationen bekannt.

Bewertung

Cranberries sind in der Pflanzenheilkunde zum Schutz vor Harnblaseninfektionen etabliert. Während einige wenige laborexperimentelle Daten positive Effekte wie Hemmung des Tumorzellwachstums und Auslösung der Apoptose andeuten, sind bisher keine tierexperimentellen Daten und nur eine klinische Studie veröffentlicht worden. In der Studie werden keine Aussagen zum Einfluss auf das Therapieergebnis gemacht. Das primäre Endziel, die Verringerung der Nebenwirkungen, wurde nicht erreicht. Aufgrund der starken antioxidativen Wirkung sollte die gleichzeitige Einnahme größerer Mengen Cranberries und radikalbildender Chemotherapeutika oder eine Kombination mit einer

Strahlentherapie vermieden werden. Potenzielle Synergieeffekte mit einer antiangiogenetischen Therapie müssen zunächst im experimentellen Ansatz und dann in klinischen Studien erforscht werden.

Literatur

Campbell G et al. A randomised trial of cranberry versus apple juice in the management of urinary symptoms during external beam radiation therapy for prostate cancer. Clin Oncol 2003; 15 (6): 322–8.

Myrobalanen (*Terminalia*)

Vorkommen

Die Myrobalanen-Bäume *Terminalia chebula*, *Terminalia bellirica* und *Terminalia horrida* gehören zur Gattung der Flügelsamengewächse, die vor allem im Nahen Osten und in Indien vorkommen.

Wirkstoffe und Anwendungsgebiete

Terminalia werden in der ägyptischen Volksmedizin und in der traditionellen indischen Medizin für unterschiedliche Erkrankungen eingesetzt. Insbesondere *Terminalia bellirica*, *Terminalia chebula* und eine Kombination hieraus, bekannt unter dem Namen „Triphala", sind reich an Polyphenolen und haben nachgewiesene antimutagene Eigenschaften. Polyphenole sind in den Blättern, in der Rinde und in den Früchten enthalten. In *Terminalia* kommen außerdem Gallensäuren, Chebolinsäure sowie Ellagsäure (S. 84) vor.

Wirkungen

Laborexperimentelle Daten
Verschiedenen In-vitro-Studien wiesen antimutagene Eigenschaften von *Terminalia* nach. *Terminalia chebula* hemmt das Wachstum von Tumorzellen, inhibiert die Proliferation und führt dosisabhängig zum Zelltod.

> **Molekulare Mechanismen**
> - Antioxidative Eigenschaften

Tierexperimentelle Daten
Zwei verschiedene Tiermodelle zeigten chemopräventive Eigenschaften von *Terminalia*.

Klinische Daten
Für *Terminalia* liegen keine klinischen Daten vor.

Wechselwirkungen

▶ **Mit der Tumortherapie**

Es wurden bisher keine Untersuchungen zu Wechselwirkungen mit der Tumortherapie publiziert.

▶ **Mit anderen Medikamenten**

Es liegen auch keine Daten zu Wechselwirkungen mit anderen Medikamenten vor.

Nebenwirkungen

Nebenwirkungen von *Terminalia* sind nicht bekannt.

Dosierung

Neben der traditionellen Dosierung in der Ethnomedizin gibt es keine wissenschaftlichen Untersuchungen, aus denen sich Dosisempfehlungen ableiten lassen.

Kontraindikationen

Kontraindikationen zum Einsatz von *Terminalia* sind bisher nicht bekannt.

Bewertung

Terminalia werden in verschiedenen pflanzenheilkundlichen Präparaten in Ägypten und Indien eingesetzt. Die Pflanzen haben einen hohen Gehalt an sekundären Pflanzenstoffen, insbesondere Polyphenolen, mit hohem antioxidativem Potenzial. In diesem Zusammenhang stellen *Terminalia* eine interessante Möglichkeit zur Krebsprävention dar. Wenig ist allerdings über ihren Gehalt in der Nahrung, ihre Resorption und klinische Wirksamkeit bekannt. Daten zur Therapie bereits existierender Tumoren liegen ebenfalls nicht vor. Vor einer Empfehlung für die komplementäre Therapie sind weitere Untersuchungen erforderlich.

Literatur

Es liegen keine Publikationen zu klinischen Studien vor.

N-Acetylcystein

Vorkommen

N-Acetylcystein (NAC) ist eine synthetisch hergestellte Schwefelverbindung, die als Schleimlöser eingesetzt wird und Hauptinhaltsstoff vieler Hustenmitel ist. In der komplementären Onkologie war es längere Zeit sehr beliebt.

Wirkstoffe und Anwendungsgebiete

N-Acetylcystein ist ein wirksames Antioxidans. Es kann die Zellmembran durchdringen, ist ein Vorläufer von intrazellulärem Cystein und Glutathion und führt zu Reduktion von oxidiertem Glutathion. NAC ist sehr wirksam in der Antagonisierung von reaktiven oxygenen Substanzen (ROS).

In der Onkologie wurden NAC als Antioxidans chemopräventive und darüber hinaus antiinvasive, antimetastatische und antiangiogene Eigenschaften zugesprochen.

Wirkungen

Laborexperimentelle Daten
In vitro führt die Gabe von NAC zu einer Veränderung der Genexpression mit einer verminderten Proliferation und einer verstärkten Differenzierung der Zellen. NAC inhibiert die chemotaktischen und invasiven Eigenschaften von Tumorzellen und hemmt das Wachstum von hormonunabhängigen Prostatakarzinomzellen.

> **Molekulare Mechanismen**
>
> - Besonderheit: vermehrte Produktion von Angiostatin.

Tierexperimentelle Daten
In unterschiedlichen Tumormodellen führte NAC zu einer Prävention, bei etablierten Tumoren zu geringerer Tumorgröße und verringerter Metastasierung. Weiterhin bewirkte NAC eine Apoptose von Endothelzellen und eine Abnahme der Gefäßdichte im Tumor durch eine vermehrte Produktion von Angiostatin.

Klinische Daten
Bei Patienten mit Kopf-Hals- oder Lungentumoren führte die Gabe von Vitamin A, NAC, der Kombination beider oder von Placebo zu keinen signifikanten Unterschieden beim Überleben, Event-free-Survival oder der Bildung von Zweittumoren (van Zandwijk et al. 2000).

Klinische Studien im Überblick

- Nicht randomisierte Studie, Hodenkarzinom, Ifosfamid-Therapie, 277 Patienten: kein Schutz vor Hämaturie (Munshi et al. 1992).
- Phase-I-Studie, 14 Patienten mit fortgeschrittenem Kolonkarzinom: bei fünf Patienten mit NAC-Gabe deutlich weniger Polyneuropathie (Lin et al. 2006).
- Phase-I-Studie, inoperables, nicht kleinzelliges Bronchialkarzinom, 10 Patienten: keine Verminderung der Nebenwirkungsrate unter Radiatio (Maasilta et al. 1992).
- Randomisierte, placebo-kontrollierte Studie, Kopf-Hals- oder Lungen-Tumoren, 2 592 Patienten, Vitamin A, NAC, beides in Kombination oder Placebo: keine signifikanten Unterschiede im Überleben, Event-free-Survival oder der Bildung von Zweittumoren (Van Zandwijk et al. 2000).

Wechselwirkungen

▶ Mit der Tumortherapie

NAC als Antioxidans kann allgemein die Wirksamkeit von Chemotherapeutika, die über Radiakalenbildung wirken, beeinflussen. In vitro vermindert sich die durch Cisplatin bzw. Doxorubicin ausgelöste Apoptose unter NAC.

Ersten Laborexperimenten zufolge hält die Gabe von Antioxidanzien, wie Vitamin E und N-Acetylcystein, die Resistenzentwicklung gegen Imatinib bei einer chronisch myeloischen Leukämie auf.

Die Kardiotoxizität von Doxorubicin und anderen Anthracyclinen wird auf die Bildung von reaktiven Sauerstoffverbindungen zurückgeführt. In mehreren Versuchen wurde untersucht, ob dies durch gleichzeitige Gabe von NAC vermindert werden kann, doch ergaben sich keine signifikanten Effekte. Im Vergleich zu dem als Uroprotektivum eingesetzten Mesna schützt NAC nicht vor der Entwicklung einer Zystitis unter Ifosfamid (Munshi et al. 1992).

Die sensorische Polyneuropathie unter Oxaliplatin-Therapie wurde durch zusätzliche Gabe von NAC im Vergleich zu einer Placebogruppe deutlich vermindert (Lin et al. 2006).

Eine kleine Überprüfung von N-Acetylcystein als Radioprotektivum erbrachte keine positive Beeinflussung (Maasilta et al. 1992).

▶ Mit anderen Medikamenten

In der Wechselwirkung mit Nitroglycerin kann es zu ausgeprägter Hypotonie und Kopfschmerzen kommen. Bei der gleichzeitigen Einnahme von Antibiotika können diese inaktiviert werden.

Nebenwirkungen

Nebenwirkungen der NAC-Einnahme können Unwohlsein, Diarrhö, Übelkeit, Erbrechen, Sodbrennen, Erschöpfung, selten auch Blutdruckabfälle, allergische und anaphylaktische Reaktionen und Kopfschmerzen sein. Sehr selten wurden Bronchospasmen ausgelöst.

Dosierung

Ausreichende Daten zur Ableitung einer Dosisempfehlung in der Tumortherapie liegen nicht vor. Bei einer Studie zur Verhinderung der sensiblen Polyneuropathie wurde eine Dosis von 1 200 mg NAC eingesetzt. Oral gegebenes NAC erreicht nach 1–2 Std. die maximale Plasmakonzentration, die Bioverfügbarkeit liegt zwischen 4 und 10% aufgrund ausgeprägter First-pass-Effekte.

In einer Phase-I-Studie wurde die höchste nicht toxische Dosis bei 800 mg/m^2 Körperoberfläche und Tag festgestellt.

Kontraindikationen

Ausdrückliche Kontraindikationen bestehen nicht.

Bewertung

N-Acetylcystein gehört in der komplementären Medizin zu den umstrittenen Substanzen. Es löst einige Wirkungen in Tumorzellen aus, die in vitro und vivo das Wachstum von Tumoren vermindern. Die Daten zur Verminderung von Nebenwirkungen durch Chemotherapeutika sind nicht einheitlich. Über eine mögliche positive Wirkung bezüglich der sensiblen Polyneuropathie unter Oxaliplatin wurde nur in einer kleinen Patientengruppe berichtet, sodass eine bestätigende Untersuchung erforderlich ist. NAC hat starke antioxidative Eigenschaften, führt zu einer verminderten Bildung von Radikalen und könnte somit die Wirksamkeit von Chemotherapeutika, die über Radikalenbildung wirken, vermindern.

Vorsicht ist geboten bei Patienten, die im Rahmen einer Erkältungskrankheit während einer Chemotherapie NAC einnehmen. Da diese Medikamente frei verkäuflich sind, sollten Patienten entsprechend aufgeklärt werden, dass die gleichzeitige Einnahme zur Wirkungsabschwächung einer laufenden Chemotherapie oder Strahlentherapie beitragen kann.

Zusammenfassend liegen nicht genügend Daten vor, die eine positive Wirkung von NAC belegen. Eine Empfehlung für die Einnahme durch Tumorpatienten kann nicht ausgesprochen werden.

Literatur

Lin PC et al. N-acetylcysteine has neuroprotective effects against oxaliplatin-based adjuvant chemotherapy in colon cancer patients. Support Care Cancer 2006; 14 (5): 484–7.

Maasilta P et al. N-acetylcysteine in combination with radiotherapy in the treatment of non-small cell lung cancer. Radiother Oncol 1992; 25 (3): 192–5.

Munshi NC et al. Comparison of N-acetylcysteine and mesna as uroprotectors with ifosfamide combination chemotherapy in refractory germ cell tumors. Invest New Drugs 1992; 10 (3): 159–63.

Pendyala L et al. Pharmacokinetic and pharmacodynamic studies of N-acetylcysteine, a potential chemopreventive agent during a phase I trial. Cancer Epidemiol Biomarkers Prev 1995; 4 (3): 245–51.

van Zandwijk N et al. Euroscan, a randomized trial of vitamin A and N-acetylcysteine in patients with head and neck cancer or lung cancer. J Nat Cancer Inst 2000; 92 (12): 959–60.

Nachtschattengewächse (*Solanum*)

Vorkommen

Zu den Nachtschattengewächsen (*Solanum*) gehören unterschiedliche Pflanzen in verschiedenen Regionen der Welt. Bei den meisten handelt es sich um Sträucher und Kräuter, selten kommen Baumarten vor. Bekannt sind die Kartoffel (*Solanum tuberosum*), die Aubergine (*Solanum melongena*) und die Tomate (*Solanum lycopersicum*).

Wirkstoffe und Anwendungsgebiete

Viele Nachtschattengewächse enthalten Gifte, in der Regel Alkaloide. Bekannt dafür ist insbesondere der Bittersüße Nachtschatten (*Solanum dulcamara*).

Wirkungen

Laborexperimentelle Daten

Für mehrere Inhaltsstoffe von *Solanum* konnten zytotoxische Eigenschaften gezeigt werden. Hierzu gehören Solamargine und Solasodine, Scopolethin, Ursolsäure (S. 298) und ihre Abkömmlinge, β-Sitosterol, Dioscin und seine Abkömmlinge.

So induzieren Extrakte aus *Solanum muricatum* und *Solanum nigrum* die Apoptose bei Prostata-, Magen-, Leber-, Mamma-, Ovarial-, Kolon- und Lungenkarzinomzellen. Ein Extrakt aus *Solanum tuberosum* blockiert die Adhäsion und Migration von Tumorzellen.

Auch für Glyco-Alkaloide aus Kartoffeln wurden inhibitorische Wirkungen gegen verschiedene Tumorzellarten gezeigt. Die Empfindlichkeit von Tumorzellen gegenüber diesen Alkaloiden ist höher als die von gesunden Zellen.

Aus *Solanum linnaeanum* wird Coramsine isoliert. Es ist eine 1:1-Mischung aus Solasolin und Solamargin. Coramsine wirkt topisch gegen Hauttumoren.

> **Molekulare Mechanismen**
>
> - Herabregulation: Bcl-2, PKC, NF-κB*, AP-1
> - Heraufregulation: PKC, NF-κB*, Bax, Caspase-3, Caspase-9

Tierexperimentelle Daten

Die Injektion eines Extraktes von *Solanum muricatum* oder *Solanum tuberosium* reduzierte das Tumorvolumen. Mäuse mit fortgeschrittenen Sarkomen wurden durch die für gesunde Tiere letale Dosis Solasodiglycoside symptomfrei. Möglicherweise binden Solasodinglycoside selektiv an Tumorzellen und zerstören diese, ohne normale Zellen zu beeinflussen.

Im Tiermodell des Mesothelioms verlangsamte Coramsine das Tumorwachstums und verlängerte die Überlebenszeit.

* Es liegen sowohl Daten für eine Herauf- als auch für eine Herabregulation vor.

Klinische Daten

In einer Phase-I-Studie an Patienten mit fortgeschrittenen Tumoren konnte für Coramsine eine den Krankheitsverlauf positiv beeinflussende Aktivität gezeigt werden (Millward et al. 2006).

Klinische Studien im Überblick

- Phase-I-Studie, 27 Patienten mit fortgeschrittenen Tumoren, Coramsine: positive Beeinflussung des Tumorverlaufes (Millward et al. 2006).

Wechselwirkungen

▶ **Mit der Tumortherapie**

Nachtschattengewächse enthalten häufig pflanzliche Gifte. Aus diesem Grund sollte von einer Anwendung ungeprüfter Präparate abgeraten werden. Es liegen keine Daten zu möglichen Wechselwirkungen vor.

▶ **Mit anderen Medikamenten**

Auch zu Wechselwirkungen mit anderen Medikamenten liegen keine Erkenntnisse vor.

Nebenwirkungen

Die dosislimitierende Toxizität ist eine Hepatotoxizität.

Dosierung

Dosisempfehlungen für verschiene *Solanum*-Extrakte zur Behandlung einer Tumorerkrankung lassen sich derzeit nicht ableiten. Für Phase-II-Studien über Coramsine schlugen Millward et al. (2006) eine Dosis von 1,5 mg/kg und Tag über vier Stunden als Infusion vor.

Kontraindikationen

Kontraindikationen sind nicht bekannt.

Bewertung

Obwohl für unterschiedliche Substanzen aus *Solanum*-Arten Wirkmechanismen gezeigt wurden, die eine positive Beeinflussung des Wachstums von Tumorzellen erwarten lassen, stehen bisher erst wenige tierexperimentelle Daten zur Verfügung.

Laborexperimentelle Daten wurden an unterschiedlichen Substanzen aus verschiedenen Pflanzen gewonnen und sind deshalb nicht übertragbar.

Klinische Daten, die die positiven Effekte bei Tumorerkrankungen bestätigen würden, wurden bisher nicht publiziert. Aufgrund der beschriebenen Hepatotoxizität stellen Präparate aus *Solanum* einen bedenklichen Bestandteil der komplementären Therapie dar. Das Interesse gilt der pharmakologischen Weiterentwicklung von Coramsine.

Literatur

Millward M et al. Results of phase 1 clinical trials of Coramsine in patients with advanced solid tumors. ASCO 2006; Abstr. 2070.

Noni (*Morinda citrifolia*)

Vorkommen

Die Noni-Frucht stammt aus dem südasiatischen Raum, wird heute aber auch in Mittelamerika angebaut.

Wirkstoffe und Anwendungsgebiete

In Polynesien stellt Noni eine Substanz mit breitem therapeutischem Einsatz dar. Sie wird als Mittel gegen Stoffwechselerkrankungen, Rheuma und Krebs angeboten. Wirksamkeitsbelege fehlen. Eine genauere Analyse der Inhaltsstoffe wurde bislang nicht vorgelegt.

Wirkungen

Laborexperimentelle Daten

Noni-Extrakt hat antioxidative Eigenschaften und verhindert die Karzinominduktion durch DNA-Addukte. In vitro führt Noni-Extrakt in einer Konzentration von mehr als 5% zu einer Inhibition der Angiogenese und fördert die Freisetzung von TNF-β, Interleukinen und Interferon-γ. Die Polysaccharide aus dem Noni-Extrakt weisen immunmodulierende Eigenschaften auf.

Molekulare Mechanismen

- Heraufregulation: TNF-β, Interleukin, Interferon-γ

Tierexperimentelle Daten

Die Überlebenszeit von Mäusen mit intraperitonealen Tumorzellen kann durch Noni-Extrakt verlängert werden. In einem weiteren Experiment konnte die positive Wirkung komplett durch die gleichzeitige Gabe von Inhibitoren der Makrophagen, der T-Zellen oder der NK-Zellen unterdrückt werden.

Klinische Daten

Untersuchungen bei Tumorpatienten liegen noch nicht vor.

Wechselwirkungen

▶ **Mit der Tumortherapie**

Erste In-vitro-Daten zeigen, dass die Kombination von Noni-Extrakt mit suboptimalen Dosen von Chemotherapeutika (Adriamycin, Cisplatin, 5-FU und Vincristin) deren Wirksamkeit verbessern könnte. Im Tierexperiment konnte die synergistische Wirkung mit Chemotherapeutika wie Cisplatin, Adriamycin, Mitomycin C, Bleomycin, Etoposid, 5-FU, Vincristin oder Camptothecin gezeigt werden. Die Kombination mit Paclitaxel, Cytosinarabinosid oder immunsupprimierenden Chemotherapeutika wie Cyclophosphamid, Methotrexat und 6-Thioguanin wirkt nicht synergistisch. Die Kombination mit Zytokinen hat unterschiedliche Effekte: Interferon-γ und TH1-Zytokine wirken synergistisch, TH2-Zytokine, Interleukin-4 und Interleukin-10 wirken antagonistisch (Furusawa et al. 2003).

▶ **Mit anderen Medikamenten**

Daten über Wechselwirkungen mit anderen Medikamenten liegen nicht vor.

Nebenwirkungen

Mögliche Nebenwirkungen sind Obstipation und Hyperkaliämie bei Niereninsuffizenz. Auch ein Zusammenhang mit schweren Leberentzündungen wird diskutiert.

Dosierung

Es liegen keine ausreichenden klinischen Daten vor, um eine Dosisempfehlung auszusprechen.

Kontraindikationen

Aufgrund der immunstimulierenden Wirkung sollte Noni-Extrakt nicht bei Patienten mit Autoimmunerkrankungen oder schweren Allergien eingesetzt werden. Auch bei Hyperkaliämiegefahr ist Noni-Extrakt bei Patienten mit Niereninsuffizienz kontraindiziert.

Bewertung

Die Noni-Frucht scheint immunstimulierende Eigenschaften zu haben. Mehrere Tierexperimente deuten an, dass Noni die Wirksamkeit bestimmter Chemotherapeutika verstärken kann. Diese Daten wurden noch nicht klinisch verifiziert. Auch über die Sicherheit der Einnahme ist wenig bekannt, deshalb kann keine Empfehlung ausgesprochen werden.

Literatur

Furusawa E et al. Antitumor potential of a polisaccaride-rich substance from the fruit juice of Morinda citrifolia. Phythother Res 2003; 17 (10): 1158–64.

Oleanolsäure

Vorkommen

Oleanolsäure und ihre Derivate kommen in unterschiedlichen Pflanzen vor, z.B. in Nelken, Oliven, Zwiebeln, Knoblauch, Kamille, Benediktenkraut, Ringelblume, Weißdorn, Hopfen, Majoran, Melisse, Minze, Muskatnuss, Oleander, Basilikum, Salbei, Rosmarin, der Mistel und im Nachtkerzenöl.

Wirkstoffe und Anwendungsgebiete

Chemisch handelt es sich bei der Oleanolsäure um einen Triterpenkaffeesäureester.

Wirkungen

Laborexperimentelle Daten

Oleanolsäure hat antiinflammatorische, chemopräventive und zytotoxische Eigenschaften. Saponine der Oleanolsäure, unter anderem aus Astragalusarten (S. 286), weisen ebenfalls immunmodulatorische und zytotoxische Eigenschaften auf.

Ein synthetisches Derivat der Oleanolsäure ist das Triterpenoid (CDDO) und sein Imidazol (CDDO-Im). In vitro schützte CDDO vor der Tumorinduktion durch Aflatoxine, führte zum Zellzyklusstillstand, beeinflusste zahlreiche Proteine der Signalkaskaden und induzierte die Apoptose. Untersucht wurden Lungenkarzinom- und Chondrosarkomzellen, AML-Zellen, B-CLL-Zellen und Mammakarzinomzellen. Insbesondere das Wachstum von HER-2-neu überexprimierenden Mammakarzinomzellen verringerte sich in vitro und in vivo.

> **Molekulare Mechanismen**
> - Zellzyklus: Stillstand am Übergang von der G_1- in die S- und von der G_2- in die M-Phase
> - Herabregulation: Cyclin D1, Bcl-2, ERK, JNK, MMP11, MMP13
> - Heraufregulation: p21, p38, PPARα, Smad, Caspasen, TRAIL-Rezeptoren DR 4, 5

Tierexperimentelle Daten

Im Tierversuch konnte die Karzinogenese von intestinalen Tumoren sowie die Promotion von Hauttumoren verringert werden. Unter CDDO kam es zu einer Abnahme der Tumorlast bei Mäusen.

Klinische Daten

Es liegen keine klinischen Studien zum Einsatz bei Tumorpatienten vor.

Wechselwirkungen

▶ **Mit der Tumortherapie**

CDDO inhibiert das Wachstum von Myelomzellen, die resistent gegen Melphalan, Doxorubicin, Dexamethason oder Bortezomib sind. Das Wachstum gesunder Zellen wird nicht beeinflusst. Oleanolsäure verringert die Immunsuppression nach einer Ganzkörperbestrahlung bei der Maus. Die klinische Bedeutung dieser Untersuchung wurde noch nicht bestimmt. Bisher liegen keine weiteren Untersuchungen zu Wechselwirkungen vor.

▶ **Mit anderen Medikamenten**

Wechselwirkungen mit anderen Medikamenten sind nicht bekannt.

Nebenwirkungen

Die Einnahme von Oleanolsäure scheint keine Nebenwirkungen zu haben.

Dosierung

Es liegen keine klinischen Daten vor, um eine Dosisempfehlung auszusprechen.

Kontraindikationen

Kontraindikationen sind ebenfalls nicht bekannt.

Bewertung

Oleanolsäure kommt in unterschiedlichen Pflanzen vor. Es liegen nur wenige präklinische Untersuchungen zur natürlichen Substanz vor, die auf präventive Wirkungen hindeuten. Bestätigende epidemiologische Daten fehlen, ebenso Daten zur Therapie. Das in mehreren Arbeiten beschriebene synthetische Derivat der Oleanolsäure (CDDO) zeigt interessante Wirkungen auf Tumorzellen. Es ist unklar, ob mit dieser Substanz auch positive Effekte bei Tumorpatienten erreicht werden können, das muss in klinischen Studien überprüft werden. Diese Daten sind keinesfalls auf die natürliche Substanz Oleanolsäure zu übertragen. Der unkritische Einsatz der synthetischen Substanz muss unterbleiben, bis weitere klinische Daten auch über das Nebenwirkungspotenzial vorliegen. Oleanolsäure ist ein gesunder sekundärer Pflanzenstoff, die zusätzliche Einnahme als Nahrungsergänzungsmittel kann derzeit nicht empfohlen werden.

Literatur

Es liegen keine publizierten klinischen Studien zu Oleanolsäure vor.

Omega-3-Fettsäuren

Vorkommen

Fette enthalten neben den gesättigten auch ungesättigte Fettsäuren, wobei mehrfach ungesättigte Fettsäuren besonders gesund sind. In der Natur kommen mehrfach ungesättigte Fettsäuren vor allem in Pflanzen (Samen, Getreide und Sojabohnen) und Ölen (Lein- und Sojaöl) vor. Auch in tierischen Lebensmitteln sind sie enthalten, insbesondere in fetten Fischen wie Hering, Lachs und Makrele.

Wirkstoffe und Anwendungsgebiete

Ungesättigte Fettsäuren sind Energiespeicher, aber auch wichtige Bausteine der Zellmembran. Bei den mehrfach ungesättigten Fettsäuren unterscheidet man Omega-3- und Omega-6-Fettsäuren, die sich in der ersten Doppelbindung der Kohlenhydratkette unterscheiden. Die langkettigen, mehrfach ungesättigten Eicosapentaensäuren (= EPA) und Docosahexaensäuren (= DHA) aus Fischölen sind für den Menschen wichtige Omega-3-Fettsäuren. Ungesättigte Fettsäuren beeinflussen Membraneigenschaften von Zellen, die Fließeigenschaften des Blutes und haben damit Bedeutung bei Herz-Kreislauf-Erkrankungen. Omega-3-Fettsäuren haben zwei positive Effekte auf Tumorpatienten: einen antikachektischen und möglicherweise auch einen direkt antitumoralen Effekt.

Wirkungen

Laborexperimentelle Daten

Omega-3-Fettsäuren beeinflussen die Karzinogenese über Veränderungen des Arachidonsäuremetabolismus mit antiinflammatorischen Effekten. Durch Einwirkung auf Transkription und Genexpression sowie die Signaltransduktionswege der Signalkaskaden wird die Apoptose gefördert und die Migration von Tumorzellen blockiert. Darüber hinaus sind Veränderungen von Membraneigenschaften, des Östrogenmetabolismus, der Insulinsensibilität involviert. EPA führt zu einer vermehrten Bildung von Occludin. Durch Verstärkung der tight junctions wird die Permeabilität der Gefäße und die Zellinvasion von Tumorzellen vermindert. In-vitro- und Tierstudien zeigen, dass Omega-3-Fettsäuren die Karzinogenese hemmen. In zahlreichen Arbeiten wurden inhibitorische Effekte von Omega-3-Fettsäuren auf Karzinomzellen aufgezeigt (Prostatakarzinom der Maus, Mammakarzinom der Maus, Pankreaskarzinom in vitro, Leukämiezellen). Ungesättigte Fettsäuren wirken selektiv inhibitorisch auf Tumorzellen.

Molekulare Mechanismen

- Hemmung: COX-2
- Besonderheiten: Antiangiogenese, Beeinflussung der Zellmembran, Vermehrung Occludin, Verstärkung tight junctions

Tierexperimentelle Daten

Im Tierversuch führt eine Diät mit Omega-3-Fettsäuren im Vergleich zu einer Ernährung mit gesättigten Fettsäuren zur Reduktion des Tumorwachstums von Kolonkarzinomen, Mammakarzinomen und Lungenmetastasen eines Mammakarzinoms. Ein längeres krankheitsfreies Überleben und Gesamtüberleben wurde dokumentiert. Jedoch fand eine Arbeitsgruppe (Griffini et al. 1998), dass die Gabe einer an Omega-3-Fettsäure reichen Diät bei Ratten mit Kolonkarzinomen zu einer deutlichen Erhöhung der Metastasenzahl und des Metastasenvolumens in der Leber führte.

Klinische Daten

In zwei epidemiologischen Untersuchungen verminderte der erhöhte Konsum von Omega-3-Fettsäuren das Prostatakarzinomrisiko (Norrish et al. 1999, Augustsson et al. 2003). In einer klinischen Studie an einer kleinen Patientengruppe verbesserten Omega-3-Fettsäuren Immunparameter wie die T-Helfer-Zellzahl und erreichten einen signifikanten Anstieg des Karnofsky-Index und der Überlebenszeit. Nach Sauer et al. (2000) führt die Gabe von Omega-3-Fettsäuren über eine Inhibition des Fettsäuretransportes durch die Zellmembran zu einer Verminderung der Kachexie. Im Tiermodell konnte diese Vermutung bestätigt werden.

Zur Therapie des Gewichtsverlustes mit Omega-3-Fettsäuren liegen mehrere klinische Studien vor, die Ergebnisse sind allerdings widersprüchlich. Während die Arbeiten von Bruera et al. (2003) und Gogos et al. (1998) keinen Einfluss auf das Körpergewicht nachwiesen, berichteten Wigmore et al. (2000) und Fearon et al. (2003, 2006) von leichten Gewichtszunahmen. In der Arbeit von Gogos wurde zusätzlich eine signifikante Überlebenszeitverlängerung erreicht.

Klinische Studien im Überblick

- Phase-I-Studie, Pankreaskarzinom, 26 Patienten: Stabilisierung des Gewichtes (Wigmore et al. 2000).
- Placebo-kontrollierte Studie, 60 Patienten: keine Beeinflussung des Körpergewichtes, signifikanter Anstieg des Karnofsky-Index bei mangelernährten Patienten, signifikante Überlebenszeitverlängerung, Verbesserung von Immunparametern (Gogos et al. 1998).
- Prospektiv randomisierte, placebo-kontrollierte Studie, 60 Patienten: 18 g Fischöl, keine signifikante Veränderung von Appetit, Ernährungsstatus und physischen Funktionen (Bruera et al. 2003).
- Doppelblind placebo-kontrollierte, randomisierte Studie, fortgeschrittene gastrointestinale oder Lungentumoren, 518 Patienten: 2 oder 4 g EPA, leichter Gewichtsanstieg, keine Signifikanz (Fearon et al. 2006).
- Multizentrische, randomisierte, doppelblinde Studie, hochkalorische Nahrungsergänzung mit und ohne EPA, 200 Patienten: Intent to treat, kein Unterschied, retrospektiv bei tatsächlicher Einnahme der Nahrungssupplemente, Gewichtsanstieg (Fearon et al. 2003).

Wechselwirkungen

▶ Mit der Tumortherapie

Omega-3-Fettsäuren inhibieren nicht nur direkt Tumorzellen, sondern können die Wirksamkeit verschiedener Zytostatika verbessern und auch zu einer Sensibilisierung von resistenten Zellen führen. In vitro wie im Tierexperiment war eine Wirkungsverstärkung von Doxorubicin vorhanden.

Veränderungen der Membranzusammensetzung können zu einer Veränderung der Chemosensitivität durch erhöhtes Eindringen von Zytostatika in die Zelle führen. Omega-3-Fettsäuren erhöhen in vitro die Empfindlichkeit von tamoxifenresistenten Mammakarzinomzellen gegenüber Antiöstrogen. Ob dies auch im lebenden Organismus möglich ist, wurde bisher nicht untersucht.

▶ Mit anderen Medikamenten

Daten zu Wechselwirkungen mit anderen Medikamenten sind nicht bekannt.

Nebenwirkungen

Bei Einnahme von Fischölkapseln berichten relativ viele Probanden und Patienten über einen Fischgeschmack im Mund bzw. entsprechend unangenehmes Aufstoßen.

Dosierung

Studien über eine Beeinflussung der Kachexie arbeiteten mit Dosierungen von 18 g Fischöl (entsprechend 180 mg EPA und 120 mg DHA) bis 1–6 g EPA täglich.

Kontraindikationen

Kontraindikationen für den Einsatz von Omega-3-Fettsäuren liegen nicht vor.

Bewertung

Während epidemiologischen Daten unumstritten den erhöhten Verzehr von pflanzlichen Fetten aufgrund der erhöhten Menge von ungesättigten Fettsäuren positiv bewerten, haben die bisherigen klinischen Studien zum Einsatz bei Tumorpatienten keine überzeugenden Ergebnisse erbracht.

Auf zellulärer Ebene wurden einige Mechanismen beschrieben, die eine antitumorale Wirksamkeit mit selektiven Mechanismen auf Tumorzellen vermuten lassen, doch liegen bisher keine ausreichenden Tierexperimente und klinischen Studien vor, die dies bestätigen. Da eine tierexperimentelle Arbeit einen Hinweis auf eine Wachstumsförderung von metastasierten Tumoren ergab, sind weitere Experimente wünschenswert.

Interessant sind die In-vitro-Daten zur Wirkungsverstärkung bestimmter Zytostatika, insbesondere der Anthracycline. Auch hier benötigen wir vor einer positiven Empfehlung zur begleitenden Therapie ergänzende Tierexperimente und vor allen Dingen klinische Daten. Eine Untersuchung zur Behandlung der Kachexie ergab eine Verbesserung der Überlebenszeit, tendenziell konnte eine Stabilisierung des Gewichtes erreicht werden.

Die fehlende Signifikanz könnte auf fehlender Compliance wegen des Fischgeschmacks beruhen.

Zusammenfassend kann die Einnahme von Omega-3-Fettsäuren im Rahmen einer gesunden Ernährung uneingeschränkt empfohlen werden. In Form eines Nahrungssupplementes kann bei Gewichtsabnahme im Rahmen einer Tumorerkrankung ein Versuch mit Omega-3-Fettsäuren gemacht werden, zusätzlich zu anderen die Ernährung des Patienten sicherstellenden Maßnahmen.

Literatur

Augustsson K et al. A prospective study of intake of fish and marine fatty acids and prostate cancer. Cancer Epidemiology Biomarkers & Prevention 2003; 12: 64–7.

Bruera E et al. Effect of fish oil on appetite and other symptoms in patients with advanced cancer and anorexia/cachexia. J Clin Oncol 2003; 21 (1): 129–34.

Conklin KA et al. Dietary polyunsaturated fatty acids: Impact on cancer chemotherapy and radiation. Alternative Medicine Review 2002; 7 (1): 4–21.

Fearon KCH et al. Effect of a protein and energy dense n-3 fatty acid enriched oral supplement on loss of weight and lean tissue in cancer cachexia. Gut 2003; 52: 1479–86.

Fearon KCH et al. Double-blind, placebo-controlled, randomized study of eicosapentaenoic acid diester in patient with cancer cachexia. J Clin Oncol 2006; 24 (21): 3401–7.

Gogos CA et al. Dietary omega-3 polyunsaturated fatty acids plus vitamin E restore immunodeficiency and prolong survival for severely III patients with generalized malignancy. Cancer 1998; 82 (2): 395–402.

Griffini P et al. Dietary omega-3 polyunsaturated fatty acids promote colon carcinoma metastasis in rat liver. Cancer Research 1998; 58 (15): 3312–9.

Norrish AE et al. Prostate cancer risk and consumption of fish oils. Br J Cancer 1999; 81 (7): 1238–42.

Sauer LA et al. Mechanism for the antitumor and anticachectic effects of n-3 fatty acids. Cancer Research 2000; 60: 5289–95.

Wigmore SJ et al. Effect of oral eicosapentaenoic acid on weight loss in patients with pancreatic cancer. Nutrition and Cancer 2000; 36 (2): 177–84.

Omega-6-Fettsäuren

Vorkommen

Fette enthalten neben den gesättigten auch ungesättigte Fettsäuren, wobei mehrfach ungesättigte Fettsäuren besonders gesund sind. Ungesättigte Fettsäuren sind Energiespeicher und wichtige Bausteine der Zellmembran.

In der Natur kommen mehrfach ungesättigte Fettsäuren vor allen Dingen in Pflanzen, in Samenarten und Getreide, Sojabohnen, Lein- und Sojaöl vor. Bei den mehrfach ungesättigten Fettsäuren unterscheiden wir Omega-3- und Omega-6-Fettsäuren.

Die Nachtkerze, Borretsch, grüne Blattgemüse und schwarze Johannisbeere sind besonders reich an γ-Linolensäure. Konjugierte Linoleinsäure (CLA) ist eine Mischung von Isomeren der Linoleinsäure und in Milchprodukten und Fleisch von Wiederkäuern enthalten.

Wirkstoffe und Anwendungsgebiete

Ungesättigte Fettsäuren beeinflussen Membraneigenschaften von Zellen, die Fließeigenschaften des Blutes und haben damit Bedeutung bei Herz-Kreislauf-Erkrankungen. Zu den Omega-6-Fettsäuren gehören Linolensäure und Linoleinsäure, sie sind Vorläufer der Arachidonsäure, Substrate der Cyclooxygenase 2 und wirken entzündungsfördernd. Dadurch erhalten sie eine negative Bedeutung, die offensichtlich auch bei Herz-Kreislauf-Erkrankungen eine Rolle spielt.

Konjugierte Linoleinsäure ist in der Lage, proinflammatorische Zytokine wie PGE_2, Interleukin-1 und Interleukin-6 zu vermindern wie auch die Produktion von TNF-α und NO.

Wirkungen

Laborexperimentelle Daten

Omega-6-Fettsäuren wirken auf unterschiedliche Proteine der Signalkaskade positiv und tragen zur Auslösung der Apoptose bei. Die Zusammensetzung von Fettsäuren kann über eine Einwirkung auf die Proteine und die Membranzusammensetzung die Mobilität, Adhärenz und Invasivität von Tumorzellen beeinflussen. Die Interaktion von Karzinomzellen mit Stromazellen und Matrixproteinen (Kollagen Typ IV, Fibronectin und Laminin) wird durch ungesättigte Fettsäuren verändert.

γ-Linolensäure wirkt durch Produktion von freien Superoxidradikalen antiproliferativ. Sie führt zu einer vermehrten Bildung von Occludin. Durch Verstärkung der tight junctions werden die Permeabilität der Gefäße und die Zellinvasion von Tumorzellen vermindert. Durch Stimulation von Maspin wird die Motilität verschiedener Krebszellen negativ beeinflusst. Konjugierte Linolensäure wirkt ebenfalls antiproliferativ und proapoptotisch.

Bei der antitumoralen Wirkung scheint die Konfiguration des Moleküls eine Rolle zu spielen. Ob die maximale Wirkung beim Isomer c9, t11 oder beim Isomer t10, c12-CLA vorliegt, wird noch diskutiert.

In vitro führt die Inkubation von Mammakarzinomzellen mit Linoleinsäure oder konjungierten Linoleinsäuren zu unterschiedlichen Wirkungen, die abhängig sind von der Konzentration und dem Zeitfaktor. Linoleinsäure stimuliert initial das Tumorwachstum, wirkt jedoch bei gleichen Konzentrationen nach 8 und 12 Tagen der Inkubation inhibitorisch. Im Gegensatz dazu sind CLA bei allen Konzentrationen und zu allen Zeitpunkten inhibitorisch wirksam. CLA haben direkte antiöstrogene Eigenschaften am Östrogen-Rezeptor, in vitro führen sie bei ER-positiven Mammakarzinomzellen zu einem Zellzyklusstillstand.

Molekulare Mechanismen

- Herabregulation: ERK, Raf-1, c-myc
- **CLA**: Herabregulation von PGE2, Interleukin-1, Interleukin-6, TNF-α; Heraufregulation: PKC, PPARγ, p53, p21, p27; Besonderheit: Antiangiogenese
- **γ-Linolensäure**: Stimulation Occludin, Maspin

Tierexperimentelle Daten

Linoleinsäuren fördern Mammakarzinome bei Ratten oder Mäusen sowohl im Wachstum als auch in der Metastasierung (Rose et al. 1994, 1997; Griffini et al. 1998).

In zwei Tierversuchen verminderte konjungierte Linolensäure die Tumormasse nach künstlicher Induktion von Tumoren bzw. nach Inokkulation signifikant.

Klinische Daten

Die niederländische Arbeitsgruppe um Voorrips (2002) untersuchte über mehr als sechs Jahre die epidemiologischen Daten zur Bedeutung der CLA bei 940 Ersterkrankten an Mammakarzinomen, dabei war die CLA-Aufnahme schwach positiv mit der Mammakarzinominzidenz korreliert.

Klinische Studien im Überblick

- Klinische Studien zum Einsatz bei Tumorpatienten liegen nicht vor.
- Epidemiologische Daten von 940 Patientinnen mit Ersterkrankung eines Mammakarzinoms: schwach positive Korrelation der Inzidenz mit der Aufnahme von CLA (Voorrips et al. 2002).

Wechselwirkungen

▶ **Mit der Tumortherapie**

γ-Linolensäure erhöht die Zytotoxizität von Vinca-Alkaloiden in vitro, inhibiert jedoch die Wirkung von Platinderivaten wie Cisplatin und Carboplatin.

▶ **Mit anderen Medikamenten**

Die apoptoseauslösende Wirkung von CLA kann durch α-Tocopherol aufgehoben werden, ebenso wie die antiangiogenetische durch N-Acetylcystein.

Nebenwirkungen

Nebenwirkungen einer Einnahme von Omega-6-Fettsäuren wurden bisher nicht beschrieben.

Dosierung

Es liegen keine ausreichenden klinischen Daten vor, um eine Dosisempfehlung auszusprechen.

Kontraindikationen

Bisher wurden keine Kontraindikationen zum Einsatz von Omega-6-Fettsäuren publiziert.

Bewertung

Die Daten zu Omega-6-Fettsäuren sind ausgesprochen heterogen. Neben wenigen positiven Ergebnissen zur Beeinflussung des Tumorwachstums liegen Daten vor, die eine Wachstumsbeschleunigung vermuten lassen. Aus diesem Grund sollten Omega-6-Fettsäuren nicht über das in der gesunden Ernährung übliche Maß hinaus, insbesondere nicht als Nahrungssupplemente aufgenommen werden.

Ob die Ergebnisse zu Omega-6-Fettsäuren mit den sehr verschiedenen biochemischen Eigenschaften von Linolensäure, γ-Linolensäure und den unterschiedlich konfigurierten, konjungierten Linolensäuren zusammenhängen und deshalb eine Differenzierung für einen gezielten Einsatz erforderlich ist, ist nicht bekannt.

Literatur

Griffini P et al. Dietary omega-3 polyunsaturated fatty acids promote colon carcinoma metastasis in rat liver. Cancer Research 1998; 58 (15): 3312–9.

Rose DP et al. Effects of dietary fatty acids on breast and prostate cancers. Am J Clin Nutr 1997; 66: 1513–22.

Rose DP et al. Effects of dietary fish oil on fatty acids and eicosanoids in metastasizing human breast cancer cells. Nutr Cancer 1994; 22 (2): 131–41.

Voorrips LE et al. Intake of conjugated linoleic acid, fat and other fatty acids in relation to postmenopausal breast cancer. Am J Clin Nutr 2002; 76 (4): 873–82.

Oridonin

Vorkommen

Oridonin kommt in *Rabdosia rubescens* vor.

Wirkstoffe und Anwendungsgebiete

Der Substanz Oridonin werden antientzündliche, antibakterielle und antitumorale Effekte zugeschrieben. In der traditionellen chinesischen Phytotherapie wird *Rabdosia rubescens* zur Behandlung von Speiseröhrenkrebs eingesetzt.

Wirkungen

Laborexperimentelle Daten

In vitro zeigte Oridonin antiproliferative Aktivität gegenüber verschiedenen Tumorzelllinien (Prostata-, Mamma- und Ovarialkarzinom, Leukämiezellen, Bromyelozyten- und Leukämiezellen, Glioblastoma multiforme, Lungenkarzinom, Osteosarkom, Melanom, Fibrosarkom).

Oridonin beeinflusst den Zellzyklus und zahlreiche Moleküle innerhalb der Signalkaskaden. Es induziert die Apoptose und hat antiangiogenetische Eigenschaften (Meade-Tollin et al. 2003).

In vitro erhöhte Oridonin die Phagozytose von apoptotischen Zellen durch Makrophagen.

> **Molekulare Mechanismen**
> - Heraufregulation: ERK, JNK, MAPK, Bax, TNF-α, IκB, Zellzyklusstillstand: G_1-Phase, G_2-Phase, M-Phase
> - Hochregulation: p21, p53, Bcl-2, Ras-1, Caspase-9
> - Herabregulation: Bcl-2, Ras, Raf-1, Interleukin-2, Interferon-γ

Tierexperimentelle Daten

Im Tierversuch inhibiert Oridonin die Sekretion von Interleukin-2, Interferon-γ und TNF-α aus Lymphozyten und konnte das Überleben von Mäusen nach Implantation von AML-Zellen verlängern (Zhou et al. 2007).

Klinische Daten

Klinische Untersuchungen zu Oridonin liegen nicht vor.

Wechselwirkungen

▶ Mit der Tumortherapie
In Tierversuchen bestand bei AML-Zellen eine Synergie von Oridonin mit Cytarabin (Zhou et al. 2007).

▶ Mit anderen Medikamenten
Daten zu Wechselwirkungen mit anderen Medikamenten liegen nicht vor.

Nebenwirkungen

Nebenwirkungen von Oridonin sind nicht bekannt.

Dosierung

Zu Dosierungen von Oridonin im klinischen Bereich liegen keine ausreichenden Daten vor.

Kontraindikationen

Kontraindikationen sind nicht bekannt.

Bewertung

Oridonin ist eine sehr interessante Substanz aus der chinesischen Phytotherapie, für die zahlreiche Einflüsse auf Signalkaskaden, den Zellzyklus und die Apoptose wahrscheinlich sind. Erste tierexperimentelle Daten unterstützen dies und signalisieren eine möglicherweise besondere Wirkung gegen AML-Zellen mit der Translokation t(8, 21).

Bis zur weiteren präklinischen Klärung und ersten klinischen Studien ist der Einsatz von Oridonin im Rahmen einer komplementären oder gar alternativen Therapie nicht empfehlenswert, da insbesondere noch keinerlei Daten über Toxizitäten vorliegen.

Literatur

Meade-Tollin L et al. Ponicidin and oridonin are responsible for the antiangiogenic activity of Rabdosia rubescens, a constituent of the herbal supplement PC SPES. J Nat Prod 2004; 67(1): 2–4.

Zhou GB et al. Oridonin, a diterponoid extracted from medicinal herbs, targetes AML1-ETO fusion protein and shows potent antitumor activity with low adverse effects on t(8, 21) leukemia in vitro and in vivo. Blood 2007; 109 (8): 3441–50.

PC-SPES

Vorkommen

PC-SPES ist ein Gemisch aus sieben chinesischen und einer europäischen Pflanze. Die Pflanzenbestandteile von PC-SPES sind *Chrysanthemum mori folium* (Mum, Chu-hua), *Ganoderma lucidium* (Reishi-Mushroom, Ling zhi) (s. Abschnitt „Asiatische Pilze", S. 37), *Glycyrrhiza glabra* (S. 143), *Glycyrrhiza uralensis* (Licorice), *Isatis indigotica* Fort. (Dyers Woad, DaQing Ye), *Panax pseudo-ginseng* (San Qi) (S. 112), *Rabdosia rubescens* (Rubescens, Dong Ling Cao), *Scutellaria baicalensis georgi* (Baikal Skullcap, Huang-chin, S. 259) und *Serenoa repens* (Sägezahnpalme).

Wirkstoffe und Anwendungsgebiete

PC-SPES enthält eine Reihe von pflanzlichen Wirkstoffen, die derzeit in der Grundlagenforschung auf ihre Wirksamkeit gegen Tumorzellen getestet werden. Unklar sind die Konzentrationen der einzelnen Bestandteile im Gemisch und die Gesamtwirkung der Zubereitung.

Die Vermarktung des Kombinationspräparates wurde gestoppt, u.a. weil bisher die klinische Wirksamkeit nicht eindeutig belegt ist und auch weil Analysen der verkauften Chargen über mehrere Jahre unterschiedliche Beimischungen hatten, wie etwa Diethylstilbestrol, Indomethacin und Warfarin.

Wirkungen

Laborexperimentelle Daten

Verschiedenen Arbeitsgruppen wiesen nach, dass PC-SPES den Zellzyklus, den Aufbau der Zellstruktur sowie die Apoptose beeinflusst. Bei Prostatakarzinomzellen hemmte PC-SPES bei hormonsensitiven Zellen bereits in niedriger Dosierung, bei homonunabhängigen Zellen erst in höherer Dosierung das Wachstum. Eine Differenzierung der Wirkung der acht unterschiedlichen Pflanzenextrakte in PC-SPES wurde durchgeführt. Der Gesamtextrakt führte zu einer 70–80%igen Reduktion des Zellwachstums von Prostatakarzinomzellen. Nur *Glycyrrhiza uralensis*, *Scutellaria baicalensis* und *Serenoa repens* verminderten das intrazelluläre und sezenierte PSA, während die anderen Extrakte zu einer Vermehrung der PSA-Expression führten. Während PC-SPES hauptsächlich für Patienten mit Prostatakarzinom angeboten wird, konnten In-vitro-Untersuchungen zeigen, dass das Präparat auch wachstumshemmende Wirkungen auf andere Tumorzelllinien entfaltet. PC-SPES enthält auch phytoöstrogene Substanzen.

> **Molekulare Mechanismen**
>
> Es liegen keine Daten zu molekularen Mechanismen vor.

Tierexperimentelle Daten
Eine Apoptoseinduktion von Prostatakarzinomzellen konnte sowohl in vitro als auch im Tierexperiment belegt werden.

Klinische Daten
Eine Phase-II-Studie zu PC-SPES im Vergleich zu Diethylstilbestrol bei androgenunabhängigen Prostatakarzinom (Oh et al. 2004) ist durch den Nachweis von DES im Prüfpräparat nicht aussagekräftig. In einer weiteren Arbeit fiel bei Patienten mit Prostatakarzinom der PSA-Spiegel ab. Sichere Aussagen über eine unmittelbare antitumorale Wirkung mit Verlängerung der progressionsfreien oder Gesamtüberlebenszeit liegen nicht vor (Small et al. 2000).

Klinische Studien im Überblick

- Fallserie, hormonrefraktäres Prostatakarzinom, 16 Patienten, PC-SPES über fünf Monate, Abnahme PSA-Wert, Verbesserung Lebensqualität (Pfeiffer et al. 2000).
- Fallserie, Prostatakarzinom, androgenabhängig und androgenunabhängig, 70 Patienten: 80%ige PSA-Abnahme über mehr als ein Jahr; Nebenwirkungen: drei thromboembolische Ereignisse (Small et al. 2000).

Wechselwirkungen

▶ **Mit der Tumortherapie**
Es ist unklar, ob eine Kombination mit Chemotherapeutika sinnvoll ist. Spezielle Daten liegen zur Kombination mit Taxanen vor. Die Inkubation von Prostatakarzinomzellen mit PC-SPES führte zu einer Zerstörung der Mikrotubuli-Architektur, während Paclitaxel zu einer Stabilisierung führte. Die Kombination beider Substanzen ergab einen mittleren Effekt. Das Tumorvolumen der Versuchstiere war in der PC-SPES-Gruppe leicht vermindert. Die alleinige Gabe von Paclitaxel führte zu einer deutlichen Tumorvolumenreduktion. Hieraus lässt sich ein wirkungsabschwächender Effekt ableiten (Bonham et al. 2002).

▶ **Mit anderen Medikamenten**
Aufgrund der kombinierten Zusammensetzung aus acht Pflanzen sind zahlreiche Wechselwirkungen möglich. Hierzu gehören die Antagonisierung der Effekte von Antihypertensiva, Diuretika, MAO-Inhibitoren, die Potenzierung der Effekte von Steroiden und die Erhöhung der Toxizität von Digoxin durch eine Hypokaliämie. Auch eine Wechselwirkung mit antihormonellen Therapeutika ist aufgrund der Östrogenaktivität denkbar.

Nebenwirkungen

Als Nebenwirkungen von PC-SPES wurden thromboembolische Ereignisse und allergische Reaktionen beschrieben. Häufiger kommt es zu Gynäkomastie und Gynäkodynie, Wadenkrämpfen und Diarrhö. Weitere Nebenwirkungen sind Störungen der visuellen Funktion, verminderte Libido und vorübergehende Dyspepsie. Selten wurden Lungenembolien, tiefe Beinvenenthrombosen, Phlebitiden und Ödembildungen beschrieben. Ein Einzelfallbericht von einer retroperitonealen Blutung liegt vor.

Dosierung

PC-SPES und sein Nachfolgepräparat wurden empirisch zusammengesetzt. Dosisfindungsstudien liegen nicht vor.

Kontraindikationen

Kontraindikationen bestehen bei Allergien. Aufgrund der selten beschriebenen tiefen Beinvenenthrombosen und Lungenembolien sollten Patienten mit einer erhöhten Thromboseneigung PC-SPES nicht einnehmen.

Bewertung

Für PC-SPES liegen keine klinischen Beweise für eine antitumorale Wirksamkeit vor. Das Präparat wurde wegen Beimischungen unterschiedlicher Medikamente vom Markt genommen. Derzeit ist ein ähnlich zusammengesetztes pflanzliches Mischpräparat erhältlich. Auch für dieses liegen keine klinischen Studien zur Wirksamkeit vor.

Für einige der in PC-SPES enthaltenen Pflanzen bestehen in vitro interessante antitumorale Wirkungen. Es sind weitere klinische Studien zu den Einzelsubstanzen erforderlich, bevor eine Testung des Kombinationspräparates sinnvoll ist.

PC-SPES kann auch ohne Beimischungen starke Nebenwirkungen entfalten, die vermutlich auf der östrogenartigen Wirkung beruhen, und stellt deshalb kein für die Selbstmedikation geeignetes Präparat dar.

Literatur

Bonham MJ et al. Effects of the herbal extract PC-SPES on microtubule dynamics and paclitaxel-mediated prostate tumor growth inhibition. J Nat Cancer Inst 2002; 94 (21): 1641–7.

Oh WK et al. Prospective, multicenter, randomized phase II trial of the herbal supplement, PC-SPES, and diethylstilbestrol in patients with androgen-independent prostate cancer. J Clin Oncol 2004; 22 (18): 3705–12.

Pfeifer BL et al. PC-SPES, a dietary supplement for the treatment of hormone-refractory prostate cancer. BJU International 2000; 85 (4): 481.

Small EJ et al. Prospective trial of the herbal supplement PC-SPES in patients with progressive prostate cancer. J Clin Oncol 2000; 18 (21): 3595–603.

Perillylalkohol

Vorkommen
Perillylalkohol kommt als sekundärer Pflanzenstoff in zahlreichen Pflanzen vor, in hohen Konzentrationen u.a. in der Haut von Orangen und im Lavendel.

Wirkstoffe und Anwendungsgebiete
Perillylalkohol ist ein Monoterpen.

Wirkungen

Laborexperimentelle Daten
Durch Perillylalkohol kommt es zu einem Zellzyklusstillstand, außerdem hat er Einfluss auf zahlreiche Proteine innerhalb der Signalkaskaden und auf die Auslösung der Apoptose mit selektiver Wirkung auf Tumorzellen. Perillylalkohol inhibiert in vitro die Migration von Tumorzellen und die Angiogenese; die Freisetzung von VEGF aus Karzinomzellen nimmt ab, Angiopoetin 2 aus Endothelzellen wird jedoch vermehrt freigesetzt.

Die antitumorale Wirkung von Perillylalkohol auf unterschiedliche maligne Zellen solider und hämatologischer Tumoren wurde nachgewiesen.

> **Molekulare Mechanismen**
> - Zellzyklus: Stillstand in der G_1- und am Übergang von der G_0- in die G_1- und von der G_1- in die M-Phase
> - Herabregulation: Cyclin D1, Cyclin E, NF-κB, MAPK, MEK, Rb, Bcl-xl
> - Heraufregulation: c-fos, c-myc, c-jun, Bcl-2, Bax, TGF-β1, Smad3, H-Ras
> - Besonderheit: Verminderung VEGF

Tierexperimentelle Daten
Tierexperimentelle Daten unterstützen die In-vitro-Ergebnisse zur chemopräventiven Wirkung auf Melanome und Kolonkarzinome. Perillylalkohol führt zu einer deutlichen Regression von Mammakarzinomen. Auch die Verminderung der Metastasierung Rezeptor-positiver und -negativer Mammakarzinome und Melanome wurde belegt.

Klinische Daten
Klinische Studien liegen als Phase-I-Studien bei verschiedenen soliden Tumoren vor. Drei Arbeitsgruppen an amerikanischen Universitäten konnten bei fortgeschrittenen soliden Tumoren keine antitumorale Wirksamkeit nachweisen (Azzoli et al. 2003, Bailey et al. 2004, Murren et al. 2004). Auch in weiteren Phase-I- und -II-Studien wurden keine Remissionen erreicht.

Klinische Studien im Überblick

- Phase-I-Studie, fortgeschrittene solide Tumoren, 21 Patienten: keine Wirksamkeit (Azzoli et al. 2003).
- Phase-I-Studie, refraktäre Tumorerkrankungen, 16 Patienten: eine Stabilisierung, eine Remission (Murren et al. 2002).
- Phase-II-Studie, fortgeschrittene Tumorerkrankungen, 20 Patienten, 15 Patienten auswertbar: keine Remission (Bailey et al. 2004).
- Phase-I-Studie, fortgeschrittene Tumoren, 18 Patienten: keine Remission (Ripple et al. 1998).
- Phase-II-Studie, fortgeschrittenes Ovarialkarzinom: keine Remission (Bailey et al. 2002)
- Phase-II-Studie, metastasiertes kolorektales Karzinom, 27 Patienten: keine Remission (Meadows et al. 2002).
- Phase-II-Studie, androgen unabhängiges, metastasiertes Prostatakarzinom, 15 Patienten: keine klinische Aktivität (Liu et al. 2003).

Wechselwirkungen

▶ **Mit der Tumortherapie**
Der Effekt von Perillylalkohol wird durch Hyperthermie und Hitzeschock synergistisch verstärkt. Perillylalkohol wirkt im präklinischen Modell als Radiosensitizer und Chemosensitizer. Da Perillylalkohol Cytochrom P_{450} 1B1 supprimiert, sind Wechselwirkungen zu erwarten. Untersuchungen hierzu wurden bisher nicht durchgeführt.

▶ **Mit anderen Medikamenten**
Aus den gleichen Überlegungen sind auch Wechselwirkungen mit anderen Medikamenten nicht auszuschließen.

Nebenwirkungen

Als Toxizitäten wurden Übelkeit (Grad I–II in 70%) und Erbrechen, Diarrhö (Grad I–II in 60%), Obstipation, Hypokaliämie (ein Patient Grad IV) sowie Fatigue (Grad I–II 40–50%) beschrieben. In einer Studie wurde von einem Patienten mit akuter Pankreatitis berichtet. Zwei Patientinnen mit intensiv vorbehandeltem Ovarialkarzinom entwickelten eine reversible Granuluzytopenie Grad III oder IV. Die Nebenwirkungen von Perillylalkohol führen zu einer relativ hohen Abbruchrate der Therapie. Toxische Dosierungen für Perillylalkohol liegen oberhalb von 2 800 mg/m² und Tag.

Dosierung

Die amerikanische Arbeitsgruppe um Bailey (2002) setzte Tagesdosen von 1 200–8 400 mg/m² ein. Bei diesen Dosierungen traten dosislimitierende Toxizitäten auf. Deshalb wird derzeit eine Dosis von 1 200 mg/m² 4-mal täglich empfohlen.

Kontraindikationen

Aufgrund der beschriebenen Hypokaliämien ist der Einsatz von Perillylalkohol bei Patienten mit niedrigen Kaliumwerten oder Medikamenten, die den Kaliumhaushalt beeinflussen, kontraindiziert.

Bewertung

Während für Perillylalkohol aus In-vitro-Daten proliferationshemmende, apoptoseauslösende und auch antiangiogenetische Wirkungen belegt sind, konnte eine Reihe von Phase-I- und -II-Studien keine positiven Effekte zeigen. Umgekehrt liegt bei der Substanz eine für einen komplementärmedizinischen Wirkstoff hohe Toxizität vor. Die Abbruchrate in den Studien aufgrund der gastrointestinalen Toxizität ist entsprechend hoch. Auch die Auslösung eines Fatigue-Syndroms ist gerade für Patienten mit fortgeschrittenem Tumorleiden negativ zu bewerten. Sämtliche der bisher veröffentlichten Studien zeigten keinen positiven Effekt von Perillylalkohol, sodass vom Einsatz in medikamentöser Form abzuraten ist.

Literatur

Azzoli CG et al. A phase I trial of perillyl alcohol in patients with advanced solid tumors. Cancer Chemothera Pharmacol 2003; 51 (6): 493–8.
Bailey HH et al. A phase II trial of daily perillyl alcohol in patients with advanced ovarian cancer. Gynecol Oncol 2002; 85 (3): 464–8.
Liu G et al. Phase II trial of perillyl alcohol (NSC641066) administered daily in patients with metastatic androgen independent prostate cancer. Invest New Drugs 2003; 21 (3): 367–72.
Meadows SM et al. Phase II trial of perillyl alcohol in patients with metastatic colorectal cancer. Int J Gastrointest Cancer 2002; 32 (2–3): 125–8.
Murren JR et al. Phase I study of perillyl alcohol in patients with refractory malignancies. Cancer Biol Ther 2002; 1 (2): 130–5.
Ripple GH et al. Phase I clinical trial of perillyl alcohol administered daily. Clin Cancer Res 1998; 4 (5): 1159–64.

Polyerga®

Vorkommen

Polyerga® wird aus der Milz von Schweinen hergestellt.

Wirkstoffe und Anwendungsgebiete

Polyerga® besteht aus niedermolekularen Peptiden. Es wird als Begleittherapie zu einer Chemotherapie empfohlen, um das Immunsystem zu stabilisieren.

Wirkungen

Laborexperimentelle Daten
In vitro führt Polyerga® zu einer verminderten Proliferation von Melanomzellen.

> **Molekulare Mechanismen**
> Es liegen keine Daten zu den molekularen Mechanismen vor.

Tierexperimentelle Daten
Die Sekretion von Lymphokinen und die Bildung von zytotoxischen T-Zellen kann durch Gabe von Polyerga® verstärkt werden.

Klinische Daten
Bei Patienten mit inoperablen Kopf-Hals-Tumoren wurden unter Polyerga® stabilisierende Effekte auf die peripheren Lymphozyten, das Körpergewicht und eine Reduktion der sich entwickelnden Fatigue-Sympomatik beschrieben (Borghardt et al. 2000).

> **Klinische Studien im Überblick**
> - Phase-III-Studie, randomisiert, doppelblind, placebo-kontrolliert, inoperable Kopf-Hals-Tumoren, 40 Patienten, Chemotherapie mit Cisplatin oder Carboplatin: Stabilisierung der Lymphozytenzahl, des Körpergewichtes und Reduktion des Fatigue-Syndroms (Borghardt et al. 2000).

Wechselwirkungen

▶ Mit der Tumortherapie
In einem Tierexperiment zur Therapie von Lungenmetastasen beeinflusste die Gabe von Milzoligopeptiden die Entwicklung von Lungenmetastasen nicht, während die gleichzeitige Gabe der Peptide mit Cyclophosphamid zu einer Verstärkung der Wirkung des Chemotherapeutikums führte und ein längeres Überleben bewirkte. Die Kombination einer Chemotherapie (DTIC) mit Polyerga® führt im Tierexperiment zu einer verringerten Metastasierung von Melanomen.

▶ **Mit anderen Medikamenten**
Wechselwirkungen sind nicht bekannt.

Nebenwirkungen

Daten zu Nebenwirkungen wurden nicht veröffentlicht. Da es sich um xenogene Peptide handelt, sind allergische Reaktionen möglich. Im Tierexperiment liegt die LD50 von Ratten bei 3,76 ml/kg Körpergewicht.

Dosierung

Die empfohlene Therapiedosis beim Menschen liegt bei 3-mal 1 mg pro Woche. Untersuchungen zur Dosisfindung wurden nicht publiziert.

Kontraindikationen

Bei bekannter allergischer Disposition gegen Milzpeptide besteht eine Kontraindikation für die Anwendung.

Bewertung

Polyerga® gehört wie andere xenogene Peptide zu den Medikamenten, die in der komplementären Medizin mit dem Ziel einer Stimulation des Immunsystems und Abschwächung von Nebenwirkungen eingesetzt werden. Es liegen einige wenige labor- und tierexperimentelle Daten sowie eine klinische Studie vor, die diese Wirkung belegen. Insgesamt ist das jedoch nicht ausreichend, um eine positive Empfehlung für den Einsatz von Polyerga® auszusprechen. Aufgrund des allergenen Potenzials gehört die Therapie mit Polyerga® nur in die Hand erfahrener Ärzte.

Literatur

Borghardt J et al. Effects of a spleen peptide preparation as supportive therapy in inoperable head and neck cancer patients. Arzneimittelforschung 2000; 50 (2): 178–184.

Probiotika

Vorkommen

Probiotika sind lebende Mikroorganismen, die aus speziell gezüchteten Stämmen als Nahrungsergänzungsmittel und Nahrungsmittelzusätze hergestellt werden.

Wirkstoffe und Anwendungsgebiete

Zu den Probiotika gehören Lactobazillen und Bifidobakterien. Probiotika werden eingesetzt, um die natürliche Darmflora aufzubauen bzw. zu stabilisieren. Das natürliche Gleichgewicht zwischen verschiedenen Bakterienstämmen im Darm trägt zur normalen Darmfunktion bei. Probiotika beeinflussen die intestinale Immunität. Ob sie auch präventive und sogar antitumorale Wirkungen haben, wird diskutiert.

Wirkungen

Laborexperimentelle Daten

Mögliche Wirkmechanismen sind verbesserte Transitzeit und damit verminderte Exposition der Darmmukosa gegenüber Kanzerogenen, veränderte immunologische Mechanismen durch unterschiedliche Expression von Bakteriengenen auf der Oberfläche und damit einhergehende Stimulation von Zytokinen sowie eine Modifikationen der Immunantwort. Die Beeinflussung immunologischer Faktoren durch Probiotika führt zu einem Anstieg von T-Zellen, NK-Zellen und CD4-positiven sowie CD8-positiven T-Zellen. Die Freisetzung von Interleukin-10 aus dendritischen Zellen als Ausdruck immunmodulatorischer Mechanismen wird erhöht. In vitro zeigen probiotische Bakterien direkt antiproliferative Effekte auf Tumorzelllinien.

> **Molekulare Mechanismen**
>
> - Freisetzung von Interleukin-10

Tierexperimentelle Daten

Im Tierexperiment konnte durch die Gabe von Probiotika ein schützender Effekt vor der Induktion eines Kolon- und Harnblasenkarzinoms nachgewiesen werden. Auftretende Malignome waren in der behandelten Tierpopulation von geringerem Malignitätsgrad. Im Mausmodell führte die Gabe von Probiotika zu einer verlängerten Überlebenszeit erkrankter Tiere.

Klinische Daten

Eine randomisiert-kontrollierte Studie bei Patienten mit oberflächlichem Harnblasenkarzinom zeigte, dass die orale Gabe von Lactobazillen nach transurethraler Resektion des Karzinoms zu einer Verlängerung des rezidivfreien Überlebens führte. Allerdings konnte die Rezidivrate insgesamt nicht vermindert werden (Aso et al. 1992, 1995).

Klinische Studien im Überblick

- Randomisiert-kontrollierte Studie, oberflächliches Harnblasenkarzinom, 68 Patienten, orale Gabe von Lactobazillen: Verlängerung des rezidivfreien Überlebens, Steigerung von 195 auf 350 Tage (Aso et al. 1992).
- Doppelblind kontrollierte Studie, Harnblasenkarzinom, 138 Patienten: prophylaktischer Effekt für Patienten mit multiplen Tumoren und Rezidiv eines einzelnen Tumores, keine signifikanten Unterschiede bezüglich Rezidiv von multiplen Tumoren (Aso et al. 1995).

Wechselwirkungen

▶ **Mit der Tumortherapie**

In einem Tierexperiment konnte gezeigt werden, dass die Gabe von probiotischen Bakterien (*Lactobacillus bulgaricus*) vor Nebenwirkungen am Darm bei einer abdominellen Bestrahlung schützt.

▶ **Mit anderen Medikamenten**

Daten zu Wechselwirkungen mit anderen Medikamenten liegen nicht vor.

Nebenwirkungen

Ein Patient mit Morbus Hodgkin und AIDS entwickelte nach Einnahme eines Probiotikums eine Bakteriämie und septische pulmonale Embolien durch *Lactobacillus acidophilus*.

Dosierung

In klinischen Studien wurden Dosierungen von 3 g täglich eingesetzt. Daten zur Dosisfindung wurden nicht publiziert.

Kontraindikationen

Aufgrund des Gehalts an lebenden Keimen ist der Einsatz von Probiotika bei immunsupprimierten Patienten, insbesondere bei Patienten nach Stammzell- oder Knochenmarkstransplantation, kontraindiziert.

Bewertung

Präklinische Studien zeigen, dass Probiotika antiproliferative, apoptoseauslösende und außerdem immunmodulatorische Eigenschaften haben. Aufgrund zahlreicher Wechselwirkungen zwischen dem Immunsystem und dem Intestinaltrakt scheint eine positive Beeinflussung immunologischer Parameter bei Tumorpatienten durch Probiotika attraktiv. Ob hierdurch auch ein Einfluss auf den Verlauf der Tumorerkrankung möglich ist, wurde bisher nicht eindeutig belegt. Bisher liegen nur von einer Arbeitsgruppe erste positive Daten bezüglich einer Verlängerung der rezidivfreien Zeit zum Harnblasenkarzinom vor.

Wirkmechanismen der Probiotika müssen weiter evaluiert werden, bevor der Einsatz beim Tumorpatienten allgemein empfohlen werden kann. Als Bestandteil einer gesunden Ernährung sind Nahrungsmittel mit prä- und probiotischen Inhaltsstoffen positiv zu bewerten.

Literatur

Aso Y et al. Prophylactic effect of a Lactobacillus casei preparation on the recurrence of superficial bladder cancer. Urol Int 1992; 49 (3): 125–9.

Aso Y et al. Preventive effect of a Lactobacillus casei preparation on the recurrence of superficial bladder cancer in a double-blind trial. Eur Urol 1995; 27 (2): 104–9.

Demirer S et al. Effects of probiotics on radiation-induced intestinal injury in rats. Nutrition 2006; 22 (2): 179–86.

Propolis

Vorkommen

Propolis ist ein Bienenprodukt aus Baumharz, Pollen, Wachs und ätherischen Ölen. Es wird von den Bienen zum Abdichten des Bienenstockes verwendet.

Wirkstoffe und Anwendungsgebiete

Propolis besteht zu 8,4% aus Protein, zu 4,2% aus Quercetin (S. 241) und verschiedenen Sacchariden. Es hat antimikrobielle, antibakterielle Eigenschaften und wirkt antifungal sowie antiviral. Weiterhin hat es antientzündliche, antioxidative und zytotoxische Effekte und wird in der Naturheilkunde gegen oberflächliche Infektionen eingesetzt.

Wirkungen

Laborexperimentelle Daten

Extrakte von Propolis sind in der Lage, die NK-Zell-Aktivität zu verstärken. Ob sich hieraus eine Wirkung in der Tumortherapie ergibt, wurde noch nicht weiter analysiert.

> **Molekulare Mechanismen**
>
> Es liegen keine Daten zu den molekularen Mechansimen vor.

Tierexperimentelle Daten

Tierexperimentellen Daten zufolge kann die Zytopenie und insbesondere die Thrombopenie nach Chemotherapie durch Propolis positiv beeinflusst werden.

Klinische Daten

Klinische Studien bei Tumorpatienten wurden bisher nicht veröffentlicht.

Wechselwirkungen

▶ Mit der Tumortherapie

Bei Mäusen mit Ehrlich-Ascites-Karzinomen führte die orale Gabe von Propolis zusätzlich zu 5-FU oder Mitomycin zu einer stärkeren Tumorrückbildung als die alleinige Chemotherapie. Gleichzeitig fiel die Leukopenie nach 5-FU im Vergleich zur alleinigen Chemotherapie geringer aus.

In einem ähnlichen Versuchsansatz überlebten die Tiere unter einer Behandlung entweder mit Bleomycin oder mit ethanolischem Propolisextrakt signifikant länger, während sie mit der Kombination aus Propolis und Bleomycin deutlich kürzere Überlebenszeiten hatten. Die Wirksamkeit der alleinigen Gabe von Propolis war besser als die von Bleomycin. Diese Studie weist auf mögliche antagonistische Effekte des bewährten Chemotherapeutikums und der neuen Substanz Propolis hin.

Bei der Maus verhinderte ein ethanolischer Extrakt von Propolis die Letalität einer γ-Bestrahlung.

▶ Mit anderen Medikamenten

Daten zu Wechselwirkungen mit anderen Medikamenten liegen nicht vor.

Nebenwirkungen

Nebenwirkungen von Propolis scheinen selten zu sein. Zu den möglichen allergischen Reaktionen zählen Kontaktdermatitis, Ödembildungen, Juckreiz, Mukositis und Stomatitis.

Dosierung

Ausreichende Daten zur Ableitung von Dosisempfehlung liegen nicht vor.

Kontraindikationen

Die Anwendung von Propolis ist bei Bienenallergie kontraindiziert.

Bewertung

Propolis wird in der Naturheilkunde allgemein als kräftigende Substanz eingesetzt. In Bezug auf den Einsatz in der Onkologie konnten tierexperimentell immunmodulierende Eigenschaften nach Chemotherapie sowie synergistische, aber auch antagonistische Wirkungen mit zwei Zytostatika gezeigt werden. Die Letalität einer Radiatio kann in Tierexperimenten durch Propolis verringert werden. Es ist unbekannt, ob hierdurch auch die Effektivität der Therapie gemindert wird.

Klinische Daten zum Einsatz von Propolis im Rahmen einer Tumortherapie liegen bisher nicht vor, sodass eine Bewertung noch nicht möglich ist. Propolis kann im Rahmen allgemein stärkender Maßnahmen auf Wunsch des Patienten eingenommen werden. Aufgrund eines einzelnen Versuchsergebnisses zur gegenseitigen Wirkungsabschwächung mit einem Zytostatika sollte die gleichzeitige Einnahme vermindert werden.

Literatur

Es liegen keine publizierten klinischen Studien vor.

Proteaseinhibitoren

Vorkommen

Proteaseinhibitoren finden sich in der Soja- und Mungobohne, Gartenerbse, Erdnuss, Kartoffel sowie in Reis, Mais, Hafer und Weizen.

Wirkstoffe und Anwendungsgebiete

Proteaseinhibitoren bestehen aus Polypeptidketten, die meist 100–200 Aminosäuren enthalten. Zu den Proteaseinhibitoren gehören Trypsininhibitor, Chymotrypsininhibitor, Bowman-Birk-Proteaseinhibitoren (BBI, unter anderem in Sojabohnen vorkommend) und Konitz-Typ-Inhibitoren (z.B. Bikunin).

Ihre natürliche Funktion ist die Kontrolle der Proteolyse während des Entzündungsprozesses. Die Bioverfügbarkeit der Proteaseinhibitoren ist gering. Sie reagieren empfindlich auf Nahrungsmittelzubereitungen wie Erhitzen und auf Keime.

Wirkungen

Laborexperimentelle Daten

Zahlreiche In-vitro-Experimente haben gezeigt, dass Proteaseinhibitoren vor der Entwicklung von malignen Zellen schützen (Lungen-, Ösophagus-, Darm-, Pankreas-, Anal-, Mamma-, Zervix- und Kopf-Hals-Karzinome).

Proteaseinhibitoren haben verschiedene antikarzinogene Aktivitäten. Hierzu gehören die Beeinflussung der Expression von Onkogenen und der proteolytischen Aktivität, die nach Karzinogenexposition erhöht ist. Bikunin weist außerdem antiinflammatorische Eigenschaften auf. Proteaseinhibitoren tragen zur Auslösung der Apoptose und verminderten Invasionsfähigkeit von Tumorzellen bei.

Bowman-Birk-Inhibitoren hemmen die Spaltung des neu-Proteins auf der Zelloberfläche durch Serinproteasen und verhindern dadurch die Freisetzung der extrazellulären Domäne des neu-Proteins in den Blutkreislauf, wodurch sonst maligne und prämaligne Zellen mit hoher Expression des neu-Proteins der immunologischen Überwachung entgehen. Ob dies in vivo zu positiven Auswirkungen auf den Verlauf einer Tumorerkrankung führt, ist unbekannt.

> **Molekulare Mechanismen**
>
> ▪ Hemmung der Plasminaktivität.

Tierexperimentelle Daten
Die orale Gabe von Proteaseinhibitoren konnte im Mausversuch die Bildung von Magenkarzinomen durch Karzinogene signifikant verringern. Der Futterzusatz von Sojabohnentrypsininhibitoren supprimierte das Wachstum und die Dissemination von Lungenkarzinomen, Lymphosarkomen und Prostatakarzinomen.

Klinische Daten
In einer retrospektiven Studie konnte gezeigt werden, dass die Expression von Bikunin in Makrophagen von Patientinnen mit Ovarialkarzinom ein unabhängiger Prädiktor für das Disease-free- und Overall-Survival ist (Tanaka et al. 2004). Bei fortgeschrittenem Zervixkarzinom konnte durch die Gabe von Bikunin eine deutliche Abnahme der Tumorlast gezeigt werden (Kobayashi et al. 2004).

> **Klinische Studien im Überblick**
>
> ▪ Retrospektive Studie, Expression von Bikunin in Makrophagen bei Patientinnen mit Ovarialkarzinom: unabhängiger Prädiktor (Tanaka et al. 2004).
> ▪ Fallbericht: fortgeschrittenes Zervixkarzinom, Abnahme der Tumorlast (Kobayashi et al. 2004).

Wechselwirkungen

▶ **Mit der Tumortherapie**
In-vitro erhöht der Bowman-Birk-Inhibitor die Zytotoxizität von Cisplatin. Die Kombination von Bikunin und Paclitaxel führte im Mausmodell des Ovarialkarzinoms zu einer signifikanten Verringerung des Tumorwachstums.

Normales Gewebe kann durch den Bowman-Birk-Proteaseinhibitor vor Strahlenschäden geschützt werden.

▶ **Mit anderen Medikamenten**
Daten zu Wechselwirkungen mit anderen Medikamenten liegen nicht vor.

Nebenwirkungen

Es liegen bisher keine Veröffentlichungen vor, die einen Hinweis auf Nebenwirkungen ergeben.

Dosierung

Dosisangaben für die Proteaseinhibitoren sind breit gestreut, so liegt die Schwankungsbreite zwischen oral 30 µg/g Körpergewicht täglich bis zu 30 mg/kg pro Tag.

Kontraindikationen

Kontraindikationen zum Einsatz von Proteaseninhibitoren sind nicht bekannt.

Bewertung

Proteaseinhibitoren stellen aufgrund der in vitro nachgewiesenen hochinteressanten intrazellulären Wirkmechanismen eine Medikamentenklasse dar, für die in Zukunft innerhalb von Studien die klinische Wirkung erprobt werden sollte. Bis zum Vorliegen dieser Ergebnisse ist der unkritische Einsatz von Proteaseinhibitoren außerhalb klinischer Studien nicht empfehlenswert. Negative Auswirkungen einer Therapie mit Proteaseinhibitoren sind nicht bekannt.

Literatur

Kobayashi H et al. Therapeutic efficacy of once-daily oral administration of a Kunitz-type protease inhibitor, bikunin, in a mouse model and in human cancer. Cancer 2004; 100 (4): 869–77.
Tanaka Y et al. Upregulation of bikunin in tumor-infiltrating macrophages as a factor of favourable prognosis in ovarian cancer. Gynecol Oncol 2004; 94 (3): 725–34.

Quercetin

Vorkommen

Quercetin ist ein gelber Farbstoff, der in vielen Pflanzen vorkommt. In relativ hohen Konzentrationen findet sich Quercetin in Äpfeln, aber auch in Weintrauben und hier vor allem in den Traubenschalen, sodass sein Gehalt in Rotwein hoch ist. Auch Brokkoli, grüne Bohnen und Zwiebeln enthalten Quercetin. Durch das Schälen von Obst und Gemüse nimmt der Gehalt deutlich ab. Quercetin wurde auch in Heilpflanzen wie Ginkgo und Johanniskraut und verschiedenen Teesorten nachgewiesen.

Wirkstoffe und Anwendungsgebiete

Quercetin ist ein Flavonoid. Das an Zucker gebundene Falvonoid hat antioxidative und radikalbindende Eigenschaften. Das Glucosid des Quercetins wird als Rutin bezeichnet (S. 249).

Die geschätzte tägliche Aufnahme mit der Nahrung in westlichen Staaten liegt bei 25 mg. Für Quercetin wurden unterschiedliche Resorptionsraten, zwischen 25 und 50% schwankend, ermittelt. Im Plasma ist Quercetin zu mehr als 99% an Serumalbumin gebunden.

Wirkungen

Laborexperimentelle Daten

Quercetin hat antiinflammatorische und antioxidative Eigenschaften. Zu den antiinflammatorischen Eigenschaften gehört eine Inhibition der Cyclooxygenase, weniger der Lipoxygenase. Hinzu kommen antivirale Aktivitäten in vitro und vivo. Quercetin verhindert die oxidative Schädigung von DNA und die Bildung von DNA-Addukten.

In-vitro-Studien zeigen eine wachstumshemmende Wirkung von Quercetin auf unterschiedliche Tumorzelllinien (Harnblasen-, Mamma- [hormonabhängig und hormonunabhängig], Kolon-, Magen-, nicht kleinzelliges Bronchial- und Ovarialkarzinom, Kopf-Hals-Tumoren, Melanom, AML und CML).

Quercetin hat auch prooxidative Eigenschaften und führt zur Schädigung der DNA durch die Bildung von reaktiven Sauerstoffverbindungen bei Anwesenheit von Metallionen und endogenen reduzierenden Substanzen. Es kann in höheren Dosierungen zu deutlichen Veränderungen von Genmustern führen. Hierbei werden Gene der Zellzykluskontrolle, der Apoptose und des Metabolismus von Xenobiotika beeinflusst. Quercetin supprimiert außerdem die Funktion des Androgen-Rezeptors. Es kommt des Weiteren auch zu einer Hochregulation von EGF und TGF. Ob hierdurch ein Wachstumsreiz ausgelöst werden kann, ist unbekannt. Immerhin zeigt ein Laborexperiment, dass die Gabe von Quercetin bei humanen Karzinomzellen der Mundhöhle in Konzentrationen von 1–10 mM zu einer Wachstumsstimulation führt. Bei 100 mM kommt es zu einer minimalen Inhibition des Zellwachstums und der DNA-Synthese. Quercetin gehört zu den Flavonoiden mit den stärksten mutagenen Eigenschaften.

> **Molekulare Mechanismen**
>
> Es liegen keine Daten zu molekularen Mechanismen vor.

Tierexperimentelle Daten

Tierexperimente erbrachten sehr unterschiedliche Ergebnisse. Einige Autoren konnten keine erhöhte Inzidenz von Tumoren zeigen, das Gegenteil ergab sich in den Arbeiten von Morino et al. (1982) und Pamukcu et al. (1980).

Klinische Daten

Klinische Studien zu Quercetin liegen weder zur Karzinogenese noch zur antitumoralen Wirkung vor.

Die Bioverfügbarkeit ist eingeschränkt. Eine ausreichende Resorption aus dem Intestinum scheint vorzuliegen. Quercetin hat aber einen hohen First-pass-Effekt in der Leber. Aufgrund der hohen Bindung an Albumin liegt nur ca. 1% des Quercetins in freier Form im Serum vor. Es ist nicht geprüft worden, ob die konjugierte Form vergleichbar ist mit dem Aglycon, das in den meisten In-vitro-Experimenten eingesetzt wurde.

Wechselwirkungen

▶ **Mit der Tumortherapie**

In vitro und im Tierexperiment wirkt Quercetin synergistisch mit Cisplatin, Busulfan und Topotecan. Die Effekte von Adriamycin oder Etoposid werden dagegen nicht verstärkt. Quercetin hemmt die Topoisomerase I und reduziert die Expression des P-Glycoproteins in MDR-Zellen. Dies führt zu einer Verbesserung der Zytotoxizität von Adriamycin, Gemcitabin und Topotecan in „Multidrug"-resistenten Karzinomzellen. Ob bei nachgewiesener Hemmung von Tyrosinkinasen Wechselwirkungen mit den Tyrosinkinaseninhibitoren bestehen, ist bisher nicht untersucht worden. Quercetin führt zu einem Schutz normaler Nierentubuluszellen gegenüber Cisplatin. Die unter der Gabe von Daunorubicin ansteigende Aktivität der mitochondrialen Enzyme ATPase und Glutathionreduktase und die fluoreszenzmikroskopisch nachweisbaren Veränderungen der Mitochondrienmembran unter Antracyclingabe werden durch Quercetin verhindert. Es gibt jedoch noch keine Untersuchungen zur Kardioprotektivität von Quercetin gegenüber Antracyclinen. Quercetin ist in vitro in der Lage, die Effekte einer Bestrahlung zu verstärken. Die topische und orale Gabe von Quercetin bei Patienten während einer Radiatio führte zu verminderten Hautschädigungen (Rozenfeld et al. 1990).

▶ **Mit anderen Medikamenten**

Wechselwirkungen bestehen mit Gyrasehemmern, da Quercetin kompetitiv die gleichen Bindungsstellen besetzt.

Nebenwirkungen

In einer kleinen Studie wurde eine renale Toxizität für hohe Dosierungen gefunden.

Dosierung

Daten, aus denen sich eine Dosisempfehlung ableiten ließe, liegen nicht vor.

Kontraindikationen

Angaben zu Kontraindikationen liegen nicht vor.

Bewertung

Quercetin stellt eine der interessanten Substanzen aus der Gruppe der sekundären Pflanzenstoffe dar, da es zahlreiche Moleküle innerhalb der Tumorzelle beeinflusst, somit den Zellzyklus inhibieren und gleichzeitig eine Apoptose induzieren kann. In-vitro-Daten und einige Tierexperimente deuten außerdem darauf hin, dass Quercetin insbesondere die Wirkungen von Zytostatika, aber auch die einer Radiatio verstärkt. Besonders interessant ist die Eigenschaft von Quercetin, „Multidrug"-resistente Tumorzellen wieder gegenüber Chemotherapeutika zu sensibilisieren. Unklar ist der Einfluss der antioxidativen Eigenschaften von Quercetin auf Chemotherapeutika, die über Radikalenbildung wirken. Eine Wirkungsabschwächung ist nicht auszuschließen.

Unklar ist weiterhin, ob Quercetin aus der Nahrung oder aus Nahrungsergänzungsmitteln in einer biologisch aktiven Form in wirksamer Konzentration im Serum vorhanden ist.

Da Quercetin auch mutagen ist, zu Schädigungen der DNA führen kann und zumindestens in niedrigen Konzentrationen das Wachstum von Tumorzellen stimuliert, muss vor seinem Einsatz in medikamentöser Form gewarnt werden. Es sind zunächst Studien erforderlich, die Indikationen und Kontraindikationen herausarbeiten.

Literatur

Morino K et al. Carcinogenicity test of quercetin and rutin in golden hamsters by oral administration. Carcinogenesis 1982; 3: 93–7.

Pamukcu AM et al. Quercetin, a rat intestinal and bladder carcinogen present in bracken fern. Cancer Res 1980; 40: 3468–72.

Rozenfeld LG et al. The possibilities of protection against local radiation injuries in ORL-oncologic patients. Vestn Otorinolaringol 1990: 2: 56–8.

Resveratrol

Vorkommen

Resveratrol kommt in unterschiedlichen Pflanzen vor, vor allem in Weintrauben, Beeren und Erdnüssen. Durch den Herstellungsprozess findet sich Resveratrol in höheren Konzentrationen in Rotwein.

Wirkstoffe und Anwendungsgebiete

Resveratrol ist chemisch ein trans-3,5,4'-Trihydroxy-Stilben. Aufgrund seiner chemischen Verwandtschaft mit Östrogenen wirkt es auf den Östrogen-Rezeptor. Resveratrol ist auch ein Antioxidans und hat antiinflammatorische Eigenschaften. Außerdem hemmt es die Cyclooxygenase 2, beeinflusst Entzündungsvorgänge und die Blutgerinnung.

Wirkungen

Laborexperimentelle Daten

Resveratrol hat chemopräventive Effekte. Es supprimiert die Proliferation von unterschiedlichen Tumorzellarten, u.a. durch Inhibition des Zellzyklus. Hierzu gehören lymphatische und myeloische Karzinom-, Plasmozytom-, Mamma-, Prostata-, Magen-, Kolon-, Leber-, Pankreas-, Schilddrüsen- und Melanomzellen, Plattenepithelkarzinomzellen des Kopf-Hals-Bereiches, Ovarial- und Zervixkarzinomzellen sowie das Neuroblastom.

Bei niedrigen Dosen (0,1–1,0 µg/ml) ist Resveratrol in der Lage, die Zellproliferation zu fördern und die Caspase-Aktivierung und Apoptose zu hemmen. Bei höheren Dosierungen (10,0–100,0 µg/ml) kommt es zur Inhibierung zahlreicher Moleküle innerhalb von Signalkaskaden und Induktion der Apoptose.

Resveratrol führt zu einer Herunterregulierung von VEGF, supprimiert die Angiogenese und modifiziert Moleküle, die die Adhäsion, Migration und damit Metastasierung von Tumorzellen beeinflussen. Resveratrol als Stilben wirkt am Östrogen-Rezeptor als Agonist und Antagonist. Hierbei sind die Wirkungen bei unterschiedlichen Mammakarzinomzelllinien verschieden, bei Anwesenheit von Östradiol wirkt Resveratrol einheitlich als Antiöstrogen.

Resveratrol inhibiert außerdem die Aktivität der Aromatase. Es beeinflusst den Spiegel von Her-2-neu in Rezeptor-positiven Mammakarzinomzellen. Niedrige Konzentrationen (1–10 mM) reduzieren die Expression. In einem Medium mit Östrogen erhöht Resveratrol dosisabhängig Her-2-neu.

Resveratrol führt über den Östrogen-Rezeptor zur Hochregulation des Vitamin-D-Rezeptors und könnte damit die Differenzierung von Tumorzellen fördern.

Während bei androgenunabhängigen Prostatakarzinomzellen durch Resveratrol ein Zellzyklusstillstand eintritt, kommt es bei androgensensiblen Zellen zur Apoptose und einer Abnahme des intrazellulären sowie sezernierten PSA.

Das Enzym Cytochrom P_{450} 1B1 wird in vielen humanen Tumorzellen überexprimiert. Durch dieses Enzym wird Resveratrol in Piceatannol umgewandelt. Dieses Molekül hat nachgewiesene antitumorale Eigenschaften. In kolorektalen Karzinomzellen kommt es unter dem Metaboliten Piceatannol zu einem Wachstumsstillstand.

Molekulare Mechanismen

- Zellzyklus: Stillstand in der G_1- und am Übergang von der G_2- in die M-Phase
- Herabregulation: Cyclin D1, Cyclin E, Bcl-2, Bcl-xl, INOS, NF-κB, AP-1, IκB, PI3K, JNK, MAPK, AKT, PKC, PKD, c-jun, Interleukin-1, Interleukin-6, Interleukin-8, COX-2, MMP9, Survivin
- Heraufregulation: p21, p53, PPARγ, Bax, Bad, Caspase-2, Caspase-3, Caspase-8, Caspase-10, NOS, Fas-L, MAPK, ERK
- Hemmung: Telomerase, VEGF, Cathepsin, Aromatase

Tierexperimentelle Daten

In vivo blockiert Resveratrol die Aktivierung von Karzinogenen durch Inhibition von Cytochrom P_{450} 1A1, supprimiert die Tumorinitiation, -promotion und -progression. Die Fütterung von Resveratrol über 7 Wochen führte bei Tieren mit familiärer adenomatöser Polyposis zur verminderten Bildung von Kolon- und Dünndarmtumoren. Es kommt zur Hochregulation von Genen, die Bedeutung in der Aktivierung von Immunzellen haben.

Durch Resveratrol werden sowohl Gliome als auch Neuroblastome im Wachstum inhibiert. Gleiches gilt für Leberkarzinome. Keine positive Beeinflussung ergab sich bei Leukämien, obwohl deutliche Effekte auf Leukämiezellen in vitro nachweisbar sind. Auch die Daten zur Wachstumshemmung des Mammakarzinoms sind widersprüchlich. Das Wachstum von implantierten Melanomen wird nicht behindert. Höhere Konzentrationen von Resveratrol führen sogar eher zu einer Stimulation des Tumorwachstums. Auch der Metabolit Piceatannol beeinflusst in einem Tierexperiment nicht das Wachstum von implantierten Melanomen, führt aber zu einer signifikanten Zunahme der Lungenmetastasen (Niles et al. 2006).

Wechselwirkungen

▶ Mit der Tumortherapie

Die Effektivität von Cisplatin, Etoposid, 5-FU, Doxorubicin und Paclitaxel an verschiedenen Karzinomzelllinien kann in vitro durch Resveratrol verstärkt werden. Durch eine Herunterregulierung von Survivin wird die Empfindlichkeit von Tumorzellen gegen Zytostatika erhöht. In niedrigen Konzentrationen führt Resveratrol jedoch zu einer verminderten Apoptose durch Vincristin und Daunrubicin.

Kardiomyozyten werden vor der Kardiotoxizität von Doxorubicin durch Resveratrol geschützt.

Welche Wechselwirkungen durch Interaktion an Cytochrom P_{450} 1A1 entstehen, ist unbekannt.

Die gegensätzlichen Ergebnisse zur synergistischen und antagonistischen Wirkung von Resveratrol mit verschiedenen Zytostatika kann noch nicht befriedigend erklärt werden, insbesondere da der sonst für viele sekundäre Pflanzenstoffe geltende Hinweis auf die Antioxidanswirkung nicht die Unterschiede für Doxorubicin (synergistisch) und Daunrubicin (antagonistisch) erklärt. Ob konzentrationsabhängig Effekte oder die jeweils untersuchte Tumorzelllinie hierfür verantwortlich sind, bleibt unklar.

Die Wirkung einer Radiatio kann in verschiedenen Karzinomzelllinien durch Resveratrol verstärkt werden.

▶ Mit anderen Medikamenten

Wechselwirkungen wurden bisher nicht systematisch untersucht. Aufgrund des Einflusses auf das Cytochrom-System sind Interaktionen denkbar.

Nebenwirkungen

Nebenwirkungen von Resveratrol sind nicht bekannt.

Dosierung

Die Dosierungen von Resveratrol in unterschiedlichen Tierexperimenten variieren. Dosierungen von 1–40 mg/kg haben noch keinen Effekt auf das Tumorwachstum. Bei einem höheren Konsum von Wein (750 ml bei einer Person von 70 kg Körpergewicht) liegt die Aufnahme von Resveratrol aus Wein bei ca. 1,2 mg.

Resveratrol wird in der Leber glucuronidiert, die Bioverfügbarkeit wird hierdurch vermindert. Eine Dosis von 25 mg oral führte bei Freiwilligen nur zu minimal nachweisbaren Plasmaspiegeln von unverändertem Resveratrol (< 5 ng/ml).

Insgesamt erscheint es fraglich, ob durch die orale Aufnahmen von Resveratrol auch als höher dosiertes Nahrungsergänzungsmittel ein wirksamer Spiegel erreicht werden kann.

Kontraindikationen

Kontraindikationen für den Einsatz von Resveratrol liegen nicht vor.

Bewertung

Resveratrol stellt eine der interessanten Substanzen aus der Gruppe der sekundären Pflanzenstoffe dar. Es beeinflusst zahlreiche Moleküle innerhalb des Stoffwechsels, der Signalkaskade sowie des Zellzyklus und führt hierdurch in vitro bei Tumorzellen zu einem Zellzyklusstillstand und zur Auslösung der Apoptose. Darüber hinaus hat Resveratrol antiangiogenetische Eigenschaften und beeinflusst Zelladhäsion und Migration.

Im Gegensatz zu den zahlreichen positiven Ergebnissen sind die tierexperimentellen Daten weniger überzeugend. Dies könnte damit zusammenhängen, dass Resveratrol eine eingeschränkte Bioverfügbarkeit hat. Zur Vorsicht mahnt die Beobachtung, dass sowohl Resveratrol als auch sein Metabolit Piceatannol in vivo in einigen Experimenten zu einem verstärkten Wachstum von Tumoren führte.

Unbestritten sind dagegen die präventiven Eigenschaften von Resveratrol. Ein mögliches Potenzial liegt in der Synergie mit bestimmten Zystostatika.

Zusammenfassend ist deshalb derzeit nicht zum Einsatz von Resveratrol in medikamentöser Form, z.B. als Nahrungsergänzungsmittel bei Tumorpatienten, zu raten. Es sind weitere experimentelle Daten erforderlich, um das interessante Potenzial dieser Substanz zu bestimmen und Empfehlungen auszusprechen.

Literatur

Niles RM et al. Resveratrol is rapidly metabolized in athymic (nu/nu) mice and does not inhibit human melanoma xenograft tumor growth. J Nutr 2006; 136 (10): 2542–6.

Rooibos (*Aspalathus linearis*)

Vorkommen

Roiboos („Rotbusch") ist eine in Südafrika vorkommende Hülsenfrucht; ein niedriger Strauch bis zu einer Höhe von 1 m.

Wirkstoffe und Anwendungsgebiete

Rooibos enthält starke Antioxidanzien und ist u.a. reich an Vitamin C. Ob dies auch im Tee enthalten ist, ist unklar. Rooibos-Tee wird in der südafrikanischen Medizin der Ureinwohner verwendet. Als Genussmittel kommt der Tee in fermentierter Form in den Handel. Eine Tasse Rooibos-Tee enthält Eisen, Fluor, Kalium, Kalzium, Kupfer, Magnesium, Mangan und Zink in jeweils sehr geringen Dosierungen, außerdem aromatische Öle.

Die prooxidativen Eigenschaften von wässrigem Rooibos-Extrakt korrelieren mit dem Gehalt an Dihydrocalconen (Aspalathin und Nothofagin) und dem Flavonoidgehalt.

Wirkungen

Laborexperimentelle Daten

Rooibos-Tee verringert die Induktion der Cyclooxygenase 2. Fermentierter wie unfermentierter Rooibos-Tee hat antimutagene Eigenschaften. Der Extrakt von Rooibos-Tee schützt vor der Entwicklung von Hauttumoren unter dem Einfluss von Kanzerogenen. Die Wirkung ist beim unfermentierten Extrakt geringer als beim fermentierten.

Molekulare Mechanismen

- Herabregulation: COX-2

Tierexperimentelle Daten

Rooibos verstärkt die Aktivität der zytosolischen Glutathion-S-Transferase-α. Außerdem kommt es zu einem signifikanten Anstieg der Aktivität der mikrosomalen UDP-Glucuronosyltransferase.

Im Tierversuch konnte nach Gabe von Rooibos ein signifikanter Anstieg von reduziertem Glutathion erzielt werden.

Klinische Daten

Es liegen keine klinischen Daten oder Studien vor.

Wechselwirkungen

▶ **Mit der Tumortherapie**

Es liegen keine Daten zur Wechselwirkung mit der Tumortherapie vor.

▶ **Mit anderen Medikamenten**

Auch zu Wechselwirkung mit anderen Medikamenten gibt es keine Berichte. Aufgrund des Einflusses auf Stoffwechselenzyme sind Wechselwirkungen nicht auszuschließen.

Nebenwirkungen

Nebenwirkungen von Rooibos-Tee scheinen nicht vorzuliegen.

Dosierung

Es liegen keine Daten vor, aus denen sich eine Dosisempfehlung ableiten lässt.

Kontraindikationen

Kontraindikationen für den Einsatz von Rooibos-Tee sind nicht bekannt.

Bewertung

Rooibos-Tee stellt ein beliebtes Getränk dar. Gesundheitlich bedeutsame Eigenschaften sind möglich, jedoch in Bezug auf onkologische Erkrankungen noch nicht ausreichend belegt. Tumorpatienten kann der Genuss von Rooibos-Tee uneingeschränkt erlaubt und auch im Hinblick auf eine ausreichende Flüssigkeitszufuhr empfohlen werden. Spezielle gesundheitliche Wirkungen, um Tumorerkrankungen zu verhindern oder bereits bestehende Erkrankungen positiv zu beeinflussen, sind noch nicht bekannt.

Wechselwirkungen mit Chemotherapeutika durch Einfluss auf Enzyme und den Gehalt an Antioxidanzien sind möglich, aller Wahrscheinlichkeit nach aber bei einem Genuss in Form von Tee nicht in höherem Ausmaß zu erwarten.

Literatur

Es sind keine klinischen Studien publiziert worden.

Rutin

Vorkommen

Rutin kommt in Rotwein, Tee (grün und schwarz), Kakaopulver, Knoblauch, Himbeeren, Pfefferminz, Eukalyptus, Buchweizen, Fenchel, Johanniskraut und Erdmandeln vor.

Wirkstoffe und Anwendungsgebiete

Rutin ist ein sekundärer Pflanzenstoff aus der Gruppe der Flavonoide. Er hat eine gefäßstärkende Wirkung und wird deshalb in der Naturheilkunde bei Venenerkrankungen eingesetzt. Rutin ist außerdem schwach bakterizid und virozid wirksam.

Wirkungen

Laborexperimentelle Daten

Rutin hat antioxidative Eigenschaften und eignet sich deshalb möglicherweise zu Chemoprävention. Die antikarzinogene Wirkung von Rutin korreliert mit einer erhöhten Sensibilität der Karzinomzellen gegenüber einer durch NK-Zellen ausgelösten Nekrose und Apoptose. Darüber hinaus kann Rutin die Metastasierung vermindern und inhibiert die Freisetzung von VEGF aus Tumorzellen.

> **Molekulare Mechanismen**
>
> - Herabregulation: MMP9
> - Hemmung: VEGF

Tierexperimentelle Daten
In verschiedenen Tierversuchen konnte die positive Wirkung von Rutin gezeigt werden. Die Überlebenszeit von Mäusen wurde nach Impfung von Aszitestumorzellen mit Rutin verlängert. Auch die Ausbildung von Metastasen bei Mäusen mit Melanom konnte durch Rutin deutlich vermindert werden. Die Arbeitsgruppe um Drewa (1998) zeigte jedoch, dass mit ansteigender Dosis von Rutin die Tumormasse und auch die Anzahl von Lungenmetastasen signifikant zunimmt.

Klinische Daten
Untersuchungen zur antitumoralen Wirkung von Rutin liegen nicht vor. In einer Cochrane-Analyse zur Reduktion eines Lymphödems durch Rutin konnten drei Studien nachgewiesen werden. Die Autoren berichten, dass sie in keiner Arbeit ausreichende Daten zur Reduktion des Lymphödems finden konnten. Eine Metaanalyse wurde deshalb nicht durchgeführt (Badger et al. 2004).

Klinische Studien im Überblick

Klinische Studien, die eine Beeinflussung des Tumorverlaufs bei Therapie mit Rutin untersuchen, liegen nicht vor. Es wurden jedoch mehrere Publikationen zur Abschwächung von Nebenwirkungen veröffentlicht.
- Kontrollierte Studie, Mammakarzinom, 31 Patientinnen, Rutin vor Radiatio: weniger Hautirritationen und subjektive Symptome als in Kontrollgruppe (Pischnamazzadeh et al. 1983).
- Prospektiv doppelblind-randomisierte, placebo-kontrollierte Studie, Radiatio bei Kopf-Hals-Tumoren, Cumarin und Troxeruten, 48 Patienten: tendenziell geringere Xerostomie (Grotz et al. 2001).
- Cochrane-Analyse, Reduktion Lymphödem, Nachweis von drei Studien: keine ausreichenden Daten (Badger et al. 2004).

Wechselwirkungen

▶ Mit der Tumortherapie
Rutin inhibiert die Entgiftung von Daunorubicin in Mammakarzinomzellen, führt jedoch nicht zu einer erhöhten Toxizität des Chemotherapeutikums gegenüber den Malignomzellen, ebenso wenig zur Wirkungsabschwächung der Anthracycline. Mit einer Kombination von Vitamin E mit Hydroxethylruticid konnte der therapeutische Index von Adriamycin erhöht werden. Rutin führt so zu einer Abschwächung der Wirkung von Mitomycin C (Lee et al. 2004).

Im Tierversuch konnte die Toxizität einer Cisplatin-Therapie während Ganzkörperhyperthermie durch Rutin deutlich gemindert werden, ohne dass die Effektivität gegenüber dem Tumor vermindert wurde. Die Effektivität einer Radiatio und Cisplatin-Therapie wird im Mausmodell durch Rutosid weder positiv noch negativ beeinflusst.

In Tierversuchen verminderte Rutin die Kardiotoxizität von Doxorubicin. Die In-vitro-Kombination von Doxorubicin und Rutosid führte zu keiner Wirkungsabschwächung. Die intravenöse Gabe von Troxerutin bei erkrankten Mäusen vor einer Ganzkörperbestrahlung führt zu einer signifikant verminderten Peroxidation von Lipiden im normalen

Gewebe, nicht jedoch im Tumorgewebe, und zu einer Protektion vor radiogenen DNA-Strangbrüchen.

Bei Patientinnen mit Mammakarzinom führte die intravenöse Gabe von Rutin vor Radiatio zu einer Verminderung der Hautirritationen (Pischnamazzadeh et al. 1983).

In einer Studie erhielten Patienten mit Kopf-Hals-Tumoren während einer Radiatio Cumarin und Troxeruten mit dem Ergebnis einer tendenziell geringeren Xerostomie (Grotz et al. 2001).

Da Rutin als Venentherapeutikum verwendet wird, wurde überprüft, ob Wassereinlagerungen unter einer Therapie mit Doxetaxel durch eine Therapie mit Rutosiden vermindert werden. Das Ergebnis war negativ (Pronk et al. 1999).

▶ **Mit anderen Medikamenten**
Es liegen keine Daten zu Wechselwirkungen mit anderen Medikamenten vor.

Nebenwirkungen

Nebenwirkungen von Rutin sind nicht bekannt.

Dosierung

Dosisfindungsstudien zur antitumoralen Therapie liegen bisher nicht vor. In der Venentherapie werden 3-mal täglich 500 mg eingesetzt.

Kontraindikationen

Es liegen keine Publikationen zu Kontraindikationen von Rutin vor.

Bewertung

Rutin weist als sekundärer Pflanzenstoff einige Eigenschaften auf, die in der antitumoralen Therapie Bedeutung haben könnten. Bezüglich der chemopräventiven Eigenschaften sind die Ergebnisse aus Zell- und Tierexperimenten nicht eindeutig, sodass Rutin derzeit nicht als Medikament in der Prävention empfohlen werden kann.

Rutin scheint die Angiogenese und Metastasierung bei Tumoren positiv zu beeinflussen. Bedenkenswert sind jedoch die Ergebnisse der Studiengruppe um Drewa (1998), dass bei ansteigender Dosis von Rutin Tumormasse und Lungenmetastasierung zunehmen. Aus diesem Grund kann derzeit keine positive Empfehlung zum Einsatz von Rutin bei Tumorpatienten ausgesprochen werden.

Gleichermaßen problematisch ist die Kombination von Rutin mit Zytostatika. Für Mitomycin konnte eine Wirkungsabschwächung gezeigt werden, kein negativer Einfluss scheint bei Cisplatin und Doxurubicin vorzuliegen.

In der klassischen Pflanzenheilkunde wird Rutin bei Ödemen eingesetzt. Ein positiver Einfluss auf die Ödembildung unter Doxetaxel konnte bisher nicht nachgewiesen werden. Auch ein Lymphödem scheint nicht positiv beeinflusst zu werden. Weitere Untersuchungen wären erforderlich, um die Frage der Reduktion von Nebenwirkungen unter einer Radiatio zu klären.

Literatur

Badger C et al. Benzo-pyrones for reducing and controlling lymphoedema of the limbs. Cochrane Database Syst Rev 2004; (2).

Drewa G et al. The influence of rutin on the weight, metastasis and melanin content of B16 melanotic melanoma in C57BL/6 mice. Neoplasma 1998; 45 (4): 266–71.

Grotz KA et al. Prophylaxis of radiogenic sialadenitis and mucositis by Coumarin/Troxerutine in patients with head and neck cancer. Br J Oral Maxillofac Surg 2001; 39 (1): 34–9.

Lee CS et al. Effect of change in cellular GSH levels in mitochondrial damage and cell viability loss due to mitomycin c in schmall cell lung cancer cells. Biochem Pharmacol 2004; 68 (9): 1857–67.

Pischnamazzadeh M et al. Prevention of radiation-induced skin reactions in breast cancer. Strahlentherapie 1983; 159 (1): 9–12.

Pronk LC et al. The venotonic drug hydroxyethylrutosiden does not prevent or reduce docotaxel-induced fluid retention. Cancer Chemother Pharmacol 1999; 43 (2): 173–7.

Saikosaponine

Vorkommen

Saikosaponine werden aus der in China vorkommenden Pflanze *Bupleurum falcatum* (*Umbelliferae*) gewonnen.

Wirkstoffe und Anwendungsgebiete

Saikosaponine sind in verschiedenen chemischen Verbindungen bekannt. Ihnen werden in der traditionellen chinesischen Medizin immunmodulatorische, antivirale, die Leber schützende und antitumorale Eigenschaften zugeschrieben.

Wirkungen

Laborexperimentelle Daten

Saikosaponin D wirkt zytotoxisch gegenüber hepatozellulären und Lungenkarzinomzellen. Es kommt zu einem Zellzyklusstillstand sowie zur Auslösung der Apoptose. Saikosaponin A führt in Hormonrezeptor-unabhängigen wie -abhängigen Mammakarzinomzellen über unterschiedliche Zielmoleküle zur Auslösung der Apoptose. Ob dies auch bei Patienten mit einer Tumorerkrankung zu einem raschen Progress führen kann, ist bisher nicht untersucht worden.

Saikosaponin C aktiviert das Wachstum von Endothelzellen und erhöht die Angiogenese und Migrationsfähigkeit von Tumorzellen.

Molekulare Mechanismen

- **Saikosaponin A:** Heraufregulation: Bax, p21, p53
- **Saikosapinon C:** Heraufregulation: MMP, MAPK, VEGF
- **Saikosaponin D:** Zellzyklus: Stillstand in der G_1-Phase; Heraufregulation: p21, p53, Bax, Fas-L

Tierexperimentelle Daten
Daten aus Tierexperimenten liegen nicht vor.

Klinische Daten
Daten aus klinischen Untersuchungen liegen nicht vor.

Wechselwirkungen

▶ Mit der Tumortherapie
Wechselwirkung mit der Tumortherapie sind nicht bekannt. Aufgrund proangiogener Wirkmechanismen ist ein antagonistisches Verhalten bei antiangiogenetischen Substanzen, wie z.B. Bevacizuimab, aber auch den Tyrosinkinaseinhibitoren denkbar.

▶ Mit anderen Medikamenten
Es liegen keine Daten zu Wechselwirkungen mit anderen Medikamenten vor.

Nebenwirkungen
Außer der potenziell tumorwachstumsfördernden Wirkung von Saikosaponin C sind keine Nebenwirkungen bekannt.

Dosierung
Es liegen keine ausreichenden Daten vor, um eine Dosisempfehlung auszusprechen.

Kontraindikationen
Kontraindikationen von Saikosaponinen sind nicht bekannt.

Bewertung
Während einzelne In-vitro-Experimente belegen, dass Saikosaponine zytostatische und zytotoxische Wirkungen haben, wurde für die Substanz Saikosaponin C gezeigt, dass sie die Migration der Tumorzelle und die Angiogenese fördern kann. Aus diesem Grund kann für Saikosaponine derzeit keine positive Empfehlung in der Behandlung von Tumorpatienten ausgesprochen werden. Inwieweit die verschiedenen Wirkmechanismen differenziert ausgenutzt werden können, muss zunächst in weiteren Untersuchungen geklärt.

Literatur
Es liegen keine publizierten klinischen Studien vor.

Schlafbeere (*Withania somnifera*)

Vorkommen

Withania somnifera stammt aus Indien, dem Mittelmeerraum und dem Nahen Osten. Sie ist Bestandteil der ayurvedischen Phytotherapie. Die Pflanze ist auch unter dem Namen „Indischer Ginseng" bekannt. Ihr werden beruhigende und allgemein stärkende Wirkungen zugesprochen.

Wirkstoffe und Anwendungsgebiete

Die so genannten Withanoide sind bioaktive Substanzen. Sie inhibieren die Cyclooxygenase und die Lipidperoxidation. *Withania* hat dadurch antiinflammatorische Eigenschaften und wird bei Muskel- und Gelenkbeschwerden, Entzündungen, Arthritis, Asthma und arterieller Hypertonie eingesetzt.

Wirkungen

Laborexperimentelle Daten

Laborexperimentelle Daten zur antitumoralen Wirkung liegen nicht vor.

> **Molekulare Mechanismen**
> - Herabregulation: NF-κB, IκBα-Kinase, IκB

Tierexperimentelle Daten

Im Tierversuch konnte gezeigt werden, dass *Withania somnifera* vor der Induktion von Lungentumoren schützt und wachstumshemmende Effekte auf Sarkome hat. Hohe Dosierungen führen in einigen Versuchsansätzen zur Tumorremission, haben allerdings auch eine hohe Letalitätsrate. Darüber hinaus konnten für *Withania somnifera* immunmodulatorische Eigenschaften gezeigt werden. So kommt es zu einer statistisch signifikanten Mobilisierung und Aktivierung von peritonealen Makrophagen, Anstieg der Phagozytose sowie einer erhöhten Aktivität von lysosomalen Enzymen.

Klinische Daten

Es liegen keine klinischen Studien vor.

Wechselwirkungen

▶ **Mit der Tumortherapie**

Withania wirkte im Tiermodell als Radiosensitizer. In zwei verschiedenen Tierexperimenten konnte die Immunsuppression unter einer Chemotherapie vermindert werden. Es kam zu einer signifikanten Zunahme des HB-Werts, der Leukozyten, der Thrombozyten sowie des Körpergewichts.

▶ **Mit anderen Medikamenten**

Es sind keine Wechselwirkungen bekannt.

Nebenwirkungen

Hohe Dosierungen waren im Tierexperiment letal. Toxizitätsdaten beim Menschen liegen nicht vor.

Dosierung

Es liegen keine ausreichenden Daten vor, um eine Dosisempfehlung abzuleiten. Im Tierexperiment lagen letale Dosierungen bei 1 000 mg/kg.

Kontraindikationen

Es liegen keine Aussagen zu Kontraindikationen von *Whitania* vor.

Bewertung

Whitania somnifera stellt eine der interessanten Substanzen aus der ayurvedischen Phytotherapie dar. Nachdem in vitro erste Zielmoleküle einer antitumoralen Wirkung identifiziert werden konnten, sollten die Daten zu Wirkungsverstärkung einer Radiatio Anlass geben, die Pflanze weiter zu untersuchen. Darüber hinaus könnte *Whitania* Teil einer die Hämatotoxizität vermindernden komplementären Therapie sein. Bisher liegen noch keine klinischen Studien vor, die die Wirksamkeit von *Whitania* gegenüber Tumoren bzw. zur Abschwächung von Nebenwirkungen belegen. Vor einer positiven Empfehlung müssen diese Daten erhoben und die Frage der Toxizität geprüft werden.

Da im Tierexperiment auch letale Verläufe beschrieben wurden, kann der Substanzeinsatz ohne diese Klärung in der Tumortherapie nicht empfohlen werden.

Literatur

Es liegen derzeit keine publizierten klinischen Studien vor.

Schlangengift

Vorkommen

Schlangengifte werden durch Abzapfung aus den Giftdrüsen verschiedener Schlangenarten gewonnen. Ihnen ist die hohe Toxizität gemeinsam und die Eigenschaft der Gifte, Zellen und Gewebe aufzulösen.

Wirkstoffe und Anwendungsgebiete

Schlangengifte dienen physiologisch der Beuteergreifung und Verdauung, aber auch der Verteidigung gegen Angreifer. Die in den Giften enthaltenen verschiedenen chemischen Verbindungen gehören zu unterschiedlichen Substanzgruppen. Hieraus resultieren auch sehr unterschiedliche Wirkungen. Chemisch gesehen bestehen Schlangengifte zu einem hohen Prozentsatz aus Proteinen und Enzymen. Die Moleküle sind in der Regel sehr komplex aufgebaut.

Viele Schlangengifte sind so genannte Disintegrine. Zu ihnen gehören Contortrostatin, Eristotatin, Lebectin, Obstutation, Taipoxin, Yararhagin, Batroxobin, Apoxin, Salmosin und Rhodostonin.

Unterschiedliche Wirkungen wurden bisher beschrieben: Entzündungshemmung, Schädigung von Zellen und Geweben, insbesondere eine hämorrhagische Wirkung mit Schädigung der Blutzellen und Gefäße, Zytolyse mit Schädigung von Haut und Bindegewebe sowie Muskelgeweben, eine myotoxische Wirkung, die in einer Muskelschwäche resultiert, sowie eine kardiotoxische Wirkung mit einer Schädigung von Herzzellen und Auslösung von Herz-Rhythmus-Störungen. Darüber hinaus kommen neurotoxische Wirkungen mit Lähmungen und Krämpfen vor sowie eine Auslösung von Thrombosen. Aufgrund des Eiweißgehaltes ist auch ein anaphylaktischer Schock möglich.

Verschiedene Schlangengifte werden als Medikamente in der Homöopathie, im Ayurveda und anderen ethnischen Medizinen verwendet.

Wirkungen

Laborexperimentelle Daten

In-vitro-Studien zeigen, dass Schlangengifte in der Lage sind, Tumorzellen abzutöten. Das Gift der Speikobra (*Naja nigricollis*) und das Crotoxin der Klapperschlange (*Crotalus durrisus*) sowie ein Polypeptid aus der Indischen Kobra (*Najanaja artra*) wirken zytotoxisch bei verschiedenen Karzinomzellen. Die Injektion von Tumorzellen, die vorab mit dem Gift gemischt worden waren, führte zu einem deutlich geringeren Tumorwachstum.

Disintegrine sind nicht-enzymatische, kleinmolekulare Proteine aus Schlangengift. Sie binden an verschiedene Integrintypen: α_{2b}-β_3, α_5-β_3, α_5-β_5 und α_5-β_1. Die Blockade von α_5-β_3-Integrin, welches auf Gefäßendothelzellen gebildet wird, unterbricht die Angiogenese. Disintegrene inhibieren die Adhäsion, Migration und Invasion von Tumorzellen sowie das Wachstum von humanen Karzinomzellen in Metastasen. Außerdem konnten antiangiogenetische Wirkungen gezeigt werden. Eristostatin führt zu einer erhöhten Angreifbarkeit von Melanomzellen gegenüber NK-ähnlichen T-ALL-Zellen.

> **Molekulare Mechanismen**
>
> - Bindungen an verschiedene Integrine

Tierexperimentelle Daten
In verschiedenen Tiermodellen trat eine Wachstumshemmung von Tumoren auf. Die antiangiogenetische Wirkung von Controstatin konnte im Tierexperiment bestätigt werden. Controstatin führte bei Gliomen zu einer Inhibition der Tumorprogression und zu einem verlängerten Überleben. Die Verträglichkeit ist relativ gut, neurotoxische Nebeneffekte traten nicht auf. In verschiedenen Experimenten wurden Schlangengift an monoklonale Antikörper konjugiert. Das kombinierte Molekül löste zytotoxische Wirkungen in vitro und in vivo aus.

Klinische Daten
Crotoxin wurde in einer Phase-I-Studie an Patienten mit soliden Tumoren geprüft. Drei Patienten erreichten eine partielle Remission, ein Patient erreichte bei der höchsten Dosis eine komplette Remission am Tag 110 (Cura et al. 2002).

Die Kombination aus Crotoxin und Cardiotoxin wurde bei zwei Patienten in Form einer peritumoralen Injektion (0,014 mg/kg und Woche über 6 Wochen) eingesetzt. Die Autoren beschrieben ein komplettes Verschwinden eines Plattenepithelkarzinoms bei einem Patienten. Eine Patientin mit lokal fortgeschrittenem Mammakarzinom erlangte eine 80%ige Reduktion des Tumors (Costa et al. 1998). Eine Phase-I-Studie mit Cilengitid bei Patienten mit metastasierenden soliden Tumoren ergab bis zu einer Dosierung von 1 600 mg/m² keine wesentlichen Toxizitäten (Esken et al. 2003).

> **Klinische Studien im Überblick**
>
> Es wurden bisher zwei Phase-I-Studien publiziert. Allerdings wurde nur auf die Nebenwirkungen eingegangen, Daten zur antitumoralen Effektivität wurden bisher bei Patienten mit Tumorerkrankungen nicht publiziert.

Wechselwirkungen

▶ **Mit der Tumortherapie**
Cilengitid stellt ein zyklisches Peptid dar, das an den α_5-β_3- und den α_5-β_5-Integrin-Rezeptor bindet. In-vitro-Experimente zeigen, dass eine Radiatio die Expression von α_5-β_3-Integrin induziert, ein Mechanismus, der durch Cilengitid unterdrückt wird. Ob Cilengitid und eine Radiatio synergistisch wirken, wird diskutiert. Cilengitid wird mittlerweile pharmazeutisch entwickelt und wirkt synergistisch mit einer Radioimmunotherapie bei Mäusen mit Mammakarzinomen. Daten zu Wechselwirkungen mit der Chemotherapie sind nicht bekannt.

▶ **Mit anderen Medikamenten**
Wechselwirkungen mit anderen Medikamenten sind nicht bekannt.

Nebenwirkungen

Nebenwirkungen von Disintegrinen sind die Auslösung von Blutungen (Hämolyse), insbesondere innere Blutungen mit Kreislaufschock, Niereninsuffizienz, der Untergang von Muskel- und Bindegewebe mit Schmerzen, Nekrosen, Muskelschwächen, Herzrhythmusstörungen und Herzstillstand sowie Lähmungen, Krämpfe und delirartige Zustände. Außerdem können Thrombosen ausgelöst werden.

Unter Crotoxin traten folgende Toxizitäten auf: Lidptose, Nystagmus, Angstzustände, transiente Anstiege der CK, GOT und GPT als Zeichen der Myotoxizität, anaphylaktische Reaktionen (Grad III), Hypersensitivität, Sialorrhö, asymptomatische Blutdruckanstiege, leichte Eosinophilie.

Dosierung

In einer Phase-I-Studie lag die maximal tolerierte Dosis für Crotoxin bei 0,21 mg/m². Partielle Remissionen traten bei Dosierungen von 0,12–0,21 mg/m² auf. Die Autoren empfehlen eine Dosis von 0,18 mg/m² für Phase-II-Studien (Cura et al. 2002).

Cilengitid wurde in einer Phase-I-Studie auch in einer höheren Dosierung bis 1,6 mg/m² vertragen.

Insgesamt können aufgrund mangelnder klinischer Daten keine Dosierungsempfehlungen ausgesprochen werden, insbesondere da die Schlangengifte als hochtoxische Substanzen anzusehen sind.

Kontraindikationen

Schlangengifte stellen hochgiftige Substanzen dar. Ihre Anwendung in der komplementären Onkologie ist nicht indiziert.

Bewertung

Schlangengifte weisen unterschiedliche Wirkmechanismen auf. Hauptsächlich stellen sie Disintegrine dar. Sie inhibieren Adhäsion, Migration und Invasion in Tumorzellen und können der Angiogenese entgegenwirken. Disintegrine werden derzeit gezielt pharmazeutisch für die Tumortherapie entwickelt. Sie sind keine geeignete Substanz in der komplementären Therapie und auf keinen Fall als alternative Therapeutika anstelle einer sinnvollen Chemo- oder Strahlentherapie geeignet. In wirksamen Dosierungen angewendet ist mit Nebenwirkungen zu rechnen, die denen der Schulmedizin entsprechen.

Literatur

Costa LA et al. Tumor regression of advanced carcinomas following intra- and/or peritumoral inoculation with VRCTC-30 in humans. Immunopharmacol Immunotoxicol 1988; 20: 15–25.

Cura JE et al. Phase I and pharmacokinetics study of crotoxin (cytotoxic PLA82, NSC-624244) in patients with advanced cancer. Clin Cancer Res 2002; 8 (4): 1033–41.

Esken FA et al. Phase I and pharmacokinetic study of continuous twice weekly intravenous administration of Cilengitide, a novel inhibitor of the integrins alpha-beta3 and alpha-beta5 in patients with advanced solid tumors. Eur J Cancer 2003; 39 (7): 917–36.

Scutellaria (*Scutallaria baicalensis*)

Vorkommen

Scutallaria baicalensis kommt in verschiedenen Arten im asiatischen Raum vor und ist Bestandteil der traditionellen chinesischen Medizin. *Scutellaria baicalensis* ist in PC-SPES (S. 227) enthalten.

Wirkstoffe und Anwendungsgebiete

Die Pflanze ist reich an Flavonoiden, unter anderem Apigenin (S. 31), Wogonin, Luteolin, Baicalin, Baicalein und Berberin.

In der traditionellen koreanischen Medizin wird *Scutellaria barbata* unter dem Namen Ban-Ji-Ryun als antiinflammatorisches und antitumorales Medikament eingesetzt. In der chinesischen Medizin lautet der Name Ban-Zhi-Lian. Wogonin interagiert mit der Benzodiazepin-Bindungsstelle des GABA-Rezeptors.

Wirkungen

Laborexperimentelle Daten

In verschiedenen In-vitro-Untersuchungen konnte gezeigt werden, dass Baicalin, Bacalein und Wogonin zur Inhibition der Proliferation und zu einem Zellzyklusstillstand bei epithelialen Kopf-Hals-Tumoren, Hepatom-, Mammakarzinom- und Harnblasenkarzinomzellen führen.

Neben der Wachstumshemmung kommt es unter diesen Substanzen zur Induktion einer Apoptose bei verschiedenen Tumorarten (Prostatakarzinomzellen, Myeloblasten und Promyelozyten-Leukämiezellen, Myelom-, Melanom- und Glioblastomzellen). Neben der Beeinflussung der apoptoseauslösenden Moleküle vermindert Wogonin VEGF und VEGFR-2 und inhibiert die Telomerase. In Zellkulturen wurde die Neubildung von Gefäßen verringert.

Baicalin hemmte die dem Androgen-Rezeptor nachgeordnete Signalkaskade und verminderte die Expression des Androgen-Rezeptors.

Pheophobit aus *Scutellaria barbata* induziert einen Zellzyklusstillstand und die Apoptose beim hepatozellulären Karzinomen. Es besteht keine Toxizität gegenüber normalen Leberzellen.

Baicalein und Baicalin haben immunaktivierende Eigenschaften und fördern die Proliferation von peripheren mononuklearen Zellen.

> **Molekulare Mechanismen**
>
> - Zellzyklus: Stillstand in der G_1- und am Übergang von der G_2- in die M-Phase
> - Herabregulation: IGFI, COX-2, MAPK, Bcl-2, Interleukin-6, MMP9
> - Heraufregulation: p21, p27, p53, Caspase-3, Caspase-9, PARP, MAP1, NF-κB, Bax, JNK, Interleukin-1α, TNF-α
> - Besonderheiten: Sensibilisierung gegen TRAIL; Hemmung: VEGF, VEGFR, Androgen-Rezeptor, Telomerase

Tierexperimentelle Daten

Im Tierexperiment führt Wogonin zu einem Anstieg der Zytotoxizität von Leukozyten, zu einem Anstieg von Interleukin-1α und TNF-α und zur Steigerung der Aktivität von NK-Zellen und Makrophagen. Die tägliche Fütterung von Scutellariawurzel resultiert in einer signifikanten Hemmung des Tumorwachstums. Die Einzelsubstanzen Baicalein und Baicalin führten zu einer statistisch signifikanten Abnahme des Tumorvolumens.

Klinische Daten

In einer Phase-I-Studie an Patientinnen mit fortgeschrittenem Mammakarzinom erreichten einige Patientinnen mit einem wässrigen Extrakt aus *Scutellaria barbata* eine stabile Erkrankungsphase über mehr als 90 Tage, davon drei über mehr als 180 Tage (Rugo et al. 2006). Da eine Vergleichsgruppe fehlt, sind weitere klinische Untersuchungen erforderlich, bevor eine Aussage zur Wirksamkeit möglich ist.

> **Klinische Studien im Überblick**
>
> - Phase-I-Studie, fortgeschrittenes Mammakarzinom, 21 Patientinnen: Stabilisierung der Erkrankung bei 4 Patientinnen für 3–6 Monate (Rugo et al. 2006).

Wechselwirkungen

▶ Mit der Tumortherapie

Pheophobit wirkt als Photosensitizer bei einer photodynamischen Therapie im Tierexperiment. Baicalein und Wogonin weisen neuroprotektive Eigenschaften auf. Es ist unbekannt, ob dies auch vor der Neurotoxizität von Chemotherapeutika schützt.

In einer randomisierten Studie mit 44 Patienten konnte gezeigt werden, dass ein japanisches Phytotherapeutikum, welches Baicalin enthält, zu einer signifikanten Senkung des Schweregrades der Diarrhö unter Irinotecan führt. Dies konnte auch im Tierexperiment bestätigt werden. Leider wurde diese Studie nur in einer Zwischenauswertung vorgestellt, die Autoren haben bisher keine weitere Publikation vorgelegt (Mori et al. 2003).

▶ Mit anderen Medikamenten

Die Wirkung von Wogonin kann durch N-Acetylcystein inhibiert werden.

Nebenwirkungen

In einer Phase-I-Studie bei Patientinnen mit fortgeschrittenem Mammakarzinom traten keine Grad-III- oder -IV-Toxizitäten auf. Die häufigsten Grad-I- und -II-Toxizitäten waren Übelkeit, Diarrhö, Kopfschmerzen, Meteorismus, Erbrechen, Obstipation und Fatigue.

Dosierung

Bisher liegen sehr unterschiedliche Daten zur Dosis von *Scutellaria* und seinen Extrakten in vitro vor. Für Baicalin wurde eine In-vitro-Wirksamkeit z.B. für Konzentrationen von 20 pg/ml bis 20 µg/ml beschrieben. Im Tierexperiment konnte das Wachstum von Sarkomen durch Hinzugabe von 40 mg Wogonin pro kg um die Häfte verringert werden. Baicalein und Baicalin sind in Konzentrationen von 20 mg/kg und Tag per os wirksam.

Kontraindikationen

Es liegen bisher keine Daten für Kontraindikationen vor.

Bewertung

Scutellaria mit den verschiedenen darin enthaltenen Wirksubstanzen Baicalin, Baicalein, Wogonin u.a. wird in der traditionellen chinesischen Medizin als antitumorales Medikament eingesetzt. Die verschiedenen Inhaltsstoffe weisen zahlreiche Wirkmechanismen auf, die das Wachstum von Tumorzellen stoppen und ihre Apoptose auslösen können. Diese Wirkmechanismen wurden teilweise bereits in Tierexperiment bestätigt. Bisher liegen nur sehr wenige Daten zur Anwendung bei Tumorpatienten vor. In einer Phase-I-Studie wurde der teilweise Stillstand von fortgeschrittenen Mammakarzinomen berichtet, objektivierbare Remissionen sind nicht beschrieben worden. Interessant ist eine weitere Studie, in der Baicalin die Diarrhö unter Irinotecan positiv beeinflusste. Zur Wirkung auf den Verlauf der Tumorerkrankung wurde hier keine Aussage gemacht.

Es sind dringend weitere präklinische und klinische Studien erforderlich, um die potenzielle Wirksamkeit der verschiedenen Inhaltsstoffe von *Scutellaria* zu bestimmen und damit eine gezielte Empfehlung zu ermöglichen. Vorerst kann zu einem Einsatz von *Scutellaria*-Präparaten nicht geraten werden. Keinesfalls stellt die Pflanze eine Alternative zu einer erprobten Therapie dar.

Literatur

Mori K et al. Preventive effect of Kampo medicine against irinotecan-induced diarrhea in advanced non-smal-cell lung cancer. Cancer Chemother Pharmacol 2003; 51 (5): 403–6.
Rugo H et al. Phase I trial and antitumor effects of BZL101 for patients with advanced breast cancer. Breast Cancer Res Treat 2006; DOI 10.1007/S10549–006–9430–6

Selen

Vorkommen

Selen kommt in der Natur in verschiedenen organischen und anorganischen Verbindungen vor.

Wirkstoffe und Anwendungsgebiete

Anorganisch liegt Selen als Selenit, Selenat, organisch als Selenomethionin, Selenocystein oder Methylselenocystein vor. Selen ist ein lebensnotwendiges Spurenelement, dem eine Rolle im Rahmen der Krebsprävention zukommt. Die Diskussion um die Bioverfügbarkeit von verschiedenen Selenverbindungen und -salzen in der Nahrung ist noch nicht beendet. Einige Daten weisen darauf hin, dass insbesondere organische Verbindungen gut, Natriumselenit und Natriumselenat weniger gut aufgenommen werden, wobei diese Daten zum Teil aus Tierexperimenten stammen, sodass ihre Übertragbarkeit auf den Menschen nicht sicher ist.

Ob die verschiedene Formen von Selen in der Chemoprävention bzw. in der Therapie unterschiedlich wirksam sind, ist umstritten.

In der Tumortherapie werden für Selen verschiedene Wirkungen diskutiert, die dosisabhängig sind. So wirkt Selen in der normalen Nahrungszufuhr als Antioxidans, hochnormale Selenmengen führen zu einer Verbesserung der Immunantwort und hoch dosierte Supplementierungen zu einer Induktion der Apoptose, die im Grenzbereich in toxische Wirkungen übergeht.

Wirkungen

Laborexperimentelle Daten

Bei verschiedenen Malignomen wurden bei Patienten verminderte Selenspiegel festgestellt (Mamma- und Prostatakarzinome, nicht kleinzelliges Bronchialkarzinom, kolorektale und Magenkarzinome, gynäkologische Tumoren, Kopf-Hals-Tumoren).

Die chemopräventive Wirkung von Selen ist für eine Reihe von Tumorenarten belegt, die vor allem in Selenmangelgebieten auftreten. Für andere Tumorarten konnte wiederum kein Zusammenhang nachgewiesen werden. Für die Daten zur Sekundärprävention nach Ersttumor sind die Ergebnisse ähnlich unterschiedlich.

Selenmangel kann die Aktivität von Killerzellen vermindern, auch weitere Bestandteile des Immunsystems werden in ihrer Aktivität supprimiert. Höher dosierte Selengaben können zu einer Verbesserung der zytotoxischen Aktivitäten von natürlichen Killerzellen, zytotoxischen Lymphozyten und lymphokinaktivierten Killerzellen führen.

In zahlreichen In-vitro-Untersuchungen hemmte Selen das Wachstum von Tumorzellen und induzierte eine Apoptose mit selektiver Wirkung auf den Zellzyklus bei Tumorzellen.

Selen führt zu einer Veränderung des Genexpressionsmusters bei mehreren in den Zellzyklus involvierten Genen. Drei Gengruppen werden beeinflusst: Zellzyklus-Kontrollgene, die apoptoseregulierenden Gene sowie Signalmoleküle. Dies gilt unter anderem für Mammakarzinomzellen, Zellen aus Hirn-, Lungen- und Prostatakarzinomen, für Osteosarkome, Karzinome der Mundhöhle, Promyelozyten, Leukämiezellen, Lymphomzellen. Außerdem werden weitere Proteine in der Signalkaskade der Zelle und für die Auslösung der Apoptose beeinflusst.

Selen führt zur Retransformation von Tumorzellen und zur Inaktivierung von Onkogenen, es wirkt auf die Aktivität verschiedener Enzyme, z.B. Glutathion-Peroxidase, 5-Deiodase, Selenoproteine P und M, Thioredoxinreduktase.

Selen beeinflusst weiterhin Hormonrezeptor-abhängige Signalwege des Androgen- und Östrogen-Rezeptors, indem es den Östrogen-Rezeptor-α herabreguliert, zumindest bei bestimmten Modellen mit einer gleichzeitigen Zunahme des Östrogen-Rezeptors-β.

Molekulare Mechanismen

- Zellzyklus: Stillstand am Übergang von der G_2- in die M-Phase
- Herabregulation: Cycline, CDK, Bcl-2, Survivin, NF-κB, c-jun, ERK, PI3K, AKT, Raf, COX-2
- Heraufregulation: Cyclin D, p53, p21, p27, Fas-L, TGF-β, toll like receptor 2, MAPK, ERK, PKB, PKC, AKT, Caspase-9
- Besonderheit: Herabregulation: EGFR, Erb-b2, Sensibilisierung gegen TRAIL, Telomerasehemmung

Tierexperimentelle Daten

Die tierexperimentellen Daten zu Selen sind heterogen. Bei lymphoproliferativen Erkrankungen erreichte eine Fütterung von Selen eine Verbesserung des Überlebens, beim Mammakarzinom konnte kein Effekt nachgewiesen werden.

Klinische Daten

Die Serumselenkonzentration hat eine Bedeutung für Krebspatienten (z.B. Last et al. 2003), sie bestimmt das erste Ansprechen und das Gesamtüberleben von Patienten mit hochmalignem Non-Hodgin-Lymphom. Es ist unklar, ob dies durch eine Selensupplementierung während der Therapie beeinflusst wird.

In mehreren Publikationen wurde von der Wirkung der alleinigen Gabe von Selen berichtet. Patienten nach Erstdiagnose von Hauttumoren erhielten Selen als adjuvante Therapie; es konnte kein Effekt auf die Rezidivraten beobachtet werden, jedoch wurde in der Selengruppe die Krebsmortalität sowie die Inzidenz von Lungen-, kolorektalen und Prostatakarzinomen reduziert (Clark et al. 1996). In einer der letztgenannten vergleichbaren Studie erhöhte Selen allerdings die Rate an Zweittumoren der Haut (Duffield-Lillico et al. 2004).

Der therapeutische Effekt von Selen wurde bei Patienten mit Prostatakarzinomen untersucht. So führte die Gabe von Selen über 6 Wochen bei Männern mit Prostatakarzinom ohne hormonelle Vorbehandlung mit ansteigendem PSA-Wert zu einer Abnahme des Testosteronspiegels und auch zur Abnahme des Gesamt-PSA-Werts. Im Gesamtkollektiv konnte die PSA-Verdoppelungszeit nicht reduziert werden (Kranse et al. 2005).

Bei Patienten mit Präkanzerosen bzw. malignen Läsionen der Mundhöhle wurden komplette und partielle Remissionen sowie eine Stabilisierung beschrieben. Nach Absetzen von Selen entwickelten sich die Läsionen weiter. Der Serumselenspiegel stieg in der ersten Zeit der Seleneinnahme an, anschließend wurde der Ausgangsspiegel wieder erreicht (Toma et al. 1991). Vermutlich hängt deshalb die Wirkung von Selen nicht unmittelbar mit der Serumspiegel, sondern mit intrazellulären Spiegeln zusammen.

In einer kleinen Studie an Patienten mit Karzinomen des Gastrointestinaltrakts führte die Einnahme von Selen und Zink zu einer Stabilisierung des Ernährungszustandes (Federico et al. 2001).

Klinische Studien im Überblick

- Fallbericht, Präkanzerosen bzw. maligne Läsionen der Mundhöhle, 22 Patienten: zwei CR, fünf PR, sechs „minor response" und fünf „stable disease". Nach Beendigung der Therapie Progress (Toma et al. 1991).
- Fallserie, Ovarialkarzinom, 31 Patienten, 200 µg Selen: Verbesserung Leukozytenzahl, Verminderung Haarverlust, Meteorismus, abdominelle Schmerzen, Erschöpfung, Unwohlseins, Appetitmangel (Sieja et al. 1998, 2004).
- Fallserie, Tumoren im Mundbereich, 20 Patienten: signifikant geringere Ausbildung eines Lymphödems (Zimmermann et al. 2005).
- Fallserie, Lymphödem nach Radiochemotherapie von Kopf-Hals-Tumoren, 20 Patienten: Abnahme der Ödeme (Buntzel et al. 1999).
- Fallserie, Ödeme nach Bestrahlung von Kopf-Hals-Tumoren, 36 Patienten: 75% klinische Verbesserung (Bruns et al. 2004).
- Phase-I-Studie, Kombination Selenomethionin und Irinotecan: verminderte Diarrhö (Fakih et al. 2006).
- Randomisierte Fallkontrollstudie, GIT-Karzinome, Selen und Zink, 60 Patienten: keine weitere Verschlechterung des Ernährungszustandes (Federico et al. 2001).
- Placebo-kontrollierte Studie, Kopf-Hals-Tumoren: verbesserte Aktivierbarkeit von zytotoxischen Lymphozyten (Kiremidjian-Schumacher et al. 2000).
- Placebo-kontrollierte Doppelblindstudie, Prostatakarzinom, ansteigender PSA-Wert, 37 Patienten: Abfall PSA-Wert, keine Aussage zum Krankheitsverlauf (Kranse et al. 2005).
- Cochrane-Analyse; keine ausreichende Evidenz mit randomisiert-kontrollierten Studien für den Einsatz von Selen vorliegend (Dennert et al. 2006).

Wechselwirkungen

▶ **Mit der Tumortherapie**
Die Gabe von Selenit während einer Chemotherapie ist insbesondere bei Chemotherapeutika umstritten, die über Radikalbildung tumorschädigend wirken. Eine Wirkungsabschwächung wird befürchtet. Allerdings konnte die Resistenz von Tumorzellen durch Selenit bzw. Selenomethionin in In-vitro-Modellen und verschiedenen Tiermodellen sogar verhindert werden.

Selen bindet Glutathion selektiv zu Selenodiglutathion und führt zur Verarmung dieses wichtigen Antioxidans in den Tumorzellen. Infolgedessen verringern sich die Resistenzmechanismen gegen Zytostatika. Eine Erklärung für die Glutathionverarmung in der Tumorzelle und die beobachtete Glutathionzunahme im gesunden Gewebe liegt bislang nicht vor.

Selenit kombiniert mit Zytostatika (Docetaxel, Methotrexat, Mitomycin C, Gemcitabin, Etoposid, Mafosphamid) führt bei unterschiedlichen Karzinomzelllinien zu keiner Verminderung des zytostatischen Effekts. Die Zytotoxizität von 5-FU, Platinderivaten Irinotecan, Doxorubicin oder Taxol wird sogar potenziert.

In einer Phase-I-Studie wurde die Kombination aus Selenomethionin und Irinotecan überprüft. Eine Erhöhung der Irinotecandosis war nicht möglich, allerdings war die Rate an schwergradigen Diarrhöen vermindert, sechs refraktäre Patienten sprachen unerwartet an und ihre Erkrankung stabilisierte sich (Fakih et al. 2006).

Durch Beeinflussung des Östrogen-Rezeptors kann auch die antagonistische Wirkung von Tamoxifen erhöht werden.

Selen inhibiert Cytochrom P_{450} 3A4 und könnte hierdurch zahlreiche Wechselwirkungen mit Zytostatika und anderen antitumoralen Medikamenten entfalten. Einzelheiten hierzu sind bisher nicht bekannt.

In-vitro-Experimente zeigten, dass Selenmethionin synergistisch mit einer Radiatio bei Tumorzellen wirkt.

Eine weitere interessante Indikation für Selen stellt die Therapie von sekundären Ödemen dar. Dieser Effekt ist sowohl bei Patienten mit Mundboden- und Zungengrundkarzinomen als auch bei Patientinnen mit Lymphödem des Armes bei Mammakarzinomen nachweisbar. Die Gabe von Selen bei einem Lymphödem des Armes führte auch zu einer Reduktion der Inzidenz von Erysipelen (Buntzel et al. 1999; Kasseroller et al. 1998, 2000; Micke et al. 2000, 2003; Bruns et al. 2004; Männel et al. 2005; Zimmermann et al. 2005).

Während der Therapie von Kopf-Hals-Tumoren führte Selen zu einer Stabilisierung der Immunparameter (Kiremidjian-Schumacher et al. 2001). Außerdem kam es unter Selengabe zu einer verminderten Hämatotoxizität mit einem geringeren Abfall der Leukozyten und des Hb-Wertes.

Bei Patienten mit Paravasaten durch Carboplatin liegen erste Daten zur besseren Abheilung unter Selengabe vor (Buntzel et al. 1999).

Selenit schützt vor der Nephrotoxizität von Cisplatin. Dies korreliert mit einem Anstieg von Glutathion in der Niere. Die Kardiotoxizität von Adriamycin kann im Tierversuch durch Supplementierung mit Selen reduziert werden. Bei Patientinnen mit Ovarialkarzinom führt Selen während einer Chemotherapie zu einem signifikanten Anstieg der Leukozytenzahl, einer Verminderung des Haarverlustes, des Meteorismus, der abdominellen Schmerzen, der Erschöpfung, des Unwohlseins und des Appetitmangels (Sieja et al. 1998, 2004).

Im Tierversuch führte die Gabe von Natriumselenit oder organisch gebundenem Selen (Selenomethionin) zu einem verbesserten Überleben von bestrahlten Mäusen.

Eine Cochrane-Analyse aus dem Jahr 2006 fasste die Arbeiten zur Beeinflussung der Nebenwirkungen von Chemo-, Radiotherapie und Operation bei Karzinompatienten durch Selen zusammen. Die Autoren selektierten randomisiert-kontrollierte Studien und folgerten, dass noch keine ausreichende Evidenz für den Einsatz von Selen vorliegt. Es wurden lediglich zwei randomisiert-kontrollierte Studien zur Entwicklung eines Lymphödems bzw. zur Ausbildung einer Diarrhö unter einer Radiojodtherapie gefunden (Dennert et al. 2006).

► **Mit anderen Medikamenten**
Es liegen keine Daten zu Wechselwirkungen mit anderen Medikamenten vor. Aufgrund des Einflusses auf Cytochrom P_{450} sind Wechselwirkungen aber nicht auszuschließen.

Nebenwirkungen

Bei deutlicher Überdosierung von Selen treten Übelkeit, Erbrechen und Gewichtsverlust sowie eine vermehrte Erregbarkeit auf.

Dosierung

In den unterschiedlichen Studien, die meistens als Fallserien oder Phase-I-Studien durchgeführt wurden, wurde Selen in Konzentrationen von 200–1 000 µg täglich eingesetzt.

Kontraindikationen

Kontraindikationen für die Einnahme von Selen liegen bisher nicht vor. Allerdings ist darauf zu achten, dass Selen ab gewissen Konzentrationen toxisch ist. Eine länger andauernde Einnahme größerer Mengen von Selen bedarf deshalb der Kontrolle.

Bewertung

Selen stellt eine der am häufigsten in der komplementären Medizin eingesetzten Substanzen dar. Laborchemische und tierexperimentelle Daten belegen sowohl die präventive als auch die unmittelbar an der Tumorzelle angreifenden Wirkung. Selen kann zur Hemmung der Zellproliferation, zum Zellzyklusstillstand und zur Auslösung der Apoptose führen. Hierbei scheint es selektiv unterschiedlich auf Tumor- und normale Zellen zu wirken. Selen hat synergistische Wirkungen mit Chemotherapeutika (Irinotecan, Taxanen, Plantinderivaten, 5-FU und Anthracyclinen im Tierversuch) und der Strahlentherapie.

Ein weiterer positiver Aspekt ist die Beeinflussung von Lymphödemen, für die mehrere Studien vorliegen. Bislang sind für die Einnahme bzw. Infusion von Selen keine negativen Auswirkungen auf das Therapieergebnis bekannt. Insbesondere in Kombination mit Platinpräparaten und Anthracyclinen könnte Selen eine Bedeutung in der Abschwächung von Nebenwirkungen (Nephro- und Kardiotoxizität) zukommen. Die Datenlage für Selen als komplementäres Medikament für Tumorpatienten ist als gut, wenn auch nicht umfassend zu betrachten. Die positiven Aspekte überwiegen. Auch wenn die Cochrane-Analyse zu einer negativen Bewertung kommt, da noch keine wissenschaftlichen hochrangigen Publikationen vorliegen, so stellt Selen doch eine der am besten untersuchten und sichersten Therapieoptionen dar. Allerdings sollte die Einnahme mit dem behandelnden Onkologen oder Strahlentherapeuten abgestimmt werden.

Literatur

Bruns F et al. Selenium in the treatment of head and neck lymphedema. Med Princ Pract 2004; 13 (4): 185–90.

Buntzel J et al. Experiences with sodium selenite in treatment of acute and late adverse effects of radiochemotherapy of head-neck carcinomas. Med Klin 1999; 94 (Suppl 3): 49–53.

Clark LC et al. Effects of selenium supplementation for cancer prevention in patients with carcinoma of the skin. JAMA 1996; 276 (24): 1957–63.

Dennert G et al. Selenium for alleviating the side effects of chemotherapy, radiotherapy and surgery in cancer patients. Cochrane Database Syst Rev 2006; 3.

Duffield-Lillico AJ et al. Selenium supplementation and secondary prevention of nonmelanoma skin cancer in a randomized trial. J Nat Cancer Inst 2004; 96 (4): 333–4.

Fakih MG et al. A phase I and pharmacokinetic study of fixed-dose selenomethionine and irinotecan in solid tumors. Clin Cancer Res 2006; 12 (4): 1237–44.

Federico A et al. Effects of selenium and zinc supplementation on nutritional status in patients with cancer of digestive tract. Eur J Clin Nutr 2001; 55 (4): 293–7.

Kasseroller R et al. Sodium selenite as prophylaxis against erysipelas in secondary lymphedema. Anticancer Res 1998; 18 (3a): 2227–30.

Kasseroller RG et al. Treatment of secondary lymphedema of the arm with physical decongestive therapy and sodium selenite. Am J Ther 2000; 7 (4): 273–9.

Kim J et al. Changes in serum proteomic patterns by presurgical alpha-tocopherol and L-selenomethionine supplementation in prostate cancer. Cancer Epidemiol Biomarkers Prev 2005; 14 (7): 1697–702.

Kiremidjian-Schumacher L et al. Selenium and immunocompetence in patients with head and neck cancer. Biol Trace Elem Res 2000; 73 (2): 97–111.

Kranse R et al. Dietary intervention in prostate cancer patients. Int J Cancer 2005; 113 (5): 835–40.

Last KW et al. Presentation serum selenium predict of overall survival. J Clin Oncol 2003; 21 (12): 2335–41.

Männel J et al. Therapieoption Selen bei tumorbedingtem Lymphödem. EHK 2005; 54: 110–4.

Micke O et al. Selenium in the treatment of acute and chronic lymphedema. Trace Elements and Electrolytes 2000; 17 (4): 206–9.

Micke O et al. Selenium in the treatment of radiation-associated secondary lymphedema. Int J Radiat Oncol Biol Phys 2003; 56 (1): 40–9.

Sieja K et al. Selenium as an element in the treatment of ovarian cancer in women receiving chemotherapy. Gynecol Oncol 2004; 93 (2): 320–7.

Sieja K. Selenium deficiency in women with ovarian cancer undergoing chemotherapy and the influence of supplementation with this micro-element on biochemical parameters. Pharmazie 1998; 53 (7): 473–6.

Toma S et al. Selenium therapy in patients with precancerous and malignant oral cavity lesions. Cancer Detect Prev 1991; 15 (6): 491–4.

Zimmermann T et al. Reduction of postoperative lymphedema after oral tumor surgery with sodium selenite. Biol Trace Elem Res 2005; 106 (3): 193–203.

Sojasaponine

Vorkommen

Sojasaponine kommen insbesondere in Hülsenfrüchten, in größeren Mengen v.a. in Sojabohnen vor. Sie werden auch in Alfalfa, *Glycyrrhiza glabra*, Lupinen, Mungbohnen, Klee und verschiedenen Pflanzen der Gattung *Trifolium* nachgewiesen.

Wirkstoffe und Anwendungsgebiete

Zu den Sojasaponinen gehören Sojasapogenol A und B, Sojasaponin A1 und A2, Sojasaponin I und III und Sophoradiol. Saponine haben antioxidative, ödemprotektive bzw. diuretische Eigenschaften.

Wirkungen

Laborexperimentelle Daten

In vitro konnte gezeigt werden, dass das Wachstum von Karzinomzellen durch die Hinzugabe von Sojasaponinen reduziert werden kann. Es kam zu einem Zellzyklusstillstand. Sojasaponine beeinflussen außerdem unterschiedliche Moleküle innerhalb der Signalkaskade und lösen hierdurch die Apoptose aus. Die Migrationsfähigkeit der Tumorzellen wird gehemmt und ihre Zelladhäsion an extrazelluläre Matrixproteine verstärkt. Dadurch wird das Metastasierungspotenzial vermindert. Die Verbindungen mit der stärksten Wirkung sind die Aglycone Sojasapogenol A und B, die zu einer fast vollständigen Unterdrückung des Zellwachstums führen. Die glycosidischen Sojasaponine sind dagegen praktisch inaktiv.

Sojasapogenol A führt bei hormonsensiblen Mammakarzinomzellen zu einer deutlichen Steigerung der Proliferation. Es ist unbekannt, welche Bedeutung dies für Patientinnen mit Mammakarzinom hat.

Molekulare Mechanismen

- Heraufregulation: ERK-1, ERK-2
- Herabregulation: AKT
- Besonderheit: Hemmung Topoisomerase 2

Tierexperimentelle Daten

Tierexperimente zur Wirkung von Sojasaponinen liegen nicht vor.

Klinische Daten

In einer kleinen Studie an acht gesunden Frauen wurde Sojasaponin B nur wenig resorbiert, es wurde durch intestinale Mikroorganismen zu Sojasapogenol B metabolisiert und ausgeschieden. Deshalb können möglicherweise über die Nahrungsaufnahme keine medizinisch wirksamen Konzentrationen erreicht werden. Untersuchungen zur Wirksamkeit der Sojasaponine wurden bisher nicht veröffentlicht.

Wechselwirkungen

▶ Mit der Tumortherapie

Sojasaponin I ist ein Topoisomerase-2-Inhibitor. Es ist unbekannt, ob es antagonistische oder synergistische Effekte mit klassischen Zytostatika auf die Topoisomerase 2 auslösen kann.

▶ Mit anderen Medikamenten

Daten zu Wechselwirkungen mit anderen Zytostatika oder einer antihormonellen Therapie liegen nicht vor. Systematische Untersuchungen, ob Saponine die Resorption anderer, sonst schlecht resorbierbarer Pflanzeninhaltsstoffe, wie Flavone, Phytosterine und Kieselsäure erhöhen können, liegen bisher nicht vor.

Nebenwirkungen

Nebenwirkungen sind nicht bekannt.

Dosierung

Es liegen nur aus In-vitro-Experimenten Angaben zu erforderlichen Konzentrationen für eine Wachstumshemmung vor. Da die Resorption verschiedener Saponine aus dem Magen-Darm-Trakt bei Säugetieren meist gering ist, müssten hohe Dosierungen bei oraler Zufuhr gewählt werden.

Kontraindikationen

Kontraindikationen von Sojasaponinen sind nicht bekannt.

Bewertung

Sojasaponine stellen als Bestandteile von Soja und anderen Pflanzen in der Ernährung prinzipiell gesunde sekundäre Pflanzenstoffe dar. In-vitro-Experimenten zufolge üben verschiedene Sojasaponine positiven Einfluss auf Tumorzellen aus, indem sie den Zellzyklus inhibieren und die Apoptose einleiten, außerdem werden Adhäsion und Migration sowie Metastasierung von Tumorzellen positiv beeinflusst. Es liegen bisher keine Tierexperimente vor, die die verschiedenen In-vitro-Daten bestätigen. Darüber hinaus gibt es keine Ergebnisse aus der Epidemiologie oder aus klinischen Studien an Tumorpatienten. Sojasapogenol fördert das Wachstum von hormonsensiblen Mammakarzinomzellen – die klinische Relevanz dieser Beobachtung ist noch unbekannt.

Sojasaponine sind somit als Bestandteil der gesunden Ernährung positiv zu bewerten. Ein gezielter Einsatz in medikamentöser Form kann derzeit nicht befürwortet werden. Aufgrund ihrer z.T. östrogenartigen Wirkung ist ihr Einsatz bei Patientinnen mit hormonabhängigen Tumoren nicht als sicher zu betrachten.

Literatur

Es liegen keine publizierten klinischen Studien vor.

Spirulina

Vorkommen

Spirulina gehört zu den Cyanobakterien. Es ist ein mehrzelliges Bakterium, das Chlorophyll enthält. *Spirulina* lebt im alkalischen Wasser von Salzseen und wird traditionell z.B. im Tschad als Nahrungsmittel genutzt.

Wirkstoffe und Anwendungsgebiete

Getrocknete Präparate von *Spirulina* enthalten einen hohen Anteil an Protein, etwas weniger Kohlenhydrate und Fette sowie 5–10% Mineralstoffe. In den Proteinen sind alle bekannten essenziellen Aminosäuren enthalten, außerdem β-Carotin, B-Vitamine und Vitamin E, Kalzium, Eisen und Magnesium.

Wirkungen

Laborexperimentelle Daten

C-Phycocyanin hat starke antioxidative und antiinflammatorische Eigenschaften. Ein gereinigter Extrakt führt bei Zelllinien einer chronisch myeloischen Leukämie zu einer signifikanten Abnahme der Proliferation und zu einer Apoptose. Auch das Wachstum von Leberkarzinomzellen wird durch *Spirulina* verringert, es kommt zu einem Zellzyklusstillstand.

Ein sulfatierter Polysaccharid-Extrakt aus *Spirulina* (Spirulan Ca-SP) inhibiert in vitro die Invasionsfähigkeit verschiedener Tumorzellen sowie die Ausbildung von Lungenmetastasen im Tiermodell.

> **Molekulare Mechanismen**
>
> - Heraufregulation: Interleukin-1, Interleukin-3, GM-CSF, TNF-α

Tierexperimentelle Daten

In verschiedenen Tierexperimenten konnte die protektive Wirkung von *Spirulina* bei der Kanzerogenese verschiedener Tumoren gezeigt werden (Kolon-, Mundschleimhaut-, Haut- und Magentumoren). Die lokale Injektion von *Spirulina*-Extrakt in Plattenepithelkarzinome der Mundschleimhaut führt zu partiellen und kompletten Remissionen.

Klinische Daten

Klinische Daten wurden bislang nicht veröffentlicht.

Wechselwirkungen

▶ **Mit der Tumortherapie**

Spirulina-Extrakt hat verschiedene Wirkungen im Organismus. Es kommt zu einem Anstieg der Phase-II-Enzyme und damit zu einer erhöhten Entgiftung von Karzinogenen, die Glutathion-S-Transferase wird induziert, die Aktivitäten von Superoxidismoutase, Katalase, Glutathionreduktase, Glutathionperoxidase werden erhöht, das reduzierte Glutathion steigt signifikant an.

Durch die Beeinflussung dieser Enzyme, aber auch von Cytochrom-P_{450}-Enzymen, sind Wechselwirkungen und die Beeinflussung der Wirksamkeit einer Chemotherapie denkbar. Untersuchungen hierzu liegen noch nicht vor.

In zwei verschiedenen Tiermodellen (Maus, Hund) wurde die Knochenmarkstoxizität einer Chemotherapie und Bestrahlung mit γ-Strahlen durch *Spirulina*-Polysaccharide positiv beeinflusst. Die hämatopoetische Zellproliferation wurde verstärkt und die Apoptose vermindert. Die Cisplatin-induzierte Nephrotoxizität wird im Tiermodell durch eine orale Vorbehandlung mit *Spirulina*-Extrakt signifikant vermindert, ohne den zytotoxische Effekt von Cisplatin auf Tumorzellen zu verringern.

Bei Mäusen verminderte *Spirulina* signifikant die Kardiotoxizität von Doxorubicin durch Vor- und gleichzeitige Behandlung. In-vitro-Untersuchungen bei Ovarialkarzinomzellen zeigen keine verminderte antitumorale Wirksamkeit von Doxorubicin.

▶ Mit anderen Medikamenten
Aufgrund der oben beschriebenen Induktion verschiedener Enzyme ist eine Wechselwirkung mit anderen Medikamenten möglich. Daten dazu liegen nicht vor.

Nebenwirkungen

Nebenwirkungen von *Spirulina*-Extrakt sind nicht bekannt. Es kommt teilweise zu Verunreinigungen, auch mit toxischen Algen, sodass Präparate aus unklaren Quellen auf keinen Fall eingesetzt werden sollten.

Dosierung

Zur Verminderung der Nephrotoxizität von Cisplatin wurden in einem Tierexperiment 1 000 mg/kg *Spirulina*-Extrakt eingesetzt.

Aus den wenigen vorliegenden Daten lassen sich keine Dosisempfehlungen ableiten. Eine klinische Dosisfindungsstudie wurde bisher nicht veröffentlicht.

Kontraindikationen

Daten zu Kontraindikationen liegen nicht vor.

Bewertung

Spirulina-Extrakt wird heute für Patienten zur allgemeinen Roborierung und zur Kräftigung empfohlen. Obwohl in vitro einige Mechanismen nachgewiesen wurden, die eine antitumorale Wirksamkeit erwarten lassen, stehen Tierexperimente hierzu weitgehend aus. Auch zur unmittelbaren Wirkung von *Spirulina*-Extrakt auf Tumorerkrankungen beim Menschen liegen bisher keine klinischen Studien vor. Zwei Tierexperimente lassen positive Effekte von *Spirulina*-Extrakt auf das Immunsystems unter einer Chemotherapie oder Radiatio vermuten.

Positiv könnte der nebenwirkungsabschwächende Effekt auf die Nephrotoxizität von Cisplatin bzw. die Kardiotoxizität von Doxorubicin gewertet werden. Auch hierzu wurde bisher nur jeweils eine Untersuchung veröffentlicht, bestätigende Untersuchungen sind unbedingt erforderlich.

In beiden Untersuchungen erfolgte keine Diskussion, ob in vivo die Wirkung der Chemotherapie abgeschwächt wurde. Auch durch die Interaktionen mit Phase-II-Enzymen könnte *Spirulina* die Wirksamkeit von Chemotherapeutika und anderen antitumoralen Medikamenten abschwächen.

Aufgrund der unbefriedigenden Datenlage kann *Spirulina*-Extrakt nicht für Tumorpatienten empfohlen werden.

Literatur

Es liegen keine Publikationen zu klinischen Studien vor.

Squalen

Vorkommen

Squalen wurde zuerst aus Haifischleber isoliert. In geringeren Konzentrationen kommt Squalen in pflanzlichen Ölen vor, z.B. in Olivenöl, Getreidekeimölen, aber auch in Arganöl (S. 33) sowie in Sonnenblumenöl und Hefe. Auch im menschlichen Hauttalk wurde Squalen nachgewiesen.

Wirkstoffe und Anwendungsgebiete

Das Molekül von Squalen ist ein Kohlenwasserstoffgerüst aus 30 C-Atomen mit 6 transständigen Doppelbindungen. Im Stoffwechsel ist Squalen ein Intermediärprodukt der Biosynthese von Triterpenen und Steroiden. Squalen hat bakterizide Eigenschaften. Es ist Bestandteil zahlreicher Kosmetika und ein gutes Lösungsmittel für fettlösliche Farb- oder Wirkstoffe.

Traditionell wird in der skandinavischen Heilkunde Lebertranöl aus Haifischen als Mittel gegen Krebs angewendet.

Wirkungen

Laborexperimentelle Daten

In vitro wie in vivo kann Squalen die Entwicklung von aberranten Kryptenproliferationen hemmen. Die Daten zur Suppression der Tumorpromotion sind widersprüchlich, in bestimmten Konstellationen wirkt Squalen protektiv, in anderen zeigt es keine Wirkung.

Möglicher Wirkmechanismus ist die starke Inhibition der HMG-CoO-Reduktase-Aktivität. Hierdurch kommt es zu einer Inhibition der Ras-Farnesylation, Modulation von karzinogenen Aktivitäten und antioxidativen Effekten.

Molekulare Mechanismen
Es liegen keine Daten zu den molekularen Mechanismen vor.

Tierexperimentelle Daten

In einem Tierexperiment inhibierte Squalen bzw. die Gabe von Haifischlebertranöl die Angiogenese bei transplantierten Sarkomen. Ein Kombinationspräparat aus Squalen, Vitamin E und *Aloe vera* führte in einem weiteren Tierversuch zu einer Regression von Hauttumoren.

Klinische Daten

Studien oder klinische Untersuchungen wurden bisher nicht publiziert.

Wechselwirkungen

▶ **Mit der Tumortherapie**

In vitro hatte die kombinierte Gabe von Squalen zur Therapie mit ACNU einen potenzierenden Effekt bei lymphozytische Leukämiezellen. In vitro ist Squalen zytoprotektiv gegenüber Knochenmarkszellen nach Gabe von Cisplatin.

▶ **Mit anderen Medikamenten**

Daten über Wechselwirkungen mit anderen Medikamenten liegen nicht vor.

Nebenwirkungen

Über Nebenwirkungen liegen keine Publikationen vor. Im Rahmen der normalen Nahrungsaufnahme sind keine Nebenwirkungen zu erwarten.

Dosierung

Es liegen keine ausreichenden Daten vor, um Dosisempfehlungen abzuleiten.

Kontraindikationen

Es bestehen keine Kontraindikationen.

Bewertung

Squalen ist ein Bestandteil des Lebertranöls aus Haifischen sowie aus pflanzlichen Ölen. Es darf nicht verwechselt werden mit Substanzen, die aus Haifischknorpel (S. 133) gewonnen werden und zur Antiangiogenese dienen sollen, wie z.B. Neovastat®.

Es liegen einige wenige Untersuchungen vor, die darauf hindeuten, dass Squalen die Entwicklung und das Wachstum von Tumoren in wünschenswerter Art beeinflusst. Insgesamt kann aber noch keine positive Empfehlung zum Einsatz von Squalen in medikamentöser Form ausgesprochen werden. Als Bestandteil einer gesunden Ernährung stellt es eine positive Substanz dar, die in gesunden Fetten der Nahrung enthalten ist.

Literatur

Es wurden keine klinischen Studien publiziert.

Süßholzwurzel (*Glycyrrhiza glabra*)

Vorkommen

Glycyrrhiza glabra ist eine mehrjährige, 1 bis 1,5 m hohe Staude mit ausgedehntem Wurzelsystem. Die Pflanze wächst auf sandigen Böden. Die gesammelten Wurzeln werden getrocknet (Süßholzwurzel). Die im Handel erhältlichen Formen stammen aus Kulturen in Spanien, aus Wildsammlungen in Russland, China und aus der Türkei.

Wirkstoffe und Anwendungsgebiete

Süßholzwurzel enthält bis zu 100 unterschiedliche Inhaltsstoffe. Hierzu gehören Glycyrrhizin, Glabridin, Isoliquiritigenin, Flavonoide, Cumarine, Licocoumaron und Licocalcone A. Die Süßholzdroge wird zur Herstellung von Aufgüssen und in Teemischungen verwendet, außerdem sind Süßholzextrakte erhältlich.

Glycyrrhizin ist ein süß schmeckendes Triterpen. Glycyrrhitinsäure ist ein Isomerengemisch aus der α- und β-Form. Pharmakologisch wirksam ist die β-Form. Glycyrrhitinsäure ist ein Inhibitor der Lipoxygenase und Cyclooxygenase und hat antiinflammatorische Eigenschaften. Außerdem werden synergistische Effekte mit den körpereigenen Steroidhormonen vermutet, die u.a. den Abbau der Corticosteroide vermindern. Sie ist weiterhin bakteriostatisch wirksam gegen Milzbranderreger, Diphtheriebakterien, Staphylokokken und Streptokokken. Auch eine antivirale Wirkung scheint zu bestehen. Glycyrrhizinsäure wird in Kosmetika eingesetzt, außerdem in Mundwässern und Zahnpasten.

In der traditionellen Pflanzenheilkunde wird Lakritzensaft zur Förderung des Abhustens gegeben. Auch bei leichten Schleimhautentzündungen des Magens wird Lakritze mit Erfolg eingesetzt. Durch Glycyrrhitinsäure wird die Menge und Viskosität des Magenschleims erhöht, Ulzera heilen schneller ab.

Wirkungen

Laborexperimentelle Daten

Isoliquiritigenin unterdrückt die Entwicklung aberranter Kryptenzellen im Rattenkolon. Verschiedene Substanzen in Süßholzwurzelextrakt (Glycyrrhitizinsäure, Glabridin, Licocoumaron, Licoctralicone) hemmen die Proliferation von Tumorzellen und induzieren die Apoptose.

Glycyrrhizinsäure reguliert den EGFR-Rezeptor herunter. Dabei ist der Effekt auf das Wachstum von Karzinomzellen bei ansteigenden Konzentrationen diphasisch. Bei niedrigen Konzentrationen kommt es zu einem Östrogenrezeptor-abhängigen, wachstumsfördernden Effekt und bei hohen Konzentrationen zur Wachstumshemmung.

> **Molekulare Mechanismen**
>
> - Zellzyklus: Stillstand in der G_1- und am Übergang von der G_2- in die M-Phase
> - Heraufregulation: p21, Bax, p53, Fas-L
> - Herabregulation: COX-2, PKC, Bcl-2, PARP
> - Besonderheit: Herabregulation EGFR

Tierexperimentelle Daten
Im Tiermodell wirkt die Gabe von Glycrrhizin schwach antitumoral. Es verstärkt die Wirkung von allospezifischen, zytotoxischen T-Lymphozyten. Auch mit Interleukin-2 liegen synergistische Wirkungen vor. Die Bildung pulmonaler Metastasen verschiedener Karzinome konnte vermindert werden.

Klinische Daten
Klinische Untersuchungen liegen nicht vor.

Wechselwirkungen

▶ **Mit der Tumortherapie**
Die gleichzeitige In-vitro-Gabe mit Paclitaxel oder Vinblastin führt zu einer verstärkten antitumoralen Aktivität. Glucocorticosteroide wirken wachstumshemmend auf Tumorzellen. Bei kontinuierlicher Exposition wird die 1-β-Hydroxysteroid-Dehydrogenase erhöht, die zum Abbau der Glucocorticosteroide führt. Glycrrhizinsäure führt zu einer Inhibition dieses Enzyms und erhöht in vitro den antiproliferativen Effekt von Glucocorticosteroiden.

Süßholzwurzelextrakte, insbesondere das Isoflavon Glabridin, inaktivieren metabolisierende Enzyme wie Cytochrom P_{450}, sodass mit Wechselwirkungen zu rechnen ist.

Im Tierversuch konnte eine schwere Leukozytopenie unter 5-Fluorouracil verhindert werden.

▶ **Mit anderen Medikamenten**
Durch die Veränderungen des Kaliumspiegels potenzierte sich die Toxizität von Glycosiden. Die gleichzeitige Einnahme von Laxantien oder Diuretika erhöhte den Kaliumverlust. Die Wirkung von Spironolacton und Amilorid wurde gegenläufig beeinflusst. Die Wirkung von Corticosteroiden kann potenziert werden. Theoretisch sind auch Wechselwirkungen mit einer hormonellen und antihormonellen Therapie aufgrund östrogener und antiöstrogener Eigenschaften denkbar. Auch Antikoagulanzien und Thrombozytenaggregationshemmer könnten durch den im Pflanzenextrakt enthaltende Cumarinanteil verstärkt reagieren. Eine Effektzunahme von MAO-Inhibitoren wurde beschrieben. Weitere Wechselwirkungen sind durch Inhibition der Cytochrom-P_{450}-Enyzme zu erwarten.

Nebenwirkungen

Süßholzwurzelextrakt zeigt verschiedene endokrine Aktivitäten, beispielsweise eine pseudoaldosteronartige Inaktivierung der 11-β-Hydroxysteroid-Dehydrogenase und Bindung an den Mineralocorticoid-Rezeptor. Darüber hinaus werden Cortisolwirkungen potenziert, die Testosteronsynthese vermindert und eine östrogenartige Aktivität entfaltet. Auch ein Gewichtsverlust ist beschrieben worden. Die Pseudoaldosteronwirkung von Süßholzwurzel kann bei Konsum größerer Mengen zu Hypokaliämie bis hin zur Paralyse führen.

Dosierung

Es liegen nicht genügend Daten vor, um eine Dosisempfehlung zum Einsatz bei einer antitumoralen Therapie ableiten zu können.

Kontraindikationen

Der Einsatz von Süßholzwurzelextrakt oder seinen Bestandteilen ist bei Patienten mit einer Hypokaliämie oder Erkrankung, die dazu führen können, kontrainduziert.

Bewertung

Süßholzwurzelextrakt hat antinflammatorische Eigenschaften und hemmt in präklinischen Untersuchungen das Wachstum von Tumoren. In-vitro-Daten deuten auf Unterstützung der Wirkungen bestimmter Chemotherapeutika. Darüber hinaus weist Süßholzwurzelextrakt immunmodulatorische Eigenschaften auf. Es liegen allerdings bis heute nur wenige publizierte Daten vor, die dies belegen.

Verschiedene Substanzen in Süßholzwurzelextrakt haben östrogenartige Wirkungen. Ob dies für Patientinnen mit hormonabhängigen Tumoren eine Bedeutung hat, ist nicht bekannt.

Süßholwurzelextrakt weist durch Beeinflussung des Enzyms Cytochrom P_{450} zahlreiche Interaktionsmöglichkeiten auf und kann endokrine Aktivitäten in Form einer pseudoaldosteronartigen Wirkung mit Gefahr der Hypokaliämie und weitere Wechselwirkungen entfalten.

Zusammenfassend sind die Daten nicht ausreichend, um eine positive Empfehlung für Süßholzextrakt auszusprechen. Aufgrund des Nebenwirkungspotenzials wird einer Einnahme in höherer Dosierung abgeraten.

Literatur

Es liegen keine Publikationen zu klinischen Studien vor.

Teufelskralle (*Harpagophytum procumbens*)

Vorkommen

Die in Südafrika in den sandigen Steppenregionen der Kalahari-Wüste beheimatete, krautige Teufelskralle entwickelt bis zu 1,5 m lange Triebe, die auf dem Boden liegen. Die auffallend großen Blüten sind hellrosa bis purpurrot gefärbt. Die verholzenden Früchte haben armartige Auswüchse, die ankerartige Haken tragen, worauf sich der Name der Pflanze bezieht.

Wirkstoffe und Anwendungsgebiete

Medizinisch verwendet werden die getrockneten, bis 600 g schweren Speicherwurzeln. Zu den Inhaltsstoffen gehören das bitter schmeckende Harpagosid, außerdem Phytosterole, Alkane, Fette und Wachse. Die Wurzeln werden in Gänze in kochendem Wasser als Abkochung aufbereitet, als Pulverdroge oder in Extraktform angeboten. Zur Pharmakokinetik gibt es nur wenige Angaben. Eine nennenswerte Aufnahme über das Magen-Darm-System ist unwahrscheinlich, da Harpagosid im sauren Milieu des Magens zerfällt.

Ein systematischer Review aus randomisierten Studien bei Beschwerden im Bewegungsapparat deutet allerdings auf eine Wirksamkeit schon ab Dosierungen von 50 mg Harpagosid oral hin.

Wirkungen

Laborexperimentelle Daten
Extrakte der Teufelskralle wirken antiinflammatorisch und als Radikalfänger. Die Cyclooxygenase 2 wird inhibiert. Dosisabhängig fördert Harpagoside die Apoptose.

> **Molekulare Mechanismen**
> - Herabregulation: COX-2

Tierexperimentelle Daten
Tierexperimentell wurden antiphlogistische, analgetische und spasmolytische Wirkungen nachgewiesen. In diesen Untersuchungen wurde die Droge allerdings in hohen Dosierungen (100 mg/kg) intravenös oder intraperitoneal verabreicht.

Klinische Daten
Klinische Untersuchungen wurden bisher nicht veröffentlicht.

Wechselwirkungen

▶ Mit der Tumortherapie
Es liegen keine Daten zu Wechselwirkungen mit der Tumortherapie vor.

▶ Mit anderen Medikamenten
Es bestehen Wechselwirkungen mit Antihypertensiva als auch mit Antiarrhythmika und theoretisch mit Digitalispräparaten, Antidiabetika und Schmerzmitteln sowie Antikoagulanzien wie Warfarin.

Nebenwirkungen

Teufelskrallenextrakt fördert die Kontraktion glatter Muskelzellen. Es wurden gastrointestinale Beschwerdebilder und allergische Hautreaktionen beschrieben. Teufelskrallenextrakt kann den Blutzuckerspiegel senken.

Dosierung

Es liegen keine Daten vor, um eine Dosisempfehlung bei Tumorpatienten auszusprechen.

Kontraindikationen

Kontraindikationen sind Schwangerschaften (wehenstimulierender Effekt), Magen- oder Duodenalulzera und Gallensteine.

Bewertung

Während der Einsatz von Teufelskrallenextrakt bei rheumatischen Krankheitsbildern und entzündlichen Prozessen relativ gut belegt ist, ist die Gabe bei Patienten mit Tumorerkrankungen noch experimenteller Natur. Neben dem bekannten antientzündlichen Effekt und der Hemmung der Cyclooxygenase 2, welche eine Bedeutung in der antitumoralen Therapie haben könnte, wurde eine Auslösung der Apoptose gezeigt. Hierzu fehlen allerdings noch die Bestätigungen im Tierexperiment und klinische Ergebnisse bei Tumorpatienten.

Bis dahin kann der Einsatz von Teufelskrallenpräparaten mit der Intention der direkten Bekämpfung einer Tumorerkrankung nicht empfohlen werden. Als Begleitsubstanz zur Linderung von rheumatischen Beschwerden bei Tumorpatienten kann *Harpagophytum* unter Beachtung der Nebenwirkungen und Kontraindikationen eingesetzt werden. Es ersetzt keinesfalls eine angemessene Schutztherapie bei einer Tumorerkrankung.

Literatur

Es liegen keine publizierten klinischen Studien vor.

Theanin

Vorkommen

Theanin ist ein Bestandteil von Schwarzem und Grünem Tee (S. 128).

Wirkstoffe und Anwendungsgebiete

Theanin ist ein Glutamatabkömmling. Im Vergleich zu Epigallocatechingallat aus Grünem Tee sind nur wenige Daten zu seiner Bedeutung bei Tumorerkrankungen bekannt.

Wirkungen

Direkte antitumorale Wirkungen von Theanin wurden bisher weder experimentell noch klinisch beschrieben.

Wechselwirkungen

▶ **Mit der Tumortherapie**

In vitro und in vivo konnte erhöhtes Theanin in ersten Versuchen die Wirkung von Chemotherapeutika wie Doxorubicin, Cisplatin, Idarubicin und Irinotecan erhöhen. Im normalen Gewebe führte Theanin zu einer erhöhten Konzentration an Glutamat, vor allem in der Leber und im Herzmuskel. Theanin inhibiert die Glutathionreduktion durch Doxorubicin in beiden Organen und könnte damit vor Nebenwirkungen schützen. Protektive Wirkungen auf Tumorzellen konnten im Mausmodell nicht gezeigt werden.

Nebenwirkungen

Theanin hat im Rahmen des normalen Teegenusses keine Nebenwirkungen. Hohe Dosierungen haben koffeinähnliche Folgeerscheinungen.

Dosierung

Dosisempfehlungen lassen sich nicht aussprechen.

Kontraindikationen

Kontraindikationen für Theanin liegen nicht vor.

Bewertung

Theanin ist in Schwarzem und Grünem Tee enthalten. Erste Untersuchungen deuten auf synergistische Wirkungen mit Chemotherapiemitteln hin. Da aber auch eine verminderte Glutathionreduktion durch Doxorubicin beschrieben wurde, ist eine Wirkungsabschwächung nicht auszuschließen, auch wenn erste tierexperimentelle Arbeiten dies nicht zeigen. Aus diesem Grund kann zwar das Trinken von (Grünem) Tee auch während der Chemotherapie empfohlen werden, nicht aber die Einnahme von Nahrungsergänzungsmitteln mit Theanin.

Literatur

Es wurden bisher keine klinischen Studien publiziert.

Thymus

Vorkommen

Der Thymus ist ein Organ des Lymphsystems von Wirbeltieren, das in der Entwicklung des Immunsystems des einzelnen Individuums eine bedeutende Rolle hat. Er befindet sich beim Menschen oberhalb des Herzens.

Wirkstoffe und Anwendungsgebiete

Der Thymus prägt v.a. im Kindes- und Jugendalter entscheidend die Ausbildung einer spezifischen Immunität und bewirkt auch die Supprimierung autoaggressiver Immunzellen. Thymusextrakten wird in der Onkologie eine immunstabilisierende Wirkung zugeschrieben, außerdem sollen sie auch die Aktivität der Immunzellen gegen den Tumor fördern.

Es stehen verschiedene Thymuspräparate zur Verfügung, hauptsächlich niedermolekulare Peptide. Abkömmlinge von Thymushormonen, insbesondere Thymosine, werden von neoplastischen Zellen gebildet. Der Prothymosin-α-Spiegel im umgebenden Gewebe von Mammakarzinomen ist höher als in gesundem Gewebe. Die Höhe des Spiegels korreliert mit der Überlebenszeit der Patienten. Auch der Plasmaspiegel von Thymosin-$\alpha 1$ stellt einen Marker für die Prognose bei Bronchialkarzinompatienten dar.

Wirkungen

Bei der Beschreibung der vorliegenden Daten ist zu beachten, dass die Untersuchungen jeweils mit unterschiedlichen Thymuspräparaten durchgeführt wurden.

Laborexperimentelle Daten

Thymuspeptide führen zu einem Anstieg von Adhäsionsmolekülen auf peripheren mononukleären Zellen und zu einem Anstieg von Interleukinen und TNF-α.

Bei den Subpopulationen der Lymphozyten erhöhten sich die CD3-positiven, CD4-positiven sowie CD8-positiven Zellen.

Thymopentin wirkt inhibitorisch auf die Proliferation und Koloniebildung von promyelozytären Leukämiezellen.

> **Molekulare Mechanismen**
>
> ■ Heraufregulation: Interleukin-1β, 2, TNF-α

Tierexperimentelle Daten
Im Tierversuch führt Thymopentin zu einem verminderten Tumorwachstum und einer Wiederherstellung der Funktion des Immunsystems. Neben einem Anstieg der Leukozyten nimmt die Lymphopoese zu. In einem ersten Tierexperiment verbesserte sich durch die kombinierte Therapie mit Thymuspeptiden und Interleukin-2 nach Gabe von 5-FU die NK-Zell-Aktivität, und es verminderte sich das Wachstum von Lebermetastasen sowie deren extrahepatische Ausbreitung.

Klinische Daten
In Beobachtungsserien wurden bei kleinen Gruppen von Patienten durch subkutane Injektionen von Thymuspräparaten, insbesondere Thymopentin, Anstiege der Lymphozytenzahl, der T-Lymphozyten sowie eine Verbesserung des T4:T8-Verhältnisses erreicht Diese Ergebnisse sind nicht unwidersprochen (Wolf et al. 1985). Untersuchungen, die die Wirksamkeit unterschiedlicher Thymusextrakte vergleichen, wurden bisher nicht veröffentlicht.

In einer prospektiv randomisierten Studie wurde G-CSF mit Thymopentin, der Kombination oder Placebo bei 100 Patienten unter Chemotherapie verglichen. Thymopentin allein reduzierte die Anzahl der Fieberepisoden leicht, die Kombination wirkte nicht besser als G-CSF allein.

Bei zwei Fallserien konnte durch Thymusextrakt nach Operation von gastrointestinalen Malignomen eine Verminderung der Infektionsrate erzielt werden (Braga et al. 1994; Elia et al. 1994).

Bei Patientinnen mit gynäkologischen Tumoren konnte in insgesamt drei Fallserien keine Verbesserung der Überlebenszeit erreicht werden. Auch die Kontrolle der immunologischen Parameter zeigte keine wesentlichen Veränderungen (Mallmann et al. 1989, 1990, 1991). Negativ verliefen auch Untersuchungen von Patienten nach Knochenmarkstransplantation und mit kutanen T-Zell-Lymphomen (Przybilla et al. 1983; Witherspoon et al. 1988).

Beim Sézary-Syndrom, Melanom und Nierenzellkarzinom sowie bei Patientinnen mit Dysplasien der Zervix wurden in kleinen Fallgruppen komplette und partielle Remissionen beschrieben (Schulof et al. 1984; Bernengo et al. 1988; 1991, Serra et al. 1992; Grismondi et al. 1995; Clemente et al. 1996). Die Daten zum Nierenzellkarzinom sind kritisch zu betrachten, da eine Remission von Lungenmetastasen nach operativer Tumorentfernung auftritt und alle Patienten der Thymustherapiegruppe zuvor operiert wurden.

Eine zweite Untersuchung an Patienten mit metastasierendem Nierenzellkarzinom erbrachte kein objektives Ansprechen (Di Lauro et al. 1995).

Ohne weitere Angaben berichtet eine italienische Arbeitsgruppe von der Kombinationstherapie Interferon/Thymopentin bei älteren Patienten mit inoperablem Bronchialkarzinom. Es wird eine Verbesserung der Lebensqualität und des Überlebens angegeben (Saviano et al. 1990).

Klinische Studien im Überblick

Aufgrund der hohen Zahl an Fallserien werden nachfolgend nur kontrollierte und randomisierte Studien wiedergegeben.

- Phase-II-Studie, fortgeschrittene Kopf-Hals-Tumoren, Chemotherapie Cisplatin und 5-FU, Thymopentin und Retinylpalmitat, Patienten: 16 komplette Remission, 13 partielle (Recchia et al. 1999).
- Phase-II-Studie, nicht kleinzelliges Bronchialkarzinom, Chemotherapie Cisplatin und Etoposid, Thymosin-α, niedrig dosiertes Interferon-α2a: bei 56 auswertbaren Patienten, zwei komplette und 22 partielle Remissionen (Garaci et al. 1994).
- Kontrollierte Studie, kolorektales Karzinom, postoperativ Antibiose mit/ohne Thymopentin (50 Patienten): verminderte Infektionsrate (Elia et al. 1994).
- Kontrollierte Studie, Magenkarzinom, unterschiedliche Chemotherapie, Thymus und Hefepolysachariden, 520 Patienten: Überleben signifikant verbessert (keine Angaben über Chemotherapie-Schemata, Randomisation) (Chernyi et al. 1989).
- Kontrollierte Multicenter-Studie, Kopf-Hals-Tumoren, Strahlentherapie, 1 060 Patienten. Leukopenie signifikant gesenkt, lokale Nebenwirkungen durch Thymopentin signifikant reduziert (Botturi et al. 1993).
- Randomisierte Gabe, 51 Mammakarzinompatientinnen, CMF und Thymustimulin: Rückgang der Infektion (Iaffaioli et al. 1988).
- Prospektiv randomisierte Studie, Fieberepisoden unter Chemotherapie, G-CSF, Thymopentin, Kombination beider oder Placebo, 100 Patienten: Abnahme der Fieberepisoden, G-CSF gleichwirksam wie G-CSF plus Thymopentin (Gebbia et al. 1994).
- Randomisierte Studie, kleinzelliges Bronchialkarzinom, Chemotherapie und Thymosin, signifikante Verlängerung des rezidivfreien Überlebens (Cohen et al. 1979).
- Randomisierte Studie, nicht kleinzelliges Bronchialkarzinom, Chemotherapie, Vindesin, Doxorubicin und Cisplatin, 105 Patienten: Chemotherapie alleine deutlich besseres Ansprechen (Bedikian et al. 1984).
- Randomisierte Studie, Kopf-Hals-Tumoren, Operation, Chemo und Radiotherapie, Thymopentin, 25 Patienten: Verbesserung der Immunparameter, keine Aussage zum Tumorverlauf (Denaro et al. 1994).
- Doppelblinde placebo-kontrollierte Studie, Melanommetastasen, Thymopentin perinodulär, 16 Patienten: Verkleinerung von Tumorknoten nach Injektion (Cascinelli et al. 1998).

Wechselwirkungen

▶ **Mit der Tumortherapie**

Im Tierexperiment sowie in vitro führte die Gabe von Thymuspeptiden während einer 5-FU-basierten Therapie zu einem verbesserten Ansprechen auf die Chemotherapie. Es wurden bisher nur wenige klinische Studien zur gleichzeitigen Gabe von Chemotherapeutika und Thymuspräparaten veröffentlicht.

Die Qualität der übrigen Publikationen entspricht nicht den Anforderungen an eine wissenschaftliche Studie, sodass die beschriebenen Effekte nicht eindeutig der Thymustherapie zuzuordnen sind.

Die Arbeitsgruppe um Chernyi (1989) beschrieb, dass bei 520 Patienten mit Magenkarzinom bei unterschiedlicher Chemotherapie die Immuntherapie mit Hefepolysacchariden und Thymushormonen das Überleben signifikant verbessert habe. Es liegen aus dieser Arbeit keine Angaben über die verschiedenen Chemotherapieschemata, Randomisierungen und detaillierten Therapieeffekte vor.

Beim kleinzelligem Bronchialkarzinom führte Thymosin zu einer signifikanten Verlängerung des rezidivfreien Überlebens (Cohen et al. 1979, Salvati et al. 1996), eine weitere Arbeitsgruppe berichtete jedoch über ein deutlich schlechteres Ansprechen (Bedikian et al. 1984).

Im Tiermodell des Bronchialkarzinoms führten die drei Oligopeptide TP-3 (Arg-Lys-Asp), TP-4 (Arg-Lys-Asp-Val) und TP-5 (Arg-Lys-Asp-Val-Tyr) zu einer Verminderung der Immunsuppression unter Cyclophosphamid.

Auch in klinischen Studien konnten durch die Gabe von Thymosin die Nebenwirkungsrate vermindert und Immunparameter stabilisiert werden. Die Wirkung war besonders ausgeprägt bei Patienten mit niedrigen T-Zellausgangswerten. Die Immunparameter stabilisierten sich bei Patienten mit kleinzelligem Bronchialkarzinom (Garaci et al. 1994), nicht kleinzelligem Bronchialkarzinom (Salvati et al. 1996) und Kopf-Hals-Tumoren (Denaro et al. 1994, Recchia et al. 1997). In zwei Studien wurde die Infektionsrate während der Chemotherapie gesenkt (Chisesi et al. 1988, Iaffaioli et al. 1988).

Die Neurotoxizität einer Chemotherapie mit Vinorelbin und/oder Cisplatin und/oder Paclitaxel konnte im folgenden Zyklus durch gleichzeitige Gabe von Thymosin-α deutlich reduziert werden (An et al. 2004).

Auch komplementär zu einer Bestrahlung führte die Therapie mit Thymosin zu einer Verminderung der Immunsuppression (Botturi et al. 1993, Trinci et al. 1995).

▶ Mit anderen Medikamenten
Wechselwirkungen mit anderen Medikamenten sind nicht bekannt.

Nebenwirkungen

An der Injektionsstelle kann es zu einer leichten Entzündung kommen. Auch eine leichte Urtikaria wurde beschrieben, ebenso geringe Temperaturerhöhungen und Schmerzen an der Injektionsstelle.

Aufgrund der Immunstimulation sind negative Auswirkungen auf allergische Erkrankungen und Autoimmunerkrankungen nicht auszuschließen. Entsprechende Publikationen liegen bis dato nicht vor.

Dosierung

Die verschiedenen Thymuspräparate werden in unterschiedlichen Dosierungen empfohlen (Thymopentin von 3-mal wöchentlich 50 mg bis 2-mal täglich 1 g, Thymosin 10–960 mg/m² i.m.).

Kontraindikationen

Thymuspräparate sind Fremdeiweiße. Bei vorbekannten allergischen Reaktionen auf diese Eiweiße ist die Gabe kontraindiziert.

Bewertung

Zur Thymustherapie liegen bislang keine Publikationen von humanen randomisierten Phase-III-Studien vor. Aufgrund der unterschiedlichen Präparationen stellen Thymusextrakte eine heterogene Medikamentengruppe dar. Bisherige Daten erlauben keinen eindeutigen Schluss auf die Wirksamkeit. Vergleichende Untersuchungen der verschiedenen Thymusextrakte liegen nicht vor.

Klinischen sowie präklinischen Daten zufolge stabilisieren Thymuspräparate das Immunsystem und stimulieren möglicherweise auch bestimmte Parameter bei Tumorpatienten nach einer Operation und während einer Chemo- oder Strahlentherapie. Die Infektionshäufigkeit scheint vermindert. Allerdings ist bei der indizierten Therapie mit Wachstumsfaktoren (G-CSF) kein zusätzlicher Effekt zu erwarten. Thymuspräparate können eine indizierte Wachstumsfaktorgabe nicht ersetzen.

Es ist unklar, ob die Stimulation der Immunparameter neben den rein laborchemischen Veränderungen auch klinische Bedeutung für das Ergebnis der Tumortherapie hat. Die Arbeiten von Mallmann zeigen, dass keine Verbesserung der Überlebensrate oder -zeit erreicht wird. Eine Studie mit einer Verschlechterung des Verlaufes durch Thymustherapie wurde publiziert (Bedikian et al. 1984). Zu beachten ist das allergene Potenzial und die nicht auszuschließende Verschlechterung von Allergien und Autoimmunerkrankungen.

Thymusextrakte stellen im Rahmen einer Chemo- oder Strahlentherapie zusammenfassend eine interessante Begleittherapie dar. Vor der allgemeinen Empfehlung sollten jedoch weitere Daten insbesondere bezüglich des unterschiedlichen Potenzials der verschiedenen angebotenen Thymuspräparate gewonnen werden. Keinesfalls geeignet sind Thymuspräparate bei Patienten mit Leukämie und Lymphomen, da eine Aktivierung der Tumorzellen nicht auszuschließen ist.

Literatur

An TT et al. Primary assessment of treatment effect of thymosin alpha 1 on chemotherapy-induced neurotoxicity. Ai Zheng 2004; 23 (11): 1428–30.
Bedikian AY et al. Prospective evaluation of thymosin fraction V immunotherapy in patients with non-small cell lung cancer receiving vindesine, doxorubicin, and cixplatin chemotherapy. Am J Clin Oncol 1984; 7 (5): 399–404.
Bernengo MG et al. Thymopentin in Sezary syndrome. J Nat Cancer Inst 1991; 84 (17): 1341–6.
Bernengo MG et al. Immunomodulation and Sezary syndrome. Br J Dermatol 1988; 119 (2): 207–21.
Botturi M et al. Effects of immunomodulation on antineoplastic radiotherapy. Radiol Med 1993; 86 (3): 327–35.
Braga M et al. Impact of thymopentin on the incidence and severity of postoperative infection. Br J Surg 1994; 81 (2): 205–8.
Cascinelli N et al. Evaluation of clinical efficacy and tolerability of intravenous high dose thymopentin in advanced melanoma patients. Melanoma Res 1998; 8 (1): 83–9.
Chernyi VA et al. Optimization of chemotherapy of stomach cancer. Vrach Delo 1989; 6: 10–2.
Chisesi T et al. The effect of thymic substances on T circulating cells of patients treated for Hodgkin´s disease. J Biol Regul Homeost Agents 1988; 2 (4): 193–8.
Clemente C et al. Biological activity and clinical efficacy of intravenous high-dose thymopentin in metastatic melanoma patients. Melanoma Res 1996; 6 (1): 63–9.

Cohen MH et al. Thymosin fraction V and intensive combination chemotherapy. JAMA 1979; 241 (17): 1813–5.

Denaro A et al. Immunologic study on patients with head and neck cancer treated with thymopentin associated with surgery, chemotherapy and radiotherapy. Acta Otorhinolaryngol Ital 1994; 14 (6): 611–25.

Di Lauro L et al. Sequential subcutaneous thymopentin, interferon alpha-2a and interleukin-2 in metastatic renal cell cancer. Tumori 1995; 81 (1): 42–4.

Elia P et al. Prevention of immunodeficiency and postoperative infective complications in patients undergoing surgical resection for carcinoma of the colo-Rektum. Minerva Chir 1994; 49 (6): 575–80.

Garaci E et al. Sequential chemoimmunotherapy for advanced non-small cell lung cancer using cisplatin, etoposide, thymosin-alpha and interferon-alpha 2a. Eur J Cancer 1995; 31a: 2403–5.

Gebbia V et al. A prospective randomized trial of thymopentin versus granulocyte-colony stimulating factor with or without thymopentin in the prevention of febrile episodes in cancer patients undergoing highly cytotoxic chemotherapy. Anticancer Res 1994; 14 (2B): 731–4.

Grismondi GL et al. Thymopentin and cervico-vaginal HPV infection associated with CIN. Minerva Ginecol 1995; 47 (6): 255–7.

Iaffaioli RV et al. Effect of thymic extract ´thymostimulin` on the incidence of infections and myelotoxicity during adjuvant chemotherapy for breast cancer. Thymus 1988-89; 12 (2): 69–75.

Mallmann P et al. The effect of immunotherapy with thymopentin on the parameters of cellular immunity and the clinical course of gynaecologic tumor patients. Onkologie 1989; 12 (Suppl 3): 15–21.

Mallmann P et al. The effect of adjuvant combined chemo/immunotherapy on immunological parameters and clinical course in patients with breast carcinoma. Zentralbl Gynäkol 1991; 113 (12): 697–706.

Mallmann P et al. Investigation on cell-mediated immunity in patients with breast and ovarian carcinomas receiving a combination of chemotherapy and immunotherapy with thymopentin. Methods Find Exp Clin Pharmacol 1990; 12 (5): 333–40.

Przybilla B et al. Treatment of cutaneous T-cell lymphomas with TP-5, evaluation of the clinical effect in 8 patients. Acta Erm Venereol 1983; 63 (6): 524–9.

Recchia F et al. Chemo-immunotherapy in advanced head and neck cancer. Anticancer Res 1999; 19 (1b): 773–7.

Salvati F et al. Combined treatment with thymosin-alpha1 and low-dose interferon-alpha after ifosfamide in non-small cell lung cancer. Anticancer Res 1996; 16 (2): 1001–4.

Saviano G et al. Future of immunologic therapy of bronchogenic carcinoma. Arch Monaldi Nal Torace 1990; 4585: 395–9.

Schulof RS et al. Phase II trial of thymosin fraction 5 in advanced renal cancer. J Biol Response Mod 1984; 3 (2): 151–9.

Serra GE et al. Proposal for the treatment of cervix dysplasia with immunomodulators. Minerva Ginecol 1992; 44 (1–2): 15–8.

Trinci M et al. Evaluation of the treatment with thymopentin associated with radiotherapy in head and neck tumors. Clin Ter 1995; 146 (6–7): 457–67.

Witherspoon RP et al. Use of thymic grafts or thymic factos to augment immunologic recovery after bone marrow transplantation. Bone Marrow Transplant 1988; 3 (5): 425–35.

Wolf GT et al. In vitro immune modulation by thymosin alpha 1 in patients with head and neck squamous cell carcinoma. Head Neck Surg 1985; 7 (5): 350–6.

Tragant (*Astragalus*)

Vorkommen

Die Pflanze *Astragalus* (dt. Tragant) kommt mit mehr als 2 000 Spezies in der nördlichen Hemisphäre, unter anderem in Asien und Ägypten vor. Sie gehört zur Familie der Leguminosen.

Wirkstoffe und Anwendungsgebiete

Wirksame Inhaltsstoffe sind Saponine (S. 268). Der Pflanze werden immunmodulierende und antikanzerogene Eigenschaften zugeschrieben. In der traditionellen chinesischen Medizin wird die Astragaluswurzel zur Stärkung des Qi, zur Verbesserung des Metabolismus und der Verdauung, zur Stärkung des Immunsystems und zur verbesserten Wundheilung eingesetzt.

Wirkungen

Laborexperimentelle Daten

Saponine aus *Astragalus* führen zu einem Zellzyklusstillstand und Einleitung der Apoptose. Allerdings konnten keine direkten toxischen Wirkungen auf Tumorzellen nachgewiesen werden. Saponine aus ägyptischem oder chinesischem *Astragalus* führen zu einer dosisabhängigen Modulation der Lymphozytenproliferation. Mononukleäre Zellen und lymphokinaktivierte Killerzellen werden stimuliert.

> **Molekulare Mechanismen**
>
> - Heraufregulation: p21, PARP, Caspase-3

Tierexperimentelle Daten

In Tierversuchen verstärkte *Astragalus* die tumorhemmende Wirkung von dendritischen Zellen. Auch die Suppression der lymphokinaktivierten Killerzellen durch Tumorzellen wurde verhindert. *Astragalus* minderte auch die Karzinogenese von Mamma-, Leberzell- und Harnblasenkarzinomen in verschiedenen Tiermodellen. Außerdem zeigte *Astragalus* eine direkte wachstumshemmende Wirkung auf Tumorimplantate.

Klinische Daten

Die bei Karzinompatienten vorherrschende TH2-Zytokin-Aktivität wird durch *Astragalus* normalisiert. Eine chinesische Arbeitsgruppe (Cha et al. 1994) untersuchte Patienten mit kleinzelligem Bronchialkarzinom, die neben der klassischen Chemo- und Radiotherapie eine begleitende Medikation mit chinesischen Kräutern, unter anderem *Astragalus*, erhielten. In dieser Studie wurden hohe Überlebensraten beschrieben, aber eine direkte Zuordnung zur Wirkung von *Astragalus* kann daraus nicht erfolgen.

Eine Metaanalyse von Patienten mit nicht kleinzelligem Bronchialkarzinom unter begleitender Gabe von Kräutermischungen mit *Astragalus* während einer platinbasierten Chemotherapie führte zu einem verbesserten Tumoransprechen und längerem Überleben. Allerdings weisen die Autoren ausdrücklich auf die eingeschränkte Studienqualität hin (McCulloch et al. 2006).

Klinische Studien im Überblick

- Kohortenstudie; kleinzelliges Bronchialkarzinom, 54 Patienten, Therapie mit Chemotherapie, Radiatio und chinesischen Kräutern: relativ hohe Überlebensraten im Stadium II-IIIb (Cha et al. 1994).
- Randomisierte placebo-kontrollierte Studie; nicht kleinzelliges Bronchialkarzinom, 60 Patienten, Chemotherapie: medianes Überleben bei 11 vs. 7 Monaten, 1-Jahres-Überlebensrate bei 47 vs. 30% (Zou et al. 2003).
- Metaanalyse: nicht kleinzelliges Bronchialkarzinom, platinbasierte Chemotherapie, begleitende Gabe von Kräutermischungen: verbessertes Überleben, verbessertes Tumoransprechen, verbesserter Karnofskystatus (McCulloch et al. 2006).
- Cochrane-Analyse: Wirkung von chinesischen Kräutern auf die Nebenwirkungsrate einer Chemotherapie: vier Studien mit niedriger Studienqualität, signifikante Reduktion von Übelkeit und Erbrechen, Senkung der Leukopenierate (Taixiang et al. 2005).

Wechselwirkungen

▶ **Mit der Tumortherapie**
Es liegen keine Daten zur möglichen Beeinflussung der Wirkung einer Chemotherapie vor.

In einer Cochrane-Analyse wurde die Wirkung von chinesischen Kräutern (u.a. *Astragalus*) auf die Nebenwirkungsrate einer Chemotherapie untersucht. Die Autoren fanden vier Studien mit allerdings niedriger Studienqualität. Darin wurde eine signifikante Reduktion von Übelkeit und Erbrechen beschrieben, auch die Rate der Leukopenie war niedriger, ebenso die Lymphozytensubpopulationen CD3, CD4 und CD8. Signifikante Effekte auf Immunglobuline traten nicht auf (Taixiang et al. 2005).

▶ **Mit anderen Medikamenten**
Astragalus kann die Wirkung von Antiarrhythmika beeinflussen.

Nebenwirkungen

Daten zu Nebenwirkungen von *Astragalus* liegen nicht vor.

Dosierung

Aufgrund der sehr unterschiedlichen Zubereitungen mit Vielstoffgemischen, insbesondere in den chinesischen Studien, können keine Dosisempfehlungen ausgesprochen werden.

Kontraindikationen

Es liegen keine Daten über Kontraindikationen vor.

Bewertung

Astragalus ist ein häufiger Bestandteil von Kräutermischungen in der chinesischen Therapie. In der Metaanalyse und der Cochrane-Analyse wurden alle Studien mit dem Einsatz chinesischer Kräuter zusammengefasst, sodass eine direkte Zuordnung zu einzelnen Substanzen nicht möglich ist. Die bisher speziell für *Astragalus* veröffentlichten Studien sind methodisch problematisch.

Astragalus könnte in der Lage sein, Nebenwirkungen einer Chemotherapie, insbesondere die Immunsuppression, zu vermindern. Vorsicht ist geboten, da keine Untersuchungen zu Wechselwirkungen mit der antitumoralen Therapie vorliegen. Außerdem wurden bei Kräutermischungen aus dem asiatischen Raum wiederholt Schwermetalle, Pestizide und gefährliche Beimischungen nachgewiesen.

Zusammenfassend kann derzeit keine positive Empfehlung für die Einnahme von *Astragalus* ausgesprochen werden.

Literatur

Cha RJ et al. Non-surgical treatment of small cell lung cancer with chemo-radio-immunotherapy and traditional Chinese medicine. Zhonghua Nei Ke Za Zhi 1994; 33 (7): 462–6.

Mc Culloch M et al. Astragalus-based chinese herbs and platinum-based chemotherapy for advanced non-small-cell lung cancer. J Clinical Oncology 2006; 24 (3): 419–30.

Taixiang W et al. Chinese medical herbs for chemotherapy side effects in colorectal cancer patients. Cochrane Database Syst Rev 2005; 25 (1).

Zou YH et al. Effect of astragalus injection combined with chemotherapy on quality of life in patients with advanced non-small cell lung cancer. Zhongguo Zhong Xi Yi Jie He Za Zhi 2003; 23 (10): 733–5.

Traubenkernöl

Vorkommen

Traubenkernöl wird aus den Kernen der Weintraube durch Kaltpressung oder Raffination gewonnen. Es hat einen hohen Anteil an ungesättigten Fettsäuren.

Wirkstoffe und Anwendungsgebiete

Traubenkernöl (Grapeseed-Extract [GSE]) enthält oligomere Proanthocyanidine (OPC) und Anthocyanidine (S. 28), die starke antioxidative Eigenschaften haben und als Radikalfänger wirksamer als Vitamin E (S. 320) sind. Traubenkernextrakt enthält außerdem Resveratrol (S. 244).

Wirkungen

Laborexperimentelle Daten
Mehrere In-vitro-Untersuchungen und Tierversuche zeigen, dass OPC chemopräventive Eigenschaften haben. Verschiedene intrazelluläre Mechanismen fördern den Zellzyklusstillstand durch Inhibition der DNA-Synthese und die Apoptose. OPC verringern außerdem die Invasivität und Migrationsfähigkeit von Tumorzellen.

Taubenkernextrakt inhibiert EGF-induzierte Signalwege. In vitro hat es einen antiproliferativen Effekt auf Endothelzellen, inhibiert die Sekretion von VEGF aus den Tumorzellen und wirkt damit antiangiogen. Es kommt zu einer Abnahme der intratumoralen Mikrovaskularisierung.

> **Molekulare Mechanismen**
>
> - Zellzyklus: Stillstand in der G_1-Phase
> - Herabregulation: CDK 2, CDK 4, Cyclin E, JNK, NF-κB
> - Heraufregulation: TNF-α, Caspasen, p21, MAPK, c-jun
> - Besonderheiten: Hemmung: EGF-Signalwege, VEGF-Sekretion

Tierexperimentelle Daten
Die Fütterung von Traubenkernöl an Nagetiere schützte vor der Entwicklung von Lebertumoren und reduzierte die Bildung von aberranten Krypten unter der Einwirkung von Karzinogenen, während die gleiche Dosis keine Effekte auf Mammakarzinome hatte.

Im Tiermodell des hormonrefraktären Prostatakarzinoms führt die Fütterung von Traubenkernextrakt zu einer signifikanten Inhibition des Tumorwachstums. Auch die Metastasierung eines Melanoms kann vermindert werden.

Klinische Daten
Klinische Studien zur Wirkung von OPC wurden bisher nicht veröffentlicht.

Wechselwirkungen

▶ Mit der Tumortherapie

In vitro konnte die Wirksamkeit von Idarubicin und Cyclophosphamid durch Traubenkernextrakt vermindert werden (Joshi et al. 1999). In-vitro-Versuche mit Rezeptor-positiven und -negativen humanen Mammakarzinomzellen zeigten, dass eine synergistische Wirkung von OPC mit Anthracyclinen vorliegt. Allerdings beschreiben Sharma et al. (2004) bei Rezeptor-negativen Zellen eine Verminderung der Apoptose unter Doxorubicin durch OPC. OPC können die Schädigung von Kardiomyozyten durch oxidativen Stress verringern.

▶ Mit anderen Medikamenten

Es liegen keine Daten zu Wechselwirkungen mit anderen Medikamenten vor.

Nebenwirkungen

Nebenwirkungen von Traubenkernöl sind nicht bekannt. Bei der Raffination können allerdings polyzyklische aromatische Kohlenwasserstoffe entstehen.

Dosierung

Es liegen bisher keine ausreichenden Daten vor, um eine Dosisempfehlung zur Anwendung bei Tumorpatienten auszusprechen.

Kontraindikationen

Kontraindikationen scheinen nicht zu bestehen.

Bewertung

Traubenkernöl enthält gesunde Inhaltsstoffe wie Resveratrol und Anthocyane. Den oligomeren Polyphenolen könnte eine eigenständige präventive Wirkungen zukommen.

In einer ganzen Reihe von In-vitro-Untersuchungen konnte gezeigt werden, dass Traubenkernöl und die darin enthaltenen OPC verschiedene Moleküle innerhalb der Signalkaskade der Zelle beeinflussen und damit zu einem Zellzykusstillstand und zur Auslösung einer Apoptose beitragen. Darüber hinaus haben OPC antiangiogenetische Eigenschaften und hemmen die Migration und Metastasierung von Tumorzellen. Bisher liegen nur wenige bestätigende Tierexperimente vor.

Nach In-vitro-Daten führen OPC zu einer Verminderung der Apoptose unter Doxorubicin und zur Wirkungsabschwächung von Idarubicin und Cyclophosphamid. Somit sind OPC keine geeignete komplementäre Therapie während einer Chemotherapie. Möglicherweise ist der Antagonismus auf die antioxidative Wirkung der OPC zurückzuführen. Von dem gleichzeitigen Einsatz größerer Mengen Traubenkernöl während einer, insbesondere auf Radikalenbildung beruhenden Chemotherapie, ist abzuraten.

Zusammenfassend stellt Traubenkernöl ein gesundes pflanzliches Öl im Rahmen einer normalen Ernährung dar. Für den gezielten Einsatz bei Tumorpatienten liegen bisher keine ausreichenden Daten vor.

Literatur

Joshi SS et al. Chemopreventive effects of grape seed proanthocyanidin extract on chang liver cells. Toxicology 2000; 155 (1–3): 83–90.

Sharma G et al. Synergistic anti-cancer effects of grape seed extract and conventional cytotoxic agent doxorubicin against human breast carcinoma cells. Breast Cancer Res Treat 2004; 85 (1): 1–12.

Traubensilberkerze (*Cimicifuga racemosa*)

Vorkommen

Bei der Traubensilberkerze handelt es sich um eine mehrjährige Waldpflanze aus Nordamerika. Der frische oder getrocknete Wurzelstock dient für verschiedene Zubereitungen. Die Pflanze selbst ist giftig.

Wirkstoffe und Anwendungsgebiete

Die Traubensilberkerze enthält Phytoöstrogene und wird deshalb in der Phytotherapie bei Menopausenbeschwerden empfohlen. In der Medizin der nordamerikanischen Indianer wird die Traubensilberkerze zur Erleichterung von Entbindungen eingesetzt, in der chinesischen Medizin bei verschiedenen Frauenerkrankungen.

Wirkungen

Laborexperimentelle Daten

Das Wachstum Rezeptor-negativer Mammakarzinomzellen wird in vitro durch *Cimicifuga* inhibiert. Unter der Gabe eines *Cimicifuga*-Extrakts kam es zur Hochregulierung des Östrogen-Rezeptors. Mehrere In-vitro-Experimente belegen trotzdem eine Wachstumshemmung auch bei ER-positiven Mammakarzinomzellen. Die Traubensilberkerze kann somit zu den SERM-artigen Substanzen gezählt werden.

Auch Prostatakarzinomzellen werden bei niedrigen Konzentrationen in ihrem Wachstum gehemmt. Die inhibitorische Wirkung und Auslösung der Apoptose gilt für Hormonrezeptor-sensible und -resistente Prostatakarzinomzellen.

> **Molekulare Mechanismen**
>
> Molekulare Mechanismen zur Wachstumshemmung von Tumorzellen sind nicht bekannt.

Tierexperimentelle Daten

Auch in Tierexperimenten inhibiert *Cimicifuga* das Wachstum von inokulierten Prostatakarzinomzellen. Durch SERM-ähnliche Eigenschaften könnte es sekundär bei der postmenopausalen Patientin zu einem Abfall des Östrogenspiegels kommen. Im Vergleich zur Östrogengabe führt die Gabe des *Cimicifuga*-Extraktes nicht zu einem Anstieg der Expression von östrogenregulierten Genen. Die knochenstabilisierende Wirkung beruht auf der direkten östrogenartigen Wirkung am Knochen und der Freisetzung von Osteoprotegerin.

Des Weiteren besteht ein positiver Effekt auf den Fettstoffwechsel, indem Serumleptinkonzentrationen reduziert werden; das subkutane Fettgewebe nimmt ab.

Klinische Daten

Cimicifuga wird hauptsächlich bei menopausalen Beschwerden, insbesondere Hitzewallungen empfohlen. Neuere Untersuchungen belegen einen partiellen Agonismus am Serotonin-Rezeptor.

Zwei aktuelle Studien zur Wirksamkeit bei Hitzewallungen erbrachten widersprüchliche Ergebnisse (Pockaj et al. 2006 negativ; Uebelhack et al. 2006 positiv). Eine Untersuchung zur Sicherheit von *Cimicifuga*-Präparaten bei Brustkrebs, insbesondere bei Patientinnen mit Kontraindikationen für eine Östrogentherapie, schätzt die Einnahme als sicher ein (Dog et al. 2003).

Bei 65 Patienten mit klimakterischen Beschwerden ergab sich in Feinnadelbiopsien nach sechs Monaten Therapie mit alkoholischem *Cimicifuga*-Extrakt keine Veränderung der Brustgewebsdichte oder im Anteil der proliferierenden Zellen (Hirschberg et al. 2006).

In einer Kohortenstudie an Patientinnen mit Mammakarzinom wurden 1 102 Patientinnen unter *Cimicifuga* mit 17 759 Patientinnen in der Kontrollgruppe verglichen (Hennicke-von Zepelin et al. 2005). In die Analyse waren auch Hormonrezeptor-positive Patientinnen einbezogen. Es ergab sich keine relevante Erhöhung des Rezidivrisikos durch *Cimicifuga*.

Klinische Studien im Überblick

- Kohortenstudie, Mammakarzinom, 1 102 Patientinnen unter Cimifuga: keine Erhöhung des Rezidivrisikos (Hennicke-von Zepelin et al. 2005).
- Doppelblind randomisierte placebo-kontrollierte Studie, Threapie von Hitzewallungen, 301 Patientinnen: signifikante Verbesserung (Uebelhack et al. 2006).
- Phase-III-Studie, randomisiert, placebo-kontrolliert, Therapie von Hitzewallungen, 132 Patientinnen: kein Effekt (Pockai et al. 2006).

Wechselwirkungen

▶ **Mit der Tumortherapie**

In vitro konnte gezeigt werden, dass *Cimicifuga*-Extrakt die Zytotoxizität von Doxorubicin und Doxetaxel verstärkt und die von Cisplatin vermindert. Der Effekt einer Bestrahlung oder von Cyclophosphamid wird nicht verändert. Außerdem unterstützt *Cimicifuga*-Extrakt die inhibitorische Wirkung von Tamoxifen in vitro.

▶ **Mit anderen Medikamenten**

Cimicifuga kann die Wirkung von Antihypertensiva beeinflussen.

Nebenwirkungen

Selten kann es unter der Einnahme von Traubensilberkerzenpräparaten zu Magen-Darm-Beschwerden, Unwohlsein und Durchfall, allergischen Reaktionen der Haut und zu einem Anstieg der Leberwerte kommen. Die Toxizität von *Cimicifuga* scheint gering zu sein, es liegen jedoch einzelne Publikationen zur Auslösung einer autoimmunen Hepatitis vor.

Dosierung

Traubensilberkerze wird als Tee angeboten, hier sind keine standardisierten Zubereitungen möglich. Sinnvoll ist der Einsatz von Fertigarzneimitteln, der Extrakt entspricht einer Gesamttagesaufnahme von 5 mg Trockenextrakt.

Kontraindikationen

In Deutschland wird in der Fach- und Patienteninformation Brustkrebs als Kontraindikation für *Cimicifuga*-Präparate bezeichnet. Aufgrund der obigen Daten ist dies allerdings in Frage zu stellen. Eine Empfehlung von *Cimicifuga* für Patientinnen mit Mammakarzinom muss eine entsprechende Aufklärung einschließen.

Bewertung

Traubensilberkerzenextraxt ist insbesondere für Patientinnen mit Mammakarzinom eine interessante Substanz. Wie oben diskutiert, wird vielfach vom Einsatz bei Rezeptor-positiven Tumoren aufgrund möglicher stimulierender Wirkungen abgeraten. Neue Studienergebnisse sprechen jedoch für eine wachstumshemmende Wirkung. Die positiven Effekte auf klimakterischen Beschwerden aufgrund einer antihormonellen Therapie sind gut belegt. Nach ausführlicher Aufklärung der Patientin über die offizielle Kontraindikation ist der Einsatz zu verantworten.

Möglicherweise ist *Cimicifuga* auch ein interessantes Präparat bei Patienten mit Prostatakarzinom. Hierzu liegen noch keine ausreichenden Daten vor. Aufgrund des einzelnen Befundes einer Wirkungsabschwächung von Cisplatin in vitro sollte *Cimicifuga* bis zum Vorliegen weiterer Daten nicht während einer Chemotherapie gegeben werden.

Literatur

Dog et al. Critical evalutation of the safety of Cimicifuga racemosa in menopause symptom relief. Menopause 2003; 10 (4): 299–313.

Hennicke-von Zepelin HH et al. Pharmakoepidemiologische Kohortenstudie zur Anwendung von Remifemin/Remifemin plus bei Patientinnen mit Mammakarzinom, einschließlich Hormonrezeptor-positiver Tumore. Abstract. Kongress der Deutschen Menopause Gesellschaft 2005. Münster.

Hirschberg A et al. Klinische Studie zur Arzneimittelsicherheit von Remifemin R hinsichtlich Brustepithelzell-Proliferation und mammographischer Brustgewebsdichte bei postmenopausalen Frauen. Abstract. Kongress Phytopharmaka, Phytotherapie 2006.

Pockaj BA et al. Phase III double-blind, randomized, placebo-controlled crossover trial of black cohosh in the management of hot flashes. J Clin Oncol 2006; 24 (18): 28–36.

Seidlova-Wuttke D et al. Pharmacology of Cimicifuga recemosa extract BNO1055 in rats: bone, fat and uterus. Maturitas 2003; 44 (Suppl 1): 39–50.

Seidlova-Wuttke D et al. Evidence for selective estrogen receptor modulator activity in a black cohos extract, comparision with estradiol-17b. Eur J Endocrinol 2003, 149 (4): 351–362.

Uebelhack R et al. Black cohosh and St. John´s Wort for climacteric complaints. Obst Gyn 2006; 107: 247–55.

Ukrain

Vorkommen

Ukrain besteht aus der Thiophosphorsäure der Alkaloide aus Schöllkraut (*Chelidonium majus*). Die Schöllkrautdroge besteht aus zur Blütezeit gesammelten, getrockneten oberirdischen Teilen von *Chelidonium majus*. Schöllkraut ist in gemäßigten Zonen weit verbreitet.

Wirkstoffe und Anwendungsgebiete

Chemisch betrachtet enthält Ukrain das bekannte Zytostatikum Thiotepa. Trotzdem ist Ukrain weit verbreitet in der alternativen Therapie und wird als naturheilkundliches Medikament vertrieben.

Schöllkraut gehört zu den Mohnpflanzen und besitzt Milchsaft. Der wirksame Bestandteil von Schöllkraut ist ein Alkaloid, das Chelidonin, das mit dem Papaverin verwandt ist. Es wirkt spasmolytisch, insbesondere im Bereich der Gallenwege und der Bronchien.

Schöllkraut wird meist als Trockenextrakt, in Dragees oder als Tinktur in Tropfen eingesetzt und wurde früher bei chronischen Gallenerkrankungen empfohlen. Aufgrund möglicher Hepatotoxizitäten wurden Schöllkrautpräparate vom Markt genommen. Be-lege für die Wirksamkeit bei chronischen Gallenerkrankungen liegen nicht vor.

Wirkungen

Laborexperimentelle Daten

In-vitro-Experimente zeigen, dass Ukrain zytotoxisch auf Ewing-Sarkom-Zellen wirkt. Dabei entspricht die Wirksamkeit von Ukrain der von Alkaloiden aus Schöllkraut.

> **Molekulare Mechanismen**
> - Herabregulation: Cyclin A, Cyclin B1, CDK 1, CDK 2, MMP2
> - Heraufregulation: p27, NF-κB, Caspase-3, Caspase-9
> - Besonderheiten: Hemmung Tubulinpolymerisation

Tierexperimentelle Daten

In vitro und im Tierexperiment konnte gezeigt werden, dass Ukrain das Wachstum von verschiedenen Tumorzelllinien inhibiert. Es konnten unterschiedliche Zielmoleküle identifiziert werden. Hierzu gehören Caspasen, Moleküle innerhalb der Signalkaskade und Metalloproteinasen. Neben einem Zellzyklusstillstand kommt es zur Auslösung der Apoptose.

Klinische Daten

Die intravenöse Gabe von Ukrain führte in einer Studie zu einem Anstieg der absoluten T-Zell-Zahl, der T-Helfer-Lymphozyten, zu einer Abnahme der T-Suppressor-Zellen und einer Normalisierung des Helfer-Suppressor-Verhältnisses. Die NK-Zell-Zahl steigt an, humorale Immunparameter ändern sich nicht. Diese Daten konnten von einer anderen Arbeitsgruppe nicht bestätigt werden.

Eine russische Arbeitsgruppe setzte Ukrain präoperativ ein. Bei Patientinnen mit Mammakarzinom konnte eine veränderte Antigenexpression auf der Oberfläche der malignen Zellen gezeigt werden. Die Autoren postulierten, dass es damit zu einer verbesserten Immunantwort auf die Tumorzellen kommt. Klinische Ergebnisse zum Krankheitsverlauf wurden nicht mitgeteilt (Brzosko et al. 1996, Nefyodov et al. 2000).

Bei einer weiteren Arbeitsgruppe führte die Vortherapie mit Ukrain beim Mammakarzinom zu einer Verhärtung des Tumorgewebes, damit zur besseren Abgrenzbarkeit gegenüber dem Normalgewebe und zu einer Vergrößerung der metastatischen Lymphknoten, welche als verstärkte Immunantwort gedeutet wurden. Auch hier drängen sich erhebliche Zweifel an der Interpretation der Ergebnisse durch die Autoren auf (Uglyanica et al. 1996, 2000).

Patienten mit kolorektalem Karzinom erhielten eine kombinierte Radiochemotherapie auf der Basis von 5-FU mit oder ohne Ukrain. Die mit Ukrain behandelten Patienten sprachen zu 40% an, dagegen keiner in der Kontrollgruppe (Susak et al. 1996). Das fehlende Ansprechen in der Kontrollgruppe lässt Zweifel an der Durchführung der Therapie aufkommen.

Auch beim Harnblasenkarzinom im frühen Stadium T1N0, Zervixkarzinom Ib und Rektumkarzinom berichten russische Arbeitsgruppen von hohen Erfolgsraten. Allerdings waren die Nachbeobachtungszeiten zu kurz (Pengsaa et al. 1992, Bondar et al. 1998, Uglyanica et al. 1998).

Zusammenfassend sind alle hier genannten Publikationen sehr kritisch zu bewerten. Keine erfüllt die Anforderungen an eine wissenschaftliche Studie, die Interpretationen der Autoren sind nicht nachzuvollziehen.

In einer wissenschaftlich exakten Phase-II-Studie an 90 Patienten mit Pankreaskarzinom konnte eine signifikante Verbesserung der Überlebensraten und des medianen Überlebens für die Gabe von Ukrain bzw. Ukrain und Gemcitabin im Vergleich zur alleinigen Gabe von Gemcitabin erzielt werden (Gansauge et al. 2002).

Klinische Studien im Überblick

- Fallserie: Bronchialkarzinom, neun Patienten: Ansprechen bei 44% (z.T. gleichzeitig verabreichte Chemotherapie) (Staniszewski et al. 1992).
- Fallserie: Mammakarzinom, neoadjuvant Ukrain, 10 Patienten: Verbesserung subjektiver Nebenwirkungen, bessere Lebensqualität, Verhärtung des Tumorgewebes, Vergrößerung der metastatischen Lymphknoten (Uglyanica et al. 1996, 2000).
- Fallserie: Pankreaskarzinom mit Ukrain und Vitamin C: 1-Jahres-Überlebensrate 81% (Zemskov et al. 2000).
- Fallserie: Zervixkarzinom, Studie 1B, Ukrain neoadjuvant, neun Patienten: drei partielle Remissionen, sechs stabile Verläufe (Pengsaa et al. 1992).
- Phase-I-Studie, Harnblasenkarzinom T1, Ukrain neoadjuvant, 28 Patienten: 60% komplette und partielle Remissionen (Uglyanica et al. 1998).
- Phase-II-Studie, Pankreaskarzinom, 90 Patienten: signifikante Verbesserung Überlebensrate und medianes Überlebens für Ukrain bzw. Ukrain und Gemcitabin im Vergleich zu Gemcitabin mono (Gansauge et al. 2002).
- Kontrollierte Studie, kolorektales Karzinom, Radiochemotherapie, 96 Patienten: alleine kein Ansprechen, mit Ukrain 40% (Susak et al. 1996).
- Kontrollierte Studie, Rektumkarzinom, Radiochemotherapie versus Ukrain, 48 Patienten: Überlebenszeit 14 Monate bei 25% versus 8% (Bondar et al. 1998).
- Kontrollierte Studie, Pankreaskarzinom, Ukrain, 21 Patienten: 1-Jahres-Überlebensrate 26%, Kontrollgruppe 9,5% (Zemskov et al. 2002).

Wechselwirkungen

▶ **Mit der Tumortherapie**
Bei einigen Tumorzelllinien wirken Bestrahlung und gleichzeitige Gabe von Ukrain synergistisch. Außerdem scheint ein radioprotektiver Effekt für normale Hautzellen und Lungenfibroblasten vorzuliegen.

▶ **Mit anderen Medikamenten**
Daten zu Wechselwirkungen mit anderen Medikamenten liegen nicht vor.

Nebenwirkungen

Bei Überdosierung treten Magenschmerzen, Darmkoliken, Harndrang und Hämaturie auf, außerdem wurden Schwindel und Benommenheit beschrieben.

Dosierung

Chelidonin induziert bereits ab Konzentrationen von 0,001 mM die Apoptose. In russischen Arbeitsgruppen wurde Ukrain in Dosierungen von 50 und 100 mg eingesetzt, in der Studie beim Pankreaskarzinom in Dosierungen von 10 mg als Tagesdosis.

Kontraindikationen

Explizite Kontraindikationen für Ukrain wurden bisher nicht genannt.

Bewertung

Ukrain enthält zwei potenziell wirksame Substanzen: das Zytostatikum Thiotepa sowie die pflanzliche Verbindung Chelidonin. Während nur wenige Daten zur Wirkung vorliegen, sind die Publikationen zur klinischen Anwendung vergleichsweise zahlreich. Nur eine der Studien (Gansauge et al. 2002) erlaubt jedoch nach wissenschaftlichen Gesichtspunkten eine Bewertung der Wirkung von Ukrain. Keinesfalls kann aufgrund der bisherigen Daten zu Ukrain als alternativer oder komplementärer Therapieoption geraten werden.

Literatur

Bondar GV et al. Comparative evaluation of the complex treatment of rectal cancer patients. Drugs Exp Clin Res 1998; 24 (5–6): 221–6.

Brzosko WJ et al. Influence of Ukrain on breast cancer. Drugs Exp Clin Res 1996; 22 (3–5): 127–33.

Gansauge F et al. NSC-631570 (Ukrain) in the palliative treatment of pancreatic cancer. Langenbecks Archi Surg 2002; 386 (8): 570–4.

Nefyodov LI et al. Comparative evaluation of blood plasma and tumor tissue amino acid pool in radiation or neoadjuvant preoperative therapies. Drugs Exp Clin Res 2000; 26 (5–6): 231–7.

Pengsaa P et al. The effects of thiophosphoric acid (Ukrain) on cervical cancer, stage IB bulky. Drugs Exp Clin Res 1992; 18 (Suppl): 69–72.

Staniszewski A et al. Lymphocyte subsets in patients with lung cancer treated with thiophosphoric acid alkaloid derivatives form Chelidonium majus L. Drugs Exp Clin Res 1992; 18 (Suppl): 63–7.

Susak YM et al. Comparison of chemotherapy and X-ray therapy with Ukrain monotherapy for colorectal cancer. Drugs Exp Clin Res 1996; 22 (3–5): 115–22.

Uglyanica KN et al. Comparative evaluation of the efficiency of various Ukrain doses in the combined treatment of breast cancer. Drugs Exp Clin Res 2000; 26 (5–6): 223–30.

Uglyanica KN et al. Ukrain therapy of stage TINOMO bladder cancer patients. Drug Exp Clin Res 1998; 24 (5–6): 227–30.

Uglyanica KN et al. Influence of Ukrain on patients with surgically treated breast cancer. Drugs Exp Clin Res 1996; 22 (3–5): 135–8.

Uglyanica KN et al. Comparison of the efficacy of different doses of Ukrain in the combined treatment of breast cancer. Drugs Exp Clin Res 2000; 26 (5–6): 201–21.

Zemskov V et al. Ukrain in the treatment of pancreas cancer. Drugs Exp Clin Res 2000; 26 (5–6): 179–90.

Zemskov V et al. Efficacy of ucrain in the treatment of pancreativ cnacer. Langenbecks Arch Surg 2002; 387 (2): 84–9.

Ursolsäure

Vorkommen

Ursolsäure und ihre Derivate werden in verschiedenen Pflanzen aller Kontinente nachgewiesen. Ursolsäure kommt in vielen Beeren vor, in Europa u.a. in der Strauchheidelbeere, in Nordamerika in Cranberries, aber auch in Äpfeln, Birnen und Pflaumen.

Wirkstoffe und Anwendungsgebiete

Ursolsäure ist ein pentazyklisches Terpen mit antiinflammatorischen Eigenschaften.

Wirkungen

Laborexperimentelle Daten

Für die Substanz konnte in vitro eine antitumorale Aktivität gegen verschiedene Tumorzellen nachgewiesen werden. Hierbei haben unterschiedlich Derivate verschieden stark wachstumshemmende Eigenschaften. Ursolsäure führt zu einem Zellzyklusstillstand. Darüber hinaus existieren unterschiedliche intrazelluläre Mechanismen, die zur Apoptose führen. Neben antiangiogenen Wirkungen sind zytotoxische Aktivitäten u.a. gegenüber Nierenkarzinom-, Melanom- und Mammakarzinomzellen vorhanden.

> **Molekulare Mechanismen**
>
> - Zellzyklus: Stillstand in der G_1-Phase
> - Herabregulation: Caspase-3, Bcl-2, Bcl-xl
> - Heraufregulation: PARP, COX-2, p21, p27
> - Besonderheiten: Inhibition Tyrosinkinase, Verminderung von VEGF

Tierexperimentelle Daten

Ursolsäure verringert im Tiermodell die Tumorpromotion von Hauttumoren und Mammakarzinomen.

Klinische Daten

Es sind keine klinischen Daten vorhanden.

Wechselwirkungen

▶ **Mit der Tumortherapie**

Wechselwirkungen mit Tyrosinkinaseinhibitoren sind aufgrund der Inhibition der Tyrosinkinase nicht auszuschließen. Ursolsäure zeigt keine synergistische Wirkung mit einer Bestrahlung, allerdings kommt es im Tierversuch zu einer schnelleren Erholung von Hämatopoese und Immunkompetenz.

▶ **Mit anderen Medikamenten**

Es liegen keine Daten zu Wechselwirkungen mit anderen Medikamenten vor. Aufgrund eines intrazellulären Kalziumanstiegs ist eine Wirkungsabschwächung von Kalziumantagonisten denkbar.

Nebenwirkungen

Ursolsäure führt zu einem Anstieg des intrazellulären Kalziumspiegels. Ob dies klinische Bedeutung hat, ist unklar.

Dosierung

Es liegen keine ausreichenden Daten vor, aus denen sich eine Dosisempfehlung zur Therapie von Tumorerkrankungen ableiten ließe.

Kontraindikationen

Kontraindikationen von Ursolsäure sind nicht bekannt.

Bewertung

Als sekundärer Pflanzenstoff ist Ursolsäure Bestandteil einer gesunden Ernährung. In vitro konnten einige Wirkmechanismen identifiziert werden, mit denen Ursolsäure die Proliferation von Tumorzellen hemmen und eine Apoptose auslösen kann. Es liegen allerdings bis heute keine tierexperimentellen Daten vor, die diese Wirksamkeit bestätigen. Klinische Studien wurden bisher nicht durchgeführt. Über mögliche Interaktionen ist nichts bekannt.

Aus diesem Grund kann der über die Nahrungsaufnahmen hinausgehende medikamentöse Einsatz von Ursolsäure derzeit bei Patienten mit Tumorerkrankungen nicht als komplementäres Therapiekonzept empfohlen werden.

Literatur

Es liegen keine publizierten klinischen Studien vor.

Vitamin A

Vorkommen

Vitamin A kommt in zahlreichen Obst- und Gemüsesorten vor, besonders in Orangen, Karotten, Brokkoli, Grünkohl und Spinat. Unmittelbar in diesen Pflanzen enthalten ist jedoch die Vorstufe β-Carotin, die im menschlichen Körper zu Vitamin A umgewandelt wird. Weitere natürliche Vitamin-A-Quellen sind Fisch, Leberprodukte, Eigelb, Milchprodukte und Butter.

Wirkstoffe und Anwendungsgebiete

Vitamin A (Retinol) ist ein fettlösliches Vitamin. Retinol ist an der Synthese von Östrogen und Testosteron beteiligt. Durch eine positive Beeinflussung der Haut und Schleimhäute erniedrigt Vitamin A die Infektionsanfälligkeit. Darüber hinaus stimuliert es die weißen Blutkörperchen und die zusätzliche Produktion von Antikörpern, sodass auch ein direkter antiinfektöser Effekt besteht.

Der Tagesbedarf des Erwachsenen wird mit 0,8–1,0 mg (= 2 600–3 300 i.E.) angegeben.

Mittlerweile wurde eine Reihe von Derivaten pharmakologisch gezielt entwickelt und in die Therapiestandards integriert (z.B. ATRA bei Promyelozytenleukämie und Bexaroten bei kutanem T-Zell-Lymphom).

Wirkungen

Laborexperimentelle Daten

Retinoide sind in der Lage, die Induktion und Transkription der Cyclooxygenase 2 zu inhibieren. Eine Reihe von In-vitro-Experimenten zeigte, dass Vitamin A und insbesondere β-Carotin die Proliferation von Tumorzellen inhibieren können. In vitro verstärkt β-Carotin jedoch das Wachstum von Prostatakarzinomzellen und fördert die tumorlytische Funktion von NK-Zellen.

> **Molekulare Mechanismen**
> - Herabregulation: COX-2
> - Heraufregulation: Connexin 4

Tierexperimentelle Daten

Es liegen keine tierexperimentellen Daten vor.

Klinische Daten

β-Carotin führt zu einem Anstieg der T-Helfer- und NK-Zellen. Ob die langfristige Einnahme zu anhaltenden Veränderungen führt, ist nicht bekannt. Ein erhöhter Obst- und Gemüseverzehr korreliert nach zahlreichen Untersuchungen mit einer niedrigen Inzidenz für Karzinome. Deshalb wurde in einigen epidemiologischen Untersuchungen der Frage nach der Vitamin-A- bzw. Carotinoidaufnahme gezielt nachgegangen.

Zwei epidemiologische Studien an Frauen zeigten, dass die Aufnahme von Carotinoiden bei postmenopausalen Patientinnen invers mit dem Risiko für ein Mammakarzinom korreliert. Die Beziehung ist stärker ausgeprägt für Östrogenrezeptor-positive Tumoren. Bei prämenopausalen Patientinnen konnte keine entsprechende Korrelation gezeigt werden. In einer Metaanalyse wurde dies bestätigt (Howe et al. 1990).

Auch zur Entwicklung eines Prostatakarzinoms sind die epidemiologischen Untersuchungen widersprüchlich. Neben positiven und fehlenden Nachweisen ergab eine Arbeit aus Hawaii, dass mit hoher β-Carotin-Zufuhr ein erhöhtes Risiko besteht (Kolonel et al. 1988). In der „Alpha-Tocopherol Beta-Carotene Cancer Prevention Study" konnte gezeigt werden, dass β-Carotin zu einer Erhöhung des Prostatakarzinomrisikos um 23% und zu einer Erhöhung der Mortalität um 15% führt (Heinonen et al. 1998).

Im „Beta-Carotene and Retinol Efficacy Trial" erhielten über 18 000 Raucher, ehemalige Raucher bzw. Arbeiter mit Asbestexposition β-Carotin und Retinol. Das relative Risiko für die Entwicklung von Bronchialkarzinomen lag bei 1,46. Auch das relative Risiko für Tod aufgrund einer kardiovaskulären Erkrankung war erhöht (Omenn et al. 1995).

In der Selenmangelregion Linxian in China entstand eine Arbeit, die zeigt, dass die Substitution mit β-Carotin über 5,25 Jahre keine Beeinflussung der Entstehung von Lungenkarzinomen bewirkt (Kamangar et al. 2006).

In mehreren Studien wurde die Wirkung von Retinoiden in der Sekundärprävention untersucht. Bei Patienten mit Kolonpolypen führt die Gabe von β-Carotin über einen Monat zu einer verminderten Proliferation von Zellen. Eine längerfristige Untersuchung steht aus.

Bei Patienten mit Kopf-Hals- bzw. Lungentumoren erfolgte in einem Arm die randomisierte Gabe von Vitamin A im Vergleich zu Placebo. Es gab keine statistisch signifikante Differenz im Gesamtüberleben oder Event-free-Survival (van Zandwijk et al. 2000).

Positiv verlief eine Studie an Patienten mit kleinzelligem Bronchialkarzinom. Im Stadium I erfolgte die adjuvante Gabe von hochdosiertem Vitamin A nach kurativer Operation. Die Rezidiv- und Zweittumorrate lag in der Verumgruppe bei 37%, in der Kontrollgruppe bei 48%. Beim Disease-free-Survival wurde die statistische Signifikanz knapp verfehlt (Pastorino et al. 1993).

In der Studie der Gruppe von Jyothirmayi (1996) erhielten Patienten mit Kopf-Hals-Tumoren hochdosiertes Vitamin A und hatten eine höhere Rezidivrate. Auch β-Carotin hatte bei dieser Patientengruppe keine positiven Effekte (Toma et al. 2003).

In einer zweiten Studie konnte bei Patienten mit Kopf-Hals-Tumoren mit β-Carotin weder das Risiko für ein Lokalrezidiv noch das Risiko von Lungentumoren vermindert werden (Mayne et al. 2001). Negative Ergebnisse erbrachte auch eine Phase-III-Studie an Patientinnen mit hochgradiger zervikaler intraepithelialer Neoplasie (Keefe et al. 2001).

Klinische Studien im Überblick

- Phase-II-Studie, Karzinome der Mundhöhle, inoperabel oder Rezidiv nach Operation oder Radiatio, 5 FU, Cisplatin, Vitamin A in den Chemotherapieintervallen, 23 Patienten: 32% komplette, 32% partielle Remissionen, 22% Progress (keine Vergleichsgruppe) (Recchia et al. 1993).
- Phase-II-Studie, metastasiertes Mammakarzinom nach Chemotherapie oder Tamoxifen, Interferon-β und Retinolpalmitat, 49 Patientinnen: medianes Überleben 18 Monate (Recchia et al. 1995).

- Phase-II-Studie, metastasiertes Mammakarzinom, 49 Patientinnen, Tamoxifen, Interferon-β und Vitamin A: kein positiver Einfluss (Recchia et al. 1995).
- Placebo-kontrollierte Therapie, Kopf-Hals- bzw. Lungentumoren, Vitamin A, ACC, Kombination oder Placebo, 2592 Patienten: keine statistische Signifikanz (van Zandwijk et al. 2000).
- Placebo-kontrollierte Studie Kopf-Hals-Tumoren nach Abschluss von Bestrahlung, 93 Patienten: höhere Rezidivrate (Jyothirmayi et al. 1996).
- Placebo-kontrollierte Studie, Kopf-Hals-Tumoren, β-Carotin nach Abschluss der Primärtherapie, 224 Patienten: kein Einfluss auf Disease-free-Survival oder Entwicklung von Zweittumoren (Toma et al. 2003).
- Placebo-kontrollierte Studie, kleinzelliges Bronchialkarzinom, Stadium I, nach kurativer Operation Vitamin A, 307 Patienten, Senkung Rezidivrate und Zweittumorrate. Disease-free-Survival nicht signifikant verändert (Pastorino et al. 1993).
- Placebo-kontrollierte Studie Zervixkarzinom, Radiatio und Vitamin A, 42 Patienten, keine Signifikanz (Kucera et al. 1980).
- Randomisierte placebo-kontrollierte Doppelblindstudie, Plattenepithelkarzinom der Mundhöhle, Pharynx oder des Larynx. β-Carotin, 164 Patienten: kein positives Ergebnis (Mayne et al. 2001).
- Randomisierte placebo-kontrollierte Studie (SWOG) CML in chronischer Phase, Busulfan und Vitamin A, 153 Patienten: kein signifikanter Einfluss (Meyskens et al. 1995).
- Phase-III-Studie, hochgradige zervikale intraepitheliale Neoplasie, 103 Patienten, β-Carotin, kein signifikanter Einfluss (Keefe et al. 2001).

Wechselwirkungen

▶ **Mit der Tumortherapie**
Bei Patienten mit CML oder inoperablem Zervixkarzinom wurde jeweils eine Standardtherapie (Busulfan bzw. eine Bestrahlung) mit oder ohne orale Gabe von Vitamin A durchgeführt. In einer Nachbeobachtungszeit von 12 Monaten kam es bei weniger Patienten zu einem Progress oder einem Rezidiv, jedoch zu keinem signifikanten Ergebnis (Kucera et al. 1980, Meyskens et al. 1995).

▶ **Mit anderen Medikamenten**
Daten zu Wechselwirkungen mit anderen Medikamenten liegen nicht vor.

Nebenwirkungen

Vitamin A kann überdosiert werden. Bei Gaben von 25 000 IU/kg Körpergewicht sind akute Überdosierungen mit Übelkeit, Erbrechen, Schläfrigkeit möglich. Aus einer chronischen Überdosierung (laut WHO ab 4 000 IU/kg Körpergewicht pro Tag für 6–15 Monate) resultieren Anorexie, Hautveränderungen mit Rhagaden der Mundwinkel und Haarausfall, Fieber, Lebervergrößerungen, schmerzhafte Veränderungen an den Knochen (periostale Schwellungen). Leberschäden, Reizbarkeit und zerebrale Krampfanfälle können auftreten.

Dosierung

In verschiedenen Studien zur Prävention- und Sekundärprävention wurden sehr unterschiedliche Dosierungen eingesetzt: β-Carotin 30 mg täglich bis 360 mg wöchentlich, Retinol 25 000 IU täglich, Vitamin A 300 000 IU wöchentlich bis 200 000 IE täglich.

Kontraindikationen

Kontraindikationen für den vorsichtig dosierten Einsatz von β-Carotin oder Vitamin A bestehen nicht, Ausnahme ist die Gabe von Vitamin A in der Schwangerschaft.

Bewertung

Obwohl Vitamin A bzw. β-Carotin häufig zur Prävention von Tumorerkrankungen empfohlen werden, sind die unterstützenden Daten gering. Einige Studien deuten darauf hin, dass sogar ein erhöhtes Risiko insbesondere für die Entwicklung von Bronchialkarzinomen und Prostatakarzinomen besteht und die Mortalität erhöht werden kann.

Der Einsatz von Retinoiden im Rahmen einer antitumoralen Therapie ist kritisch zu bewerten, da β-Carotin und Vitamin A Antioxidanzien darstellen und somit die Wirkung einer Strahlentherapie bzw. von Chemotherapeutika vermindert werden kann. Es liegen bisher nur wenige Publikationen zu dieser Fragestellung vor. Keine dieser Untersuchungen konnte eine synergistische Wirkung belegen. Aus diesem Grund ist die Einnahme von Vitamin-A-Präparaten oder β-Carotin während einer Chemotherapie oder Radiatio auf keinen Fall zu empfehlen.

Allgemein muss von der Einnahme von β-Carotin und Vitamin A abgeraten werden. Carotinoide sind in einer ausgewogenen Ernährung ausreichend enthalten. Bei einem nachgewiesenen Mangel ist eine Substitution sinnvoll und es muss geklärt werden, ob eine Resorption aus dem Magen-Darm-Trakt möglich ist.

Literatur

Heinonen OP et al. Prostate cancer and supplementation with alpha-tocopherol and beta-carotene. J Nat Cancer Inst 1998; 90: 440–6.

Hennekens CH et al. Lack of effect of long-term supplementation with beta carotene on the incidence of malignant neoplasms and cardiovascular disease. The New England Journal of Medicine 1996; 334: 1145–9.

Howe GR et al. Dietary factors and risk of breast cancer: combined analysis of 12 case-control studies, J Nat Cancer Inst 1990; 82: 561–9.

Jyothirmayi R et al. Efficacy of vitamin A in the prevention of loco-regional recurrence and second primaries in head and neck cancer. Eur J Cancer B Oral Oncol 1996; 32 B (6): 373–6.

Kamangar F et al. Lung cancer chemoprevention: a randomized, double-blind trial in Linxian. Cancer Epidemiol Biomarkers Prev 2006; 15 (8): 1562–4.

Keefe KA et al. A randomized, double blind, Phase III trial using oral beta-carotene supplementation for women with high-grade cervical intraepithelial neoplasia. Cancer Epidemiol Biomarkers Prev 2001; 10 (10): 1029–35.

Kolonel LN et al. Diet and prostatic cancer: a case-control study in Hawaii. Am J Epidemiol 1988; 127: 999–1012.

Kucera H et al. Adjuvanttherapy of vitamin A in advanced irradiated cervical cancer. Wien Klin Wochenschr Suppl 1980; 118: 1–20.

Mayne ST et al. Randomized trial of supplemental beta-carotene to prevent second head and neck cancer. Cancer Res 2001; 61 (4): 1457–63.

Meyskens FL et al. Effects of vitamin A on survival in patients with chronic myelogenous leukemia. Leuk Res 1995; 19 (9): 605–12.

Omenn GS et al. Effects of a combination of beta carotene and vitamin a on lung cancer and cardiovascular disease. The New England Journal of Medicine1995; 34: 1150–5.

Pastorino U et al. Adjuvant treatment of stage I lung cancer with high-dose vitamin A. J Clin Oncol 1993; 11 (7): 1216–22.

Recchia F et al. 5-fluorouracil, cisplatin and retinol palmitate in the management of advanced cancer of the oral cavity. Clin Ter 1993; 142 (5): 403–9.

Recchia F et al. Interferon-beta, retinoids, and tamoxifen in the treatment of metastatic breast cancer. J Interferon Cyokine Res 1995; 15 (7): 605–10.

Toma S et al. Beta-carotene supplementation in patients radically treated for stage I-II head and neck cancer. Oncol Rep 2003; 10 (6): 1895–901.

van Zandwijk N et al. EUROSCAN, a randomized Trial of Vitamin A and N-Acetylcysteine in patient with head and neck cancer or lung cancer. J Nat Cancer Inst 2000; 92 (12): 977–86.

Vitamin B_1 (Thiamin)

Vorkommen

Vitamin B_1 (Thiamin) ist besonders reichlich enthalten in Bierhefe, Weizenkeimen, Sesam- und Sonnenblumenkernen.

Wirkstoffe und Anwendungsgebiete

Vitamin B_1 (Thiamin) ist ein wasserlösliches B-Vitamin, dass für die Verbrennung von Kohlenhydraten benötigt und dabei selber verbraucht wird, sodass eine regelmäßige Zufuhr erforderlich ist. Die körpereigenen Reserven halten ca. 14 Tage. Da insbesondere Gehirnnervenzellen ihre Energie aus Kohlenhydraten beziehen, sind sie auf die Thiaminzufuhr angewiesen. Thiamin ist hitzeempfindlich und wird deshalb beim Kochen zerstört. Der tägliche Bedarf an Thiamin wird beim Erwachsenen mit 1,1–1,3 mg/Tag angegeben.

Wirkungen

Laborexperimentelle Daten

In zwei Reviews wird darauf hingewiesen, dass in Tumoren Thiamin vermehrt verbraucht wird. Der thiaminabhängige Transketolasestoffwechselweg ist zentral in der Versorgung der Tumorzelle mit Ribosephosphat zur Synthese von Nukleinsäuren (Boros et al. 1998, Lee et al. 2005).

> **Molekulare Mechanismen**
>
> Es liegen keine Daten zu molekularen Mechanismen vor.

Tierexperimentelle Daten
Im Tierversuch führte eine physiologische Dosierung von Thiamin zu einem verstärkten Wachstum von Tumorzellen. Überdosierungen entsprechend der 2 500-fachen empfohlenen täglichen Aufnahme führten zu einer leichten Wachstumshemmung (Comin-Anduix et al. 2001).

Klinische Daten
Klinische Daten zur alleinigen Wirkung von Vitamin B_1 bei Tumorerkrankungen liegen nicht vor. Eine ausreichende Zufuhr von Vitamin B_1 könnte protektive Wirkungen bei der Entstehung von Tumorerkrankungen haben. So zeigen Untersuchungen von Patientinnen mit prämalignen Läsionen der Zervix negative Assoziationen mit dem Vitamin-B_1-Spiegel (Hernandez et al. 2003).

Bei Patienten mit Lungen- und Mammakarzinom im Frühstadium lag ein Thiaminmangel vor. Gleichzeitig wurde eine hohe Ausscheidung von Thiamin im Urin nachgewiesen. Möglicherweise ist der beschriebene Mangel nicht durch Zufuhr, sondern durch veränderte Stoffwechselbedingungen verursacht worden (Basu et al. 1976).

Wechselwirkungen

▶ **Mit der Tumortherapie**
Die Chemotherapiemittel Ifosfamid und 5-FU führen zu einer Abnahme des Thiaminspiegels. Ob eine Supplementierung die Wirkung der Chemotherapie reduziert, ist nicht sicher bekannt. Auch Cyclophosphamid führt zu einem Abfall des Thiaminspiegels im Tierversuch. Die Gabe von Thiamin vermindert den zytostatischen Effekt (Trebukhina et al. 1992).

In vitro schützte Thiamin Leukämiezellen vor der Wirkung von Mechlorethamin (Naujokaitis et al. 1981).

▶ **Mit anderen Medikamenten**
Daten zu Wechselwirkungen mit anderen Medikamenten sind nicht bekannt.

Nebenwirkungen

In physiologischer Dosierung hat Vitamin B_1 keine Nebenwirkungen.

Dosierung

Der tägliche Bedarf beim Erwachsenen wird mit 1,1–1,3 mg/Tag angegeben.

Kontraindikationen

Es sind keine Kontraindikationen bekannt.

Bewertung

Vitamin B_1 hat eine besondere Bedeutung im Stoffwechsel von Gehirn- und Nervenzellen. Sehr kontrovers diskutiert wird die Wirkung von Vitamin B_1 im Zusammenhang mit einer Tumorerkrankung. Auf der einen Seite wird eine protektive Wirkung postuliert. Die Daten bei bereits vorliegender Tumorerkrankung sprechen jedoch eher dagegen, Vitamin B_1 in diesen Fällen einzusetzen, da eine Wachstumszunahme und Abschwächung der Wirkung einer Chemotherapie zu befürchten sind.

Literatur

Basu TK et al. The thiamin status of early cancer patients with particular reference to those with breast and bronchial carcinomas. Oncology 1976; 33 (5–6): 250–2.

Boros LG et al. Thiamine supplementation to cancer patients. Anticancer Res 1998; 18 (1B): 595–602.

Comin-Anduix B et al. The effect of thiamine supplementation on tumor proliferation. Eur J Biochem 2001; 268 (15): 4177–82.

Hernandez BY et al. Diet and premalignant lesions of the cervix: evidence of a protective role for folate, riboflavin, thiamin, and vitamin B_{12}. Cancer Causes Control 2003; 14 (9): 859–70.

Lee BY et al. Thiamin deficiency, a possible major cause of some tumors? Oncol Rep 2005; 14 (6): 1589–92.

Naujokaitis SA et al. Thiamine protection of murien L1210 leukemia cells against mechlorethamine cytotoxicity and its relation to the choline uptake system. Res Commun Chem Pathol Pharmacol 1981; 32 (2): 317–27.

Trebukhina RV et al. Metabolism of vitamins B_1 und PP and their use in oncological practice. Vopr Med Khim 1992; 38 (5): 33–6.

Vitamin B$_6$

Vorkommen

Vitamin B$_6$ kommt in fast allen Lebensmitteln vor, vor allem in Milchprodukten, Hühner- und Schweinefleisch, Fisch, Leber, Kohl, grünen Bohnen, Linsen, Vollkorngetreide, Weizenkeimen, Nüssen, Hefe und Bananen.

Wirkstoffe und Anwendungsgebiete

Vitamin B$_6$ (Sammelbegriff: Pyrodoxin) ist ein Derivat des Pyridins und kommt als Alkohol, Amin und Aldehyd vor. Vitamin-B$_6$-Derivate wirken als Coenzyme in zahlreichen enzymatischen Reaktionen, insbesondere im Aminosäurestoffwechsel. Als täglich empfohlene Nahrungsaufnahme werden 1,6–1,8 mg angegeben. Eine erhöhte Proteinzufuhr bedingt einen erhöhten Bedarf an Vitamin B$_6$.

Wirkungen

Laborexperimentelle Daten

In-vitro-Experimente zeigen, dass Vitamin B$_6$ zu einem Wachstumsstillstand von Karzinomzellen führt und die Apoptose induziert. Dies sind aber erst einzelne Berichte, die der Bestätigung bedürfen. Diskutiert werden darüber hinaus Mechanismen wie beispielsweise eine Zunahme des oxidativen Stresses, die Synthese von Stickstoffverbindungen (NO) sowie die Supprimierung der Angiogenese.

Molekulare Mechanismen

- Herabregulation: c-myc, c-fos
- Besonderheit: Hemmung der Angiogenese

Tierexperimentelle Daten

Die Induktion von Mammakarzinomen konnte im Tierexperiment durch hochdosiertes Pyridoxin verringert werden. Melanome wurden durch die lokale Anwendung bei immunkompetenten Tieren positiv beeinflusst, nicht so bei immunsupprimierten Tieren.

Klinische Daten

In epidemiologischen Beobachtungen war eine erhöhte Aufnahme von Vitamin B$_6$ invers mit dem Auftreten von Larynx- und kolorektalen Karzinomen korreliert, insbesondere eine Schutzwirkung bei Frauen mit Alkoholkonsum. Bei älteren Männern konnte darüber hinaus eine inverse Korrelation mit dem Auftreten von Lungenkarzinomen gezeigt werden.

Umstritten ist die Assoziation zwischen der Vitamin-B$_6$-Aufnahme und dem Risiko zur Entwicklung eines Mammakarzinoms. Während die Arbeitsgruppe um Zhang (2003) einen positiven Effekt von Vitamin B$_6$ nachwies, kamen Lajous et al. (2006) und Wu et al.

(1999) zu dem Schluss, dass keine Korrelation besteht. Zusammenfassend scheint bei einer normalen Vitaminversorgung als Teil der gesunden Ernährung kein gesonderter präventiver Effekt zu bestehen.

Eine klinische Studie an Patienten mit Harnblasenkarzinom im Stadium I zeigte, dass Pyridoxin im Vergleich zu Placebo bezüglich der Rezidivrate positive Effekte hat (Byar et al. 1977).

Dagegen konnte in einer prospektiv randomisierten Phase-III-Studie der EORTC bei oberflächlichem Harnblasenkarzinom kein signifikanter Unterschied zwischen Pyridoxin und Placebo nachgewiesen werden (Newling et al. 1995).

Klinische Studien im Überblick

- Prospektiv randomisierte Phase-III-Studie (EORTC), oberflächliches Harnblasenkarzinom, 291 Patienten: keine Wirkung von Pyridoxin (Newling et al. 1995).
- Randomisierte Studie, Ovarialkarzinom, Stadium III-IV, 248 Patienten, Chemotherapie versus Chemotherapie und Pyridoxin: Reduktion der Neurotoxizität, Verkürzung des Disease-free-Survival (Wiernik et al. 1991).

Wechselwirkungen

▶ **Mit der Tumortherapie**
In einer Studie bei Patientinnen mit Ovarialkarzinom, führte die gleichzeitige Gabe von Pyridoxin und einer Chemotherapie zwar zu einer signifikanten Reduktion der Neurotoxizität, jedoch gleichzeitig zu einer Verkürzung des Disease-free-Survival, sodass von einer Wirkungsabschwächung auszugehen ist (Wiernik et al. 1991).

▶ **Mit anderen Medikamenten**
Es liegen keine Daten zu Wechselwirkungen mit anderen Medikamenten vor.

Nebenwirkungen

Eine chronische Überdosierung ist selten, vermutlich sind Dosierungen von über 500 mg täglich erforderlich. In diesen Fällen wurden eine Neurotoxizität, erhöhte Photosensibilität und akneartige Hautveränderungen beschrieben.

Dosierung

In In-vitro-Experimenten führt Vitamin B_6 in Konzentrationen von 5 mM zu einem Wachstumsstillstand von Tumorzellen. In Tierexperimenten waren Dosierungen von 35 mg/kg zur Prävention wirksam. Dosisempfehlungen für den Menschen lassen sich nicht ableiten. Als physiologische Nahrungsaufnahme werden 1,6–1,8 mg empfohlen.

Kontraindikationen

Es liegen keine Kontraindikationen zur Gabe von Vitamin B_6 vor.

Bewertung

Während einige epidemiologische Daten darauf hindeuten, dass eine Mangelsituation von Vitamin B_6 im Körper mit der Entwicklung von Karzinomen korreliert, ist die Wirkung bei bereits existenten Tumoren unklar. In vitro kann Vitamin B_6 bei Tumorzellen zu einem Wachstumsstillstand und zur Auslösung der Apoptose führen. Klinische Daten liegen nur aus wenigen Studien vor. Die Daten der prospektiv erhobenen randomisieren Phase-III-Studie der EORTC sprechen nicht für eine Wirksamkeit von Pyridoxin. Da die einzige Studie zur gleichzeitigen Gabe mit einer Chemotherapie eine Wirkungsabschwächung einer Cisplatin-Therapie nachweist, ist vor der unkritischen Gabe von Vitamin B_6 während einer Chemotherapie zu warnen.

Ob Vitamin B_6 dieses Ergebnis durch antagonistische Wirkungen zu den Chemotherapeutika oder durch eine direkte Wachstumsstimulation bei den Tumorzellen ausgelöst hat, ist bisher nicht zu entscheiden.

Vitamin B_6 ist ein lebenswichtiges Vitamin, aber in der normalen westeuropäischen Ernährung ausreichend enthalten und sollte nur bei nachgewiesenem Vitamin-B_6-Mangel zusätzlich in medikamentöser Form gegeben werden.

Literatur

Byar D et al. Comparisons of placebo, pyridoxine and topical thiotepa in preventing recurrence of stage I bladder cancer. Urology 1977; 10 (6): 556–61.

Lajous M et al. Folate, vitamin B_6 and Vitamin B_{12} intake and the risk of breast cancer among Mexican women. Cancer Epidemiol Biomarkers Prev 2006; 15 (3): 443–8.

Newling DW et al. Tryptophan metabolites, pyridoxine (vitamin B_6) and their influence on the recurrence rate of superficial bladder cancer. Eur Urol 1995; 27 (2): 110–6.

Wiernik PH et al. Hexamethylmelamine and low or moderate dose cisplatin with or without pyridoxine for treatment of advanced ovarian carcinoma. Cancer Invest 1991; 10 (1): 1–9.

Wu K et al. A prostpective study on folate, B12 and pyridoxal 5-phosphate B6 and breast cancer. Cancer Epidemiol Biomarkers Prev 1999; 8 (3): 209–17.

Zhang SM et al. Plasma folate, vitamin B_6, vitamin B_{12}, homocysteine and risk of breast cancer. J Nat Cancer Inst 2003; 95 (5): 373–80.

Vitamin B_{12}

Vorkommen

Vitamin B_{12} wird ausschließlich von Mikroorganismen synthetisiert. Tiere decken ihren Bedarf durch Aufnahme mit der Nahrung oder Synthese über Mikroorganismen im Darm. Dabei müssen die Mikroorganismen bereits im Dünndarm vorhanden sein, da im Dickdarm produziertes Vitamin B_{12} meist unresorbiert ausgeschieden wird. Eine weitere Voraussetzung für die Resorption ist das Vorliegen des so genannten Intrinsic-Faktors. Vitamin B_{12} wird in der Leber gespeichert, sodass der Körper bei guten Speichervorräten über Jahre ausreichend mit Vitamin B_{12} versorgt sein kann. Bei vegetarischer und insbesonderer veganer Ernährung ist die Zufuhr von Vitamin B_{12} kritisch bzw. ungenügend.

Wirkstoffe und Anwendungsgebiete

Vitamin B_{12} umfasst eine Gruppe von Molekülen, die auch als Cobalamine bezeichnet werden. Es handelt sich um ein wasserlösliches Vitamin, das im Stoffwechsel insbesondere bei der Bildung der DNA benötigt wird.

Wirkungen

Laborexperimentelle Daten
Laboruntersuchungen zur Beeinflussung des Tumorwachstums wurden bisher nicht veröffentlicht.

Tierexperimentelle Daten
Es wurden keine Tierexperimente veröffentlicht.

Klinische Daten
Bisherige epidemiologische Daten deuten darauf hin, dass eine vermehrte Aufnahme von Vitamin B_{12} zu einem verringertem Auftreten von Mammakarzinomen, insbesondere bei postmenopausalen Patientinnen führt (Lajous et al. 2006). Dagegen besteht kein Zusammenhang zwischen niedrigen Vitamin-B_{12}-Spiegeln und der Entstehung von laryngealen Leukoplakien (Almadori et al. 2005).

Wechselwirkungen

▶ **Mit der Tumortherapie**
Während der Radiotherapie wurde bei einem Rektumkarzinom ein schneller und anhaltender Abfall der Cobalaminspiegel beobachtet – ob dies generell bei einer Radiatio gilt, ist unbekannt. Theoretisch könnte demnach durch die Gabe von Vitamin B_{12} eine Wirkungsabschwächung der Radiatio erfolgen. Es liegen keine Publikationen zu möglichen Wechselwirkungen mit Chemotherapien vor.

▶ **Mit anderen Medikamenten**

Wechselwirkungen von Vitamin B_{12} mit anderen Medikamenten sind nicht bekannt.

Nebenwirkungen

Bei Überdosierungen wurden akneartige Hautveränderungen beschrieben.

Dosierung

Die empfohlene tägliche Nahrungsaufnahme liegt bei 1 μg.

Kontraindikationen

Kontraindikationen für den Einsatz von Vitamin B_{12} sind nicht bekannt.

Bewertung

Vitamin B_{12} stellt ein wichtiges Vitamin im Stoffwechsel, insbesondere im Zellzyklus zur Bildung der DNA dar. Die Gabe von Vitamin B_{12} ist indiziert bei einem nachgewiesenen Vitamin-B_{12}-Mangel von Tumorpatienten bzw. bei Patienten nach Gastrektomie oder bei perniziöser Anämie. Theoretisch ist eine Wachstumsförderung von Tumorzellen durch die positive Einwirkung auf die DNA-Bildung bei übermäßigem Zufuhr denkbar. Entsprechende Untersuchungen hierzu liegen aber nicht vor.

Literatur

Almadori G et al. Serum levels of folate, homocysteine, and vitamin B_{12} in head and neck squamous cell carcinoma and in laryngeal leukoplakia. Cancer 2005; 103 (2): 284–92.

Lajous M et al. Folate, vitamin B_6 and vitamin B_{12} intake and the risk of breast cancer among Mexican women. Cancer Epidemiol Biomarkers Prev 2006; 3: 443–8.

Vitamin C

Vorkommen

Vitamin C (Ascorbinsäure) kommt in Obst und Gemüse vor. Hohe Konzentrationen dieses Vitamins sind besonders in Acerola-Kirschen, Hagebutten, Sanddorn und schwarzen Johannisbeeren enthalten, aber auch in Kohlgemüse, jedoch weniger in Zitrusfrüchten.

Wirkstoffe und Anwendungsgebiete

Vitamin C ist ein wasserlösliches Vitamin. Physiologisch wirkt es mit bei der Bildung von Kollagen, Peptiden, Katecholaminen und Carnitin. Vitamin C hat antioxidative Eigenschaften. Die empfohlene tägliche Aufnahme liegt bei 75 bis 125 mg/Tag.

Wirkungen

Laborexperimentelle Daten

Die Wirkweise von Vitamin C auf Tumorzellen ist weiterhin unbekannt. Postuliert wird eine Beschleunigung oxidativer Mechanismen, deren Auswirkungen durch die Tumorzellen nicht mehr repariert werden können und damit zum Zelluntergang führen. Auch die Bildung von instabiler Dehydroascorbinsäure mit toxischer Wirkung ist eine Erklärung für die antitumorale Wirkung.

Auf zellulärer Ebene führt Vitamin C zu einem Zellzyklusstillstand und zur Apoptose. Dem liegen eine erhöhte Produktion von reaktiven Sauerstoffspezies (ROS) und eine Reduktion des Membranpotenzials der Mitochondrien zugrunde. Außerdem fängt Ascorbinsäure in der Tumorzelle ROS ab. Daraus resultiert eine Reduktion der Matrix-Metalloproteinasen und der Zellmotilität.

Niedrig dosiert führt Vitamin C zu einer deutlichen Zunahme der DNA-Synthese, hochdosiert zu einer deutlichen Inhibition. Die Arbeitsgruppe um Chen (1999) wies nach, dass in vitro die hochkonzentrierte Gabe von Ascorbinsäure selektiv bei Tumorzellen, nicht bei normalen Zellen zur Apoptose führte. Die erforderliche Konzentration liegt in einem Bereich, der mit intravenösen Gaben erreichbar ist.

> **Molekulare Mechanismen**
>
> - Zellzyklus: Stillstand am Übergang von der G_1- in die S-Phase
> - Herabregulation: Cyclin A, Cyclin E, CDK 2, CDK 4, MMP, Zellmotilität
> - Heraufregulation: p21, p53, Caspase-3

Tierexperimentelle Daten

Im Tierversuch konnte gezeigt werden, dass durch die orale oder subkutane Gabe von Ascorbinsäure das Tumorwachstum und die Metastasierung gehemmt werden können.

Allerdings wurde in einem weiteren Tiermodell des Harnblasenkarzinoms bei ansteigenden Dosierungen von Ascorbinsäure ein tumorfördernder Effekt gezeigt.

Klinische Daten

In mehreren epidemiologischen Untersuchungen wurde der Zusammenhang zwischen dem Vitamin-C-Konsum und der Entwicklung von Tumoren untersucht. Die größten stammen aus der Arbeitsgruppe von Jakobs aus der amerikanischen „Cancer Prevention Study II". Hier konnte weder für kolorektale, Magen- oder Harnblasenkarzinome eine schützende Wirkung nachgewiesen werden (Jacobs et al. 2001, 2002).

Ein systematisches Review aus dem Jahr 2006 ermittelte 38 Studien zur Prävention von Tumorerkrankungen mittels Vitamin C. Es konnte kein präventiver Effekt gezeigt werden (Coulter et al. 2006).

In vitro hemmt Vitamin C das Wachstum von *Helicobacter pylori*. Bei 60 Patienten mit nachgewiesener *Helicobacter-pylori*-Infektion führte die Gabe von 5 g Vitamin C täglich bei 30% der Patienten zu einer Eradikation innerhalb von vier Wochen (Jarosz et al. 1998). Diese Dosis führte per os zu einer erheblichen Nebenwirkungsrate und machte damit die Durchführung der Therapie unpraktikabel. Ob es in der Folge auch zu einer verminderten Inzidenz von Magenkarzinomen oder -lymphomen kam, ist unbekannt.

Der hochdosierten, nur intravenös zu erreichenden Gabe von Vitamin C wird eine direkte tumorzellschädigende Wirkung zugesprochen. Die ursprünglichen Arbeiten von Cameron et al. zeigten Überlebenszeiten, die unter Vitamin C auf das 4-Fache verlängert waren (Cameron et al. 1976). Ein Bericht von drei Einzelfällen mit Remission unter hochdosiertem Vitamin C wurde im Jahre 2006 von Padayatty et al. veröffentlicht. Für alle drei Krankheitsverläufe gibt es auch andere Erklärungen als die Wirkung des gegebenen Vitamin C.

Weder Einzelfallberichte noch die Pilotstudien von Riordan et al. (2004, 2005), noch die Daten der kontrollierten Doppelblindstudie von Creagan et al. (1979) ergaben Vorteile für eine Behandlung mit hochdosiertem Vitamin C. Gleichermaßen konnte die Arbeitsgruppe um Moertel (1985) in einer doppelblind kontrollierten Studie bei Kolorektalkarzinomen keine positive Wirkung von hochdosiertem Vitamin C zeigen.

Klinische Studien im Überblick

- Phase-I-Studie, Therapierefraktäres multiples Myelom, 1 000 mg Ascorbinsäure täglich: Erhöhung der Sensitivität gegenüber Arsentrioxid (Bahlis et al. 2002).
- Phase-I-Studie, terminale Karzinomerkrankung, 24 Patienten, hochdosiertes Vitamin C intravenös: stabiler Krankheitsverlauf bei einem Patienten über 48 Wochen (Riordan et al. 2005).
- Phase-II-Studie, multiples Myelom, 20 Patienten: Therapie Arsentrioxid, Dexamethason und Vitamin C, Ansprechrate 30% (Abou-Jawde et al. 2006).
- Doppelblinde, placebo-kontrollierte Studie, fortgeschrittenes Karzinom, hochdosiertes Vitamin C, 123 Patienten: kein Effekt (Creagan et al. 1979).

Wechselwirkungen

▶ **Mit der Tumortherapie**

Aus In-vitro-Untersuchungen liegen nur wenige Ergebnisse zur möglichen Interaktion vor. Während die Kombination von Vitamin C und K3 die Wirkung von Gemcitabin verstärkt, wird die Chromosomenschädigung durch Bleomycin, die als Indikator der Wirksamkeit dienen kann, reduziert.

In vitro führt die Kombination von Ascorbinsäure und Arsentrioxid durch Depletion von intrazellulärem Glutathion bei resistenten Myelomzellen zu einer verstärkten Wirksamkeit. Bei Patienten mit refraktärem multiplen Myelom kam es in der Kombination mit Arsentrioxid zu partiellem Ansprechen oder einer Stabilisierung der Erkrankung (Abou-Jawde et al. 2006, Bahlis et al. 2002).

▶ **Mit anderen Medikamenten**
Über Wechselwirkungen mit anderen Medikamenten liegen auch für hochdosiertes Vitamin C wenige Daten vor. Die Ausscheidung von ASS kann reduziert werden.

Nebenwirkungen

Nebenwirkungen von Vitamin C sind in Abhängigkeit von der Dosierung Magen-Darm-Beschwerden, Übelkeit, Ödeme, trockene Schleimhäute und trockene Haut, Hypoglykämie und hypotone Blutdruckwerte. Die Bildung von Nierensteinen kann gefördert werden. Hohe Dosen von Vitamin C können zu einem Kupfermangel führen, zu einer Flüssigkeitsretention und Ödembildung, zu Sodbrennen, Übelkeit, Erbrechen, Koliken und Durchfall sowie verstärktem Meteorismus. Die verbesserte Aufnahme von Eisen unter gleichzeitiger Gabe von Vitamin C kann für Patienten mit einer Hämochromatose kritisch werden. Bei Patienten mit G6PD-Mangel wurde unter intravenöser Gabe von Vitamin C eine Hämolyse beschrieben.

Dosierung

Vitamin C wurde in unterschiedlichen Dosierungen in Experimenten und auch beim Patienten eingesetzt. In einer Eradikationsstudie zu *Helicobacter pylori* wurden 5 g Vitamin C täglich oral eingenommen. Hemmende Wirkungen auf das Tumorwachstum wurde im Tierversuch bei 500 mg/kg pro Tag beschrieben. In den klinischen Studien zu hochdosiertem Vitamin C wurden 150–710 mg/kg pro Tag bis 10 g Vitamin C täglich verwendet. Ob die intravenöse Gabe tatsächlich zu einem intrazellulären Anstieg von Vitamin C führt, ist unbekannt.

Pharmakokinetische Studien zeigten, dass durch orale Gabe die hohen Konzentrationen der intravenösen Applikationen nicht erreichbar sind.

Kontraindikationen

Für die physiologische Dosierung von Vitamin C liegen keine Kontraindikationen vor. Die hochdosierte Gabe sollte bei Patienten, die ein erhöhtes Risiko für die unter Nebenwirkungen geschilderten Folgeerscheinungen haben, nicht eingesetzt werden.

Bewertung

Vitamin C stellt ein in der normalen Ernährung in der Regel ausreichend vorhandenes Vitamin dar. Die epidemiologischen Daten belegen zumindestens für unseren Kulturkreis keine Korrelation zwischen der Tumorentstehung und dem Konsum von Vitamin C.

In vitro konnte gezeigt werden, dass Vitamin C verschiedene Signalwege innerhalb der Tumorzelle beeinflusst, die zum Zellzyklusstillstand und zur Auslösung der Apoptose führen können. Ob diese Konzentrationen durch orale Nahrungsergänzungsmittel oder Infusionen erreichbar sind, ist nicht klar.

In der Behandlung von Tumorpatienten wird Vitamin C immer wieder empfohlen. Die Datenlage hierzu ist allerdings ungenügend. Bisher konnten in keiner klinischen Studie antitumorale Eigenschaften oder ein Überlebensvorteil für Vitamin C nachgewiesen werden.

Vielmehr zeigen In-vitro- und Tieruntersuchungen, dass Krebszellen Vitamin C bevorzugt aufnehmen. Es wird insbesondere vor der Anwendung während einer Bestrahlung oder einer auf Radikalenbildung und Oxidationsvorgängen beruhende Chemotherapie gewarnt. Da Vitamin C ein starkes Antioxidans ist, könnte es auch zu einer Wirkungsabschwächung dieser Therapieansätze kommen.

Die Daten zu synergistischen Effekten beziehen sich nur auf Chemotherapeutika ohne Radikalbildung. Auch das Konzept der Therapie mit Vitamin C in hohen Dosierungen oberhalb des physiologischen Bereiches konnte trotz interessanter In-vitro-Daten bisher klinisch nicht überzeugen – möglicherweise führt eine schnelle Ausscheidung der Säure im menschlichen Organismus zur fehlenden Wirksamkeit. Es liegen bisher keine Publikationen oder klinische Daten vor, die die Wirksamkeit hochdosierter Vitamin-C-Gaben als Tumortherapie belegen.

Zusammenfassend ist die Aufnahme von Vitamin C im Rahmen einer gesunden Ernährung auch für Tumorpatienten als sinnvoll und ausreichend zu betrachten. Eine Supplementierung ist bei normaler Ernährung nicht notwendig. Außerdem gibt es Hinweise, dass Vitamin C in niedrigen Dosierungen das Tumorwachstum fördern kann. Für hochdosiertes Vitamin C sind derzeit die Studienergebnisse unzureichend. Den interessanten In-vitro-Daten stehen jedoch fehlende Wirksamkeitsnachweise in den klinischen Studien gegenüber. Vor Wirkungsabschwächungen der Tumortherapie muss gewarnt werden.

Literatur

Abou-Jawde RM et al. Efficacy and safety results with the combination therapy of arsenic trioxide, dexamethasone and ascorbic acid in multiple myeloma patients. Med Oncol 2006; 23 (2): 263–72.

Bahlis NJ et al. Feasibility and correlates of arsenic trioxide combined with ascorbic acid-mediated depletion of intracellular glutathione for the treatment of relapsed/refractory multiple myeloma. Clinical Cancer Research 2002; 8: 3658–68.

Cameron E et al. Supplemental ascorbate in the supportive treatment of survival times in terminal human cancer. Proc Natl Acad Sci USA 1976; 73 (10): 3685–9.

Chen TX et al. Concentration dependent promotin effects of sodium L-ascorbatewith the same total dose in a rat two-stage urinary bladder carcinogenesis. Cancer Lett 1999; 146 (1): 67–71.

Coulter ID et al. Antioxidans vitamin C and vitamin E for the prevention and treatment of cancer. J Gen Intern Med 2006; 21 (7): 735–44.

Creagan ET et al. Failure of high-dose vitamin C (ascorbic acid) therapy to benefit patients with advanced cancer. N Engl J Med 1979; 301 (13): 687–90.

Jacobs EJ et al. Vitamin C and vitamin E supplement use and colorectal cancer mortality in a large american cancer society cohort. Cancer Epidemiology Biomarkers & Prevention 2001; 10: 17–23.

Jacobs EJ et al. Vitamin C, vitamin E and multivitamin supplement use and stomach cancer mortality in the cancer prevention study II cohort. Cancer Epidemiology Biomarkers & Prevention 2002; 11: 35–41.
Jarosz M et al. Effects of high dose vitamin C treatment on helicobacter pylori infection and total vitamin C concentration in gastric juice. Eur J Cancer Prev 1998; 7 (6): 449–54.
Moertel CG et al. High-dose vitamin C versus placebo in the treatment of patients with advanced cancer who have had no prior chemotherapy. A randomized double-blind comparison. NEJM 1985; 312: 137–41.
Padayatty SJ et al. Intravenously administered vitamin C as cancer therapy. CMAJ 2006; 174 (7): 937–42.
Pohl H et al. Vitamin C intake influences the bleomycin-induced chromosome damage assay. Mutat Res 1989; 224 (2): 247–52.
Riordan HD et al. A pilot clinical study of continuous intravenous ascorbate in terminal cancer patients. RP Health Sci J 2005; 24 (4): 269–76.
Riordan HD et al. Intravenous vitamin C as a chemotherapy agent. PR Health Sci J 2004; 23 (2): 115–8.
Taper HS et al. Inhibition of the development of metastases by dietary vitamin C. Life Sciences 2004; 75: 955–67.

Vitamin D

Vorkommen

Vitamin D_3 kommt nur in wenigen Lebensmitteln vor, hierzu gehören Lebertran, Lebertranöl, in geringeren Mengen Lachs, Kalbfleisch und Hühnerei. Vitamin D_3 kann im Körper durch UVB-Bestrahlung in der Haut aus Vorstufen gebildet werden.

Wirkstoffe und Anwendungsgebiete

Vitamin D oder Calciferol ist eine umfassende Bezeichnung für eine Gruppe fettlöslicher Vitamine. 1,25-Dihydroxyvitamin D (Calcitriol) ist die aktivste Form von Vitamin D.
Der empfohlene Tagesbedarf für Vitamin D_3 liegt beim Erwachsenen bei 5 µg. Bei fehlender Sonnenlichteinstrahlung braucht der Erwachsene 12,5–25 µg, entsprechend 500–1 000 IU Vitamin D_3. Calcitriol aktiviert einen zellulären Rezeptor, welcher die Transkription von Zielgenen verändert. Der Vitamin-D-Rezeptor ist an der Kontrolle der Differenzierung, des Zellzyklus und der Apoptose beteiligt. Außerdem wurde eine Modulation von Immunfunktionen beschrieben. Im präklinischen Modell hat Calcitriol bedeutende antineoplastische Aktivitäten.

Wirkungen

Laborexperimentelle Daten
Mögliche positive Wirkungen von Vitamin D in der Tumortherapie sind die Inhibition der Proliferation, ein Zellzyklusstillstand, die Auslösung der Apoptose und die Induktion

der Zelldifferenzierung sowie die Verminderung der Angiogenese. Zusätzlich wird die Invasivität von Tumorzellen durch die Inhibition von Serinproteinasen und Metalloproteinasen, Integrinen sowie die vermehrte Expression von E-Cadherin gehemmt.

Weitere Mechanismen, die antitumoral wirken, sind eine verringerte Expression von Interleukin-6 sowie der Cyclooxygenase 2 und eine Veränderung von Komponenten im „insulin-like growth factor" (IGF).

Molekulare Mechanismen

- Herabregulation: p38, Interleukin-6, AKT, ERK, MAPK, p21, p27, MMP9, Cathepsin
- Heraufregulation: p21, p27, CDK-Inhibitoren, Caspase-3, PARP, MEK, MEKK, PARP
- Besonderheiten: Herabregulation EGFR, Inhibition Src-Kinase, Inaktivierung Src-Tyrosinkinase

Tierexperimentelle Daten
Im Tiermodell konnte eine verminderte Metastasierung bestätigt werden.

Klinische Daten
In Fallkontroll- und Kohortenstudien wurde gezeigt, dass eine höhere Aufnahme von Vitamin D_3 das Risiko für die Entwicklung von Pankreas- und Mammakarzinomen verringert. Dagegen konnte bei postmenopausalen Patientinnen durch Vitamin D keine Veränderung der Inzidenz erreicht werden. Alters- und zeitabhängige Faktoren sind mögliche Erklärungen für diese Beobachtung.

Bei sieben Patienten mit ansteigendem PSA-Wert nach primärer Radiatio oder Operation führte die Gabe von Calcitriol zu einer signifikanten Verlangsamung des PSA-Anstiegs (Gross et al. 1998). Die Daten müssen an einem großen Kollektiv verifiziert werden.

Klinische Studien im Überblick

- Fallserie, Prostatakarzinom, ansteigender PSA-Wert nach primärer Radiatio oder Operation, sieben Patienten: signifikante Verlangsamung des PSA-Anstiegs (Gross et al. 1998).
- Phase-I-Studie, fortgeschrittenes Prostatakarzinom, 27 Patienten, Calcitriol parallel zu Carboplatin: keine Verbesserung (Beer et al. 2004).
- Placebo-kontrollierte Studie, Osteosarkom, Stadium IIb, weitere Resektion und Chemotherapie mit Adriamycin und Cisplatin, 29 Patienten: deutliche, jedoch nicht signifikante Verbesserung der Überlebensrate (Nozaki et al. 2001).
- Randomisierte Studie, Prostatakarzinom, Dexamethason: kein verbessertes Ergebnis (Trump et al. 2006).

Wechselwirkungen

▶ **Mit der Tumortherapie**
Calcitriol und verschiedene Chemotherapeutika wirken in vitro synergistisch. Dies gilt für Docetaxel, Paclitaxel, Platinderivate, Mitoxantron und Adriamycin. In Prostatakarzinomzellen verstärkten Androgene die antiproliferative Wirksamkeit von Vitamin D_3.

Die Kombination von Dexamethason und Vitamin D führte zwar in vitro zu einer Potenzierung bei Prostatakarzinomzellen, in einer klinischen Studie an Patienten mit Prostatakarzinom ergab Calcitriol keine verbesserte antitumorale Aktivität (Trump et al. 2006).

Eine Phase-I-Studie zeigte, dass die Gabe eines hochdosierten Calcitriolpräparates parallel zu Carboplatin zu keinem verbesserten Ansprechen bei Patienten mit Prostatakarzinom führt (Beer et al. 2004).

Auch bei Patienten mit Osteosarkom wurde Vitamin D_3 eingesetzt. Das Ergebnis einer Standardtherapie mit Resektion und Chemotherapie konnte mit höheren Vitamin-D-Dosierungen positiv beeinflusst werden, eine Signifikanz wurde jedoch nicht erreicht (Nozaki et al. 2001).

Im Tiermodell führt die Kombination von Calcitriol und Tamoxifen zu einer verstärkten Inhibition der Karzinogenese und erhöhten Apoptose in vitro und in vivo. Auch Vitamin D und eine Radiatio wirken synergistisch. In einer klinischen Studie verringerte Vitamin D_3 parallel zu einer Chemotherapie mit Doxetaxel die Inzidenz von Thrombosen (Beer et al. 2006).

▶ **Mit anderen Medikamenten**
Wechselwirkungen mit anderen Medikamente sind bei physiologischer Dosierung nicht bekannt.

Nebenwirkungen

Eine Überdosierung von Vitamin D ist mit der normalen Ernährung nicht zu erreichen. Akute Überdosierungen führen ab 50 mg zu klinischen Erscheinungen. Chronische Überdosierungen wurden bei der Aufnahme von 1–2 mg täglich über viele Monate gesehen. In diesen Fällen kann es zu einem Anstieg des Kalziumgehaltes im Serum, aber auch in den Zellen kommen, bei chronischer Einwirkung zur verstärkten Ausbildung einer Arteriosklerose.

Dosierung

Deutlich supraphysiologische Konzentrationen von Calcitriol sind erforderlich, um antineoplastische Effekte zu erreichen. Diese Konzentrationen können beim Patienten aufgrund bereits vorab auftretender Hyperkalzämie und Hyperkalziurie nicht erreicht werden.

Bei intermittierender Dosierung können nach Ergebnissen von Phase-I-Studien Gaben bis 2,8 µg/kg ohne wesentliche Nebenwirkungen bleiben. In einer Phase-II-Studie konnte über mehrere Monate eine Dosierung von 0,5 µg/kg einmal wöchentlich sicher durchgeführt werden (Beer et al. 2004).

Kontraindikationen

Kontraindikationen für den Einsatz von Vitamin D_3 sind Hyperkalziämien oder Erkrankungen mit einem hohen Risiko für die Entwicklung einer Hyperkalzämie. Bei Vorliegen von Knochenmetastasen muss der Einsatz von Vitamin D sehr sorgfältig abgewogen und der Kalziumspiegel engmaschig überwacht werden.

Bewertung

Insbesondere laborexperimentelle Daten deuten darauf hin, dass Vitamin D nicht nur zu einem Zellzyklusstillstand führt und die Apoptose induziert, sondern auch Invasivität und Metastasierungsfähigkeit von Tumorzellen günstig beeinflusst.

Calcitriol und bestimmte Chemotherapeutika wie Docetaxel, Adriamycin und Cisplatin wirken in vitro synergistisch. Bisher liegen nur klinische Untersuchungen an kleinen Patientenzahlen vor. Bei Prostatakarzinompatienten konnte eine Verlangsamung des Anstiegs des PSA-Spiegels und eine synergistische Wirkung mit Docetaxel gezeigt werden. Die in vitro nachweisbare Potenzierung der Wirkung von Dexamethason ließ sich dagegen klinisch nicht bestätigen.

Besonderere Aufmerksamkeit sollte auf die Kalziumwerte von Patienten unter einer Vitamin-D-Medikation gerichtet werden. Dies gilt insbesondere für Patienten mit ossären Metastasierungen und einem erhöhten Risiko für eine Hyperkalziämie.

Zu der wichtigen Frage des gezielten Einsatzes von Vitamin D bzw. Calcitriol im Rahmen einer antitumoralen Therapie sind weitere Studien erforderlich. Bis dahin sollte Vitamin D insbesondere bei Erkrankungen und Therapien, die eine Osteoporosegefahr beinhalten, eingesetzt werden.

Literatur

Beer T et al. High-dose calcitriol and carboplatin in metastatic androgen-independent prostate cancer. Am J Clin Oncol 2004; 27: 5.

Beer TM et al. Ascent: the androgen-independent prostate cancer study of calcitriol enhancing taxotere. BJU Int 2005; 96 (4): 508–13.

Gross et al. Treatment of early recurrent prostate cancer with 1,23 Dihydroxyvitamin D_3 (Calcitriol). J Urol 1998; 159 (6): 2035–9.

Nozaki T et al. Effectiveness of activated vitamin D_3 on improving prognosis of osteosarcoma patients. Oncol Rep 2001; 8 (2): 321–4.

Trump DL et al. Phase II trial of high-dose, intermittent calcitriol (1,25 dihydroxyvitamin D_3) and dexamethasone in androgen-independent prostate cancer. Cancer 2006; 106 (10): 2136–42.

Vitamin E

Vorkommen

Vitamin E ist der übergeordnete Begriff für Tocopherole und Tocotrienole. Tocopherole können aus pflanzlichen Ölen, wie Weizen-, Reis- und Maiskeimölen, aus Sojabohnen, Baumwollsaat und Safloröl gewonnen werden. Es ist auch in anderen Pflanzenölen, Nüssen, Eiern und grünen Gemüsen enthalten.

Wirkstoffe und Anwendungsgebiete

Die Tocopherole haben beim Menschen eine niedrige Resorptionsquote. Die wichtigste Rolle im Stoffwechsel besteht in der Regulation der Lipidperoxidation.

Die verschiedenen Formen von Vitamin E unterscheiden sich in ihrer Wirksamkeit. Die bedeutendste Verbindung ist α-Tocopherol. In Sojaprodukten kommt hauptsächlich γ-Tocopherol mit einer deutlich geringeren Wirksamkeit vor. Die wichtigste Wirkung im menschlichen Körper ist eine antioxidative Eigenschaft, die insbesondere Membranlipide, Lipoproteine und Depotfett schützt.

Als Maßeinheiten dienen internationale Einheiten (IU) sowie mg. 1 IU natürliches Vitamin E entspricht 0,67 mg D-α-Tocopherol, 1 IU synthetisches Vitamin E entspricht 0,45 mg D-α-Tocopherol.

Wirkungen

Laborexperimentelle Daten

Für verschiedene Tocopherole und Tocotrienole konnten Einflüsse auf die Signalkaskade gezeigt werden, die die Proliferation von Tumorzellen hemmen und die Apoptose induzieren. Auch antiangiogenetische Wirkungen werden beschrieben.

Im Gegensatz zum α-Tocopherol scheint α-Tocopherylsuccinat (α-TS) spezifisch auf Tumorzellen zu wirken, in vitro bewirkte es eine selektive Wachstumshemmung. Bei niedrigen Konzentrationen erfolgte eine Zelldifferenzierung und Inhibition der Proliferation, höhere Konzentrationen induzierten eine Apoptose der Tumorzellen. Außerdem wurde die Invasivität gehemmt. Neben einer Induktion der Apoptose verringert α-Tocopherol die Expression von Integrinen, die Adhäsion und Migration wurden verringert.

In-vitro-Untersuchungen zeigen, dass Vitamin E in Tumorzellen angereichert wird und zu einer Suppression von Genen führt, die im Steroidmetabolismus bzw. in der Steroidsignalkette involviert sind. Vitamin E interferiert mit der prostataspezifischen endogenen Testosteronaktivierung.

> **Molekulare Mechanismen**
>
> - Zellzyklus: Stillstand am Übergang von der S- in die G_2-Phase
> - Herabregulation: Cyclin D1, AKT, ERK, C-FLIP, NF-κB, Ras, MMP9, Bcl-2, Bcl-xl, PDK-1
> - Heraufregulation: p21, JNK, c-jun, Bax, Caspase-3, Caspase-8, Caspase-9, DR4/5, Fas-L
> - Besonderheit: Hemmung Survivin, VEGF

Tierexperimentelle Daten
Im Tierversuch war die wachstumshemmende Wirkung von α-Tocopherylsuccinat bei parenteraler Gabe nachweisbar. Über den Magen-Darm-Trakt wird jedoch nur eine geringe Menge ohne Hydrolyse resorbiert.

Klinische Daten
In der doppelblind placebo-kontrollierten „Alpha-Tocopherol Beta-Caroten Cancer Prevention Study" konnte gezeigt werden, dass α-Tocopherol zu einer deutlichen Verminderung des Risikos für die Entwicklung eines Prostatakarzinoms führt. Auch für kolorektale Karzinome bei Rauchern konnte α-Tocopherol die Inzidenz senken. Ein signifikanter Befund ergab sich nicht. Kein Effekt zeigte sich bei der Entwicklung eines Bronchalkarzinoms von männlichen Rauchern. Gleichzeitig nahm die Inzidenz von Pankreaskarzinomen zu, die Sterblichkeit der Patienten war um 11% erhöht.

In einer weiteren neuen, großen epidemiologischen Untersuchung („Prostate Lung Colorectal and Ovarian Cancer Screening Trial") führte die Vitamin-E-Einnahme nur bei Rauchern zu einem Schutz vor der Entwicklung eines Prostatakarzinoms. Eine große Kohortenstudie aus den USA konnte keine Verminderung eines Prostatakarzinomrisikos nachweisen, jedoch war der Anteil an metastasierten oder tödlich verlaufenden Prostatakarzinomerkrankungen vermindert (Chan et al. 1999).

Die HOPE-Studie zur Vitamin-E-Prophylaxe zeigte keine Verringerung von Krebserkrankungen (Lonn et al. 2005). Ein systematisches Review aus dem Jahr 2006 ermittelte 38 Studien zur Prävention von Tumorerkrankungen mittels Vitamin E. Es konnte kein präventiver Effekt gezeigt werden (Coulter et al. 2006). Dieses Ergebnis wird im Prinzip in der Metaanalyse der randomisiert kontrollierten Studien zur Rolle des Vitamin E in der Prävention von Karzinomen bestätigt. 12 Studien mit insgesamt 167 025 Teilnehmern wurden eingeschlossen. Vitamin E führt zu keiner Reduktion von Krebserkrankungen, Ausnahme ist die Inzidenz des Prostatakarzinoms, hier kam es zu einer statistisch signifikanten Reduktion (Alkhenizan et al. 2006).

Klinische Studien im Überblick

- Fallserie, kolorektales Karzinom, sieben Patienten, Vitamin E: signifikant verbesserte Aktivität der NK-Zellen (Hanson et al. 2006).
- Fallserie, Radiatio bei Kopf-Hals-Tumoren, 54 Patienten, Vitamin E: Verminderung der Mukositis (Ferreira et al. 2004).
- Phase-II-Studie, Kopf-Hals-Tumoren, kurative Radio-Chemotherapie bei 540 Patienten, α-Tocopherol: Rezidivrate und Zweittumor während Supplementationszeit erhöht (Bairati et al. 2005).

- Placebo-kontrollierte Untersuchung, Cisplatin, Chemotherapie und Vitamin E, 27 Patienten: signifikante Verminderung der Neurotoxizität (Pace et al. 2003).
- Placebo-kontrollierte Untersuchung, Cisplatin und Paclitaxel, 31 Patienten: signifikante Verminderung der Neurotoxizität (Argyriou et al. 2006).
- Placebo-kontrollierte randomisierte Cross-Over-Studie, Patientinnen mit Hitzewallungen, Vitamin E, statistisch signifikante Verminderung der Frequenz, absolut eine Hitzewallung täglich weniger (Barton et al. 1998).
- Randomisiert doppelblind placebo-kontrollierten Studie, 18 Patienten, Vitamin E topisch: statistisch signifikante Verminderung der Mukositis (Wadleigh et al. 1992).

Wechselwirkungen

▶ Mit der Tumortherapie

α-TS führt selektiv in Tumorzellen zur Wirkungsverstärkung unterschiedlicher Chemotherapeutika (Adriamycin, Cisplatin, Tamoxifen, DTIC, Doxorubicin, Methotrexat). Die Wirkung von Ciclosporin, Verapamil und anderen Substanzen auf die MDR-Resistenz wird unterdrückt. Ob dies eine negative Bedeutung für klinische Behandlungsergebnisse hat, ist unklar.

Im Mausexperiment führte die Gabe von α-Tocopherol zu einer erhöhten Knochenmarkstoxizität von Adriamycin. Aussagen zur Wirkung auf Tumoren wurden in der Untersuchung nicht gemacht. In-vitro-Daten zeigen, dass Vitamin E die inhibitorischen Effekte von Tamoxifen auf die Proliferation von Rezeptor-positiven Mammakarzinomzellen reduziert (Peralta et al. 2006).

Die Resistenzentwicklung gegen Imatinib bei Patienten mit einer chronisch myeloischen Leukämie kann nach ersten Laborexperimenten durch die Gabe von Vitamin E aufgehalten werden. α-TS unterstützt die wachstumshemmende Wirkung einer Bestrahlung bei Krebszellen, nicht jedoch bei normalen Zellen. Im Tierversuch konnte die Wirkung von Vitamin E nachgewiesen werden. α-TS führt in vitro zu einer Erhöhung der chromosomalen Schäden unter Bestrahlung bei Karzinomzellen, jedoch nicht bei normalen Zellen.

Die klinischen Studienergebnisse sind nicht einheitlich. Bei Patienten mit nicht kleinzelligem Bronchialkarzinom führte die Gabe von Pentoxiphyllin und α-Tocopherol während einer Strahlentherapie und im Anschluss daran zu einer Erhöhung des 1- und 2-Jahres-Überlebens (Misirlioglu et al. 2006). Dem widersprechen die Ergebnisse nach kurativer Behandlung von Kopf-Hals-Tumoren aus der Arbeitsgruppe um Bairati. Die Rate von sekundären Tumoren war in der α-Tocopheroltherapie-Gruppe während der Zeit der Supplementation erhöht, im Anschluss erniedrigt. Auch die Rezidivrate war während der Supplementationszeit erhöht (Bairati et al. 2005).

Eine Erklärung für den diphasischen Verlauf mit initialer Erhöhung und anschließender Erniedrigung der Zweittumorrate nach Abschluss der Supplementation könnte sein, dass das Wachstum bereits existierender, noch unbekannter Tumoren durch α-Tocopherol beschleunigt wird.

In zwei kleinen klinischen Untersuchungen konnte gezeigt werden, dass die Gabe von Vitamin E zu einer signifikanten Verminderung der Neurotoxizität von Cisplatin bzw. der

Kombination Cisplatin/Paclitaxel führt. Bezüglich des Tumorwachstums und der Überlebenszeit wurde kein Einfluss berichtet (Pace et al. 2003; Argyriou et al. 2006).

Die bestrahlungsinduzierte orale Mukositis und Myelotoxizität wurde durch die kombinierte Gabe von Vitamin E und L-Carnitin im Tierversuch nicht vermindert. Allerdings konnte bei Patienten mit Kopf-Hals-Tumoren das Risiko für eine Mukositis während einer Radiatio durch Vitamin E gesenkt werden. Auch eine Schmerzreduktion wurde erreicht (Ferreira et al. 2004).

Vitamin E wird als natürliches Mittel gegen Hitzewallungen empfohlen – die Wirksamkeit wurde bisher jedoch nur in zwei kleinen klinischen Studien untersucht, die keine überzeugenden Ergebnisse zeigten.

▶ Mit anderen Medikamenten

Theoretisch sind Wechselwirkungen mit Cumarinen möglich, sodass bei Patienten unter Marcumar der INR-Wert zur Blutgerinnung kontrolliert werden sollte. Die Kombination von α-Tocopherol und Acetylsalicylsäure kann zu einer erhöhten Blutungsneigung führen.

Nebenwirkungen

Während der Supplementierung mit Vitamin E lange Zeit schützende Wirkungen für Herz-Kreislauf-Erkrankungen zugeschrieben wurde, zeigen neue Studien und Metaanalysen, dass bezüglich der Mortalität oder des Risikos von kardiovaskulären und zerebrovaskulären Ereignissen keine Vorteile bestehen. Die regelmäßige Einnahme von 400 und mehr IU Vitamin E führt zu einer Erhöhung der Gesamtmortalität (Miller et al. 2005).

Die langfristige Anwendung von 400–800 und mehr IU täglich kann zur schnelleren Erschöpfung, zu Schwindel, Schwäche, Kopfschmerzen und Störungen der Sehfähigkeit führen. In der ATBC-Studie erhöhte sich die Rate der Hämorrhagien leicht.

Dosierung

Übliche Dosierungen in der Studie lagen bei 300–800 g Vitamin E pro Tag.

Kontraindikationen

Kontraindikationen zur Einnahme von Vitamin E sind bisher nicht bekannt.

Bewertung

Zur Prävention von Tumorerkrankungen mittels Vitamin E liegen bisher zahlreiche Untersuchungen auch an großen Kollektiven vor. Eine aktuelle Metaanalyse aus dem Jahr (Alkenizan et al. 2006), die zwölf Studien mit insgesamt über 167 000 Teilnehmer zusammenfasste, zeigte keine Reduktion von Krebserkrankungen mit Ausnahme des Prostatakarzinoms, bei dem eine statistisch signifikante Reduktion erreicht wurde.

In einer Metaanalyse aus dem Jahr 2003 kamen Sung et al. zu dem Schluss, dass Patienten mit höherem Serum-Vitamin-E-Spiegel bzw. Vitamin-E-Supplementation ein vermindertes Risiko für Prostata-, Magen- und gastrointestinale Karzinome haben. Die

Studienergebnisse waren jedoch unterschiedlich, je nach Studiendesign und Publikation. Eine antitumorale Wirksamkeit oder die Abschwächung von Nebenwirkungen von Chemotherapeutika konnte in der Gesamtheit nicht nachgewiesen werden (Sung et al. 2003).

Tocopherole und Tocotrienole beeinflussen in vitro Moleküle in der Signalkaskade von Tumorzellen günstig. Weitere In-vitro-Daten zeigen, dass α-Tocopherylsuccinat die Wirkung von Chemotherapeutika an Tumorzellen verstärken kann. Da die Substanz jedoch bei der Magen-Darm-Passage hydrolysiert wird, ist fraglich, ob ihre orale Einnahme zu Wirkungen führt. Allerdings wird die positive Wirkung von Substanzen, welche die Resistenz von Tumorzellen aufheben, unterdrückt.

Auf Grund der Daten zur MDR-Resistenz sollte Vitamin E nicht während einer Chemotherapie gegeben werden. In klinischen Studien wurde Vitamin E hauptsächlich zur Verhinderung von Nebenwirkungen eingesetzt. Publiziert wurden bisher nur kleine Fallserien, die insbesondere eine Abschwächung der Neurotoxizität von Cisplatin zeigen.

Ob gleichzeitig durch die Antioxidanswirkung eine Wirkungsabschwächung der Therapie erfolgt, wurde bisher nicht ausreichend untersucht, sodass vom Einsatz von Vitamin E während einer auf Radikalbildung beruhenden Chemotherapie abgeraten werden muss. Auch bei einer Bestrahlung wird häufig Vitamin E zur Abschwächung insbesondere der Mukositis empfohlen. Tierexperimentelle Daten sind bislang widersprüchlich. Aufgrund der Studie von Bairati et al. (2005) kann die Einnahme von Vitamin E während einer Bestrahlung nicht empfohlen werden.

Es ist ungeklärt, ob Vitamin E die Resistenzentwicklung von Tumorzellen, insbesondere Leukämiezellen, gegen Imatinib nicht nur in vitro sondern auch in der klinischen Therapie aufhalten kann.

Diskutiert wird, ob die mittlerweile umfangreichen Daten zur negativen Wirkung von Vitamin E bedingt sind durch die Zufuhr bestimmter Formen von Vitamin E (Kritiker der Studien weisen auf den Unterschied von „natürlichem" und „synthetischem" Vitamin E hin). Angesichts der Breite des vorliegenden epidemiologischen Materials kann dieser Argumentation nicht gefolgt werden.

Die langfristige Einnahme von Vitamin E zur Primär-, Sekundär- und Tertiärprävention von Tumorerkrankungen, außer eventuell von Prostatakarzinomen, ist nicht wirksam und nicht zu empfehlen, da eine erhöhte Mortalität durch andere Erkrankungen gezeigt wurde. Die Einnahme von Vitamin E durch Tumorpatienten kann auch nicht empfohlen werden, da die Frage der Wachstumshemmung oder -förderung unklar ist.

Vitamin E kann bei einer gesunden Ernährung ausreichend über pflanzliche Öle aufgenommen werden und stellt hier einen wesentlichen Bestandteil der gesunden Ernährung dar. Eine generelle Einnahme von Supplementen ist nicht sinnvoll. Möglicherweise wird man in Zukunft einzelne Indikationen für bestimmte Tocopherole in speziellen Therapiesituationen entwickeln.

Literatur

Albanes D et al. Effects of supplemental a-tocopherol and β-carotene on colorectal cancer. Cancer Causes and Control 2000; 11 (3): 197–205.

Alkhenizan A et al. The role of vitamin E in the prevention of cancer. Meta-analysis of randomized controlled trials. Poster ASCO 2006; No. 1 017.

Argyriou AA et al. Preventing paclitaxel-induced peripheral neuropathy. J Pain Symptom Manage 2006; 32 (3): 237–44.

Bairati I et al. A randomized trail of antioxidant vitamins to prevent second primary cancers in head and neck cancer patients. J Nat Cancer Inst 2005; 97: 481–8.

Barton DL et al. Prospective evaluation of vitamin E for hot flashes in breast cancer survivors. J Clin Oncol 1998; 16 (2): 495–500.

Chan JM et al. Supplemental vitamin E intake and prostate cancer risk in a large cohort of men in the United States. Cancer Epidemiology Biomarkers & Prevention 1999; 8: 893–9.

Coulter ID et al. Antioxidants vitamin C and vitamin E for the prevention and treatment of cancer. J Gen Intern Med 2006; 21 (7): 735–44.

Ferreira PR et al. Protective effect of alpha-tocopherol in head and neck cancer radiation-induced mucositis. Head Neck 2004; 26 (4): 313–21.

Hanson MG et al. A short-term dietary supplemention with high doses of vitamin E increases NK cell cytolytic activity in advanced colorectal cancer patients. Cancer Immunol Immunother 2006; e-publication Dez 2.

Heinonen OP et al. Prostate cancer and supplementation with alpha-tocopherol and beta-carotene. J Nat Cancer Inst 1998; 90: 440–6.

Kirsh VA et al. Supplemental and dietary vitamin E, beta-carotene and vitamin C intakes and prostate cancer risk. J Nat Cancer Inst 2006; 98 (4): 245–54.

Lonn E et al. Effects of long-term vitamin E supplementation on cardiovascular events and cancer. JAMA 2005; 293 (11): 1338–47.

Miller ER et al. Meta-analysis, high-dosage vitamin E supplementation may increase all-cause mortality. Annals of Internal Medicine 2005; 142 (1): 37–46.

Misirlioglu CH et al. Effect of concomitant use of pentoxifylline and alpha-tocopherol with radiotherapy on the clinical outcome of patients with stage IIIB non-small cell lung cancer. Med Oncol 2006; 23 (2): 185–9.

Pace A et al. Neuroprotective effect of vitamin E supplementation in patients treated with cisplatin chemotherapy. J Clin Oncol 2003; 21 (5): 927–31.

Peralta EA et al. Effect of vitamin E on tamoxifen-treated breast cancer cells. Surgery 2006; 140 (4): 607–14.

Rautalahti MT et al. The effects of supplementation with alpha-tocopherol and beta-carotene on the incidence and mortality of carcinoma of the pancreas in a randomized, controlled trial. Cancer 1999; 86 (1): 37–42.

Sung L et al. Vitamin E: the evidence for multiple roles in cancer. Nutrition and Cancer 2003; 46 (1): 1–14.

Wadleigh RG et al. Vitamin E in the treatment of chemotherapy-induced mucositis. Am J Med 1992; 92 (5): 481–4.

Weidenrinde

Vorkommen

Weidenrindenpräparate wurden aus der Rinde des Weidenbaumes (*Salix* ssp.) gewonnen. Sie enthalten Salicin, ein Derivat der Salicylsäure, und Betulin, welches auch aus Birkenrinde gewonnen wird.

Wirkstoffe und Anwendungsgebiete

Betulin ist ein pentazyklisches Triterpen. Er hat antivirale, antiparasitische, antibakterielle und antiinflammatorische Eigenschaften. Weidenrinde wird in der traditionellen Phytotherapie gegen rheumatische Beschwerden, Gicht und Nierensteine eingesetzt.

Wirkungen

Laborexperimentelle Daten

Es wird diskutiert, ob Betulinsäure chemopräventiv wirkt. So schützte in vitro die Gabe von Betulinsäure Zellen aus melanozytischen Nävi vor UV-ausgelöster DNA-Schädigung. Die Proliferation von Tumorzellen wird verringert. Es konnten mehrere Zielmoleküle identifiziert werden, die durch Betulin beeinflusst werden.

Betulinsäure wirkt gegen unterschiedlichste Tumorzelllinien apoptoseinduzierend. Hierzu gehören Lungen- und kolorektale Karzinomzellen, Mamma-, Prostata-, Zervixkarzinom- und Glioblastomzellen und CML-Zellen. Die Induktion der Apoptose kann durch das Antioxidans Tocopherol verhindert werden.

Betulinsäure führte bei 65% der Zelllinien kindlicher Leukämien zu einer deutlichen Apoptose. Der Vergleich mit der In-vitro-Toxizität von Chemotherapeutika zeigte, dass Betulinsäure wirksamer war als 9 von 10 Standardtherapeutika und insbesondere bei Zellen eines Rezidivs wirkte. Es scheinen keine Kreuzresistenzen zu Chemotherapeutika zu bestehen.

> **Molekulare Mechanismen**
>
> - Herabregulation: Cyclin D1, CDK 4, Bcl-2, MAPK
> - Heraufregulation: PARP, ROS, NF-κB, Bax, Caspase-3, Caspase-8
> - Besonderheiten: Hemmung von Telomerase und Topoisomerase 1

Tierexperimentelle Daten

Im Tierversuch konnte die chemopräventive Wirkung bei der Auslösung von Hauttumoren durch Kanzerogene bestätigt werden.

Klinische Daten

Es liegen keine klinischen Studien vor.

Wechselwirkungen

▶ **Mit der Tumortherapie**

In vitro und tierexperimentell wirkt Betulinsäure synergistisch mit Chemotherapeutika wie Doxorubicin, Paclitaxel, VP16, Vincristin oder Actinomycin D.

Für Cisplatin liegen Ergebnisse vor, die auf antagonistische wie synergistische Wirkung hinweisen. Bei Melanomzellen aktiviert Betulinsäure dagegen das Zellüberleben durch eine verminderte Sensitivität der Zellen gegenüber Chemotheraeutika (Qui et al. 2005). Aufgrund der Inhibition der Topoisomerase 1 sind Wechselwirkungen mit Topoismerasehemmern denkbar, hierzu liegen bisher keine gezielten Experimente vor. Der Effekt einer Bestrahlung wird durch Betulinsäure verstärkt.

▶ **Mit anderen Medikamenten**

Wechselwirkungen mit anderen Medikamenten sind nicht bekannt.

Nebenwirkungen

Aufgrund der Strukturverwandschaft mit Acetylsalicylsäure sollten Patienten mit einer Überempfindlichkeit gegen ASS bei der Einnahme von Betulin zurückhaltend sein. Aus der Anwendungsbeobachtung wurden allerdings keine Auslösungen intestinaler Blutungen berichtet.

Dosierung

Es liegen keine Daten vor, um eine Dosisempfehlungen für den klinischen Einsatz abzuleiten.

Kontraindikationen

Aus Sicherheitsüberlegungen sollten Betulinsäure und Weidenrindenextrakt nicht bei Patienten mit vorbeschriebenen gastrointestinalen Blutungen eingesetzt werden.

Bewertung

Betulin wird in der klassischen Phytotherapie bei rheumatischen Beschwerden eingesetzt. Es konnten einige zelluläre Wirkungen nachgewiesen werden, die die Proliferation von Tumorzellen hemmen und gleichzeitig eine Apoptose auslösen. Tierexperimentelle Daten zur alleinigen Wirksamkeit von Betulinsäure oder Weidenrindenextrakt bei Tieren mit Tumorerkrankungen liegen bisher nicht vor.

Obwohl eine Wirkungsverstärkung für eine Reihe von Chemotherapeutika nachgewiesen wurde, sind weitere, insbesondere klinische Untersuchungen erforderlich, um zu klären, ob Betulinsäure gezielt während einer Chemotherapie eingesetzt werden kann oder evtl. sogar kontraindiziert ist.

Die Kombination mit einer Cisplatin-haltigen Chemotherapie sollte vermieden werden. Gegen den Einsatz von Weidenrindenextrakt bei leichten rheumatischen

Beschwerden, unabhängig von der Tumorerkrankung, ist prinzipiell nichts einzuwenden. Das ersetzt jedoch keinesfalls eine adäquate Schmerztherapie bei tumorbedingten Schmerzen

Literatur

Qiu L et al. transient activation of EGRR/Akt cell survival pathway and expression of survivin contribute to reduced sensitivity of human melanoma cells to betulinic acid. Int J Oncol 2005; 27 (3): 823–30.

Weihrauch (*Boswellia*)

Vorkommen

Der Weihrauch-Baum gehört zur Gattung *Boswellia* und kommt in Trockengebieten in Afrika, Arabien und Indien vor. Die Produktion von Weihrauch erfolgt aus Harz, das durch gezielte Schnitte an Stamm und Ästen des Baumes gewonnen wird. Aus diesem Harz wird durch Trocknung das Räucherharz (*Olibanum*) hergestellt, über Wasserdampfdestillation das ätherische Weihrauchöl.

Wirkstoffe und Anwendungsgebiete

Die Hauptwirkstoffe des Weihrauchs sind pentazyklische Boswelliasäuren (Triterpene). Hierzu gehören α- und β-Boswelliasäure, Acetyl-11-Keto-β-Boswelliasäure (AKBA), 11-Keto-β-Boswelliasäure (KBA) und Acetyl-β-Boswelliasäure (AcBA). Boswelliasäuren sind lipophil und passieren aus diesem Grund die Blut-Hirn-Schranke.

Der Gehalt an wirksamen Boswelliasäuren ist je nach Herkunftsort der Stammpflanze äußerst unterschiedlich. In der traditionellen Heilkunde wird Weihrauch zur Stärkung des Geistes empfohlen, in der modernen Medizin im Bereich von chronischen Entzündungen, aber auch als komplementäres Medikament in der Onkologie.

Wirkungen

Laborexperimentelle Daten

Boswelliasäuren inhibieren die 5-Lipoxygenase und damit die Bildung von Leukotrienen. Die Cyclooxygenase wird nicht beinflusst. Bei Leukämie-, Prostatakarzinom- und Meningeomzellen konnte in vitro gezeigt werden, dass Boswelliasäuren die DNA-Synthese dosisabhängig hemmen. Zytotoxische, zytostatische und apoptoseinduzierende Effekte sind nachweisbar. Darüber hinaus hemmen Boswelliasäuren die Topoisomerase.

> **Molekulare Mechanismen**
>
> - Besonderheit: Hemmung: Topoisomerase und P-Glycoprotein

Tierexperimentelle Daten

Im Tierversuch führte die Gabe von *Boswellia* zu einem längeren Überleben nach Inokkulation von Glioblastomzellen.

Klinische Daten

Eine Pilotstudie zeigte eine Abnahme des Tumorödems bei Glioblastomen, die mit einer Verbesserung der neurologischen Symptome und des Befindens des Patienten in ca. 50% der Fälle einherging (Nestler 2005).

Ein Einzelfallbericht liegt über einen Patienten mit multiplen Hirnmetastasen bei einem Mammakarzinom vor. Hier kam es unter *Boswellia*-Therapie zu einer Rückbildung der Metastasen (Flavin et al. 2006).

Klinische Studien im Überblick

- Pilotstudie, Glioblastom, Verbesserung der neurologischen Symptome in 50% der Fälle, Abnahme des Tumorödems (Nestler 2005).

Wechselwirkungen

▶ Mit der Tumortherapie

AKBA inhibiert die Topoisomerase 1 und 2. Es besteht eine hohe Bindungsaffinität. Ob durch diese hohe Affinität Interaktionen mit Topoisomerase-1- oder -2-Hemmern im Rahmen einer Chemotherapie auftreten können und diese eher antagonistisch oder synergistisch sind, wurde bisher nicht untersucht.

Durch die nachgewiesene Hemmung von P-Glycoprotein könnte die Resistenz von Tumorzellen gegen Zytostatika vermindert werden, experimentelle Daten hierzu liegen noch nicht vor.

Boswellia ist ein starker, nicht selektiver Inhibitor der wichtigsten Cytochrom-P_{450}-Enzyme (1A2, 2C8, 2C9, 2C19, 2C6 und 3A4). Es sind zahlreiche Interaktionen mit Chemotherapiemitteln, aber auch mit modernen Substanzen in der Tumortherapie denkbar. Über diese Effekte ist derzeit nichts bekannt.

▶ Mit anderen Medikamenten

Aufgrund der oben genannten Inhibition von Cytochrom-P_{450}-Enzymen sind Wechselwirkungen auch mit anderen Medikamenten möglich.

Nebenwirkungen

Grundsätzlich sind Weihrauchpräparate gut verträglich. Im Tiermodell konnten Leberverfettungen gezeigt werden. Beim Menschen wurden Unwohlsein, Juckreiz, Übelkeit und Erbrechen, Durchfall oder Blähungen beobachtet. Bei Überdosierung der Boswelliasäure kann es zur Schädigung der Nieren kommen.

Dosierung

Zur Pharmakokinetik der Boswelliasäure gibt es nur wenige Angaben. Bisher wurden bei Probanden und Patienten Serumspiegel gemessen, die nicht die Konzentrationen erreichen, die in vitro zytotoxische Wirkungen zeigten.

Standardisierte Präparate enthalten 400 mg pulverisiertes Weihrauchharz mit 40 mg Boswelliasäuren. Bei Glioblastompatienten wurde eine Dosis von 3-mal 1 200 mg Weihrauchharz gewählt.

Kontraindikationen

Angaben zu Kontraindikationen bei Boswelliasäure liegen nicht vor.

Bewertung

Boswelliasäure stellt insbesondere bei Hirntumoren eine interessante Substanz dar. Klinische Studien liegen nur in Form von Einzelfallberichten und einer Pilotstudie vor. Bis jetzt fehlen experimentelle Daten und bestätigende klinische Untersuchungen, die den Einsatz von Boswelliasäure rechtfertigen.

Boswelliasäure hemmt auch bei anderen Tumorzellen die Zellproliferation und induziert die Apoptose. Da mit modernen Therapeutika immer noch ungünstige Behandlungsaussichten bei Patienten mit Hirntumoren, insbesondere Glioblastomen, bestehen, könnten die vorliegenden Daten als Begründung für einen individuellen Heilversuch herangezogen werden. Solange therapeutische Optionen bestehen, muss das hohe Wechselwirkungspotenzial von Boswelliasäure aufgrund der umfangreichen Beeinflussung von Cytochrom-P_{450}-Mechanismen und von Chemotherapeutikawirkungen beachtet werden. Bei einem parallelen Einsatz sollte das Pro und Contra sorgfältig abgewogen werden.

Literatur

Flavin DJ et al. A lipoxygenase inhibitor in breast cancer brain metastases. J Neurooncol 2007; 82: 91–3.
Nestler U. Die Therapie mit Boswellia serata bei Gliomen. Brainstorm 2005; 2: 25–7.

Zeaxanthin

Vorkommen

Zeaxanthin ist ein Carotinoid. Es hat eine gelbe Farbe und kommt vor allem in Eigelb, Maiskörnern, Spinat und vielen anderen Gemüsesorten vor.

Wirkstoffe und Anwendungsgebiete

Zeaxanthin gehört zur Gruppe der Xanthophylle und schützt als Pigment vor zu hoher Lichteinstrahlung. Lutein (S. 181) ist ein Isomer des Zeaxanthin.

Wirkungen

Laborexperimentelle Daten
In-vitro-Experimente zeigen, dass Zeaxanthin die Apoptose in Tumorzellen auslösen kann und in gesunden Zellen unterdrückt.

> **Molekulare Mechanismen**
> - Es liegen keine Daten zu den Mechanismen vor.

Tierexperimentelle Daten
Tierexperimentelle Daten liegen nicht vor.

Klinische Daten
Die Ergebnisse epidemiologischer Daten zur Chemoprävention mit Zeaxanthin sind nicht einheitlich. Während einige Arbeitsgruppen generell oder für bestimmte Populationen signifikante Effekte zeigen konnten, wurde dies von anderen Arbeitsgruppen nicht bestätigt.

Eine inverse Korrelation besteht zwischen der Aufnahme von Zeaxanthin und dem Risiko für Kehlkopfkarzinome, Non-Hodgkin-Lymphome, Harnblasenkarzinome; keine Korrelation scheint jedoch bei Magen- und Prostatakarzinomen vorzuliegen (Botterweck et al. 2000, Bidoli et al. 2003, Goodman et al. 2003, Kelemen et al. 2006).

Der protektive Effekt vor Plattenepithelkarzinomen der Haut unter UV-Einwirkung sowie für Bronchialkarzinome konnte nach Adjustierung auf die Sonnenexposition bzw. die Ernährung nicht mehr nachgewiesen werden (Fung et al. 2003, Wright et al. 2003). Eine gepoolte Analyse aus 10 Kohortenstudien zeigte für Zeaxanthin keine protektive Wirkung gegen Ovarialkarzinome (Koushik et al. 2006).

Wechselwirkungen

▶ **Mit der Tumortherapie**

Zeaxanthin erhöht die Wirkung von Epirubicin auf „Multidrug"-resistente Zellen. Ob sich hieraus auch in der klinischen Therapie synergistische Wirkungen ableiten lassen, ist bisher nicht überprüft worden.

Zeaxanthin ist ein Antioxidans und könnte deshalb die Wirkung von Chemotherapeutika negativ beeinflussen.

▶ **Mit anderen Medikamenten**
Daten zu Wechselwirkungen mit anderen Medikamenten liegen nicht vor.

Nebenwirkungen

Nebenwirkungen von Zeaxanthin sind nicht bekannt.

Dosierung

Aufgrund der fehlenden prospektiven Studien liegen Daten zur erforderlichen Dosierung weder für den präventiven noch für den antitumoralen Effekt vor.

Kontraindikationen

Kontraindikationen für Zeaxanthin sind bisher nicht veröffentlicht worden.

Bewertung

Zeaxanthin gehört zu den Carotinoiden, bei denen allgemein eine chemopräventive Wirkung diskutiert wird. Die epidemiologischen Daten sind nicht einheitlich. Es ist nicht auszuschließen, dass die positiven Effekte nur in Populationen auftreten, in denen die Kontrollgruppe eine suboptimale Versorgung mit Carotinoiden aufweist.

Daten für den therapeutischen Einsatz von Zeaxanthin bei manifester Tumorerkrankung liegen nicht vor. Aufgrund der Antioxidanswirkung, welche Zeaxanthin als Carotinoid hat, ist eine zusätzliche Aufnahme zumindestens bei radikalbildenden Chemotherapeutika und einer Radiatio bis zum Vorliegen von kontrollieren Studien nicht sinnvoll.

Literatur

Bidoli E et al. Micronutrients and laryngeal cancer risk in Italy and Switzerland. Cancer Causes Control 2003; 14 (5): 477–84.
Botterweck AA et al. Vitamins, carotenoids, dietary fiber, and the risk of gastric carcinoma. Cancer 2000; 88 (4): 737–48.
Fung TT et al. Vitamin and carotenoid intake and risk of squamous cell carcinoma of the skin. Int J Cancer 2003; 103 (1): 110–5.
Goodman GE et al. The association between lung and prostate cancer risk, and serum micronutrients. Cancer Epidemiol Biomarkers Prev 2003; 12 (6): 518–26.
Kelemen LE et al. Vegetables, fruit and antioxidant-related nutrients and risk of Non-Hodgkin lymphoma. Am J Clin Nutr 2006; 83 (6): 1401–10.
Koushik A et al. Intake of the major carotenoids and the risk of epithelial ovarian cancer in a pooled analysis of 10 cohort studies. Int J Cancer 2006; 119 (9): 2148–54.
Wright ME et al. Dietary carotenoids, vegetables and lung cancer risk in women. Cancer Causes Control 2003; 14 (1): 85–6.

Zeolithe

Vorkommen

Zeolithe (Megamin®) sind natürlich oder synthetisch hydrierte kristalline Aluminosilicate.

Wirkstoffe und Anwendungsgebiete

Zeolithe haben hohe Absorptionseigenschaften und sind am Ionenaustausch beteiligt. Bei der Ingestion verbleibt der größte Teil der Zeolithe im Gastrointestinaltrakt, wo die Ionentauschereigenschaften zu einer Pufferung führen und möglicherweise den Transport durch das intestinale Epithelium beeinflussen.

Wirkungen

Laborexperimentelle Daten
In vitro Studien zeigen, dass die Hinzugabe von Zeolithen die DNA-Synthese reduziert. Gleichzeitig wird die Apoptose erhöht.

> **Molekulare Mechanismen**
> - Herabregulation: PKB, AKT, NF-κB
> - Besonderheit: EGFR-Inhibitor

Tierexperimentelle Daten
Im Tierexperiment führt die intraperitoneale Gabe von Zeolithen zu einem Anstieg der peritonealen Makrophagen und zu vermehrter Produktion von Superoxidanionen. Die Gabe von Zeolithen reduziert den Stoffwechsel von Tumorzellen und verringert die Metastasierung.

Klinische Daten
Eine klinische Studie an Patienten mit Immundefekten zeigte, dass die Anwendung von Zeolithen zu keiner relevanten Beeinflussung der Blutbildparameter führt. Jedoch konnte ein signifikanter Anstieg von CD4-positiven, CD19-positiven und HLA-DR-positiven Lymphozyten sowie ein signifikanter Abfall von CD56-positiven Zellen gezeigt werden (Ivkovic et al. 2004).

Wechselwirkungen

▶ **Mit der Tumortherapie**
Ein einzelnes Tierexperiment wies auf eine synergistische Wirkung von Zeolithen und Doxorubicin hin – ob dies auch für andere Chemotherapeutika gilt und welche Wirkmechanismen dazu führen, ist unbekannt. Aufgrund der Ionentauschereigenschaften ist die

Einnahme von Zeolithen zusammen mit oralen Chemotherapeutika nicht sinnvoll, da Resorptionshemmungen denkbar sind.

▶ **Mit anderen Medikamenten**
Daten zu Wechselwirkungen mit anderen Medikamenten liegen nicht vor. Auch hier sind Einflüsse auf die Resorption denkbar.

Nebenwirkungen

Zeolithe könnten die bakterielle Flora beeinflussen. Außerdem ist bei Kontakt von Zeolithen mit der gastrointestinalen Mukosa eine Sekretion von Zytokinen mit entsprechenden Folgeerscheinungen möglich. Einige Untersuchungen deuten daraufhin, dass Zeolithe mutagene und karzinogene Eigenschaften ähnlich denen von Asbestfasern haben.

Dosierung

Es liegen keine ausreichenden Daten vor, aus denen sich eine Dosisempfehlung ableiten lässt.

Kontraindikationen

Es liegen keine Daten zu Kontraindikationen vor.

Bewertung

Zeolithe werden für Tumorpatienten als gegen Krebs wirksame Substanzen propagiert. Es liegen einige wenige In-vitro-Daten vor, die eine Beeinflussung der Proliferation von Tumorzellen und eine Auslösung der Apoptose zeigen. Weitere Untersuchungen deuten darauf hin, dass es auch immunstimulatorische Effekte gibt. Bisher belegt keine klinische Studie, dass Zeolithe wirksam in der antitumoralen Therapie sind.

Aufgrund der Absorptionseigenschaften sind zahlreiche Wechselwirkungen mit anderen oral aufgenommenen Medikamenten denkbar. Insbesondere der komplementäre Einsatz während einer oralen Zytostase oder der Einsatz von oral resorbierten neuen Substanzen ist bis zum Vorliegen von pharmakokinetischen Daten nicht sinnvoll. Außerdem ist die Frage der Karzinogenese offen, sodass allgemein vor der Einnahme von Zeolithen gewarnt werden muss.

Literatur

Ivkovic S et al. Dietary supplementation with the tribomechanically activated zeolite clinoptildite in immunodeficiency. Adv Ther 2004; 21 (2): 135–47.

Zink

Vorkommen

Zink kommt in roten Fleischsorten, Fisch und Meeresfrüchten, Milch, Vollkornprodukten und Ölsaaten vor.

Wirkstoffe und Anwendungsgebiete

Die empfohlene physiologische Nahrungsaufnahme von Zink liegt bei 7–10 mg täglich. Zink ist ein Spurenelement mit Bedeutung für die Genexpression und Zellproliferation. Wesentliche Prozesse des Immunsystems, wie die Funktion der NK-Zellen, sind unter anderem von Zink abhängig. Es scheint regulierende Aktivitäten zu entfalten, indem es überschießende NK-Zell-Aktivitäten hemmt. Zusammenhänge mit den immunologischen Reaktionen auf das Tumorwachstum werden postuliert.

Veränderungen im Zinkstoffwechsel wurden bei Tumorpatienten wiederholt beschrieben. Ursache und Wirkung sind jedoch noch weitgehend ungeklärt. Ähnlich wie bei Diabetikern kommt es bei Krebspatienten zu einer vermehrten renalen Zinkausscheidung. Ob hieraus ein bedeutsamer Zinkmangel resultiert, ist unklar.

Wirkungen

Laborexperimentelle Daten

Zink ist in der Lage, die Apoptose von Tumorzellen zu beeinflussen, wobei höhere Zinkspiegel zu einer verminderten Wachstumsrate von Tumorzellen führen. Möglicherweise bestehen auch Verbindungen zwischen dem Zinkspiegel und der Angiogenese.

> **Molekulare Mechanismen**
> - Herabregulation: NF-κB

Tierexperimentelle Daten

Tierexperimentelle Daten zur antitumoralen Wirkung von Zink liegen nicht vor.

Klinische Daten

Die Prostata ist ein Organ mit einer besonders hohen Konzentration an Zink. In einer großen epidemiologischen Studie konnte nachgewiesen werden, dass die hochdosierte Zinksupplementierung (100 mg/Tag) das Risiko für Prostatakarzinome signifikant erhöht (Studienpopulation über 45 000 US-Amerikaner; relatives Risiko 2,29). Auch eine langjährige Supplementierung führte zu einer Zunahme des relativen Risikos (mehr als 10 Jahre, RR 2,37) (Leitzmann et al. 2003).

In einer randomisierten Fallkontrollstudie erhielten Patienten mit Karzinom des Gastrointestinaltrakts Selen und Zink. Im Vergleich zur Kontrollgruppe kam es zu keiner weiteren Verschlechterung des Ernährungsstatus bei 70% der Patienten. In der Kontrollgruppe erlebten 80% der Patienten eine Verschlechterung (Federico et al. 2001). Eine Aussage zum Effekt von Zink lässt sich aus dieser Arbeit aufgrund der Kombinationstherapie nicht ableiten.

Klinische Studien im Überblick

- Phase-I-Studie, Kopf-Hals-Tumoren, 18 Patienten, Radiatio: schnellere Erholung von Geschmacksstörungen (Ripamonti et al. 1998).
- Prospektiv placebo-kontrolliert randomisierte Studie, Kopf-Hals-Tumoren, Radiatio, 30 Patienten: Reduzierung der Mukositis (Ertekin et al. 2004).
- Randomisierte Fallkontrollstudie, GIT-Tumoren, Selen und Zink, 60 Patienten: Stabilisierung des Ernährungsstatus (Frederico et al. 2001).
- Doppelblind-randomisierte Studie; Kopf-Hals-Tumoren, Radiatio, 100 Patienten: verzögertes Auftreten Mukositis und Dermatitis bzw. milderer Verlauf (Lin et al. 2006).

Wechselwirkungen

▶ Mit der Tumortherapie

Zink führt in vitro zu einer Sensibilisierung von Prostatakarzinomzellen gegenüber zytotoxischen Wirkstoffen. Im Tiermodell schützt Zinksulfat bei einer Ganzkörperbestrahlung vor einer Hämatoxizität. Eine Studie an Patienten mit Kopf-Hals-Tumoren zeigte, dass die Gabe von Zinksulfat während einer Bestrahlung zu einer Reduzierung der Mukositis bzw. ihres Schweregrades führt (Ertekin et al. 2004).

Auch zwei weitere kleine Studien bei Radiatio von Kopf-Hals-Tumoren zeigten eine protektive Wirkung von Zink (Ripamonti et al. 1998, Lin et al. 2006). Ob auch für andere Zellen oder Organe radioprotektive Effekte bestehen ist unbekannt. Ungeklärt ist auch die Frage der Beeinflussung der Wirksamkeit der Bestrahlung.

▶ Mit anderen Medikamenten

Es liegen keine Daten zu Wechselwirkungen mit anderen Medikamenten vor.

Nebenwirkungen

Akute Nebenwirkungen sind Beschwerden im Magen-Darm-Bereich wie Übelkeit, Erbrechen, Durchfall und ein metallischer Geschmack im Mund. Bei deutlichen Überdosierungen kann es außerdem zu Herz-Kreislauf-Erkrankungen bis hin zum Koma kommen. Eine chronische Überdosierung führt zu einer verminderten Resorption von Kupfer und damit zur möglichen Auslösung einer hypochromen Anämie.

Dosierung

In der komplementären Medizin wird Zink in Dosierungen von 10–20 mg eingesetzt.

Kontraindikationen

Es liegen keine Daten zu Kontraindikationen vor.

Bewertung

Zink stellt ein wichtiges Spurenelement dar und sollte bei nachgewiesenem Mangel supplementiert werden. Obwohl molekulare Mechanismen auf die Induktion der Apoptose bei Tumorzellen sowie die Stabilisierung von Immunparametern hindeuten, ist Zink bis zum Vorliegen weiterer Daten nicht in der Prävention zu empfehlen, da eine positive Korrelation von Zinkaufnahme und der Entwicklung eines Prostatakarzinoms beschrieben wurde.

In mehreren kleinen Untersuchungen schützte Zink während einer Radiatio von Kopf-Hals-Tumoren vor Nebenwirkungen wie Mukositis und Geschmacksstörungen. Bei bereits eingetretenen Läsionen war kein positiver Effekt nachweisbar.

Daten zur Beeinflussung der Radiatio fehlen noch, sodass ein komplementärer Einsatz trotz dieser interessanten und therapierelevanten Wirkung nicht unproblematisch ist.

Ob Zink im Rahmen eines orthomolekularen Programms der Nahrungsergänzung bei fortgeschrittenem Karzinom zur Erhaltung des Ernährungsstatus beiträgt (Frederico et al. 2001), muss in weiteren Studien belegt werden. Eine Supplementierung von Zink sollte nach heutige Wissen nur bei einem nachgewiesenen Mangel erfolgen. Eine vorübergehende Einnahme in physiologischen Dosierungen nach Abschluss der Primärtherapie dürfte keine negativen Folgen haben.

Literatur

Ertekin MV et al. Zinc sulfate in the prevention of radiation – induced oropharyngeal mucositis. Int J Radiat Oncol Biol Phys 2004; 58 (1):167–74.

Federico A et al. Effects of selenium and zinc supplementation on nutritional status in patients with cancer of digestive tract. Eur J Clin Nutr 2001; 55 (4): 293–7.

Leitzmann MF et al. Zinc supplement use. J Nat Cancer Inst 2003; 95 (13): 1004–7.

Lin LC et al. Zinc supplementation to improve mucositis and dermatitis in patients after radiotherapy for head and neck cancers. A double-blind randomized study. Int J Radiat Oncol Biol Phys 2006; 65: 745–50.

Ripamonti C et al. A randomized, controlled clinical trial to evaluate the effects of zinc sulphate on cancer patients with taste alterations caused by head and neck irradiation. Cancer 1998; 82 (10): 1938–45.

Zitrusflavonoide

Vorkommen

Zitrusflavonoide kommen in Zitrusfrüchten wie Orangen, Zitronen, Grapefruit, aber auch beispielsweise in Papaya vor. Höhere Konzentrationen der Substanz sind in den Kernen von Zitronen und Grapefruits enthalten.

Wirkstoffe und Anwendungsgebiete

Zu den Zitrusflavonoiden zählen Tangeritin, Nobelitin und Hesperidin (= Naringinin). Naringinin ist ein Phytoöstrogen, dass auch in Hopfen und Bier vorkommt. 8-Prenylnaringin ist das stärkste bisher bekannte Phytoöstrogen. Zitrusflavonoide sind Antioxidanzien und Radikalfänger.

Wirkungen

Laborexperimentelle Daten

In-vitro-Experimente zeigen, dass Zitrusflavonoide antimutagene und selektive antiproliferative Eigenschaften gegenüber verschiedenen Tumorzellarten aufweisen. Zitrusflavonoide vermindern auch die Invasionsfähigkeit von Tumorzellen. Sie regulieren die Funktion des E-Cadherin-Catenin-Komplexes. Tangeritin reguliert den Interleukin-2-Rezeptor auf T-Lymphozyten und NK-Zellen herab. Hierdurch wird die zytotoxische Kompetenz der Immunzellen gegenüber Krebszellen vermindert. Ob dies eine Bedeutung für Patienten mit Tumorerkrankungen hat, ist unbekannt.

In vitro wirkt Hesperidin als Phytoöstrogen wachstumsstimulierend auf Mammakarzinomzellen (Rong et al. 2001).

Molekulare Mechanismen

- Zellzyklus: Stillstand in der G_1-Phase
- Herabregulation: CDK 2, CDK 4, ERK-1, ERK-2
- Heraufregulation: p21, p27
- Besonderheit: Regulation E-Cadherin-Catenin-Komplex

Tierexperimentelle Daten

Im Tierversuch konnte gezeigt werden, dass Metastasierung von Melanomen durch Tangeritin verringert wird.

Klinische Daten

Es liegen keine klinischen Studien vor.

Wechselwirkungen

▶ **Mit der Tumortherapie**

Tangeritin und Nobelitin erhöhen die Aufnahme von Vincristin, vermutlich durch Inhibition von P-Glycoprotein. Die Wirkung von Tamoxifen auf Hormonrezeptor-positive Mammakarzinomzellen wird in vitro durch Tangeritin vermindert.

Im Tierversuch konnte gezeigt werden, dass der lebensverlängernde Effekt von Tamoxifen durch Tangeritin aufgehoben wird (Bracke et al. 1999, Depypere et al. 2000).

▶ **Mit anderen Medikamenten**

Daten zu Wechselwirkungen mit anderen Medikamenten liegen nicht vor.

Nebenwirkungen

Nobelitin zeigte in einer Untersuchung auch mutagene Eigenschaften. Ob dies für weitere Zitrusflavonoide gilt, ist unbekannt. Weitere Daten zu Nebenwirkungen liegen nicht vor.

Dosierung

Es liegen keine ausreichenden Untersuchungen vor, die eine Dosisempfehlung erlauben.

Kontraindikationen

Es sind keine unmittelbaren Kontraindikationen für Zitrusflavonoide bekannt.

Bewertung

Zitrusflavonoide sind sekundäre Pflanzenstoffe mit antiproliferativen Eigenschaften, sie können das Wachstum und die Invasion von Tumorzellen verringern. Zitrusflavonoide könnten ein Potenzial aufweisen, die Resistenz von Tumorzellen durch P-Glycoprotein günstig zu beeinflussen.

Tangeritin sollte aufgrund der herabregulierenden Wirkung auf das Immunsystem und der verminderten zytotoxischen Kompetenz der Immunzellen gegenüber Krebszellen nicht in höheren Dosierungen oder medikamentöser Form bei Tumorpatienten eingesetzt werden. Ob dies auch für andere Zitrusflavonoide gilt, wurde bisher nicht untersucht.

Der Einsatz von Tangeritin bei Patientinnen unter einer Therapie mit Tamoxifen ist wegen einer Wirkungsabschwächung kontraindiziert. Da nicht bekannt ist, ob dies auch für andere antihormonelle Therapien gilt, sollte hier ebenfalls Vorsicht geübt werden. Ob ein Klasseneffekt auch mit den anderen Zitrusflavonoiden vorliegt ist nicht untersucht worden, allerdings ist Hesperidin ein starkes Phytoöstrogen, sodass ähnliche Effekte zu erwarten sind. Hesperidin sollte sicherheitshalber nicht während einer Tamoxifentherapie in höheren Dosierungen eingesetzt werden.

Die Aufnahme von Zitrusflavonoiden mit der Ernährung ist grundsätzlich für Tumorpatienten zu empfehlen. Allerdings sollte beachtet werden, dass während einer Chemo-

oder Strahlentherapie oder unmittelbar postoperativ aufgrund des hohen Säuregehaltes die Verträglichkeit bei vielen Patienten eingeschränkt ist. Derzeit reichen die Daten nicht aus, um eine Einnahme in Form von zusätzlichen Nahrungsergänzungsmitteln zu empfehlen.

Literatur

Bracke ME et al. Influence of tangeretin on tamoxifen's therapeutic benefit in mammary cancer. J Nat Cancer Inst 1999; 91 (4): 354–9.

Depypere HT et al. Inhibition of tamoxifen´s therapeutic benefit by tangeretin in mammary cancer. Eur J Cancer 2000; 36 (4): S73.

Rong H et al. 8-Prenylnaringenin. The phytoestrogen in hops and beer. Eur J Cell Biol 2001; 80 (9): 29–39.

Anhang

Tabellarische Übersichten zu den komplementären Substanzen

Übersicht über die Wirkung von komplementären Substanzen auf Enzyme in der Signaltransduktion

Tabelle 1 stellt nur die wichtigsten Enzyme dar, beschränkt sich bei den Medikamenten auf die Chemotherapeutika und verwandte Substanzen und soll dem Leser beispielhaft die umfangreiche Interaktion zwischen Medikamenten und komplementären Substanzen verdeutlichen. Die Tabelle ersetzt nicht die Abstimmung mit dem Pharmakologen. Eine ausführlichere Übersicht kann bei der Autorin angefordert werden.

Enzym	Enzymfunktion	Zytostatika	Komplementäre Substanzen
Cytochrom P_{450} 1A1	Substrate	• Dacarbazin • Erlotinib • Tamoxifen	• Hesperidin
	Inhibitoren	• Erlotinib	• Apigenin • Cannabis • Capsaicin • Carnosol • Chlorogensäure • Curcumin • Ellagsäure • Ferulasäure • Flavonoide • Ginseng • Indol-3-Carbinol • Isothiocyanate • Kaempherol • Lutein • Melatonin • Naringin • Quercetin • Rosmarin • Scutellaria • Silymarin • Traubenkernöl • Vitamin E
	Induktoren		• Anthocyane • Artischocke • EGCG • Emodin

Enzym	Enzymfunktion	Zytostatika	Komplementäre Substanzen
Cytochrom P_{450} 1A1	Induktoren		• Eugenol • Ginkgo • Resveratrol • Tangeritin
Cytochrom P_{450} 1A2	Substrate	• Dacarbazin • Erlotinib • Etoposid • Tamoxifen	• Hersperidin • Melatonin • Tangeritin
	Inhibitoren		• Apigenin • Artemisin • Boswellia • CAPE • Capsaicin • Chlorogensäure • Cimetidin • Curcumin • EGCG • Ferulasäure • Flavonoide • Ginkgo • Ginseng • Indol-3-Carbinol • Isothiocyanate • Kaempherol • Kamille • Lutein • Melatonin • Quercetin • Resveratrol • Rutin • Scutellaria • Traubenkernöl
	Induktoren		• EGCG • Ginkgo • Indol-3-carbinol • Ingwer • Johanniskraut • Resveratrol • Tangeritin

Enzym	Enzymfunktion	Zytostatika	Komplementäre Substanzen
Cytochrom P_{450} 2C9	Substrate	• Bexaroten • Capecitabin • Cyclophosphamid • Idarubicin • Paclitaxel • Tamoxifen	
	Inhibitoren	• Teniposid	• Boswellia • Capsaicin • Echinacin • Ginkgo • Ginseng • Kamille • Quercetin • Silymarin • Tangeritin • Traubenkernöl
	Induktoren		• Johanniskraut • EGCG • d-Limonen
Cytochrom P_{450} 2D6	Substrate	• Doxorubicin • Granisetron • Idarubicin • Tamoxifen • Vinblastin	
	Inhibitoren	• Doxorubicin	• Boswellia • Capsaicin • Cimetidin • Ginseng • Kamille • Naringinin • Silymarin
	Induktoren		EGCG
Cytochrom P_{450} 3A4	Substrate	• Bexaroten • Bortezomib • Busulfan • Ciclosporin • Cisplatin • Cyclophosphamid • Cytarabin • Dasatinib • Docetaxel • Doxorubicin	• Apigenin • Cimetidin • Essiac • Flavonoide • Gingko • Ginseng • Grapefruitsaft

Enzym	Enzymfunktion	Zytostatika	Komplementäre Substanzen
Cytochrom P$_{450}$ 3A4	Substrate	• Erlotinib • Etoposid • Exemestan • Fulvestrant • Gefitinib • Ifosfamid • Imatinib • Irinotecan • Paclitaxel • Sorafenib • Sunitinib • Tacrolimus • Tamoxifen • Teniposid • Tipifamib • Vinblastin • Vincristin • Vindesin • Vinca-Alkaloide • Vinorelbin	
	Inhibitoren		• Allicin • Boswelllia • Capsaicin • Cimetidin • Curcumin • EGCG • Echinacin • Essiac • Flavonoide • Ginkgo • Ginseng • Grapefruitsaft • Kamille • Silymarin • Naringin • PC-SPES • Quercetin (kurzfristig) • Tangeritin • Traubenkernöl

Enzym	Enzymfunktion	Zytostatika	Komplementäre Substanzen
Cytochrom P$_{450}$ 3A4	Induktoren		• Allium • Carotin • Echinacin • Glycyrrhiza glabra • Ginseng • Grapefruitsaft • Ingwer • Johanniskraut • Kava Kava • Quercetin (langfristig) • Retinol • Rutin • Vitamin C (Männer) • Vitamin E
Cytochrom P$_{450}$ 3A5	Substrate	• Chlorambucil • Ciclosporin • Cyclophosphamid • Docetaxel • Etoposid • Fluorouracil • Ifosfamid • Rapamycin • Tipifarnib	• Cimetidin • Johanniskraut
	Induktoren		• Carotin • Retinol
Glutathion-S-Transferase	Substrate	• Busulfan • Carboplatin • Cisplatin • Cyclophosphamid • Doxorubicin • Etoposid • Thiotepa	
	Inhibitoren		• CAPE • Capsaicin • Ellagsäure • Emodin • Eugenol • Silymarin

Enzym	Enzymfunktion	Zytostatika	Komplementäre Substanzen
Glutathion-S-Transferase	Induktoren		• Apigenin • Angelica sinensis • Aloe • CAPE • Capsaicin • Carnosol • Chlorogensäure • Curcumin • EGCG • Emodin • Eugenol • Ferulasäure • Folsäure • Ganoderma • Genistein • Geraniol • Ginseng • Glycyrrhiza glabra • Inositol-G-Phosphat • Isothiocyanate • Kaempherol • Melatonin • Naringin • Quercetin • Resveratrol • Rutin • Scutellaria • Silymarin • Traubenkernöl • Urolsäure • Vitamin B_6 • Withania

Übersicht über tumor- oder tumortherapiebedingte Symptome und Indikationen, bei denen komplementäre Substanzen zum Einsatz kommen können

Tabelle 2 gibt einen Überblick über spezielle Indikationen bzw. Symptome, bei denen die Gabe von komplementären Substanzen erwogen werden kann. Eine naturheilkundliche Behandlung kann eine erforderliche medizinische Therapie nicht ersetzen, sondern nur sinnvoll ergänzen. Eine sorgfältige vorgeschaltete Diagnostik ist wichtig.

Symptom/Indikation	Individuelle Gabe möglich	Nicht empfehlenswert
„Chemobrain" (Gedächtnis-/Konzentrationsprobleme)	• Ginkgo (wegen Interaktionen nicht parallel zur Chemotherapie, nicht bei Hormonrezeptor-positiven Mammakarzinomen)	
Durchfall	• Flohsamen • Heidelbeeren • Leinsamen • Potentilla tormentosa	
Entzündungen bei Strahlentherapie	• Enzyme	
Fatigue	• Carnitin • Eleutherokokkus • Ginseng (nicht indiziert bei Hormonrezeptor-positivem Mammakarzinom) • Vitamin C (Bestandteil einer gesunden Ernährung, kann die Wirkung einer Chemotherapie abschwächen)	
Hepatotoxizität		• Artischocke • Mariendistel
Hitzewallungen	Traubensilberkerze (s. S. 291–293 zur Wirkung bei Mammakarzinom)	• Chinesischer Engelswurz (Angelica sinensis) • Isoflavone (kontraindiziert bei Hormonrezeptor-positivem Mammakarzinom, bei progredientem Prostatakarzinom Wachstumssteigerung möglich)

Symptom/Indikation	Individuelle Gabe möglich	Nicht empfehlenswert
Hustenreiz	• Drosera • Ingwer • Thymus	
Immunstimulation (*Cave*: bei Autoimmun- erkrankungen)	• Faktor AF 2® • Ginseng (nicht indiziert bei Hormonrezeptor-positivem Mammakarzinom) • Mistel • Probiotika • Thymus	• Arginin • Asiatische Pilze • Avemar® • Biobran® • Cimetidin • Echinacea • Enzyme • Melatonin • Noni • Polyerga® • Spirulina • Withania
Kachexie	• Cannabis • Omega-3-Fettsäuren	• Hydrazinsulfat
Kardiotoxität bei Anthracyclin	• Carnitin	• Weißdorn
Lymphödem	• Enzyme	
Magenschleimhautentzündung	• Kamille	
Meteorismus	• Melisse • Pfefferminze • Fenchel	
Mukositis	• Honig • Glutamin • Kamille • Myrrhe • Propolis • Salbei	
Nephropathie unter Platinderivaten	• Selen	• Glutathion (Wirkungsabschwächung nicht auszuschließen) • Spirulina
Neuropathie unter Platinderivaten		• Glutathion (Wirkungsabschwächung nicht auszuschließen) • B-Vitamine
Neuropathie unter Taxanen	• Glutamin	• B-Vitamine
Obstipation	• Aloe • Senna	

Symptom/Indikation	Individuelle Gabe möglich	Nicht empfehlenswert
Schlafstörungen	• Baldrian • Hopfen • Lavendel • Melisse	
Steigerung der (verminderten) Lebensqualität	• Ginseng (nicht indiziert bei Hormonrezeptor-positivem Mammakarzinom) • Mistel	
Übelkeit	• Cannabis • Ingwer	

Übersicht über empfehlenswerte und nicht empfehlenswerte komplementäre Substanzen

Tabelle 3 stellt eine Auswahl von komplementären Substanzen vor, die bei einer speziellen Indikation oder zur Behandlung von Symptomen eingesetzt werden können. Eine naturheilkundliche Behandlung kann eine erforderliche medizinische Therapie nicht ersetzen, sondern nur sinnvoll ergänzen. Eine sorgfältige vorgeschaltete Diagnostik ist wichtig. Da für keine der Substanzen ausreichende, evidenzbasierte Daten vorliegen, kann eine positive allgemeine Empfehlung nur in wenigen Fällen ausgesprochen werden. Die unter „Individuelle Gabe möglich" aufgeführten Substanzen sind zumindest in Tierexperimenten und klinischen Fallserien geprüft. In der Tabelle wird die hoch dosierte medikamentöse Gabe der entsprechenden Komplementärsubstanz bewertet.

Substanz	Indikation	Individuelle Gabe möglich	Nicht empfehlenswert
Anthocyane	• direkte Wirkung gegen den Tumor *Bemerkung:* wesentlicher Bestandteil der gesunden Ernährung, präventiv wirksam		x
Apigenin	• direkte Wirkung gegen den Tumor *Bemerkung:* wesentlicher Bestandteil der gesunden Ernährung, präventiv wirksam		x
Arganöl	• direkte Wirkung gegen den Tumor *Bemerkung:* kann im Rahmen der gesunden Ernährung eingesetzt werden		x
Arginin	• Immunstimulation		x
Artemisia	• direkte Wirkung gegen den Tumor		x

Substanz	Indikation	Individuelle Gabe möglich	Nicht empfehlenswert
Asiatische Pilze	• Immunstimulation • Verbesserung der Wirkung einer Chemotherapie (es liegen zu wenig sichere Daten vor)		x x
Astragalus	• Verbesserung der Wirkung einer Chemotherapie • Abschwächung der Nebenwirkungen einer Chemotherapie		x x
Avemar®	• Immunstimulation • direkte Wirkung gegen den Tumor		x x
Baicalin	• direkte Wirkung gegen den Tumor		x
β-Carotin	• direkte Wirkung gegen den Tumor *Bemerkung*: Bestandteil einer gesunden Ernährung		x (kann die Wirkung einer Chemo- oder Strahlentherapie abschwächen)
Biobran®	• Immunstimulation		x
Brennnessel	• Schmerztherapie (kann eine fundierte Schmerztherapie nicht ersetzen)	x	
Cannabis	• Kachexie • Schmerztherapie	x x (nur als Begleittherapie!)	
Canthaxantin	• direkte Wirkung gegen den Tumor		x
Capsaicin	• neuropathischer Schmerz (kann eine fundierte Schmerztherapie nicht ersetzen)	x (in Salbenform)	
Carnitin	• Fatigue • Kardiotoxizität von Anthracyclinen	x	 x (ermöglicht die Weiterbehandlung bei beginnender Kardiotoxizität nicht, Wirksamkeitsabschwächung der Chemotherapie nicht sicher ausgeschlossen)
Carnosol	• direkte Wirkung gegen den Tumor		x

Substanz	Indikation	Individuelle Gabe möglich	Nicht empfehlenswert
Chinesischer Engelswurz (Angelica sinensis)	• Hitzewallungen		x
Chlorogensäure	• direkte Wirkung gegen den Tumor		x
Cimetidin	• Immunstimulation		x
Coenzym Q10	• direkte Wirkung gegen den Tumor • Kardiotoxizität	x	x
Cranberry	• rezidivierender Harnwegsinfekt	x	
Cumarin	• direkte Wirkung gegen den Tumor		x
Curcumin	• direkte Wirkung gegen den Tumor *Bemerkung*: Bestandteil der gesunden Ernährung		x (hohes Wechselwirkungspotenzial mit Chemotherapeutika und anderen Medikamenten)
Ellagsäure	• direkte Wirkung gegen den Tumor *Bemerkung*: Bestandteil einer gesunden Ernährung		x
Emodin	• direkte Wirkung gegen den Tumor		x
Enzyme	• Entzündungshemmung (Strahlentherapienebenwirkungen) • Immunstimulation • Abschwächung der Nebenwirkungen der Chemotherapie • Lymphödem	x x x	x
Eugenol	• direkte Wirkung gegen den Tumor		x
Faktor AF 2®	• Immunstimulation • Abschwächung der Nebenwirkungen einer Chemotherapie	x x	
Ferulasäure	• direkte Wirkung gegen den Tumor		x
Flor Essence®	• direkte Wirkung gegen den Tumor		x
Folsäure	• direkte Wirkung gegen den Tumor *Bemerkung*: Gabe ist bei nachgewiesenem Mangel indiziert		x
Galactose	• perioperative Infusion zur Verminderung von Metastasen	x	

Substanz	Indikation	Individuelle Gabe möglich	Nicht empfehlenswert
Galavit®	• direkte Wirkung gegen den Tumor		x
Geraniol	• direkte Wirkung gegen den Tumor		x
Ginkgo	• Chemobrain *Bemerkung*: wegen Interaktionen nicht parallel zur Chemotherapie, nicht bei Hormonrezeptor-positivem Mammakarzinom	x	
Ginseng	• Immunstimulation • Erschöpfung • Verbesserung der Wirksamkeit der Tumortherapie *Bemerkung*: nicht indiziert bei Hormon-rezeptor-positivem Mamma karzinom	x x	x
Glucarat	• direkte Wirkung gegen den Tumor		x
Glutamin	• Schutz vor Mukositis • Neuropathie unter Taxanen	x x	
Glutathion	• Schutz vor Nebenwirkungen der Chemotherapie oder Bestrahlung		x (Wirkungsabschwächung der Therapie nicht ausgeschlossen)
Granatapfel	• Behandlung des Prostatakarzinoms *Bemerkung*: kann im individuellen Fall bei fehlender anderer Therapiemöglichkeit versucht werden		x
Grüner Tee	• direkte Wirkung gegen den Tumor *Bemerkung*: Bestandteil einer gesunden Ernährung, präventiv wirksam		x
Haifischknorpelextrakt	• direkte Wirkung gegen den Tumor		x
Hesperidin	• direkte Wirkung gegen den Tumor *Bemerkung*: Bestandteil einer gesunden Ernährung *Cave*: mögliche Stimulation am Östrogen-Rezeptor		x
Honokiol	• direkte Wirkung gegen den Tumor		x
Hydrazinsulfat	• Kachexie		x

Substanz	Indikation	Individuelle Gabe möglich	Nicht empfehlenswert
Indol-3-Carbinol	• direkte Wirkung gegen den Tumor *Bemerkung*: Bestandteil einer gesunden Ernährung, präventiv wirksam		x
Ingwer	• Übelkeit *Bemerkung*: ersetzt eine suffiziente antiemetische Therapie nicht	x	
Inositol-Hexaphosphat	• direkte Wirkung gegen den Tumor *Bemerkung*: Bestandteil einer gesunden Ernährung		x
Isoflavone	• Hitzewallungen • Prostatakarzinom *Bemerkung*: Bestandteil einer gesunden Ernährung, Prävention des Mammakarzinoms bei jungen Frauen *Cave*: kontraindiziert bei Hormonrezeptor-positivem Mammakarzinom, bei progredientem Prostatakarzinom Wachstumssteigerung möglich	x	x
Isothiocyanate	• direkte Wirkung gegen den Tumor *Bemerkung*: Bestandteil einer gesunden Ernährung, präventiv wirksam		x
Kaempherol	• direkte Therapie gegen den Tumor *Bemerkung*: Bestandteil einer gesunden Ernährung		x
Kaffeesäureester	• direkte Wirkung gegen den Tumor		x
Katzenkralle	• Schmerztherapie *Bemerkung*: ersetzt keine suffiziente Schmerztherapie!	x	
Knoblauch	• direkte Wirkung gegen den Tumor *Bemerkung*: Bestandteil einer gesunden Ernährung		x
Kombucha	• direkte Wirkung gegen den Tumor		x
kurzkettige Fettsäuren	• direkte Wirkung gegen den Tumor		x
Lapacho	• direkte Wirkung gegen den Tumor *Bemerkung*: als Getränk im Rahmen der allgemeinen Ernährung positiv zu bewerten		x

Substanz	Indikation	Individuelle Gabe möglich	Nicht empfehlenswert
Leinöl	• direkte Wirkung gegen den Tumor *Bemerkung*: Bestandteil einer gesunden Ernährung		x
Lignane	• direkte Wirkung gegen den Tumor *Bemerkung*: Bestandteil einer gesunden Ernährung		x
Limonen	• direkte Wirkung gegen den Tumor		x
Lutein	• direkte Wirkung gegen den Tumor *Bemerkung*: Bestandteil einer gesunden Ernährung		x
Lycopin	• Therapie des Prostatakarzinoms *Bemerkung*: Bestandteil einer gesunden Ernährung, präventiv wirksam		x
Silymarin	• Hepatotoxizität *Bemerkung*: hohes Wechselwirkungspotenzial		x
Melatonin	• direkte Wirkung gegen den Tumor		x
Mellitin	• direkte Wirkung gegen den Tumor		x
Mistel	• Immunstimulation • direkte Wirkung gegen den Tumor • Steigerung der Lebensqualität	x x	 x
Modifiziertes Zitruspektin	• Behandlung des Prostatakarzinoms *Bemerkung*: kann im individuellen Fall bei fehlender anderer Therapiemöglichkeit versucht werden		x
N-Acetylcystein	• Abschwächung von Nebenwirkungen einer Chemo- oder Strahlentherapie		x
Nachtschattengewächse	• direkte Wirkung gegen den Tumor		x
Naringinin	• direkte Wirkung gegen den Tumor *Bemerkung*: Bestandteil einer gesunden Ernährung *Cave*: mögliche Stimulation am Östrogen-Rezeptor		x
Nobelitin	• direkte Wirkung gegen den Tumor *Bemerkung*: Bestandteil einer gesunden Ernährung *Cave*: mögliche Stimulation am Östrogen-Rezeptor		x

Substanz	Indikation	Individuelle Gabe möglich	Nicht empfehlenswert
Noni	• Immunstimulation		x
Oleanolsäure	• direkte Wirkung gegen den Tumor *Bemerkung*: Bestandteil einer gesunden Ernährung		x
Omega-3-Fettsäuren	• Kachexie *Bemerkung*: nur im Rahmen einer umfassenden Therapie geeignet	x	
Omega-6-Fettsäuren	• direkte Wirkung gegen den Tumor		x
Oridonin	• Therapie der Leukämie		x
PC-SPES® (Prostasol®)	• Therapie des Prostatakarzinoms		x
Perillylalkohol	• direkte Wirkung gegen den Tumor		x
Polyerga®	• Immunstimulation		x
Probiotika	• Immunstimulation	x	
Propolis	• allgemeine Kräftigung	x	
Proteaseinhibitoren	• direkte Wirkung gegen den Tumor		x
Quercetin	• direkte Wirkung gegen den Tumor *Bemerkung*: Bestandteil einer gesunden Ernährung, präventiv wirksam		x
Resveratrol	• direkte Wirkung gegen den Tumor *Bemerkung*: Bestandteil einer gesunden Ernährung, präventiv wirksam		x
Rooibos	• direkte Wirkung gegen den Tumor *Bemerkung*: als Getränk im Rahmen der allgemeinen Ernährung positiv zu bewerten		x
Rutin	• Lymphödem		x
Saikosaponine	• direkte Wirkung gegen den Tumor		x
Schlangengift	• direkte Wirkung gegen den Tumor		x
Scutellaria	• direkte Wirkung gegen den Tumor		x
Selen	• Abschwächung der Nebenwirkungen einer Chemo- oder Strahlentherapie • Nephrotoxizität von Platinderivaten • Lymphödem	x x x	

Substanz	Indikation	Individuelle Gabe möglich	Nicht empfehlenswert
Sojasaponine	• direkte Wirkung gegen den Tumor *Bemerkung*: Vorsicht bei Hormon-rezeptor-positivem Mammakarzinom		x
Spirulina	• Immunstimulation • Nephrotoxizität		x x
Squalen	• direkte Wirkung gegen den Tumor		x
Süßholzwurzel	• direkte Wirkung gegen den Tumor		x
Sutherlandia	• direkte Wirkung gegen den Tumor		x
Tangeritin	• direkte Wirkung gegen den Tumor *Bemerkung*: Bestandteil einer gesunden Ernährung *Cave*: mögliche Stimulation am Östrogen-Rezeptor		x
Terminalia	• direkte Wirkung gegen den Tumor		x
Teufelskralle	• Schmerztherapie *Bemerkung*: ersetzt keine suffiziente Schmerztherapie!	x	
Theanin	• direkte Wirkung gegen den Tumor		x
Thymusextrakt	• immunstimulative Wirkung	x	
Traubenkernöl	• direkte Wirkung gegen den Tumor *Bemerkung*: gesundes Öl im Rahmen der Ernährung		x
Traubensilberkerze	• Hitzewallungen	x	
Ukrain	• direkte Wirkung gegen den Tumor		x
Urolsäure	• direkte Wirkung gegen den Tumor *Bemerkung*: Bestandteil einer gesunden Ernährung		x
Vitamin A	• direkte Wirkung gegen den Tumor *Bemerkung*: kann die Wirkung einer Chemo- oder Strahlentherapie abschwächen, Bestandteil einer gesunden Ernährung		x
Vitamin B_1	• Polyneuropathie *Bemerkung*: Bestandteil einer gesunden Ernährung		x

Substanz	Indikation	Individuelle Gabe möglich	Nicht empfehlenswert
Vitamin B$_6$	• direkte Wirkung gegen den Tumor *Bemerkung*: Bestandteil einer gesunden Ernährung		x
Vitamin B$_{12}$	• allgemeine Kräftigung nach einer Tumortherapie *Bemerkung*: Bestandteil einer gesunden Ernährung, Substitution nach Gastrektomie, Resektion des terminalen Ileum und bei nachgewiesenem Mangel erforderlich		x
Vitamin C	• Kräftigung während der Chemotherapie • hochdosierte Infusion: direkte Wirkung gegen den Tumor *Bemerkung*: Bestandteil einer gesunden Ernährung, kann die Wirkung einer Chemotherapie abschwächen		x x
Vitamin D	• direkte Wirkung gegen den Tumor • Osteoporose(-gefahr)	 x (und Kalzium)	x
Vitamin E	• direkte Wirkung gegen den Tumor *Bemerkung*: Bestandteil einer gesunden Ernährung, kann die Wirkung einer Chemotherapie abschwächen		x
Weidenrinde	• Schmerztherapie *Bemerkung*: ersetzt keine suffiziente Schmerztherapie!	x	
Weihrauch	• Hirntumor	x	
Withania (Schlafbeere)	• Immunstimulation • direkte Wirkung gegen den Tumor	x	 x
Wogonin	• direkte Wirkung gegen den Tumor		x
Zeaxanthin	• *Bemerkung*: Bestandteil einer gesunden Ernährung		x
Zeolithe	• direkte Wirkung gegen den Tumor		x
Zink	• Immunstimulation • Mukositis bei Radiatio		x x
Zitrusflavonoide	• direkte Wirkung gegen den Tumor *Bemerkung*: Bestandteil einer gesunden Ernährung *Cave*: mögliche Stimulation am Östrogen-Rezeptor		x

Die Patienteninformation

Liebe Leserin, lieber Leser,
auf der beiliegenden CD-ROM finden Sie zu allen besprochenen komplementären Wirkstoffen separat ausdruckbare Patienteninformationen. In diesen sind die wichtigsten, für Ihre Patienten relevanten Daten und Befunde in knapper und speziell für Patienten aufbereiteter Form zusammengestellt.

Die nachfolgend dargestellte exemplarische Patienteninformation zu **Amygdalin** soll Ihnen hiervon einen Eindruck vermitteln.

Amygdalin

Substanz und Vorkommen

Amygdalin ist ein Inhaltsstoff in der Bittermandel und in Kernen von Aprikosen und Äpfeln.

Wie wirkt die Substanz?

Der Wirkstoff Amygdalin wird unter dem Handelsnamen Laetrile und neuerdings unter dem Namen Vitamin B_{17} als alternatives Krebstherapeutikum angeboten. Neben einer angeblichen Unschädlichkeit wird suggeriert, dass es sich um einen lebenswichtigen Stoff handelt. Dies ist falsch!

Es wurden bisher keine wissenschaftlich überprüfbaren Untersuchungen über Amygdalin an Tumorpatienten veröffentlicht, deshalb können auch keine Angaben zu Wechselwirkungen und Nebenwirkungen gemacht werden.

Hinzu kommt, dass Amygdalin unter Umständen giftige Blausäurebestandteile abspalten kann. Es wurden mehrere Berichte veröffentlicht, die zeigen, dass es zu erheblichen Nerven- und Hirnschädigungen, Krampferscheinungen mit tödlichem Ausgang oder schweren Folgeerscheinungen kommen kann, wenn eine Dosis eingenommen wird, die theoretisch eine Wirkung an Krebszellen zeigen könnte.

Die immer wieder vorgebrachte Behauptung, dass Laetrile selektiv Krebszellen abtötet, konnte in keinem Tierexperiment bestätigt werden.

Was empfiehlt Ihr Arzt?

Das Medikament ist als gefährlich einzustufen und deshalb nicht zu empfehlen.

Aus Hübner: Komplementäre Onkologie. © 2008 Schattauer GmbH, Stuttgart; http://www.schattauer.de

Glossar molekularbiologischer Abkürzungen

Für eine detaillierte Darstellung der molekularbiologischen Zusammenhänge wird auf die entsprechende Literatur verwiesen.

AKT (= PKB)	Proteinkinase B
AP-1	activator proteine 1
Aromatase	Enzym in der Synthese der Geschlechtshormone
Bad	proapoptotisches Protein der Bcl-2-Familie
Bak	proapoptotisches Protein
Bax	Protein, das die Apoptose fördert
Bcl-2	Protein, das die Apoptose unterdrückt
Bcl-xl	Protein der Bcl-2-Familie
BFGF	basic fibroblast growth factor
Bradykinin	Peptidhormon mit gefäßerweiternder Wirkung
Caspasen	Enzyme, die die Apoptose einleiten
ß-Catenin	Signalmolekül im Wnt-Signalweg, aktiviert die Tanskription
Cathepsin	Enzym (Protease), das hydrolytische Abbauvorgänge bewirkt, beteiligt an der Gefäßneubildung
CB1-Rezeptor	Cannabinoid-Rezeptor
CDK	cyclin dependent kinase, steuert Zellzyklus und Proliferation
C-FLIP	Protein, das die Apoptose fördert
c-fos	Transkriptionsfaktor
c-jun	Transkriptionsfaktor
CLA	conjugated linolic acid
c-myc	MYC proto-oncogene proteine, Transkriptionsfaktor
Connexine	Familie von Transmembranproteinen, die gap junctions zwischen benachbarten Zellen bilden und damit den direkten Austausch von kleineren Molekülen zwischen diesen ermöglichen
COX-2	Cyclooxygenase 2, Enzym im Prostaglandinstoffwechsel
Cycline	Proteine, die den Zellzyklus steuern
Cytochrom C	Protein in den Mitochondrien, dessen Freisetzung die Apoptose fördert
DR	death receptor
E-Cadherin	Protein in der Zellmembran, dessen Verlust die Metastasierung fördert
EGF	epidermal growth factor
EGFR	epidermal growth factor receptor
Endothelin	Peptid mit gefäßkonstringierender Wirkung
Erb-b2, Erb-b3	Wachstumsfaktor-Rezeptoren auf der Zelloberfläche
ERK	extracellular regulated kinase

Fas	Rezeptor für Fas-L, der bei Aktivierung die Apoptose der Zelle auslöst
Fas-L	Fas-Ligand
Fibronectin	Protein, das die Apoptose verhindert und den Zellzyklus aktiviert
Follistatin	Protein, das die Zellprolifation fördert
FOS	s. c-fos
G_0-Phase	Ruhephase im Zellzyklus
G_1-Phase, G_2-Phase	Zellzyklusphasen vor bzw. nach der Synthesephase
gap junctions	Kanäle zwischen benachbarten Zellen, die den Durchtritt kleinerer Moleküle ermöglichen
Glutathion	Tripeptid, starkes Antioxidans in der Zelle
GM-CSF	granulocytes and monocytes colony stimulating factor
Her-2-neu	Wachstumsfaktor
HIF-1	hypoxia inducible factor 1
Histondeacetylase	Enzym, das die Transkription der DNA durch die Abspaltung von Acetylgruppen am Lysin hemmt
H-RAS	s. Ras
HSP 70	Hitzeschockprotein 70
ICAM	Zelladhärenzmolekül
IF	Interferon
IGF	insulin like growth factor
IGF R	insulin like growth factor receptor
IκB	Inhibitor von NF-κB
IκK	IκB-Kinase
Inhibin	Hormon, das die FSH-Freisetzung aus der Hypophyse hemmt
Il	Interleukin
JNK	c-jun-NH2-terminal kinase, gehört zur Familie der MAPKs
JUN	s. c-jun
Ki67	Markermolekül für die Proliferation von Zellen
Lektine	Proteine, die spezifisch an Zelloberflächen binden
m-TOR	mammalion target of rapamycin
MAPK	mitogen-activated proteine kinase
Maspin	Protein, das an der Zellmembran die Invasivität und Motilität hemmt
MEK	MAPK/ERK-Kinase
MEKK	MEK-Kinase
MMP	Matrixmetalloproteinkinase
MP9	Matrixmetalloproteinkinase 9

MRP	multidrug resistance proteine
multidrug resistance-associated proteine	Protein, das Tumorzellen gegen zahlreiche Chemotherapeutika resistent macht
multidrug transporter	Transportprotein, das Chemotherapeutika aus der Zelle ausschleust und so zur Resistenz gegen diese führt
NF-κB	nuclear factor κB
NK-Zellen	natural killer cells
NOS	Stickstoffmonoxid-Synthase
Occludin	Protein, das die Zell-Zell-Bindung an den sog. tight junctions unterstützt
p21, p27, p38, p53	Protein 21, 27, 38, 53, das in die Regulation des Zellzyklus involviert ist
PARP	Poly-ADP-Ribose-Polymerase
PCNA	proliferation cell nuclear antigen
PDGF	platelet derived growth factor
PDK	3-phosphoinositide-dependent kinase
PGE2	Prostaglandin 2
PGFR	prostaglandin F receptor
P-Glycoprotein	Genprodukt des MDR-1-Gens, das zur Resistenz von Tumorzellen gegen Chemotherapeutika führt
Phospholipase C	Enzym in der Signaltransduktion
PI3K	Phosphatidylinositol-3-Kinase
PKA, PKB, PKC, PKD	Proteinkinase A, B, C, D
PPAR	peroxisome proliferator activated receptor
Proteasom	Proteinkomplex in der Zelle, der Proteine abbaut
PTEN	phosphatase and tensin homolog, Lipidphosphatase, die in verschiedenen Signaltransduktionswegen eine Rolle spielt
Raf	Ras-activated factor
RANK-L	Protein, das eine Bedeutung für den pathologischen Knochenabbau bei Auftreten von Metastasen besitzt
RANTES	chemotaktisches Zytokin
Ras	rat sarcoma proteine
Rb	retinoblastoma proteine, nukleares Protein, dessen Phosphorylierung für die Regulation des Zellzyklus von Bedeutung ist
ROS	reaktive Sauerstoffverbindung
Smad3	Protein in der Signalkaskade, fördert die Transkription
S-Phase	Synthesephase im Zellzyklus
Src	serine threonine kinase homolog of the Rous sarcoma virus
STAT	signal transducer and activator of transcription
Survivin	Protein mit antiapoptotischer Wirkung

Telomerase	Enzym, das die Telomere verlängert und damit das Überleben der Zelle fördert
TGF	tumor growth factor
TGF-R	tumor growth factor receptor
Thromboxan A2	Protein, das die Blutgerinnung fördert
tight junctions	Proteinkomplexe, die die interzellulären Räume zwischen benachbarten Zellen verschließen und so eine Diffusionsbarriere bilden
TNF	tumor necrosis factor
toll like receptor 2	Rezeptor auf Zelloberflächen, der pathogene Strukturen erkennt und intrazelluläre Signalwege aktiviert
Topoisomerase	Enzym, das Einzel- oder Doppelstrangbrüche verursacht und so die Replikation ermöglicht
TRAIL	Protein, das die Apoptose über Rezeptoren (DR 4, 5) auslöst
Tubulin	Baustein der Mikrotubuli, die an der Zellteilung beteiligt sind
uPA	urokinase-type plasminogen activator
VEGF	vascular endothel growth factor
VEGFR	vascular endothel growth factor receptor
Wnt	Protoonkogen, das die Genaktivierung im Zellkern verändert

Übersicht über die lateinischen Pflanzennamen und deren Besprechung im Text

Allium sativum	163
Aloe vera	21
Angelica sinensis	66
Artemisia annua anamed	48
Asphalathus linearis	247
Astralagus	286
Boswellia	328
Camellia sinensis	128
Cannabis sativa	53
Cimicifuga racemosa	291
Coriolus versicolor	37
Ganoderma lucidum	37
Ganoderma sinense	37
Ganoderma tsugae	37
Ginkgo biloba	109
Glycyrrhiza glabra	274
Grifola frondosa	37
Harpagophytum procumbens	277
Lentinula endodes	37
Magnolia officinalis	138
Morinda citrifolia	214
Panax ginseng	112
Petiveria alliacea	26
Punica granatum	125
Schizophyllum commune	37
Scutallaria baicalensis	259
Silybum marianum	187
Solanum	212
Spirulina	270
Sutherlandia frutescens	46
Terminalia	207
Uncaria tormentosa	161
Urtica dioica	51
Vaccinium macrocarpon	205
Viscum	197
Withania somnifera	254
Zingiber officinale	145

Integrierte Onkologie

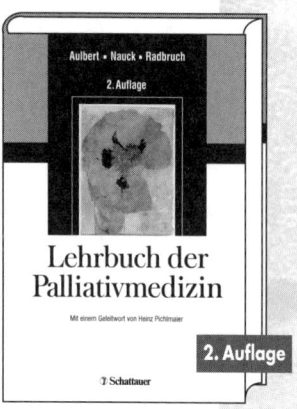

Aulbert/Nauck/Radbruch (Hrsg.)
Lehrbuch der Palliativmedizin

- Umfassendstes Handbuch der Palliativmedizin im deutschsprachigen Raum
- Orientierung an den internationalen Standards der Europäischen Gesellschaft für Palliativmedizin
- Inhalte entsprechen den derzeit gültigen palliativmedizinischen Curricula für Medizinstudenten, Ärzte (Zusatzweiterbildung Palliativmedizin) und Krankenpflegekräfte (Palliative-Care-Ausbildung)
- Empfehlung der Deutschen Gesellschaft für Palliativmedizin (DGP)

Mit einem Geleitwort von
Heinz Pichlmaier

1. Nachdr. 2008 der 2., vollst. überarb. u. erw. Aufl. 2007.
1450 Seiten, 225 Abb., 208 Tab., geb.
€ 129,– (D) / € 132,70 (A
ISBN 978-3 7945-2361-0

Im Mittelpunkt der Palliativmedizin steht die Behandlung und Begleitung von Patienten mit einer nicht heilbaren, progredienten und weit fortgeschrittenen Erkrankung bei begrenzter Lebenserwartung, wie z.B. Tumorerkrankungen, AIDS, chronische internistische, neurologische und geriatrische Erkrankungen sowie pädiatrische Stoffwechselerkrankungen in der Terminalphase.

Ziele des ganzheitlichen Behandlungskonzeptes sind die umfasende und fachgerechte Linderung belastender Krankheitssymptome, Hilfe bei der Krankheitsbewältigung, Rehabilitation, Verbesserung der Lebensqualität und Sterbebegleitung. Um diese zu erreichen, ist es notwendig, dass Ärzte verschiedener Fachrichtungen, Pflegepersonal und alle anderen Berufsgruppen, die unheilbar Kranke betreuen, auf diesem Gebiet sehr gut aus-, fort- und weitergebildet sind und eng miteinander kooperieren. Eine extreme Herausforderung, bei deren Bewältigung dieses Lehrbuch eine große Hilfe ist.

Die Herausgeber
Eberhard Aulbert
Prof. Dr. med., Chefarzt der Abteilung für Innere Medizin im Ev. Waldkrankenhaus Spandau, akademisches Lehrkrankenhaus der Humboldt-Universität Berlin; Gründungsmitglied und langjähriges Vorstandsmitglied der Deutschen Gesellschaft für Palliativmedizin (DGP)
Friedemann Nauck
Prof. Dr. med., Direktor der Abteilung Palliativmedizin der Georg-August-Universität Göttingen
Lukas Radbruch
Prof. Dr. med., Direktor der Klinik für Palliativmedizin des Universitätsklinikums Aachen, Lehrstuhl für Palliativmedizin an der Rheinisch-Westfälischen Technischen Hochschule Aachen; Vorstandsmitglied der Europäischen Gesellschaft für Palliativmedizin (EAPC) seit 2003

[E]in Wegbereiter für eine einfühlsame, von fachlicher Hilfe getragene, würdige Sterbebegleitung unheilbar Kranker [...] Diesem Lehrbuch [...] kommt eine wesentliche Rolle für die Beseitigung von Defiziten in der Behandlung und Begleitung Schwerstkranker und Sterbender zu.
Die Diakonieschwester, 2/2007

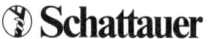

www.schattauer.de

Irrtum und Preisänderungen vorbehalten

Integrierte Onkologie

Melchart/Brenke/Dobos/
Gaisbauer/Saller (Hrsg.)
**Natur-
heilverfahren**
Leitfaden für die ärztliche
Aus-, Fort- und
Weiterbildung

Studienausg. 2008 der
1. Aufl. 2002. 672 Seiten,
119 Abb., 106 Tab., kart.
€ 29,95 (D) / € 30,80 (A)
ISBN 978-3-7945-2615-4

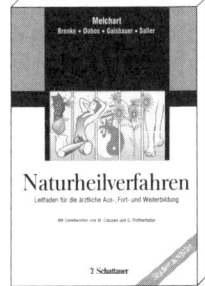

Dieser Leitfaden bietet Ärztinnen und Ärzten für ihre Aus- und Fortbildung sowie vor allem für die Weiterbildung zur Zusatzbezeichnung „Naturheilverfahren" das Rüstzeug für eine ebenso effektive wie patientengerechte Therapie und ihre theoretische, wissenschaftliche Fundierung.

Die Fähigkeit des Organismus zur Selbstordnung („der Körper hilft sich selbst") und zur Salutogenese wird als zentrale Rahmentheorie formuliert und anhand eines Gesundheits- und Krankheitsmodells erläutert.

Die Autoren, sämtlich kompetente, ausgewiesene Experten ihrer Fachrichtung, beschreiben die wichtigsten Naturheilverfahren sowohl theoretisch als auch indikationsbezogen. Daher eignet sich dieser Leitfaden nicht nur zur Prüfungsvorbereitung, sondern auch für den Praxisalltag.

Kienle/Kiene
**Die Mistel
in der Onkologie**
Fakten und
konzeptionelle
Grundlagen

2003. 759 Seiten,
49 Abb., 123 Tab., geb.
€ 89,– (D) / € 91,50 (A)
ISBN 978-3-7945-2282-8

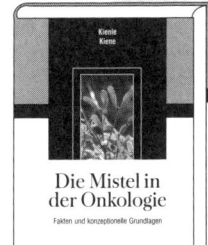

- Eine komplette, detaillierte und kritische Zusammenstellung und Diskussion der gesamten experimentellen und klinischen Mistelforschung
- Die umfassende Darstellung der Mistelforschung im Spannungsfeld zwischen klassischer Schulmedizin und anthroposophischer Medizin!
- Über 3000 wissenschaftliche Referenzen!

„Dieses ... Werk ist schon auf den ersten Blick beeindruckend, auf den zweiten Blick ist es begeisternd ... Den Autoren gelingt mit dieser aufwändigen Arbeit ... tatsächlich ein Brückenschlag. Es wird als Standardwerk ... ganz sicher seinen Platz finden und ist auch für den niedergelassenen Arzt in der ständigen Diskussion um Wert und Wirksamkeit der Misteltherapie unverzichtbar."   Dr. med. Marcus Roggatz, „Der Merkurstab"

Tschuschke
Psychoonkologie
Psychologische Aspekte
der Entstehung und
Bewältigung von Krebs

2., vollst. überarb. u. aktual.
Aufl. 2006. 328 Seiten,
15 Abb., 20 Tab., geb.
€ 39,95 (D) / € 41,10 (A)
ISBN 978-3-7945-2313-9

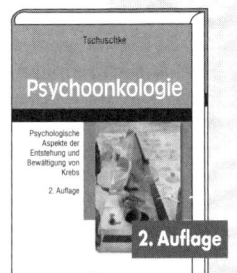

- Übersichtliche Zusammenstellung der aktuellsten und international wichtigsten Forschungsergebnisse zum Thema Psychoonkologie und Psychoneuroimmunologie
- Umfangreiche Ergänzungen zum Bewältigungsverhalten (Coping) und seinen möglichen Einflüssen auf den Krankheits- und Genesungsverlauf
- Psychologisch-psychotherapeutische Hilfen zur Verbesserung der Überlebensqualität und -quantität

„Das Buch vermittelt nicht nur umfassendes Wissen, schon alleine durch das letzte Kapitel strahlt es auch sehr viel Menschlichkeit aus."
Zeitschrift für medizinische Psychologie, 4/2006

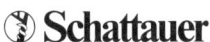   www.schattauer.de   Irrtum und Preisänderungen vorbehalten